정맥주입간호

Core Curriculum for Infusion Nursing

3rd Edition

군자출판사

정맥주입간호

Core Curriculum for Infusion Nursing, 3rd ed.

첫째판 1쇄 인쇄 | 2011년 01월 05일
첫째판 1쇄 발행 | 2011년 01월 15일

지 은 이 Marry Alexander · Ann Corrigan
옮 긴 이 임지미 · 박미순 · 최예지 · 박민욱
발 행 인 장주연
편집디자인 민영선
표지디자인 박미나
발 행 처 군자출판사
등 록 제 4-139호(1991. 6. 24)

본 사 (110-717) 서울특별시 종로구 인의동 112-1 동원회관 BD 6층
Tel. (02) 762-9194/5 Fax. (02) 764-0209
대구지점 Tel. (053) 428-2748 Fax. (053) 428-2749
광주지점 Tel. (062) 228-0252 Fax. (062) 228-0251
부산지점 Tel. (051) 893-8989 Fax. (051) 893-8986

This is a translation of *Core Curriculum for Infusion Nursing* 3/e and published by arrangement with Lippincott Williams & Wilkins / Wolters Kluwer Health, Inc.
Lippincott Williams & Wilkins / Wolters Kluwer Health did not participate in the translation of this title.

www.koonja.co.kr

*파본은 교환하여 드립니다.
*검인은 저자와의 합의 하에 생략합니다.

ISBN 978-89-6278-340-7

정가 32,000원

Contributors

TECHNOLOGY AND CLINICAL APPLICATION

Maxine B. Perdue, BSN, MHA, MBA, CRNI, CNAA
Director of Clinical Support Services
High Point Regional Health System
High Point, North Carolina

AND

Brenda Dugger, RN, MS, CRNI, CNA
Vice President of Nursing
St. Mary' s Health Care System
Athens, Georgia

FLUID AND ELECTROLYTE BALANCE

Judy Hankins, BSN, CRNI
IV Admixture Coordinator
Moses H. Cone Memorial Hospital
Greensboro, North Carolina

PHARMACOLOGY

Sharon M. Weinstein, MS, CRNI, FAAN
President
Core Consulting Group, LLC
Lake Forest, Illinois

INFECTION CONTROL

Roxanne R. Perucca, MSN, CRNI
Infusion Nurse Manager
University of kansas Medical Center
Kansas City, Kansas

PARENTERAL NUTRITION

Elizabeth A. Krzywda, APN, MSN
Adult Nurse Practitioner
Medical College of Wisconsin
Department of Surgery
Milwaukee, Wisconsin

PEDIATRICS

Anne Swanson, MSN, RNC
Clinical Education Manager
Medex, Inc.
Carlsbad, California

TRANSFUSION THERAPY

Crystal Miller, BSN, MA, CRNI
Staff Nurse, IV Therapy
St. Francis Hospital and Medical Center
Hartford, Connecticut

ANTINEOPLASTIC THERAPY

Mary Hagle, PhD, RN, AOCN
Director/Nursing Practice Specialist
Center for Nursing Research and Practice
Aurora Health Care
Milwaukee, Wisconsin

AND

Kerry Twite, MSN, RN, AOCN
Clinical Nurse Specialist
Aurora Health Care
Milwaukee, Wisconsin

AND

Lisa Bray, BSN, RN, OCN
Oncology Staff Nurse
Outpatient Oncology - Vince Lombardi Cancer Clinic
Aurora Health Care
Milwaukee, Wisconsin

PERFORMANCE IMPROVEMENT

Deborah B. Benvenuto, BS, CRNI
Education Manager
Infusion Nurses Society
Norwood, Massachusetts

역자 서문

CRNI(Certified Registered Nurse Infusion) 시험을 준비하면서 처음 이 책을 접하게 되었습니다. 당시 많은 양의 원서를 모두 읽어가며 해석하고 공부하는 게 쉽진 않았던 것 같습니다. 그 계기로 앞으로 CRNI를 준비하는 간호사들과 임상에서 정맥주사를 다루는 모든 간호사들에게 조금이나마 도움이 되었으면 하는 바램에 이 책의 번역을 시작하게 되었습니다.

The Core Curriculum for Infusion Nursing은 기술과 임상적용, 수분 전해질 균형, 약리학, 감염관리, 소아, 수혈요법, 항암치료, 비경구 영양, 실행개선의 내용이 9개의 Chapter로 나뉘어져 있습니다. 각 장의 내용들은 정맥주사와 관련된 전문지식과 임상실무에 필수적인 내용을 포함하고 있습니다. 그러므로 CRNI 시험에 대한 실질적 대비뿐만 아니라 실제로 임상에 많은 도움이 되리라 생각됩니다.

원서를 번역하는 과정에서 전문 용어의 사용과 표현에 어려움이 많았습니다. 이에 주로 KMLE(Korean Medical Library Engine)에서 대한의협 의학용어에 기초하여 번역하였습니다.

끝으로 여러 번의 어려운 교정 작업에도 불구하고 흔쾌히 출판을 맡아주신 군자출판사 여러분에게 깊은 감사를 드립니다.

2010년 11월

역자 일동

역자 약력

임지미　CRNI, Certificate INHL program 취득
현 삼성서울병원 정맥주사팀 파트장

박미순　CRNI, 캘리포니아 NCLEX-RN 취득
현 삼성서울병원 정맥주사팀 간호사

최예지　CRNI
현 삼성서울병원 정맥주사팀 간호사

박민욱　현 삼성서울병원 투석실 간호사

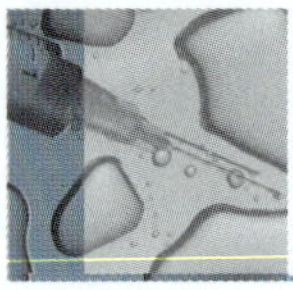

목차

CHAPTER 01 기술과 임상적용

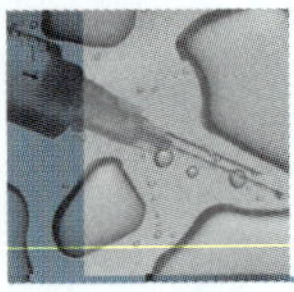

목차

CHAPTER 03 약리학

CHAPTER 04 감염관리

CHAPTER 05 소아

CHAPTER 06 수혈요법

CHAPTER 07 항암치료

CHAPTER 08 비경구 영양

CHAPTER 09 실행개선

CHAPTER 01

기술과 임상적용

Technology and Clinical Application

PART ONE 해부와 생리

1 혈관계의 해부와 생리

A. 심장을 통한 순환

1. 심장

a. 좌우로 펌프기능을 하는 4개의 방으로 구성된 속이 빈 근육으로 된 조직이다.

① 오른쪽은 산소가 감소된 혈액이나 정맥혈을 폐로 보내는 낮은 압력체계이다.

② 왼쪽은 산화된 혈액이나 동맥혈을 체순환으로 보내는 높은 압력체계이다.

b. 우심방은 혈액이 돌아오는 곳으로 얇은 근육으로 되어 있다.

① 상지로부터의 혈액이 유입되는 상대정맥(superior vena cava, SVC)과 하지로부터의 혈액이 유입되는 하대정맥(inferior vena cava, IVC)을 통해 전신 순환한 혈액을 받아 들인다.

② 심근을 순환하는 혈액은 관상정맥동을 통해서 유입된다.

③ 흡기 동안에 우심방으로의 혈액유입이 일어난다.

- 우심방의 압력이 흉곽 외부의 정맥압 이하로 떨어진다.
- 혈액은 압력이 높은 곳에서 낮은 곳으로 흐른다.

c. 우심실은 흉골 바로 아래에 위치하며, 심장의 가장 앞부분의 방이다.

① 혈류가 유입, 유출되는 2개의 통로 역할을 한다.

② 이완기 동안 혈액은 삼첨판막을 통해 우심실에 들어오고, 폐동맥 판막을 통해 폐순환으로 방출된다.

③ 폐의 저항 압력 때문에 우심실의 방출 또는 수축 압력은 낮다.

d. 좌심방은 심장 중 가장 뒤에 위치하고 있는 방이다.

① 폐로부터 산화된 혈액이 좌우 폐정맥을 통해 유입된다.

② 우심방보다 근육벽이 약간 더 두껍고 호흡에 별 영향을 받지 않으며, 5~10mmHg의 압력을 유지한다.

e. 좌심실은 우심실 왼쪽에 있고, 약간 뒤쪽으로 누워 있는 방이다.

① 좌심실벽은 우심실보다 2~3배 두꺼운 근육 조직이다.

② 혈액 순환을 위한 압력을 발생시키기 위해서는 근육조직이 커져야 한다.

2. 심장판막

a. 펌프로서의 심장의 효율성은 심장판막의 통합성에 달려 있다. 판막의 중요한 목적은 혈액이 역류하지 않도록 한 방향으로 흐르게 하는 것이다.

b. 방실판막(AV valve: atrioventricular)은 심방과 심실을 나누는 방실고랑(AV groove)을 따라 위치한다.

① 삼첨판막(tricuspid valve): 우심방과 우심실 사이에 위치한다.
- 앞, 뒤, 중격의 3개의 첨판으로 분리되어 있고, 승모판보다 크고 얇다.
- 앞, 뒤 첨판은 우심실의 바깥쪽 벽의 기능과 관련된다.
- 중격 첨판은 방실결절에 근접해 있는 심실 사이의 중격 부위에 있다.

② 승모판막(mitral valve): 좌심방과 좌심실 사이에 있으며, 2개의 첨판으로 구성된다.
- 앞의 첨판은 이완기에 좌심실로 깊이 내려갔다가 수축기에 빨리 되돌아와서 뒤의 첨판과 만나게 된다.
- 뒤의 첨판은 앞의 첨판보다 작고 동작이 제한되어 있다.

c. 반월판막(semilunar valve): 방실판막보다 작다.

① 대동맥의 반월판막: 좌심실의 혈액 배출구 위쪽에 위치한다. "고리(annulus)" 로 불리는 섬유성 지지 고리로 구성되어 있으며, 방실판막의 판막첨판보다 두꺼운 세 개의 판막첨판이 있다.

② 폐동맥의 반월판막: 좌심방과 폐동맥 접합 부근의 혈액 배출구 위쪽에 위치한다. "고리" 로 불리는 섬유성 지지 고리와 세 개의 판막첨판이 있다.

3. 신경 전도

a. 심장에 전기적 자극을 전달하고 조절하는 비정형 근육섬유로 구성된 특별한 시스템이다.

b. 굴심방결절(sinus node) 또는 동방결절(sinoatrial node): 상대정맥과 우심방의 경계 부분에 위치한다.

① 심박동이라고 알려진 자극을 스스로 생성한다.

② 심장의 일차적 심박동 조절기이며, 분당 60~100회의 심박동을 생성한다.

③ 교감 신경섬유와 부교감 신경섬유의 영향을 받는다.

c. 방실결절(AV node): 우심방에 위치한다.

① 심장의 전도 시스템을 형성한다.

② 심실로 통과하는 심방의 자극을 거르는 역할을 한다.

③ 자율신경계의 영향을 받는다.

d. 히스속(Bundle of His): 좌우 중격간 연결조직에 위치하며, 오른쪽과 왼쪽의 방실다발갈래로 나뉘어 결절 아래에 전도를 제공한다.

e. 좌측과 우측의 방실 다발갈래(Right and left bundle branches): 심실의 외벽에 위치한다.

① 심실을 수축시키기 위해 히스속과 퍼킨지섬유와 함께 심장에 작용하는 전도시스템이다.

② 퍼킨지 섬유라 불리는 미세한 전도 조직까지 뻗어 있다.

f. 퍼킨지 섬유(Purkinje fibers): 심실의 상부 외벽에 위치; 섬유는 심실의 바깥벽과 유두근으로 뻗어 나간다.

B. 폐순환

1. 폐동맥을 통해 우심실에서 폐로, 그리고 폐정맥을 통해 폐에서 좌심방으로 흐르는 혈액순환을 말한다.
2. 주된 목적은 세포에 산소를 공급하고, 이산화탄소를 제거하기 위해 폐포로 혈액을 보내는 것이다.

C. 체순환

1. 대동맥과 그 가지 동맥들을 통해 좌심실에서 조직의 모세혈관으로 흐르는 혈액순환을 말한다.
2. 정맥과 대정맥을 통해서 심장의 우심방으로 다시 혈액이 돌아오게 된다.
3. 동맥

a. 층의 구조(그림 1-1)

① 내막: 평편세포의 부드러운 층으로 구성된 탄력있는 안쪽 층이다.

② 중막: 근육과 탄력조직으로 되어 있는 중간 층이다.

- 혈관의 압력을 견디고 수축을 예방하는 강한 층이다.
- 혈관 수축과 혈관 이완을 시킬 수 있는 신경섬유가 있다.
- 화학자극에 대한 반응으로 수축을 유발하는 경련을 일으키고, 주변 조직으로의 혈액순환을 차단하여 괴저나 괴사를 유발할 수 있는 층이다.

③ 외막: 성긴(areolar) 결합조직으로 구성되어 보호역할을 하는 두꺼운 바깥쪽의 층이다.

b. 특징

① 밝은 붉은색의 혈액이 흐른다.

② 맥박이 있다.

③ 판막이 없다.

④ 동맥의 가지는 동맥 모세혈관을 형성하는 세동맥에서 끝난다.

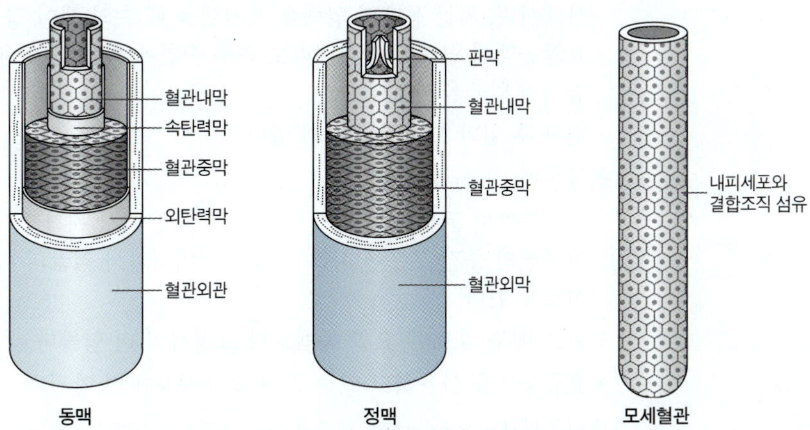

그림 1-1 층의 구조

c. 위치

① 일반적으로 조직 깊숙이 있어서 근육에 의해 보호받는다.

② 비정상적인 위치에 있는 동맥 [이상동맥]

- 특이한 부위의 피부 표면에 위치한 동맥이다.
- 약물 주입시 경련을 유발하여 영구 손상을 유발하기도 한다.

d. 신경전도

① 교감신경 지배: 동맥에 직접적 영향을 준다.

- 혈관에 있는 근육섬유의 수축과 이완 조절: 혈관 이완섬유는 혈관 평활근을 이완시키고 혈관 수축섬유는 혈관 평활근을 수축시킨다.
- 혈액을 조직으로 적절히 분산시키기 위해 혈관의 직경을 조절하는 화학적 작용에 의해 혈관 반사를 돕는다.
- 신경절 이후의 신경말단에서 신경전달 물질인 노르에피네프린(norepinephrine), 노르아드레날린(noradrenalin)이 분비된다.

② 부교감신경 지배: 동맥에 간접적 영향을 준다.

- 경동맥동과 대동맥궁에 압력수용체가 위치한다.
- 심장으로의 자극에 의해 활성화되어 부교감 신경섬유를 자극하게 된다.
- 세동맥을 이완시키고 심장박동수를 줄인다.
- 신경절 이전과 신경절 이후의 섬유에서 신경 전달물질인 아세틸콜린(acetylcholine)이 분비된다.

e. 혈관 접근에 적절한 동맥

① 요골동맥(Radial artery)

- 손목에서 전완의 바깥 측면을 따라 올라가다가 팔꿈치 1cm 아래에서 상완동맥과 바로 연결된다.
- 주로 사용되는 부위이다.
- 피부표면에 있고 삽이하기 용이하다. 손목에 있어서 빠르게 삽입할 수 있다.
- 알렌 테스트(Allen's test): 동맥을 사용하기 전에 측부 순환의 적절성을 확인하기 위해 시행한다. 요골동맥과 척골동맥을 같이 눌러서 손이 하얗게 변하면 적절히 눌려진 상태이며, 척골 동맥만 압력을 제거했을 때 손의 색이 정상으로 돌아오게 되면 척골동맥은 요골동맥에 혈전이 생기더라도 측부 순환에 의해 손 전체에 혈액을 공급할 수 있는 능력이 있음을 나타낸다.
- 천자 후 압박 드레싱을 하기 쉽다.

② 척골동맥(Ulnar artery)

- 상완동맥의 굵은 말단 가지로써, 팔꿈치 끝에서 시작해서 팔꿈치와 손목 사이 전완 안쪽면의 중간 부분을 따라 수직으로 내려와서 척골의 바깥쪽에 있는 굴근지대까지 이르게 된다.
- 굵고 매우 깊으며, 요골 동맥보다 고정하기 더 힘들다.
- 요골동맥을 사용하고 있는 팔에 같이 사용하면 안된다.

③ 대퇴동맥(Femoral artery)

- 상전장골극과 치골결합 사이의 중간에 위치하는 동맥이다.
- 접근 가능한 가장 큰 동맥이다. 잘 만져지고, 고정이 용이하고, 쉽게 삽입된다.

- 건조 드레싱을 유지하기가 힘들다.
- 천자 후 손가락으로 압력을 주어 눌러야 한다.
- 천자 후 혈전이 생기면 사지나 생명에 위험이 있는 상태가 발생할 수 있다.

④ 폐동맥(Pulmonary artery)

- 심장에서 폐로 유입되는 동맥이다.
- 좌폐동맥은 우폐동맥보다 짧고 가늘며, 하행대동맥과 좌측 주요 기관지 앞쪽에서 부터 왼쪽의 문(hilum: 기관과 접하는 부위)으로 수평으로 지나고, 상부와 하부의 엽가지로 나뉜다.
- 우폐동맥은 더 길고 굵으며 상행대동맥과 상대정맥, 우측 상부폐정맥의 오른쪽 뒤를 수평으로 지나며 얼기(plexus) 앞쪽을 지나간다.
- 쇄골하 정맥을 통해 스완 간즈 카테터(Swan-Ganz-Catheter)를 삽입하여 우심방과 우심실을 통해 폐동맥으로 들어가서, 심장의 좌우 압력을 사정할 수 있다.

f. 장점

① 진단

- 산소와 이산화탄소 수치를 측정한다.
- 혈액의 중탄산염 수치를 측정한다.

② 지속적인 동맥 모니터

- 이완기, 수축기, 평균 동맥압을 측정한다.
- 쇼크 치료시 심혈관계에 대한 혈압상승제나 혈관확장제의 효과를 사정한다.
- 동맥혈 가스 검사(ABGs)를 위한 계속적인 채혈이 가능하다.

g. 단점

① 동맥경련으로 인해 사지의 혈액순환이 감소할 수 있다.

② 혈전으로 인해 생명 또는 사지말단의 손실이 가능하다.

③ 감염과 패혈증의 위험성이 있다.

④ 카테터가 우심방에 있다면 심부정맥을 유발할 수 있다.

4. 정맥

a. 층의 구조(**그림 1-1**)

① 내막: 평편세포의 부드러운 층으로 구성된 탄력내피층이다.

- 내피의 반달주름이 판막을 형성한다.
- 정맥 천자 시 손상받으면 세포와 혈소판이 혈관벽에 유착되어 혈전을 유발한다.

② 중막: 근육과 탄력조직으로 되어 있는 중간층이다.

- 동맥처럼 강하지 않다: 정맥의 압력이 올라가거나 내려감에 따라 수축되거나 이완되는 경향이 있다.
- 혈관수축과 이완을 위한 신경섬유가 있다: 차가운 용액은 경련을 일으켜 혈류 흐름을 방해하고, 통증을 유발한다. 열은 혈관을 이완시킴으로써 경련을 완화시키고 혈류를 증가시키며 통증을 감소시킨다. 또한 혈류가 증가됨으로 인해 자극적인 약물과 용액이 희석되어 혈관벽의 염증을 감소시킨다.

③ 외막: 성긴 결합조직으로 구성되어 혈관을 보호하는 바깥쪽의 층이다. 동맥만큼 두껍지는 않다.

b. 특징

① 어두운 붉은 색의 혈액이다.

② 맥박이 없다.

③ 피부 표면에 위치한다.

④ 모세혈관은 세정맥을 이루며, 세정맥은 정맥을 이룬다.

c. 신경 전도

① 교감신경 지배: 정맥에 직접적 영향을 준다.

- 신경절 이후의 원심신경과 일차적 구심 신경에 의해 지배된다.
- 혈관 내벽의 근육섬유의 수축과 이완을 조절한다. 혈관 수축섬유는 혈관평활근을 수축시키고, 혈관 이완섬유는 혈관평활근을 이완시킨다.
- 신경절 이후의 신경말단에서 신경전도물질인 노르에피네프린이 분비된다.

② 부교감신경 지배: 정맥에 간접적 영향을 준다.

- 경동맥동과 대동맥궁에 압력수용체가 있다.
- 심장으로의 자극에 의해 활성화되어, 부교감 신경섬유가 자극되면 심박동은 감소하고 정맥은 이완된다.

d. 말초 정주요법에 적당한 정맥(**그림 1-2**)

① 손가락 정맥(Digital vein)

- 손가락의 바깥부분을 따라 흐른다.
- 인접한 손가락 정맥이 모여서 3개의 중수 정맥으로 결합한다.
- 치료를 위해 가장 나중에 쓰는 부위이다.

② 중수 정맥(Metacarpal vein)

- 손등 부위에 손가락 정맥이 모여서 형성된다.
- 정맥치료에 잘 사용하는 부위이다.
- 노인의 경우는 부적절한 조직과 얇은 피부 때문에 경우에 따라 금기이다.

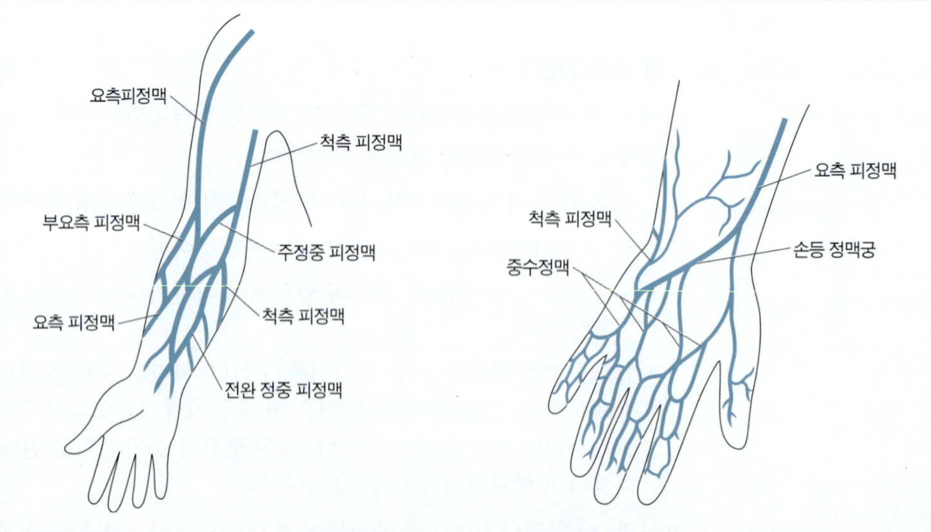

그림 1-2 말초 정주요법에 적당한 정맥

- 치료 초기에 사용할 경우, 팔을 따라 이전에 사용한 혈관의 위쪽으로 연속적인 정맥천자가 가능하게 되고, 염증이나 통증이 없는 혈관의 사용을 도모한다.

③ 요측 피정맥(Cephalic vein)
- 중수 정맥이 모여서 형성되는 큰 정맥으로 전완의 등쪽 정맥 그물망의 요골 부위에 위치하며, 전완의 요골 부위를 따라 위쪽으로 올라간다.
- 수혈치료를 위한 최상의 정맥이다.
- 카테터의 고정을 위한 자연적인 부목 역할을 제공한다.

④ 척측 피정맥(Basilic vein)
- 전완의 등쪽 정맥 그물망의 척골 부위에서 시작해서 전완의 척골을 따라 위쪽으로 올라간다.
- 팔꿈치를 구부리거나 팔을 위쪽으로 꺾으면 잘 보인다.

⑤ 전완 정중피정맥(Median antebrachial vein)
- 손바닥에 있는 정맥총에서 유래하여 전완 앞부분의 척골면을 따라 상행한다.
- 크기와 보이는 정도는 다양하다.

⑥ 요측 정중피정맥(Median cephalic vein)
- 전주와에 있는 큰 정맥이다.
- 보통 채혈에 사용된다.
- 상완 동맥 앞을 지나가므로 주의가 필요하다.

⑦ 중앙 척측피정맥(Median basilic vein)
- 팔의 척골커브에서 전주와의 바깥쪽에 위치한다.
- 정맥천자 시 선호하지 않는 부위이다.

e. 중심 정주요법에 적당한 말초정맥

① 요측 피정맥
- 상완 이두근의 바깥경계면을 따라 상행하여 팔의 상부 1/3까지 올라가서 대흉근과 어깨 삼각근 사이를 지나며 쇄골 바로 아래에서 아래쪽으로 약간 굽어진 상태로 액와정맥에서 끝난다.
- 경우에 따라 혈관의 가지가 쇄골 앞의 위쪽으로 지나면서 외경정맥이나 쇄골하정맥과 연결된다.

② 척측 피정맥
- 상완 이두근의 안쪽을 따라서 부드럽게 상행하여 액와정맥에서 끝난다.
- 요측 피정맥보다 굵다.

f. 중심 정주요법에 적당한 중심정맥

① 내경정맥(Internal jugular vein)
- 경정맥공의 뒷부분의 두개기저부에서 시작하여 경동맥총으로 내려와 쇄골의 흉골단 뒤에서 쇄골하정맥과 만나 완두정맥을 형성한다.
- 쇄골하정맥이 비정상이거나 수액이 급하게 많이 주입되어야 하는 응급상황인 경우에 자주 사용된다.
- 만약 주입세트가 갑자기 분리되면, 흉곽에 음압이 형성되어 정맥시스템 내로 갑자기 공기가 들어갈 수 있음을 알고 사용한다.

② 외경정맥(External Jugular vein)

- 목의 측면에서 쉽게 발견할 수 있다. 하악후방 정맥과 하악각 바로 아래에 있는 후이개 정맥이 합쳐져서 중앙 쇄골까지 내려가서 쇄골하정맥에 합쳐진다.
- 특히, 응급상황에서 쉽게 삽입할 수 있기 때문에 내경정맥보다 더 선호된다.
- 만약 주입세트가 갑자기 분리되면 혈관시스템 내로 공기가 들어갈 위험이 있다.

③ 쇄골하 정맥(Subclavian vein)

- 액와정맥의 연속으로 첫번째 갈비뼈의 바깥경계면에서 전사각근의 중간 경계까지 이어져 내경정맥과 만나서 무명(상완두)정맥을 형성한다.
- 쇄골과 쇄골하근은 쇄골하 정맥의 앞쪽에 있다. 쇄골하 동맥은 후상방쪽에 있어서 전사각근과 횡경막 신경에 의해 분리된다. 첫 번째 갈비뼈와 흉막은 아래쪽에 있다.
- 중심혈관접근기구 삽입 시에 주로 사용되는 정맥이다.

④ 대퇴 정맥(Femoral vein)

- 슬와정맥의 연장으로 외장골의 서혜인대와 대퇴동맥의 후측면에서 끝난다.
- 보통 4~5개의 판막을 가진다.
- 카테터 삽입 시 가장 나중에 선택하는 부위이다.

g. 정주요법을 위한 두피 정맥(그림 1-3)

① 천측 두정맥(Superficial temporal vein)

- 넓게 퍼진 그물망에서 시작해서 두피를 가로질러 맞은편 정맥과 합류하여 같은쪽 정맥, 활차상정맥, 안와상정맥, 후이개정맥, 후두정맥과 만난다.
- 소아 환자에게 정주요법 시 사용한다.
- 쉽게 보이고 위험이 적다.

② 측두엽 정맥(Parietal vein)

- 귀 앞쪽에 지나가는 피부 표면의 천측 두정맥의 가지혈관이다.
- 귀의 앞쪽에 가까워서 잘 사용하지 않는다.

③ 후두 정맥(Occipital vein)

- 귀 뒤쪽에 지나가는 측두 정맥의 가지혈관이다.
- 귀 뒤쪽에 있어서 보통 마지막으로 사용된다.

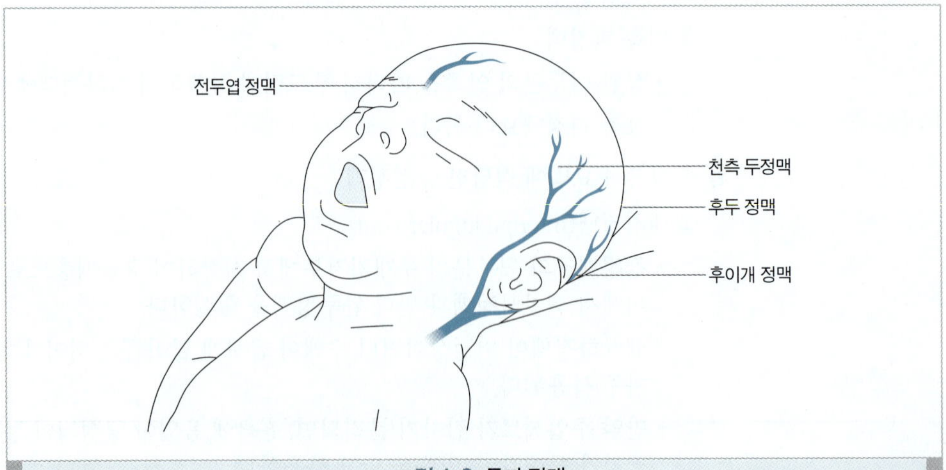

그림 1-3 두피 정맥

④ 전두엽(활차상 정맥) 정맥(Frontal vein)

- 피부 표면의 천측 두정맥 앞의 지류와 연결된 앞이마의 정맥그물망에서 시작된다. 이마의 정맥은 앞이마의 중간으로 따라 내려오는 전두엽 정맥의 한 부분을 형성한다.
- 가장 자주 사용되는 두피정맥이다.

h. 정주요법에 사용되는 다른 정맥들

① 제대 정맥(Umbilical vein)

- 제대에 위치하여 배꼽을 통해 간, 정맥관까지 통한다.
- 신생아의 정주요법 시 자주 사용된다.
- 패혈증의 위험이 높아 사용이 제한된다.

② 대복재 정맥(Great saphenous vein)

- 발목에서부터 다리의 중간면을 따라, 위로 무릎과 허벅지를 지나 대퇴관 입구로 들어간다.
- 발목 위의 부분은 영아나 유아에게 삽입 시 자주 사용된다. 또한 혈관 절개술시 자주 사용된다.
- 성인에게 사용은 권장되지 않는다.
- 의사의 수기처방이 필요할 수 있다.
- 발의 피부 표면 조직의 모세혈관에서 시작하기 때문에 정주요법에 사용될 때 합병증이 생길 수 있다.
- 폐색전증을 유발하는 혈전이 상지정맥을 사용할 때보다 쉽게 발생할 수 있다.
- 더 많은 판막이 있어서 판막 아래로 약물이 고일 수 있으며, 약물이 불규칙하게 흡수되는 원인이 된다.
- 환자의 움직임이 제한되어 사지로 혈액이 고일 수 있다.

5. 모세 혈관(**그림 1-1**)

a. 가장 작은 동맥(세동맥)과 가장 작은 정맥(세정맥)을 연결하는 미세한 혈관들이다.

b. 산소와 영양소를 혈관에서 조직으로, 이산화탄소와 노폐물을 조직에서 혈관으로 보내어 교환한다.

2 피부의 해부와 생리

A. 표피

1. 보호막을 형성하는 바깥층이다.

2. 나이와 신체의 부분에 따라 두께는 다양하다.

3. 정맥내 카테터를 지지해준다.

B. 진피

1. 표피를 지지하는 결합 조직층이다.

2. 혈관이 풍부하여 표피에 영양을 제공한다.

3. 온도, 접촉, 압력, 통증에 반응하는 신경섬유와 모세혈관을 포함한다.

3 신경계의 해부와 생리

A. 중추신경계: 뇌

1. 두개골로 둘러싸인 큰 신경조직 덩어리이다.

2. 뇌막이라 부르는 3개의 결합조직층으로 구성되어 있으며, 뇌를 둘러싸고 보호한다(그림 1-4).

a. 경질막(Dura mater): 가장 바깥쪽에 있는 두개의 층으로 이루어진 섬유층(바깥층은 두개골과 연결되고 안층은 뇌의 주름을 이룬다)으로 다양한 주름과 돌기들의 구획으로 두개골을 나눈다.

b. 거미막(Arachnoid): 두개의 섬유 탄력막으로 된 중간층으로 뇌의 주름과 틈새를 지나 해면거미막을 형성한다.

c. 연막(Pia mater): 가장 안쪽의 층으로 작은 혈관이 풍부하여 많은 양의 혈액을 뇌에 공급한다.

3. 해부학적으로 4부분으로 나뉜다: 대뇌, 소뇌, 뇌간, 뇌실

4. 대뇌는 뇌의 가장 큰 부분이다.

a. 회색세포와 백색질로 구성된다.

b. 두개골의 위치에 따라서 붙여진 이름으로 반구나 엽으로 나뉜다.

① 전두엽(Frontal lobe)

- 전두와에 위치하여 각각의 반구 앞쪽에서 중심구 뒤쪽까지 뻗어 있다.
- 심혈관계 반응이나 위장계 활동과 같은 중요한 자율신경기능센터이며, 정신과 높은 수준의 인지기능을 조절한다.

② 두정엽(Parietal lobe)

- 롤란도구(Fissure of Rolando)와 두정골-후두골 틈새(fissure) 사이에 중간와(fossa) 부위에 있다.
- 주요 기능은 위치감각, 느낌, 접촉, 움직임을 감지한다.

③ 후두엽(Occipital lobe)

- 소뇌 바로 위의 두정골-후두골 틈새 뒤의 중간와에 있는 피라미드형 구조물이다.

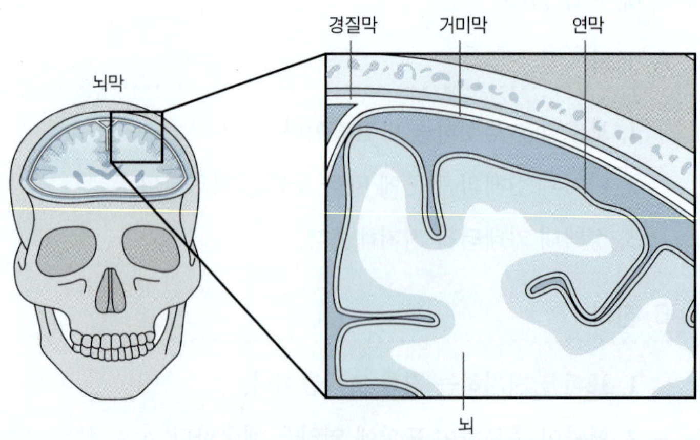

그림 1-4 뇌막

- 시력중추가 위치한다.

④ 측두엽(Temporal lobe)

- 외측구 아래쪽의 중간와에 위치하며, 두정골-후두골 틈새 쪽으로 뒤로 뻗어 나간다.
- 기억과 청력을 책임진다.

5. 소뇌는 대뇌의 약 1/5 크기이다.

a. 주로 움직임, 평형, 근육긴장, 위치감각을 조절한다.

b. 2개의 반구와 중간 부분, 충부(vermis)로 구성된다.

① 외측반구는 몸의 같은 방향의 움직임을 조절한다.

② 중뇌는 소뇌와 대뇌피질을 연결한다.

6. 뇌간은 중뇌와 교뇌, 연수로 구성된다.

a. 중뇌(중간뇌)(Midbrain)

① 간뇌와 교뇌 사이에 있다.

② 척수, 연수, 소뇌에서 대뇌로 근육운동, 시각, 청력반응과 같은 자극을 전달하는 기능을 한다.

b. 교뇌(Pons)

① 중뇌와 연수를 연결한다.

② 자극을 뇌의 중추와 신경계의 하부 척추센터로 전달한다.

③ 삼차신경, 외전신경, 안면신경, 청각신경의 감각과 운동핵의 기시부위이다.

c. 연수(Medulla oblongata)

① 호흡, 재채기, 삼키기, 기침, 침 분비, 구토, 혈관수축과 같은 불수의적 기능을 조절하는 반사중추를 포함한다.

② 설인, 미주, 척추부신경, 설하신경의 시작점이다.

7. 뇌실은 뇌속에 깊숙이 위치한 공간이다.

a. 뇌척수액(cerebrospinal fluid, CSF)으로 채워져 있는데, 이는 대부분 측내실에서 만들어진다.

b. 서로 연결되어 있고, 작은 구멍을 통해 척수내 수액 공간과 연결되어 있다.

c. 외측내실은 옴마야 리저버(ommaya reservior)를 삽입할 수 있는 부위이다(**그림 1-5**).

B. 중추 신경계: 척수

1. 척수관을 통해 뻗어 있는 난원형 기둥모양이 신경조직이다.

a. 대후두공에서 시작하여 L_2의 상부에서 끝난다.

b. 흉곽 아래로 내려오면서 '척수원추' 로 불리는 원뿔모양 구조로 점점 가늘어진다.

c. 얇은 척수 원뿔의 연장인 척수 종말끈으로 미골까지 이어져 있다.

2. 척수반사의 중심이며, 뇌와 자극을 주고 받는 전도 통로이다.

3. 회색(무수)질과 백색(유수)질로 구성된다.

a. 회색질은 척수반사를 통합한다.

① 횡단면에서 나비모양의 내부의 핵심을 가진다.

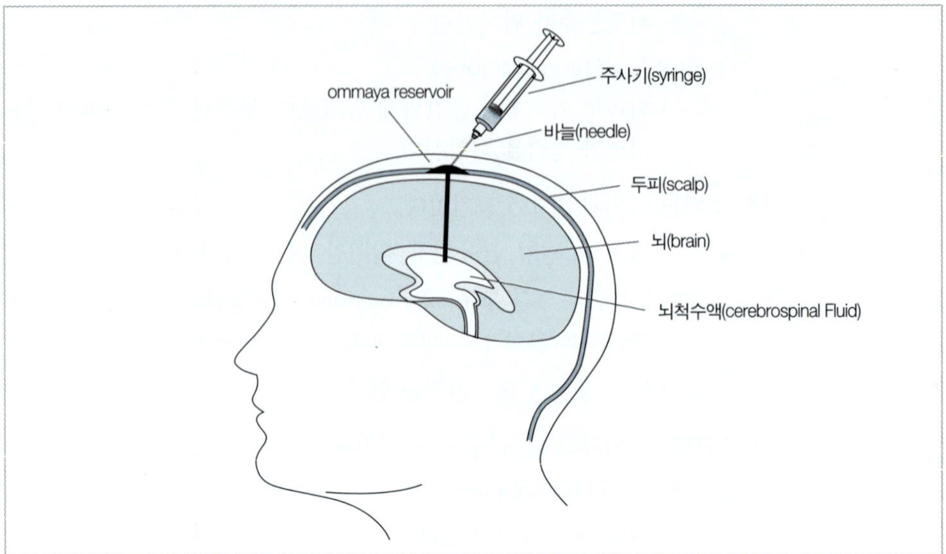

그림 1-5 옴마야 리저버(ommaya reservoir)

② 등쪽 혹은 후각의 날개를 형성하는 한 쌍의 돌기를 가진다. 척수신경이나 전근의 운동원심신경세포를 형성하는 다극신경원 구조로 구성되어 있다.

③ 세포체와 감각신경의 수상돌기 그리고 말초에서 오는 감각수용체를 포함한다.

b. 회색질을 둘러싸고 있는 백색질

① 긴 상행로와 하행로로 구성된다.

② 뇌와 척수 사이에 구심성, 원심성 자극을 주고 받는 통로이며 섬유다발로 불리는 다발이 해부학적, 기능적으로 모여 있다.

4. 측면으로 절반을 나눠 보면 각각 척수의 길이만큼 이어지는 3부분(등쪽, 측면쪽, 배쪽)으로 나누어 진다.

5. 별개의 섬유로를 포함한다.

a. 상행섬유는 감각 정보를 중추신경계(central nervous system, CNS)로 전달한다.

b. 하행섬유는 자극을 뇌로부터 척수분절 사이를 이동하며 짧은 상행과 하행 통로를 형성하는 사이 신경세포나 척수, 뇌간의 운동신경 세포로 전달한다.

6. 다른 구조물에 의해 보호받고 있다.

a. 척주

① 대후두공에서 천골열공까지 뻗어 있으며, 척추골몸통 뒤쪽에 척추궁(vertebral arch)이 부착되어 척주관(Spinal canal)을 형성하고 척주 사이의 공간은 척추인대로 보호된다.

② 경추 7개, 흉추 12개, 요추 5개, 아래쪽의 천골과 꼬리뼈로 구성된다.

b. 척추돌기

① 각각의 척추골 뒤쪽 부분에 돌출된 부분이다.

② 경사는 다양하고 경막외 공간으로 바늘을 삽입할 때 중요하게 고려해야 할 부분이다.

- 돌기는 경부, 하흉부, 허리 부위에서 거의 수평으로 있다. 삽입 시 바늘은 시상면을 향해 직각으로 삽입해야 할 것이다.

- 돌기는 가슴 중앙 부위에서 일직선으로 꼬리 모양으로 되어있으며 T_7과 T_8 사이에서 크게 돌출되어 있다. 삽입 시 바늘은 수평에서 다양한 각도로 삽입해야 할 것이다.

c. 척추인대

① 뒤쪽에서 같이 척주를 잡아 주는 지지역할을 하는 구조이다.

② 척주관으로의 접근, 삽입을 가능하게 한다.

③ 극상인대는 가시돌기 끝의 표면을 지난다.

④ 극간인대는 후방 가시돌기를 연결한다.

⑤ 황색인대는 척추판을 연결한다.

- 다른 인대보다 튼튼하고 바늘 삽입 시 저항이 증가하므로 구별하기 쉽다.
- 5번째의 천추를 제외하고 판들이 융합되어 있는 척골에는 없다.
  5번째 천추에는 판이 없고 대신에 천골열공을 형성하여 천추(미추)마취를 시행할 때에는 천골열공을 통해 척추관에 접근할 수 있다.

d. 그 밖의 척추인대

① 전 세로인대

- 두개골에서 천골까지 뻗어 있다.
- 디스크와 척추체의 가장자리 인접 부위에 단단하게 붙어 있다.

② 후 세로인대

- 척추체의 뒤쪽을 연결한다.
- 척추기둥의 전벽을 형성한다.

e. 뇌막(3개층으로 구성되어 있다)

① 연막: 척수와 척수신경에 밀접하게 붙어 있다.

- 척수신경근의 바깥쪽으로 부착되어 있으며, 결과적으로 경질막 및 거미막과 결합하여 척수신경을 둘러싸고 있는 결합조직이 된다.
- 거미막 밑 공간에 의해 거미막과 분리되며, 그 안에는 뇌실 안의 맥락막총에 의해 형성된 뇌척수액이 있다.

② 거미막: 얇은 막으로 경질막에 근접해 있으나, 림프를 포함한 경질막하 공간에 의해 분리된다.

③ 경질막: 척수와 두개의 막을 싸고 있는 두꺼운 밴드 조직이다.

- 경막외 공간이라 불리는 경질막과 척주 사이의 공간에는 윤문상조직, 지방, 수 많은 정맥총이 있다.

7. 척주, 척수, 척수커버, 척수신경으로부터 혈액을 빼내고 공급하는 경막외 공간을 통해 수 많은 혈관으로부터 공급받는다.

C. 말초 신경계

1. 뇌신경은 뇌의 말초신경을 형성한다.

a. 기능에 따른 분류

① 운동신경 섬유만 가진 5쌍

② 감각신경 섬유만 가진 3쌍

③ 운동과 감각신경 모두 관여하는 4쌍

b. 시각, 청각, 후각, 미각같은 특수한 감각을 포함한 머리의 자율기능과 수의적인 근육 조절 그리고 일상적인 감각을 전달하는 척수 신경에 해당한다.

2. 척수신경: 척수의 다른 분절에서 발생한 31쌍의 신경이다.

a. 각각의 쌍들은 척주에 부착된 앞쪽, 뒤쪽 뿌리의 결합으로 형성된다.

b. 각각의 쌍은 그것과 상응하는 척수의 일부분과 결합하여 척수분절을 구성한다.

① 목신경: 앞쪽 가지에서 결합하여 신경섬유의 복합 그물망인 '얼기'를 형성한다.

- 목신경얼기: 첫 4쌍은 뒷머리, 목의 앞쪽, 어깨 위쪽에서 다수의 목 근육으로 감각과 운동자극을 전달한다.
- 팔신경얼기: 뒤쪽의 4쌍은 견갑골과 상지의 근육으로 감각과 운동자극을 전달한다.

② 흉신경: 12쌍으로 늑간근과 흉곽의 피부에 직접적으로 흐른다.

- 감각과 운동에 모두 관여한다.

③ 요신경: 5쌍이 비스듬히 아래로 뻗어 요천골신경얼기를 형성한다.

- 하지의 신경지배에 관여한다.
- 감각과 운동에 모두 관여한다.

④ 천골신경: 5쌍의 척수신경으로 구성되어 있다.

- 4쌍은 후천골공을 통해 나온다.
- 5번째쌍은 천골열공을 통해 나오고 감각과 운동자극을 모두 전달한다.

⑤ 미골신경: 한쌍의 척수신경으로 구성되어 있다.

- 요선골신경얼기의 한 부분이다.
- 하지로 감각과 운동신경을 모두 전달한다.

D. 자율 신경계

1. 내분비 시스템과 함께 신체의 내적 통합성을 조절하는 말초신경계의 한 부분이다.

2. 내장 기관, 불수의 섬유, 선(gland)의 기능을 포함해서 모든 내부 시스템의 무의식적인 순간 순간의 기능을 책임진다.

3. 시상하부, 뇌간, 척수에 있는 중추에서 활성화 된다.

a. 교감 신경

① 척수 회색질 외측 기둥의 신경세포로부터 형성되어 나오는 신경절 이전과 이후의 신경섬유로 구성되어 있다.

② 외부에서 스트레스 상황 발생 시에 혈압, 심박동, 말초혈관 수축을 증가시키는 자극을 전달한다.

- '도피반응' 이라고 흔히 불린다.
- 신경절 이후 신경말단에서 신경전도 물질인 노르에피네프린이 분비된다.

b. 부교감 신경

① 뇌신경 III, VII, IX, X 그리고 척수 신경 II~VII의 세포체에서 나오는 신경절 이전 섬유로 구성된다.

② 휴식시나 이완기 때 활성화되고, 신체를 회복시키거나 보호한다.

E. 생리적 고려사항

1. 경막외 마취(Epidural anesthesia)(그림 1-6)

a. 작용 기전

① 척수 주위 공간에 섞여져 있는 척수신경은 오직 신경커프의 바깥쪽에만 마취약을 퍼지게 함으로써 경막외 마취에 큰 영향을 미치지 못한다.

② 척수신경근은 자극전도를 차단시켜 경막외 마취의 시작을 유도한다. 경막외 마취의 시작과 척수근 두께와의 상호연관성, 척수근에 의한 국소마취제의 탁월한 흡수력, 이 공간내에서 거미막의 해부학적 위치 때문에 척수근 부위의 척수신경이 선호된다.

③ 경막외 마취 시 척수신경을 형성하고 있는 이음부 근처의 척수근 부위에 있는 얇은 경막과 거미막을 통해 약물이 확산한다.

- 뇌척수액에 도착한 약물이 척수의 말초로 스며들어 신경을 차단한다.
- 척수로 스며드는 깊이는 사용된 약물의 지질용해도와 척수와 척수근으로 흡수된 약물의 양, 약물의 물리화학적 성질에 의해 영향을 받는다.

b. 마취제의 주입

① 허리 부분에 있는 경막외 공간에 주입된다. L_1, L_2, L_3와 L_4~L_5 사이 공간이 가장 많이 사용된다.

② 약물의 지질용해도는 마취의 효능을 결정하는 중요한 요소인 반면, 단백질 결합의 정도는 마취 작용 지속시간을 결정한다.

2. 척수강내 무통(Intraspinal analgesia)

a. 작용 기전

① 중추신경계는 P라고 불리는 내인성 신경전달물질을 분비한다.

- 통증 자극에 몸이 반응하면서 분비된다.
- 부수되는 통증의 경험과 함께 뇌로 전달되는 자극이다.

② 엔돌핀(endorphin), 엔케팔린(enkephalin)으로 불리는 내인성 아편제가 통증억제 경로를 형성하여 P를 차단할 수 있다.

③ 마약은 통증이 없는 상태를 만들기 위해 내인성 아편제를 모방한 것이다.

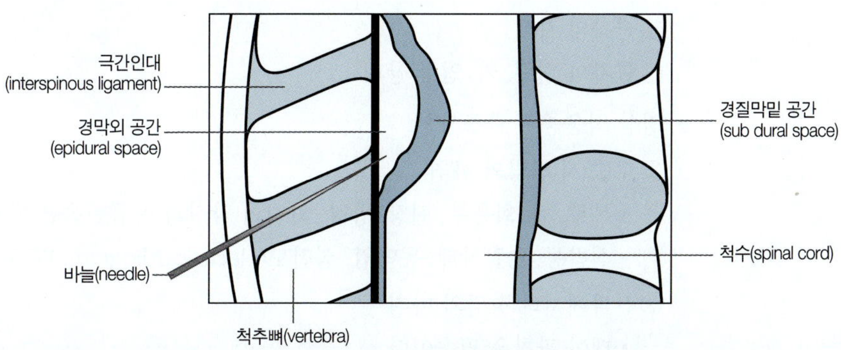

그림 1-6 경막외 마취

b. 경막외 주입(Epidural administration)

① 척수 바로 옆에 마취제를 주입한다.

② 카테터를 척추관절 사이에 삽입한다.

- 마취제는 경막이라 불리는 지질막을 통해 퍼지며, 확산 정도는 마취제가 지질에 녹는 정도에 영향받는다.
- 지질에 잘 녹는 마취제일수록 지질막을 빨리 통과하여 통증이 경감된다.

c. 수막강 내 투여(Intrathecal administration)

① 척수 내에 마취제를 주입한다.

② 카테터는 보통 척수 손상의 위험을 줄이기 위해서 요추 사이에 삽입한다.

③ 수막강내 투여 시 마취제는 경막을 우회하므로 용량을 줄여야 하며(보통 경막외 무통의 1/10 용량) 주입 간격을 늘려야 한다.

d. 뇌실내 투여(Intraventricular adminstration)

① 뇌척수액으로 직접 주입하여 수막강 내에 주입된 약물이 확산되도록 한다.

② 주로 항암제나 진통제를 주입한다.

③ 카테터는 측뇌실에 위치한다.

F. 임상 고려사항

1. 경막외 마취(Epidural anesthesia)

a. 카테터는 의사가 삽입한다.

b. 약물주입은 의사나 주(州)간호사 실행령에 따라서 간호사가 시행한다.

c. 마취제

① 낮은 마취 효능과 짧은 지속시간: 프로카인(procaine), chloroprocaine

② 중간 효능과 지속시간: 리도카인(lidocain), mepivacaine, prilocaine

③ 높은 마취 효능과 긴 지속시간: tetracaine, bupivacaine, etidocaine

d. 경막외 마취에 영향을 주는 요소들

① 주입량, 전체용량, 약물의 농도

② 국소 마취용액에 혈관 수축제의 추가 사용 여부

③ 부위와 작용 속도

④ 환자의 자세

⑤ 환자의 연령, 키, 임상 상태

e. 임상 적응증과 관찰사항

① 수술 시 경막외 마취

- 복부, 질, 회음부, 신장, 방광, 하지의 감각과 운동반응을 차단한다.
- 심박동, 호흡상태, 동맥압, 심전도(electrocardiogram, ECG)를 필수적으로 모니터한다.

② 산과에서의 경막외 마취

- 태아 관찰은 필수이다.
- 심박동, 호흡상태, 동맥압, 심전도를 모니터하는 것은 필수적이다.

2. 경막외 무통(Epidural analgesia)

a. 방부제가 없는 약물만 사용해야 한다.

① 모르핀(morphine): 가장 친수성이며 또한 가장 친지질성이 적은 약물로 평균 약효 시작시간이 35분으로 길고, 지속시간도 22시간으로 가장 길다.

② 메타돈(methadone): 가장 큰 지질성 약물로 짧은 약효 시작시간(17분)을 가지며 지속시간도 7시간으로 짧다.

③ 하이드로 모르핀(hydromorphone): 중간 정도 지질성 약물이며, 중간 정도의 약효 시작시간(23분)을 가지며 지속시간은 14시간이다.

④ 펜타닐(fentanyl): 지질성이 매우 큰 약물이며, 10분 내에 감각을 무통으로 유도한다. 지속시간은 4~6시간이다.

b. 심각한 부작용 없이 최대의 무통효과를 얻기 위해 필요한 최적 용량은 사용되는 약물, 환자의 상태, 에피네프린의 사용 여부에 따라 다양하다.

c. 임상 적응증

① 수술 후 급성통증

② 만성통증 증후군

d. 간호 시 고려사항

① 주(州)간호사 실행령에 따라 확립된 정책과 절차에 의해 약물을 주입하고, 유지, 관리한다.

② 관리가 필요한 약물이므로 약물의 획득, 운반, 주입, 기록, 폐기에 관련된 정책 및 절차는 주와 연방법에 따라 확립되어야 한다.

③ 경막외 카테터의 종류는 치료기간에 따라 결정되어진다.

④ 혈압, 호흡수, 호흡의 깊이, 의식수준, 진정 척도(sedation scale), 부작용을 반드시 관찰하고 기록한다.

⑤ 지속적인 주입이 필요하면 전자식 주입장치를 사용한다.

⑥ 알코올이 경막외 공간으로 들어가면 신경손상을 유발할 수 있기 때문에 카테터 삽입시 또는 삽입부위 소독 시 알코올의 사용을 금지한다.

⑦ 약물주입 시에는 계면활성제가 없는 0.2μm 필터를 사용한다.

⑧ 약물주입 전 흡인해 봐서 척수액이 나오지 않는지 확인한다.

⑨ 비효과적인 통증 조절은 의사에게 보고한다. 카테터의 위치가 부적절하거나 약물 용량의 재조정이 필요할 수도 있다.

⑩ Naloxone hydrochloride(narcan)를 즉시 사용할 수 있도록 준비한다.

⑪ 루어락(Luer-Lock) 연결관을 가지며 주입포트(port)가 없는, 미세한(Microbore) 주입세트를 사용해야 한다.

⑫ 감각이상, 소양증, 오심, 구토, 뇨정체, 호흡 저하, 저혈압, 호흡 정지 등의 전신적 합병증이 있는지 환자를 모니터한다.

⑬ 감염, 빠짐, 누출과 같은 카테터 합병증이 있는지 환자를 사정한다.

⑭ 합병증을 기록하고 의사에게 보고한다.

3. 수막강 내 무통(Intrathecal analgesia)

a. 방부제가 없는 약물만 사용해야 한다.

b. 임상 적응증

①항암 화학요법

②만성통증 증후군

③항생제 요법

④마취

c. 주입 방법

①삽입형 펌프

②외장형 펌프

③뇌실 저장소

d. 간호시 고려사항

①주(州)간호사 실행령에 따라 확립된 정책과 절차에 의해 약물을 주입하고, 유지, 관리한다.

②약물의 주입, 이동, 획득, 기록, 폐기 시 정책과 절차는 주와 연방법에 따른다.

③포트나 펌프에 약물을 채우거나, 포트나 펌프를 통해 주입할 때는 제조사의 지침대로 시행한다.

④알코올이 수막강내로 들어가면 척수의 신경손상을 유발할 수 있기 때문에 카테터를 삽입하거나 삽입부위 소독 시 알코올의 사용을 금지한다.

⑤약물 주입 시 계면활성제가 없는 0.2㎛ 필터를 사용한다.

⑥약물주입 전 카테터를 흡인해 봐서 척수가 나오는지 확인하고, 카테터를 삽입형 펌프 연결할 때는 제조사의 지침대로 시행한다.

⑦치료의 합병증과 치료반응에 대한 환자 사정을 한다. 환자 관찰은 적용된 치료방식에 맞게 한다.

⑧사정한 것을 기록하고 의사에게 보고한다.

4 근골격계의 해부와 생리

A. 기능

1. 뼈는 뼈대를 형성하여 몸을 지지한다. 근골격계는 몸이 직립하는 것을 가능하게 한다.

2. 몸안의 내장기관과 기타 연조직을 보호한다.

3. 근육과 협동하여 지레작용으로 움직임을 보조한다.

4. 골수에서 적혈구를 생성한다.

5. 미네랄 특히 칼슘과 인을 저장한다.

B. 기능에 따른 뼈의 모양

1. 짧은 뼈는 손목, 발목을 구성한다.

2. 납작한 뼈는 흉골, 견갑골을 구성한다.

3. 긴 뼈는 팔과 다리를 구성한다.

a. 세 부분으로 구성된다.

① 뼈의 몸통 혹은 뼈의 긴 부분

② 뼈몸통 또는 뼈몸통 끝의 나팔 모양인 부분

③ 뼈끝 또는 둥글게 된 끝부분

b. 뼈끝 연골

① 뼈끝과 뼈몸통 끝 사이의 연조직 판

② 성장하는데 관여한다.

4. 불규칙한 뼈는 척추나 슬개골을 구성한다.

C. 골수내 주입 (그림 1-7)

1. 뼈의 골수 안으로 직접 약물을 주입한다.

2. 정맥을 통한 혈관 접근이 가능하지 않은 응급상황 시 짧은 기간동안 사용한다.

3. 보통 긴 뼈에 삽입된다.

a. 원위 경골(Distal tibia)

① 선호되는 부위이다.

② 신경종말이 없다.

③ 발목뼈 뒤쪽에 위치한다.

b. 근위 경골(Proximal tibia)

① 다리 안쪽의 무릎에서 손가락 하나에서 두개 정도 아래에 위치한다.

② 성장판에서 멀리 떨어진 곳에 주입하게 된다.

c. 원위 대퇴골(Distal femur)

① 무릎 아래 대퇴의 1/3 지점이다.

② 성장판에서 멀리 떨어진 곳에 주입하게 된다.

d. 장골능선(Iliac crest)

① 성인에게 사용한다.

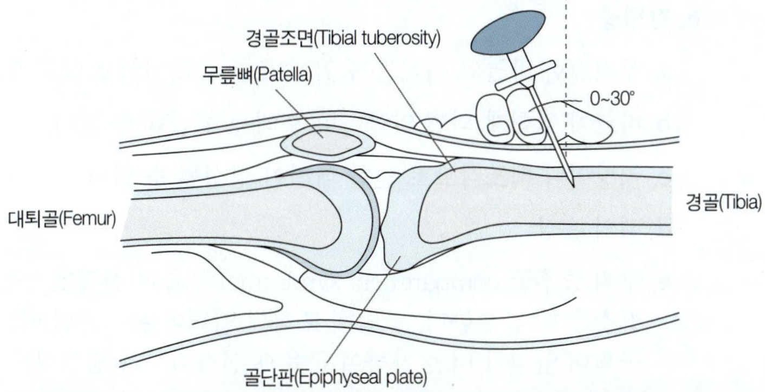

그림 1-7 골수내 주입

4. 임상 고려사항

a. 주법령과 주간호사 시행령에 따라 의사의 처방에 의해 삽입한다.

b. 기관의 확립된 정책과 절차대로 시행한다.

c. 짧은 시간 동안 사용하며, 24시간 이상 유지하지 않는다.

d. 삽입 시 제조사의 지침대로 시행한다.

e. 사용 시 적절한 바늘을 사용한다.

① 16~18G가 사용된다.

② 표준 규격의 멸균 피하용, 척수용, 천공기용, 흉골용 바늘 또는 표준규격의 골수용 바늘을 사용한다.

③ 우발적인 빠짐을 예방하기 위해 몸통이 짧은 바늘을 사용한다.

④ 도입침(stylet)을 가진 바늘이 선호되는데, 이는 도입침이 골수로 인해 바늘이 막히는 것을 예방하기 때문이다.

⑤ 골내 주입용으로 특별히 고안된 일회용 바늘을 사용하도록 한다.

f. 삽입

① 무균술은 필수적이다.

② 멸균장갑을 사용하며 가운, 마스크, 고글의 착용을 고려한다.

③ 항균제를 사용하여 삽입할 부위를 준비한다.

④ 주입을 시작하기 전에 골수를 5cc 가량 흡인해 보고, 즉시 다른 주사기로 0.9% 염화나트륨 5cc를 주입함으로써 바늘의 위치를 확인한다.

⑤ 바늘이 빠지거나 흔들리는 것을 예방하기 위해 테이프로 고정한다.

g. 주입 종료

① 확립된 정책과 절차에 따라 바늘을 일직선으로 재빠르게 뒤로 당겨서 제거한다.

② 배액물이 없을 때까지 삽입했던 부위를 매일 관찰하고 드레싱을 교환한다.

5. 금기 사항

a. 골절이나 다친 다리

b. 감염된 화상이 있거나 봉와직염이 있는 다리

c. 골다공증

6. 합병증

a. 부적절한 바늘의 위치는 주입 속도를 감소시키고 약물 또는 수액의 흡수를 저하시킨다.

b. 바늘이 막히게 되면 약물이나 용액을 주입할 수 없다.

c. 지방이나 뼈조각으로 인한 색전이 형성될 수 있다.

d. 뼈의 손상

e. 구획 증후군(compartment syndrome: 근육과 신경조직으로의 혈류가 일정 수준 이하로 감소될 때 발생한다. 구획내 조직의 압력이 올라가면 이차로 정맥압이 상승하고 이로 인해 구획내 압력이 더 증가하여 근육과 신경괴사가 생긴다)

f. 골수염

7. 간호 책임

a. 삽입

b. 삽입 부위 사정 및 유지

c. 치료 평가

d. 치료 후 삽입부위 관찰과 함께 삽입기구 제거

e. 의무 기록

f. 환자와 보호자 교육

PART TWO 기구

1 수액 용기

A. 재료

1. 유리

a. 플라스틱백과 맞지 않거나 플라스틱백을 통해 여과될 수 있는 특정 용액에 필요하다.

b. 파손 예방을 위한 주의가 지켜지지 않으면 이동 시 쉽게 깨질 수 있다.

c. 작은 균열 사이로 미생물이 들어갈 수 있으므로 사용하기 전에 불빛에서 돌려 보도록 한다.

2. 플라스틱

a. 대부분의 용액에 사용 가능하다.

b. 위험이 적으므로 이동 시 편리하다.

c. 구멍이 쉽게 생길 수 있고, 구멍은 잘 발견되지 않으며 미생물이 들어갈 수 있기 때문에, 확인하기 위해 사용 전에 백을 눌러보아야 한다.

B. 크기

1. 기혼합된 용액을 위한 용기는 50~1000cc까지 있다.

2. 플라스틱 용기를 이용하여 준비하는 용액은 최대한 4000cc까지 가능하다. 완전 비경구 영양(total parenteral nutrition, TPN) 용액 준비 시 자주 사용된다.

C. 수액용기의 종류

1. 공기-의존성(개방 체계)

a. 유리병으로 된 용기와 같이 용액이 수액세트로 들어갈 때 쪼그라지지 않는 용기를 말한다.

b. 용액 주입을 위해 공기 배출구(venting)가 필요하다.

① 주입 세트의 공기 배출구나 스파이크 어댑터(spike adapter)의 배출구를 통해 공기가 수액 용기 안으로 들어가야만 한다.

② 수액 용기에 공기를 넣기 위해 바늘을 사용하는 것은 부적절하다. 왜냐하면 바늘을 통해 미생물이 수액으로 들어가서 환자가 패혈증에 빠질 수 있기 때문이다.

2. 비공기-의존성(폐쇄 체계)

a. 플라스틱 백과 같이 수액이 주입됨에 따라 쪼그라드는 용기를 말한다.

b. 수액이 주입되기 위한 공기 유입이 필요하지 않다.

c. 폐쇄 체계이므로 공기를 통한 오염이나 공기 색전의 위험이 감소한다.

D. 임상 고려사항

1. 수액 용기를 천자하거나 열기 전에 손을 닦는다.

2. 미세한 깨짐이 있거나 새는지, 포트나 밀봉된 것이 손상받았는지, 유효 기간, 투명도, 색의 변화, 혼탁도, 미립자 같은 것이 있는지를 관찰한다. 문제가 발견되면 폐기한다.

3. 수액 용기를 사용하기 시작한 시간과 날짜를 백이나 유리병에 표시한다.

4. 빛에 예민한 약물은 변질을 막기 위해 용기를 커버한다.

5. 수액 용기는 정주간호 실무 표준(Infusion nursing standards of practice)에 따라 교환하도록 한다(Intravenous Nurses Society 정맥주사 간호사회[INS], 2000). 특히 밀폐 시스템이 유지되지 않을 경우, 시스템으로 미생물이 들어가 성장할 위험성이 있으므로, 이를 예방하기 위해서 교환한다.

6. 정맥내 주입시스템에서 제거된 수액 용기는 폐기한다. 나중에 사용하기 위해 보관하지 않는다.

2 주입 세트

A. 형태

1. **공기 배출구가 있는 형태**(Vented)
   a. 필터로 되어 있는 공기 배출구를 통해 시스템 내로 공기가 유입되도록 한다.
   b. 유리병을 사용할 때 필요하다.

2. **공기 배출구가 없는 형태**(Nonvented)
   a. 시스템 내로 공기가 유입되지 않는다.
   b. 플라스틱백을 사용할 때 필요하다.

3. **공기 배출구가 없는 형태/공기 배출구가 있는 형태**(Nonvented/Vented)
   a. 유리병이나 플라스틱백에 모두 사용 가능하다.
   b. 마개가 있고, 필터로 된 공기 배출구가 있다.
      ① 마개를 열면 수액 용기 안으로 공기가 유입된다.
      ② 마개를 닫으면 수액 용기 안으로 공기가 유입되는 것을 막는다.

B. 점적요소(Drop Factor) (그림 1-8)

1. **거대 점적주입**(Macrodrip)
   a. 세트는 10~20방울gtt/ml로 주입된다.

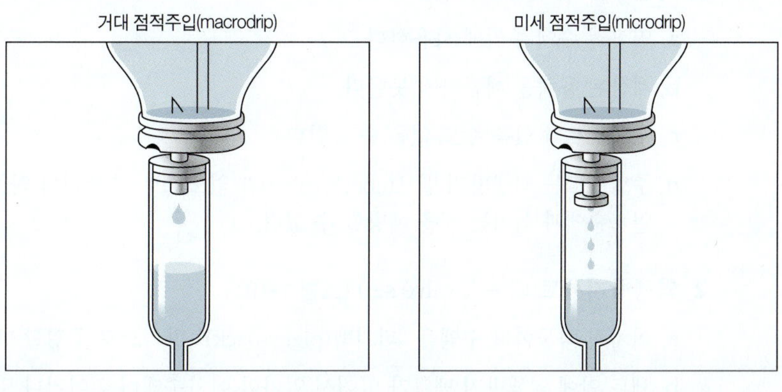

그림 1-8 점적 요소

b. 적은 용량이 주입될 필요가 없거나, 세심한 측정이 필요하지 않은 경우에 사용된다.

2. 미세 점적주입(Microdrip)

a. 세트는 60방울gtt/ml로 주입된다.

b. 적은 용량이 주입되어야 하거나 세심한 측정이 필요할 때 사용된다.

3. 주입속도 계산

다음의 공식을 통해 쉽고 빠르게 계산할 수 있다.

a. $\frac{\text{총주입량(ml)} \times \text{set의 방울수(ml)}}{\text{총 주입 시간(분)}} = \text{방울수/분}$

b. 수액 용기의 높이, 카테터의 막힘, 카테터의 위치 변화, 정맥 경련, 수액의 점성을 고려해야 한다. 왜냐하면 이들은 주입속도나 방울의 크기에 직접적으로 영향을 끼치기 때문이다.

C. 구조 (그림 1-9)

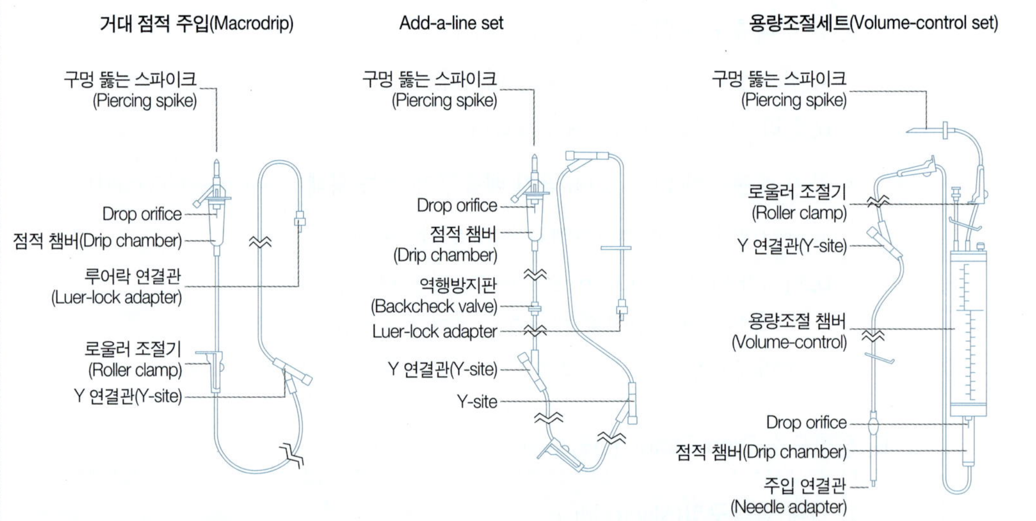

그림 1-9 주입세트의 구조

1. 직선으로 된 세트(Straight set)

a. 일차적 수액 주입에 사용한다.

b. 계산된 용량을 제공하지 못한다.

c. 주입포트가 있을 수도 없을 수도 있다.

d. 주입포트는 역행방지 밸브(check valve)가 없으므로, 수액이나 약물이 주입세트로 역류하여 일차수액과 섞이는 것을 예방할 수 없다.

2. 역행방지세트(Check-valve set) (그림 1-10)

a. 이차적 약물이나 수액을 "피기백(piggy-back)" 방식으로 주입할 때 사용한다.

b. 세트 안에 역행방지 밸브가 있어서 일차와 이차수액이 섞이거나 또는 주입포트로 주입되는 약물과 일차수액이 섞이는 것을 예방한다.

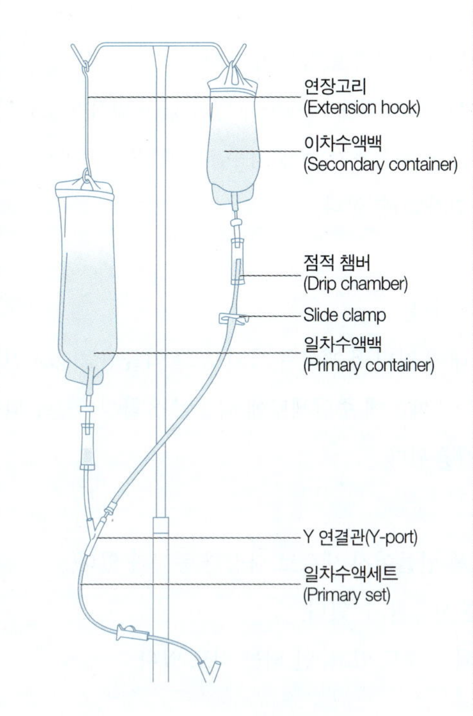

그림 1-10 역행방지세트

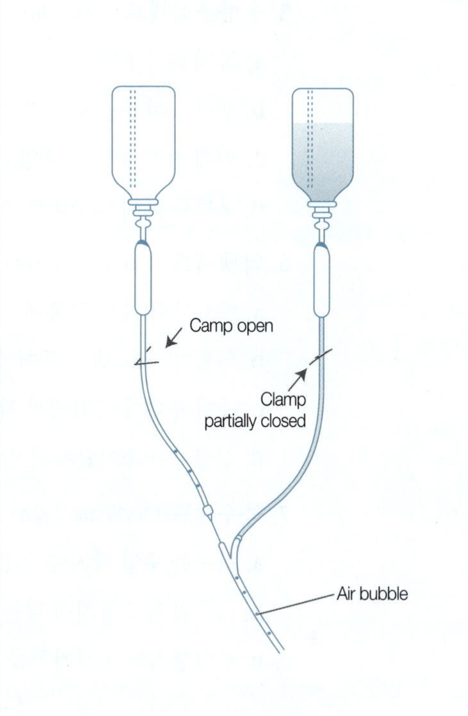

그림 1-11 Y자 모양의 세트

① 일차수액을 플라스틱이나 쇠로 된 수액걸이에 걸어서 낮게 위치하도록 해서 이차수액에 머리 높이보다 큰 압력이 생기게 된다.
- 이차수액이 투여되면 일차수액은 멈춘다.
- 이차수액이 다 주입되면 일차수액이 자동적으로 흐른다.

② 일차수액과 이차수액 주입 사이에 공기가 들어갈 위험이 사라진다. 흐름이 원활하지 못해 생기는 폐색이 예방된다.

③ 주입속도는 주입펌프를 이용하지 않는 한 하나의 조절기로 조절하므로 일차수액과 이차수액의 주입속도는 똑같이 유지된다.

3. 이차세트(Secondary set)

a. 피기백(piggyback) 방식으로 약물을 주입하기 위한 짧은 세트이다.

b. 일차주입세트의 역행방지 밸브 위에 있는 Y-포트에 연결한다.
① 주입의 흐름을 조절하는 슬라이드 조절기(slide clamp)는 단지 열고 잠그는 기능만 한다.
② 약물의 흐름을 조절하기 위해서 조절기가 사용되지는 않는다.

4. Y자 모양의 세트(Y-type set) (그림 1-11)

a. 2종류의 용액을 함께 주입하거나 교대로 주입할 수 있다.

b. 혈액을 주입하기 위해 라인 안의 수동식의 펌프나 필터가 포함되어 있을 수도 있다.

c. 만약 한 개의 용기가 비게 되면, 주입세트 안으로 많은 양의 공기가 들어갈 수 있어서 공기색전의 위험이 있다.

5. 용량조절세트(controlled-volume set)

a. 공기 배출구가 있는 용량이 측정 가능한 챔버가 포함되어 있다.

b. 챔버가 비었을 때 공기가 들어가는 것을 막기 위해 미세한 구멍이 있는 필터가 포함되기도 한다.

c. 미세 점적 속도로 주입되는 용액의 양을 측정하기 위해 자주 사용된다.

d. 포트를 통해서 챔버에 직접 약물을 첨가할 수 있다.

6. 역행세트(Retrograde set)

a. 주입부위 바로 앞쪽에 근접해서 위치한다.

b. 약물이 세트 내로 들어가면서 세트 내에 있던 용액이 주사기로 그 약물만큼 옮겨진다.

c. 주입 부위에 근접해서 약물을 주입하기 때문에 주입세트에 약물이 유착되어 손실되는 것을 줄인다.

d. 신생아나 소아환자의 약물주입 시 사용된다.

7. 특수세트(Dedicated set)

a. 특수한 주입 장치에 연결할 수 있도록 만들어진 세트로 다양한 종류가 있다.

b. 각각의 특수장치에 맞는 특수세트만 사용할 수 있다.

c. 주입장치에서 제거했을 때 주입이 되는 것도 있고, 안 되는 것도 있다.

D. 주입세트 내부의 직경

1. 표준 주입세트(Standard administration set)

a. 10~20방울/ml의 방울 크기로 표준 속도로 주입된다.

b. 적은 용량이 주입될 필요가 없거나 세심한 측정이 필요하지 않은 일반적인 약물이나 용액의 주입에 보통 사용된다.

2. 미세 구멍 주입세트(Microbore administration set)

a. 60방울/ml의 방울 크기로, 최소의 속도로 주입하기 위해서 미세한 방울 크기의 세트를 사용한다.

b. 용액의 점성은 주입속도를 늦출 수 있다.

c. 신생아에게 주입 시 사용된다.

d. 적은 양이 주입되어야 하거나 주입속도를 천천히 해야할 때 사용된다.

3. 거대 구멍 주입세트(Macrobore administration set)

a. 세트의 직경과 방울 크기가 커서 빠른 주입이 필요할 때 사용한다.

b. 외상 환자처럼 많은 양의 수액이나 혈액이 빨리 요구될 때 사용한다.

E. 조절기(Clamps) (그림 1-12)

1. 세트의 직경을 줄이거나 늘려서 용액의 주입 속도를 조절하는데 사용되는 주입세트에 있는 장치이다.

2. 로울러(roller) 조절기

a. 플라스틱 로울러가 세트튜브에 압력을 주어서 튜브의 직경을 조절하는데 사용되며, 주입속도를 조절할 수 있게 한다.

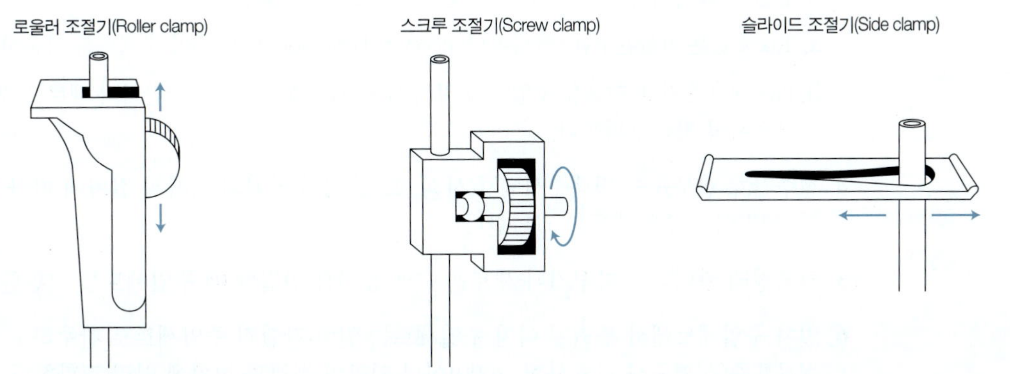

그림 1-12 조절기

b. 대부분의 주입세트에 사용된다.

c. 주입 속도를 맞춘 후에도 주입속도가 변할 수 있기 때문에 속도를 맞추거나 유지하기 위해 시간이 소요된다.

3. 슬라이드(slide) 조절기

a. 튜브에 가로질러 있어서 주입세트를 열거나 닫거나 하는 조절기이다.

b. 단지 열고 잠그는 기능만 가능하다; 주입속도를 조절하기 위해 사용되지 않는다.

F. 주입/접근 포트(Injection/Access ports)

1. 위치

a. 점적 챔버에서 원위부에 위치한다.

b. 주입세트 내 다양한 부위에 위치할 수 있다.

2. 포트의 형태나 개수는 주입세트의 종류와 목적에 따라 다양하다.

3. 무침형 포트로 구성되어야 한다.

a. 약물이나 용액을 주입하기 위해 바늘이 사용되어서는 안된다.

b. 포트 사용시 흔히 발생하는 노출 위험을 효과적으로 감소시키기 위해 내장형 안전장치기능이 제공된다.

4. 목적

a. 약물이나 이차용액의 주입을 가능하게 한다: 피기백(piggybag)

b. 정맥내로 바로 밀어 넣는(IV push) 약물이나 일시주사(bolus) 약물을 정맥천자 근위부에 주입하기 위함이다.

G. 주입세트를 사용할 때 고려사항

1. 사용 전에 제품을 사정하고 포장의 통합성을 사정한다. 만약 손상되었다면 사용하지 않는다.

2. 환자가 라텍스(latex)에 민감한지 사정한다. 어떤 주입세트는 라텍스가 함유된 부분이 있다.

3. 주입할 약물이나 용액에 맞는 적절한 주입세트를 결정한다.
   a. Taxol 같은 약물은 PVC(염화비닐: polyvinyl chloride)로 만들어진 세트를 사용하면 안된다.
   b. Propofol과 같은 약물을 주입하기 위해 사용하는 세트는 6~12시간마다 세트를 교환하거나 제조사의 지침을 따른다.
4. 정주간호 실무표준(정맥주사 간호사회, 2000)이나 기관의 정책과 절차에 따라 말초와 중심의 일차 및 이차 주입세트를 교환한다.
5. 말초정맥 카테터를 바꾸거나 새로운 수액 용기를 연결할 때 주입세트를 교환한다.
6. 일차 주입세트에서 분리된 이차 주입세트는 일차 간헐적 주입세트로 간주하고 정주간호 실무표준(정맥주사 간호사회, 2000)이나 기관의 정책과 절차에 따라 교환한다.
7. 일차 간헐적 주입세트에 부착된 무침 기구는 사용 후 바로 제거하고, 무균술을 사용하여 멸균된 무침 기구로 교환한다.
8. 완전 비경구 영양주입에 사용되는 세트는 정주간호 실무표준(정맥주사간호사회, 2000)이나 기관의 정책과 절차에 따른다.
9. 지방 유탁액을 주입한 세트는 지속적으로 추가 주입되지 않는 한, 매단위마다 교환한다. 만약 오염이 의심되거나 제품의 통합성이 떨어져 있으면 즉시 교환하고, 계속 연이어서 주입시에는 24시간마다 세트를 교환한다.
10. 혈액이나 혈액제품은 매 단위마다, 혹은 새로 시작한지 4시간마다 교환하고, 만약 오염이 의심되거나 제품의 통합성이 떨어져 있으면 즉시 교환한다.
11. 'dome' 을 포함한 동맥압과 혈류역학 모니터링세트의 교환은 정주간호 실무표준(정맥주사 간호사회, 2000)이나 기관의 정책과 절차에 따른다.
12. 주입세트에 시작한 날짜와 시간을 표시한다.
13. 가능하면 주입세트를 폐쇄체계로 유지한다.
14. 포트는 사용하기 전에 소독한다.
15. 주입속도를 향상시키기 위해 주입세트를 절대로 관류하지 않는다.
16. 정맥염, 혈전성 정맥염, 봉와직염, 정맥요법과 관련된 세균혈증이 의심된다면, 주입세트와 삽입바늘, 수액을 모두 교환한다.
17. 주입세트에 접근할 때는 무침시스템을 사용하여 의료진에게 혈행성 병원체가 전파되는 것을 예방한다.

3 추가 연결(Add-on) 장치 및 안전 장치

A. 연장세트(Extension sets)

1. 형태

a. 주입세트를 길게 하거나 시스템에 추가로 주입구가 필요할 때 사용된다.
b. 열고 잠그는 조절기가 있을 수도 있고, 없을 수도 있다.
c. 약물이나 용액주입을 위한 Y자 포트가 하나 또는 그 이상 있을 수도 있고 혹은 없을 수도 있다.

2. 종류

a. 직선 연장세트

①주입세트의 길이를 길게 하기 위해 자주 사용한다.

②세균이 들어갈 수 있는 주입구가 적으므로, Y자 연장세트나 주입구가 많은 연장세트보다 감염의 위험이 적다.

b. Y자 모양의 연장세트

①Y자 형태이다.

②시스템에 두 개의 주입구를 제공한다.

③보통 Y자 라인의 두 분절에 조절기가 다 있어서, 수액을 동시에 주입할 수도 있고 따로 주입할 수도 있다.

④다른 분절로 용액의 역류를 방지하는 역행방지 밸브나 주입포트가 한 개의 분절 혹은 양쪽의 분절에 있을 수 있다.

c. 주입구가 많은 연장세트

①3개나 그 이상의 주입할 수 있는 부분("돼지꼬리형; pigatails")이 있어서 시스템 안에 3개나 그 이상의 주입구를 제공한다.

②조절기, 부가적 포트, 역행방지밸브(check valve)가 한 개나 두 개 혹은 모든 분절에 있을 수 있다.

3. 고려 사항

a. 삽입구로 세균이 들어갈 수 있으므로 꼭 필요할 때만 사용한다.

b. 루어락 연결장치를 사용한다.

c. 세트가 부착되어 있는 장치를 교환할 때나 오염이 의심될 시 교환한다.

B. 스톱콕(Stopcocks) (그림 1-13)

1. 형태

a. 추가적인 접근이 필요하거나 응급상황 시, 다른 주입구가 추가로 필요하게 되었을 때 주입 시스템 안에 여러 주입구를 제공하기 위해 사용되어진다.

b. 연장세트 유무에 상관없이 사용가능하고 무침포트를 포함해서 다양한 종류의 포트와 사용 가능하다. 혈행성 병원체에 노출되는 것을 예방하기 위해 무침 시스템이 사용되어야 한다.

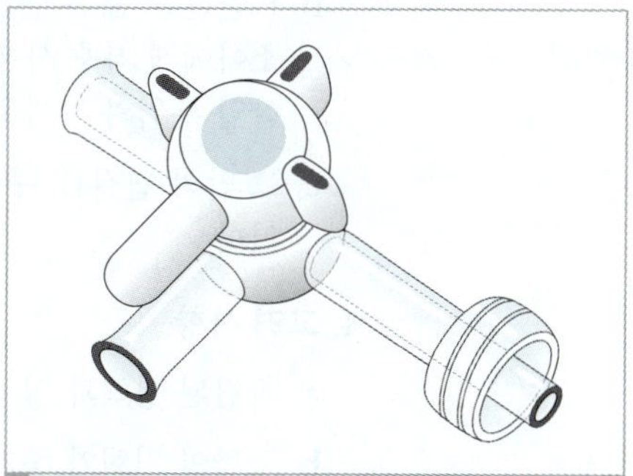

그림 1-13 Stopcocks

2. 고려 사항

a. 세균 전파의 잠재적 가능성을 고려한다.

b. 포트를 통한 많은 주입은 수액이나 약물이 새는 것의 원인이 되므로, 주입포트의 통합성을 자주 사정해야 한다.

c. 포트는 사용하지 않을 때는 막아놓아야 한다. 포트 마개는 일단 한번 제거되면 오염된 것으로 간주하고, 새로운 멸균된 것으로 교환하도록 한다.

d. Stopcock이 딸린 주입세트나 기구를 교환할 때, 혹은 오염이 의심될 때 교환한다.

e. 주의 깊은 관찰이 필요한 환자나 중환자 간호가 필요한 환자는 우발적으로 분리되어 방혈될 수 있는 가능성이 있으므로 사용을 제한한다.

C. 연결관(Connectors)

1. 주입세트나 카테터를 연결할 때 사용하는 장치이다.

2. 연결 기전

a. 루어 슬립(luer slip)

① 추가 연결 장치 또는 카테터의 암루어(female luer) 안으로 주입세트의 수루어(male luer)를 비틀어서 삽입하여 카테터나 추가 연결장치에 주입세트를 연결시킨다.

② 쉽게 잡아 당겨지기 때문에 시스템이 열려 공기 감염원이 들어가거나 혈액이 밖으로 나올 수 있어서 일반적인 사용을 권장하지는 않는다.

b. 루어락(Luer-Lok)(그림 1-14)

① 카테터나 추가 연결장치에 주입세트를 연결할 수 있게 하는 것으로 주입세트의 수루어를 암루어 안으로 나사와 같은 동작으로 조인다.

② 연결 부위를 테이프로 고정하는 것보다 더 바람직한 방법이다.

③ 연결 부위가 새거나 주입세트가 우발적으로 빠져서 환자가 감염, 공기 색전, 출혈의 위험성에 노출되는 것을 예방한다.

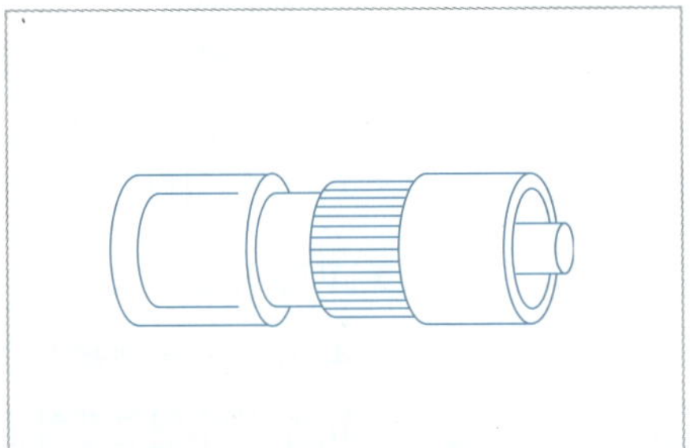

그림 1-14 루어락(Luer-lock)

3. 종류

a. Y-연결관: 보통 2개의 용액을 동시에 주입 시 사용되는 Y형태의 연결관이다.

b. T-연결관: 짧은 연장세트가 부착되어 있는 T형태의 연결관이다. 신생아나 영아, 작은 소아에게 자주 사용되는데 주입세트를 카테터에 연결시키고 약물주입을 위한 주입포트를 삽입 부위와 가까운 쪽에 제공한다.

c. 그 밖의 연결관: 주입세트나 카테터를 연결할 때 사용하는 다양한 크기와 모양의 연결관이 있다.

4. 고려 사항

a. 확립된 정책과 절차에 따라 사용한다.

b. 조작의 기회가 증가하거나 분리될 위험이 있기 때문에 감염의 잠재성을 증가시킨다.

c. 교환은 정해진 간격에 따르거나, 오염이 의심되거나 통합성이 깨졌을 때, 각각의 주입세트 교환 시, 그리고 부착된 기구를 교환할 때마다 교환한다.

D. 안전 장치

1. 이 장치는 카테터를 삽입 자리에 고정시키고, 돌아가는 것을 예방하며 정맥의 자극으로 인해 발생하는 정맥염의 발생 위험을 감소시킨다.

2. **장치의 종류에 따라 안전 장치의 형태는 다양하다. 어떤 것은 카테터가 잘 고정되게 스냅(똑딱단추) 형식으로 된 것도 있다.**
3. **카테터를 고정하기 위한 테이프의 대안으로 사용된다.**
4. **사용에 대한 규정은 기관의 정책과 절차, 제조사의 지침에 따라서 확립되어야 한다.**
5. **루어락(Luer-Lok) 형태이어야 한다.**
6. **테이프는 연결 부위를 고정하는 수단으로 사용되어서는 안된다.**

E. 주입/접근포트

1. **카테터에 연결되는 추가 연결장치나 주입세트에 위치한다.**
2. **간헐적 치료나 간헐적 주입시 또는 90분을 넘지 않은 단기간 주입 시 사용하거나, 함께 주입이 가능한 약물이나 용액을 계속적으로 주입 시 사용된다.**
3. **종류**
   a. 재밀봉 형태: 바늘을 제거하면 스스로 밀폐되는 형태이다.
   b. 무침: 주사기나 수연결관(male adapter)을 사용하여 내부 밸브가 수액이 흐르도록 눌러지거나 혹은 플라스틱 도관이나 주사기로 틈을 내서 수액이 흐르게 한다.
4. **고려 사항**
   a. 주입, 사용, 유지관리는 확립된 기관의 정책과 절차에 따라야 한다.
   b. 주입/접근포트에는 안전장치의 사용이 권장되어져야 한다.
   c. 라텍스로 된 주입포트/접근기구를 사용하기 전에는 환자의 민감성을 평가해야 한다.
   d. 무침포트가 아닌 포트로의 주입은 처방된 치료를 수행하기에 가능한 가장 작고 짧은 바늘로 시행한다. 바늘은 25~21G, 길이는 1inch를 넘지 않도록 하는데, 25G보다 작은 바늘은 끊어져서 혈관내로 들어갈 수 있으므로 사용하지 않도록 한다.
   e. 혈관내로 미생물이 들어가는 것을 예방하기 위해 승인된 일회용 항균제로 소독하도록 한다.
   f. 포트의 통합성은 사용 전·후에 즉시 확인되어야 한다.
   g. 주입/접근포트는 카테터를 교환하거나 주입세트 교환 시, 주입포트가 오염된 경우, 자주 천자하여 고무의 표면이 손상된 경우, 혹은 기관에 의해 확립된 빈도로 교환하도록 한다.
   h. 중심 정맥관 혹은 말초삽입 중심 정맥관, 미드라인(midline) 카테터에 부착된 포트는 적어도 7일마다 바꾸도록 하고 오염이 의심되거나 제품의 통합성이 떨어지면 즉시 교환한다.
   i. 주입/접근포트가 카테터에서 제거된 경우에는 폐기하고 새로운 주입/접근포트를 부착한다.

F. 단단한 마개(solid caps)

1. **주입포트나 투석 카테터와 같은 카테터의 허브(hub), 그리고 약물로 채워진 주사기의 끝을 막기 위해 사용되는 밀봉된 플라스틱 마개이다.**
2. **마개를 제거하거나 교환할 때는 무균술을 사용한다.**
3. **일회 사용하고 폐기한다. 분리되면 버린다.**

G. 공기배출구가 있는 스파이크 어댑터(spike adapter)

1. **공기배출구가 없는 주입세트에 부착되어 필터가 있는 포트를 통해서 시스템 안으로 공기가 유입되도록 한다.**
2. **주입세트의 한 부분으로 간주한다.**
3. **오염이 의심되면 즉시 또는 주입세트 교환 시 바꾸도록 한다.**

H. 트랜스 듀서(tranducer)와 돔(dome)

1. **혈류역학과 동맥압의 모니터를 위해 사용된다.**
2. **주입세트와 지속적인 관류 장치, 관류 용액과 함께 밀폐시스템으로 고려되어진다.**
3. **정주간호 실무표준(정맥주사 간호사회, 2000)이나 기관의 정책과 절차에 따라 표준주의지침을 준수하여 무균술을 사용해서 교환한다.**

4 필터(Filters)

A. 형태

1. **바람직하지 않은 미립자가 혈관 내로 들어가는 것을 예방하는 장치이다.**
2. **제품의 디자인에 따라 미립자를 거르는 사이즈가 결정된다.**
3. **제품의 특성은 사용하는 필터 형태에 따라 다양하다. 다음과 같은 특성을 가지고 있어야 한다.**
   a. 미립자, 세균, 곰팡이, 내독소를 보유한다.
   b. 시스템에서 공기를 제거하여 대기로 내보낸다.
   c. 약물과 결합하지 않고 약물 용량이 그대로 통과하도록 한다.
   d. 높은 중력의 흐름을 견딜 수 있다.
   e. 전자식 주입 장치의 psi(pounds per square inch)를 견딜 수 있는 압력 감수성이 있다.
4. **감염을 예방하기 위해 정규적으로 사용해서는 안된다.**

B. 종류

1. **세트 내 필터**(in-line filter: 필터가 주입세트의 통합부분으로 구성되어 있다)
   a. 장점
      ① 필터가 주입세트 내 일부분이기 때문에 오염의 위험이 적다.
      ② 분리될 위험이 없다.
   b. 단점
      ① 주입세트의 끝부분 대신 상부에 위치하기 때문에 필터 윗부분에서 들어가는 이물질만 제거할 수 있다.
      ② 필터가 막히면 세트전체를 바꿔야 한다.

2. 추가 연결필터(Add-on filter: 주입세트에 추가로 연결하는 필터이다)

a. 장점

① 필터가 막혔거나 결함이 있는 경우, 전체 세트의 교환없이 쉽게 교환이 가능하다.

② 주입세트의 끝부분에 위치하여 필터 윗부분에서 들어가는 모든 이물질 제거가 가능하다.

b. 단점

① 주입세트나 카테터에서 갑자기 분리될 수 있어 감염과 출혈의 위험이 있다.

3. 필터 바늘(바늘은 1~5μm 사이즈의 미립자를 거른다)

a. 정맥내 약물을 준비할 때 자주 사용된다.

b. 유리 용기나 바이알에서 약물을 꺼낼 때, 특히 일시주사(bolus)로 주입되는 약물주입 시나 세균을 보유하는 필터를 통해서 주입 불가능한 약물을 투여할 때 사용한다.

C. 구조적 형태

1. 심층 필터(Depth filter): 구불구불한 미로의 형태로 눌려있거나 구부러져 있는 섬유나 조각으로 된 물질로 구성된다.

a. 구멍 사이즈가 동일하지 않으므로 정확한 주입속도로 주입될 수 없다. 아주 느린 속도를 가지며 98%의 오염원이 제거 가능하다.

b. 미립자만 제거 가능하고, 공기는 제거하지 못한다.

2. 막 필터(Membrane filter): 동일한 크기의 구멍을 가지고 있는 스크린 형태의 필터이다. 정확한 주입속도로 주입 가능하며, 막의 사이즈보다 큰 모든 미립자를 보유한다.

a. 구멍 크기에 따라 세균과 곰팡이를 제거할 수 있다.

b. 독특한 막을 가지고 있어서 내독소, 미생물 오염, 미립자, 공기를 제거한다. 걸러진 세균은 24시간이 지나면 분해되어 세균 자체에 있던 독소가 흘러나올 수 있다.

3. 공동 섬유 필터(Hollow fiber filter): 바람직하지 않은 물질을 걸러내는 섬유를 함유하고 있다.

a. 큰 필터 영역이 있어서 쉽게 주입되게 하고, 막히거나 약물과 결합하는 것을 예방한다.

b. 45psi의 압력을 견딘다.

D. 표면적

1. 용액이나 약물이 접촉하는 부위를 일컫는다.

2. 주입속도에 영향을 미친다.

a. 표면적이 클수록 수액이나 약물이 흐르는 부위가 넓어서 주입속도가 증가한다.

b. 표면적이 적을수록 주입속도가 느리다.

E. 압력 제한

1. 주입속도는 필터 막이 터지지 않고 견딜 수 있는 압력인 psi(pounds per square inch)에 영향을 받는다.

2. 양압을 주는 전자식 주입장치를 사용하기 전에 고려해야 한다. 주입 장치의 압력은 필터의 psi를 초과하면 안된다.

F. 적응증

1. **정맥내 용액**: 다양한 크기와 형태, 재질이 사용 가능하다. 구멍의 크기에 따라 어떤 물질이 걸러내어질지 결정된다.

a. 0.2㎛필터: 0.2㎛이나 그 이상의 크기의 미립자를 제거하는 완전한 세균보유, 공기제거 필터이다.

① 필터를 필요로 하는, 지방이 아닌 용액에 사용한다.

② 혈액이나 혈액성분, 지방유탁액, 아주 적은 주입용량(5㎍/ml 이하로 주입), 적은 양의 약물(총용량이 24시간 동안 5mg 이하), IV로 밀어 넣는 약물, 필터 막에 의해 약효가 변질되거나 필터 막에 반응하는 약물들은 금기이다.

③ 공기 구멍이 있는 필터는 적실 수 없는(소수성) 막을 통해 공기를 자동적으로 거르고, 많이 적실 수 있는(친수성) 막을 통해서 균등한 높은 중력으로 용액주입을 허용해서 공기를 차단하고 카테터가 막히는 것을 예방한다(**그림 1-15**).

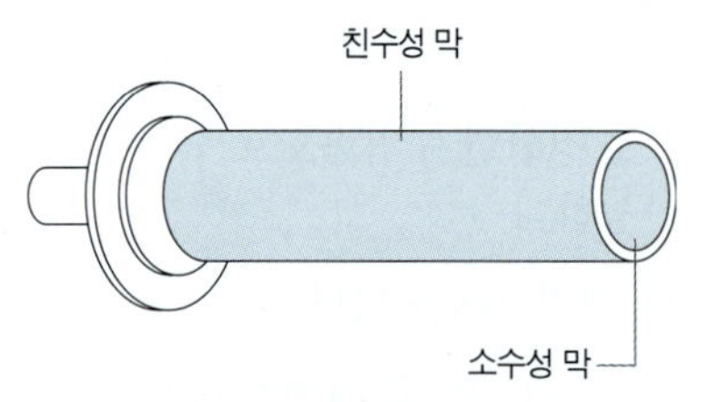

그림 1-15 막 필터

④ 최종필터 기능을 완벽하게 하기 위해 카테터 삽입부위에 가능한 가깝게 연결해야 한다.

⑤ 제조사의 지침에 따라 사용한다.

⑥ 교환은 주입세트 교환 시에 같이 한다.

b. 1.0㎛필터: 1.0㎛보다 큰 미립자를 제거한다. "미립자 물질 필터" 라고도 한다.

① 추가연결 장치와 바늘형태로, 뷰렛 챔버(buret chamber)에 있는 필터막으로, 혹은 주입세트의 한부분으로 디자인되기도 한다.

② 공기 제거가 가능하다.

③ 사용시 권장사항

- 1.0㎛ 이상 되는 크기를 가진 약물을 함유한 용액을 주입할 때 사용한다.
- 혈관이나 폐순환체계를 막을 수 있는 위험성을 가진 미립자를 제거하기 위해 약물이나 용액을 준비하거나 주입할 때 사용한다.

c. 1.2㎛필터: 완전 비경구 영양액의 투여에 사용한다.

① 주입세트 교환 시, 매 24시간마다, 오염이 의심되거나 제품의 통합성이 떨어지면 바로 교환한다.

② 보통 공기 제거용이다.

d. 5㎛필터: 5㎛보다 큰 입자를 제거하는 "미립자 물질 필터" 이다.

① 주입세트의 한 부분, 필터바늘, 빨대모양의 필터로 디자인되기도 한다.

② 5㎛ 이상 되는 구멍 크기를 가진 약물이나 용액 주입 시 사용을 권장한다.

2. **혈액/혈액 성분 제제**: 기관의 정책과 절차에 따라 사용하도록 한다.
   a. 혈액이나 혈액 성분에서 미립자 성분을 제거하기 위해 사용된다.
   b. 한필터를 통해 1단위 이상 들어가면 혈액 부작용 발생 시 어떤 단위의 혈액 때문인지 구분하기가 어렵게 되기 때문에 하나의 혈액 단위에 단독 사용을 권장한다.
   c. 주입세트의 통합된 부분이다.
   d. 제조사의 지침대로 사용하도록 한다.
   e. 알부민 같이 상업적으로 만들어진 혈장제제에는 정규적으로 사용할 필요는 없고 제조사에 문의해야 한다.
   f. 필터 용량
      ① 표준 혈액필터 범위는 170~260㎛이다.
      ② 미세응집괴 혈액 필터는 20~40㎛이며 심폐우회수술에 정규적으로 사용되거나 여러 단위의 수혈을 시행할 때 자주 사용된다. 주입속도를 방해할 수 있으므로 빠른 주입이 요구될 때는 사용하지 않는다.
      ③ 백혈구-감소 혈액 필터(Leukocyte-reduction blood filter)는 적혈구에서 백혈구를 제거하는데 ㎛ 크기가 아니라 제거 효과에 따라 구분된다. 적혈구에서 99%의 백혈구를 제거한다.
      ④ 백혈구-감소 혈소판 필터(Leukocyte-reduction platelet filter)는 혈소판에서 백혈구를 제거하는데 ㎛ 크기가 아니라 제거 효과에 따라 구분된다. 혈소판 단위에서 95~99.9%의 백혈구를 제거한다.
   g. 표면적은 혈액이 통과하는 부위의 면적이다. 면적이 클수록 흐름의 속도는 빠르다.

5 바늘/카테터

A. 카테터

1. **혈관 내로의 접근에 사용하기 위해 플라스틱으로 만들어진 속이 빈 튜브를 말한다.**
2. **규격, 길이, 구성, 디자인 등이 다양하다.**

B. 바늘

1. **스텐레스 스틸바늘**: 스텐레스 스틸로 만들어진 속이 빈 튜브로 주로 1inch 길이이며, 삽입을 도와주는 플라스틱 날개가 있을 수도 있다(그림 1-16).
   a. 일회 약물 투여, 채혈과 같은 단기 정맥내 치료에 사용된다.
   b. 바늘 주위에 섬유소막 형성을 감소시켜 카테터보다 혈전형성이 적다.
   c. 발포제 약물이나 수액의 주입 시 침윤 발생율이 증가한다.
   d. 안전한 방법으로 사용해야 한다.

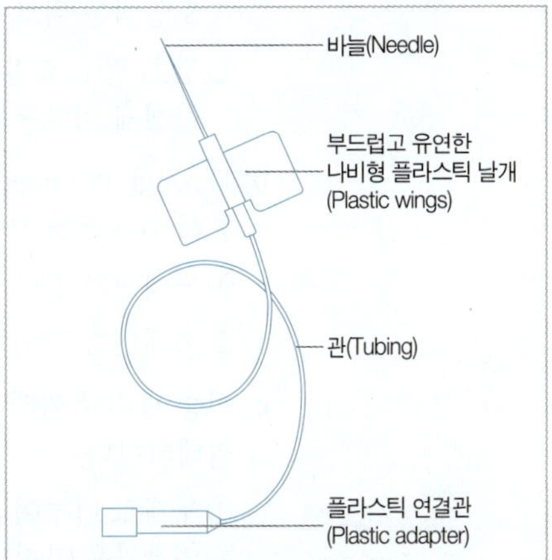

그림 1-16

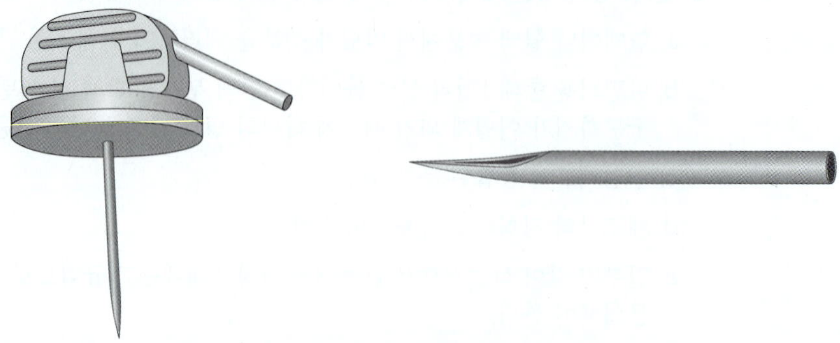

그림 1-17 특수 바늘(Noncoring 바늘)

2. **Noncoring 바늘**: 아래로 구부러져 있거나 각이 있는 스텐레스 스틸 바늘로 이식포트에 삽입할 때 사용된다(그림 1-17).
   a. 포트의 중격에 들어가는 바늘 끝은 중격의 손상을 최소화하면서 포트의 중격으로 삽입된다.
   b. 90도 각도의 곧은 모양으로 연장세트가 있을 수도 있고, 없이 사용할 수도 있다.
   c. 혈행성 병원균에 노출되는 잠재적 위험을 감소시키기 위해 안전한 방법으로 사용해야 한다.

3. **골내 바늘**
   a. 표준 철제 피하용, 척수용, 천공기용, 흉골용, 표준 골수용 바늘이 포함된다.
   b. 바늘은 도입침을 일단 제거한 후에도 잡지 않아도 서 있을 수 있어야 하고, 혈액과 골수의 흡인이 쉬워야 한다.
   c. 바늘이 빠지는 것을 예방하기 위해 손잡이가 짧은 바늘을 사용한다.

C. 말초 카테터

1. **종류**
   a. ONC(over-the-needle catheter): 정맥천자를 시행하기 위해 내부에 바늘 도입침을 가진 카테터이다.
      ① 카테터는 일단 정맥을 천자하게 되면 도입침과 함께 정맥 안으로 미끄러져 들어가게 된다. 도입침은 뒤로 빼서 제거한다.
      ② 말초 정주 요법이나 가정에서 7일 정도나 혹은 그보다 짧은 기간동안 사용되는 정맥내 항생제 치료를 위해 선택한다.
   b. Through-the-needle catheter: 바늘 도입침이 외부에 있는 카테터로 원하는 길이까지 바늘을 통해 카테터를 정맥내로 삽입하게 된다.
      ① 카테터가 일단 자리를 잡게 되면 제거한다.
      ② 카테터가 찢어지거나 정맥 천자 위험이 있어서 권장하지 않는다.
   c. 이중 관내강 카테터: 한번의 정맥천자로 혈관 안으로 들어가는 두 개의 입구를 가진 카테터이다.
      ① 두개로 나누어진 관내강이 있는데, 하나는 도입침이 존재하고, 또 다른 하나는 짧은 연장관을 가진 측면 포트로써, 카테터 원위부 끝쪽의 "작은 구멍" 부위나 출구를 통하여 용액이나 약물을 통과할 수 있게 한다.

② 각각의 포트는 약물이나 용액이 독자적으로 흐르도록 되어 있어 카테터를 통해 주입되는 동안 절대 섞이지 않는다.

③ 용액이나 약물을 주입할 때 적합성을 반드시 고려해야 한다. 왜냐하면 근위부와 근접부 포트의 거리 차가 아주 작기 때문이다. 제조사의 지침에 따른다.

d. 미드라인(Midline) 카테터: 3inch(7.5cm)에서 8inch(20cm)의 길이를 가진 카테터이다.

① 2주나 그 이상의 중간 정도 기간의 치료를 위해 디자인된 카테터이다.

② 주와에서 1.5inch 위나 아래의 척측피정맥, 요측피정맥, 정중피정맥을 통해 삽입한다. 상완 겨드랑이 아래의 큰 혈관에 위치한 카테터 끝은 더 많은 혈액희석을 제공한다.

2. 구성

a. 테프론(Teflon), PVC(염화비닐), 폴리우레탄, 혹은 실리콘

b. 혈전 생성이나 정맥염 유발 잠재성은 재질에 따라 다르다.

① 테프론은 혈전형성이 가장 잘 된다.

② 실리콘은 혈전형성이 가장 잘 덜 된다.

c. 혈전생성을 줄이기 위하여 헤파린을 함께 주입하여 이용할 수 있다.

3. 특성

a. 카테터가 절단되는 경우, 카테터의 일부가 남아있는지 확인할 수 있도록 방사선 불투과성의 카테터만을 사용하여야 한다.

b. 완전히 방사선 불투과성이거나 혹은 방사선 불투과성인 가늘고 긴 선을 가지고 있어야 한다. 방사선 불투과성의 가늘고 긴 선은 정맥내로 들어갈 때, 혈액의 흐름을 볼수 있게 해주기 때문에 삽입을 증진시킨다.

4. 규격과 길이

a. 규격은 실제적인 관내강의 크기나 카테터의 안쪽 공간을 말한다.

b. 처방된 치료를 수행할 수 있는 가장 작고 짧은 크기의 카테터가 치료와 관련된 합병증을 최소화하기 위해 사용된다.

5. 형태

a. 혈행성 병원균에 노출되는 것을 감소시킬 수 있어야 한다.

6. 카테터 교환

a. 말초정맥 카테터는 정주 간호 실무표준(정맥주사 간호사회, 2000)과 기관의 정책과 절차에 따라 교환해야 한다.

b. 카테터와 연관된 합병증이 의심 될 때에는 즉시 제거되어야 한다. 카테터 배양검사를 고려해야만 한다.

c. 미드라인 카테터는 치료가 중단 되었을 때나 제품의 통합성이 깨지거나, 감염이 의심될 때는 즉시 제거되어야 한다.

① 최대 유지기간은 2~4주로 제한되어야 한다.

② 유지기간을 연장하는 것은 남은 치료기간이나 환자의 말초혈관 상태, 환자의 상태, 카테터가 삽입된 정맥 상태, 피부의 통합성을 고려한 후 간호사의 전문적 판단에 기초를 두고 결정해야 한다.

D. 중심혈관 접근 기구

1. 종류

a. 경피적 카테터: 카테터는 바늘이나 유도침 혹은 가이드와이어를 통해 경피적으로 삽입된다.

① 바늘을 통해 정맥에 카테터를 직접 삽입했을 때 카테터의 천자나 전단의 위험이 있다. 카테터는 시술 중 어느 때에라도 결코 뒤로 당겨서는 안된다.

② 환자의 요구와 치료 기간에 따라 카테터를 선택한다.

③ 짧은 기간동안 지속적이거나 간헐적인 주입시 사용한다.

④ 말초로 삽입된 중심정맥관(peripherally inserted central catheter, PICC)도 포함된다.

⑤ 여러 개의 관내강을 가진 형태도 있다.

⑥ 카테터의 유지 기간은 제조사의 권고, 의사의 처방, 기관의 정책과 절차에 따라 결정된다.

⑦ 만약 통합성이 깨지거나 치료가 종결되거나 감염이 의심되면 카테터는 즉시 제거되어야 한다. 주 간호사 실행령과 확립된 정책과 절차에 따라 간호사가 제거할 수 있다.

b. 터널 카테터: 정맥내 주입구에서부터 흉벽위의 출구까지 피부아래에 카테터 터널을 만들며 의사에 의해 외과적으로 삽입된다.

① 카테터를 삽입하기 전에 환자의 혈관 상태, 카테터 선호도와 치료 기간 그리고 환자의 카테터 관리능력 등을 고려해야 한다.

② 다관(multilumen) 형태가 여러 가지 치료적, 진단적 절차를 수용하기 위해 사용되어 진다.

③ 카테터를 관류하는 것은 제조사의 지침을 따른다.

④ 카테터는 장기간 사용 가능하다(1~2년).

⑤ 카테터를 둘러싸고 있는 데이크론 커프(dacron cuff)는 카테터를 안전하게 하고 감염을 예방하기 위한 장벽 역할을 한다.

⑥ 제거하기에 알맞은 최적의 시기는 알려져 있지 않다. 주 간호사 실행령에 따라서, 의사 혹은 간호사에 의해 제거된다.

2. 관내강

a. 단일-관내강 카테터: 혈관 안에 하나의 포트를 제공한다.

① 하나의 관내강으로 조작이 적기 때문에 감염의 위험이 감소한다.

② 하나의 입구만 있기 때문에 사용이 제한적이다.

b. 다수-관내강 카테터: 혈관 안에 두개 혹은 그 이상의 관내강으로 여러개의 주입구를 제공한다.

① 여러 가지 치료나 진단시술에 사용된다.

② 각각의 포트로 많은 조작을 하기 때문에 감염률이 증가하게 된다.

3. 구성

a. 테프론, PVC, 폴리우레탄 혹은 실리콘으로 만들어진다.

b. 혈전 형성 혹은 정맥염 유발 가능성은 재질에 따라 다르다.

① 테프론이 가장 혈전형성이 잘 된다.

② 폴리우레탄은 테프론이나 PVC보다 혈전형성이 덜 된다.

③ 실리콘은 가장 혈전형성이 덜 되며, 가장 선호된다.

4. 특성

a. 방사선 불투과성 물질로 되어 있어서 카테터의 끝 위치를 방사선으로 확인할 수 있어야 한다.

b. 감염에 저항하는 장벽을 제공하고, 카테터의 안전성을 증진시키는 데이크론 커프(dacron cuff)를 가지고 있다.

5. 규격과 길이

a. 카테터 종류와 삽입부위에 따라 결정된다.

b. 카테터 끝은 대정맥에 위치해야 한다.

6. 형태

a. 혈행성 병원균에 노출 가능성을 감소시키기 위한 기전을 제공해야 한다.

b. 중심혈관 접근 장치에는 무침 주입/포트 마개만 사용해야 한다.

7. 삽입 기술

a. 직접 정맥천자: 보통 쇄골하 정맥이나 경정맥 안으로 직접적으로 중심 카테터를 삽입하는 방법이다.

b. 터널: 정맥내 주입구에서부터 흉벽위의 출구까지 카테터로 터널을 만들면서 삽입하는 방법이다.

c. 이식: 대개 흉벽의 피부아래에 포트를 삽입하는 방법으로 쇄골하정맥 안에 카테터가 위치한다.

d. 말초 삽입: 보통 전주와의 척측피정맥 혹은 요측피정맥 안으로 카테터를 삽입하여 카테터를 상대정맥까지 진행시킨다.

E. 이식 포트 (그림 1-18)

1. **이식된 정맥 접근 장치**: 플라스틱, 스텐레스 스틸, 혹은 티타늄으로 된 틀에 카테터가 부착되어 있고 의사에 의해 피부아래에 외과적으로 이식된다.

a. 카테터 삽입부위: 보통 경정맥이나 쇄골하정맥을 통해 대정맥에 위치한다.

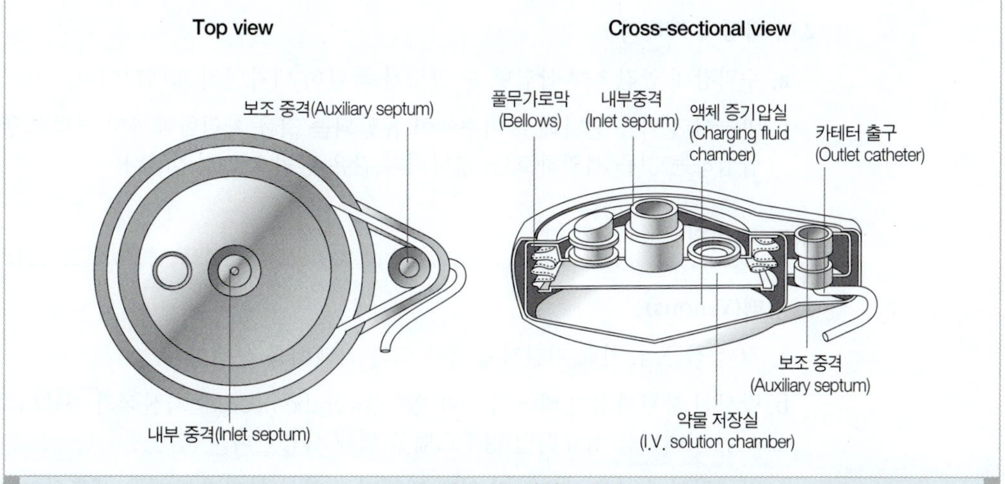

그림 1-18 이식 포트

b. 고려사항
① 정맥의 접근 가능성
② 치료기간
③ 환자의 선호도와 카테터 관리 능력
④ 피부 아래 이식되어서 최소한의 관리를 필요로 하기 때문에 많은 환자들이 선호하는 카테터이다.

c. 관류는 제조사의 지침서를 따른다.

d. 카테터는 장기간 사용(1~2년)된다. 적정 유지기간은 알려져 있지 않다.

e. 삽입과 제거는 의료행위다. 간호사는 정규적으로 삽입 부위 간호와 유지를 시행할 수 있다.

f. 하나 혹은 두개의 관내강으로 구성된다.

2. **경막외/수막강내 포트**: 카테터가 달린 포트로 거대 입자를 제거하기 위한 필터를 가지고 있다.

a. 경막외나 척수강내로 방부제가 없는 약물을 반복적으로 투여하거나 주입할 목적으로 삽입한다.

b. 카테터는 경막외나 수막강내에 위치하며, 포트가 위치한 피하 주머니까지 피하터널을 통해 연결된다.

c. 삽입과 제거는 의료행위이다.

d. 주입, 관리 및 유지는 제조사의 지침서를 따른다.

e. 알코올이나 아세톤을 포함한 소독제는 포트나 삽입 부위의 소독에는 사용하지 말아야 한다.

F. 척수 카테터

1. 경막외 카테터

a. 가시돌기와 경막외 공간의 인대 사이로 삽입된 경막외 바늘을 통해 삽입하도록 특별히 고안된 카테터이다.

b. 나일론이나 테프론으로 만들어진 일시적인 카테터 혹은 장기간 유지하기 위한 카테터이다.

c. 통증 조절을 위해 사용한다.

2. 수막강내 카테터

a. 수막강내 공간속에 삽입할 수 있도록 특별히 디자인된 카테터이다.

b. 바늘이 경막을 천자해서 척수액이 흡인되는 것을 확인할때까지 경막외 공간을 통해 계속 삽입하는 것을 제외하고는, 경막외와 같은 방법으로 삽입한다.

G. 치료-특이적

1. 정맥(Venous)

a. 정맥 접근성, 치료 기간과 종류에 따라 카테터를 선택한다.

b. 방사선 불투과성의 바늘이 안에 있는(over-the-needle) 최신식의 카테터가 고려된다. 이런 카테터는 정규적인 정주요법을 위해 사용한다.

c. 잠재적인 손상을 예방하기 위해 카테터 주위의 혈액의 흐름을 예측하고 환자의 혈관구조를 사정해야 한다.

d. 처방된 치료를 수행하기에 적합한 가장 작은 규격, 가장 짧은 길이의 카테터를 사용한다.

2. 동맥(Arterial)

a. 카테터는 확립된 기관의 정책과 절차에 의해 선택한다.

b. 동맥천자로 인해 잠재적인 합병증이 발생할 수 있으므로 카테터의 선택은 중요하다.

c. 스텐레스 스틸바늘은 간헐적인 동맥 채혈에 사용한다. 유치 카테터로 사용하지 말아야 한다.

d. 방사선 불투과성의 카테터가 유치 카테터나 지속적인 동맥 접근장치에 정규적으로 사용된다.

e. 처방된 치료를 수행하기에 적합한 가장 작은 규격, 가장 짧은 길이의 카테터를 사용한다.

f. 정주간호 실무표준(정맥주사 간호사회, 2000)과 확립된 기관의 정책과 절차에 따라 교환한다.

3. 경막외(Epidural)

a. 척수에 인접한 경막외 공간으로 약물을 주입하기 위해 특별하게 디자인된 카테터이다.

b. 3가지 다른 시스템으로 이용 가능하다.

① 외부에서 삽입된 카테터

- 경막외 공간에서부터 복부의 출구까지 피하로 연결된 터널 카테터이다.
- 지속적 혹은 간헐적으로 약물주입을 할 수 있는 0.2㎛ 필터를 가진 연장 세트와 주입마개에 연결되어 있다.
- 일시적 혹은 영구적인 카테터로 사용된다.

② 복부에 삽입된 시스템(Total internal system)

- 카테터는 복부에 위치한 저장공간에 연결된다.
- 천천히, 지속적인 약물의 주입을 위해 제공된다.
- 영구적으로 삽입되며, 대개 장기간 통증관리를 위해 사용된다.

③ 포트에 연결된 카테터

- 골면위 피부 바로 아래에 위치하며, 근육조직에 고정되어 있다. 피하 터널을 통해 경막외강내로 들어가서 원하는 위치에 자리잡는다(대개 L_1이나 L_2에 위치한다).
- 영구적으로 삽입되고 장기간 통증 관리를 위해 사용된다.
- 척추 관절 사이에 삽입되고 척추후궁 연결인대(ligamentum flavum)를 지난다.

4. 수막강 내(Intrathecal)

a. 척수 속으로 진통제를 주입하기 위해 특별히 디자인된 카테터이다(Intraspinal).

b. 요추 사이에 대개 삽입된다.

5. 골 내(Intraosseous)

a. 멸균된 피하 척수용, 천공기용, 흉골용 그리고 표준 골수용 바늘이 사용된다.

① 삽입되는 동안 골수로 인해 바늘이 막히는 것을 예방하기 위해 도입침을 가진 바늘이 선호된다.

② 우발적으로 빠지는 것을 피하기 위해 짧은 손잡이가 있는 바늘을 사용하는 것을 고려해야 한다.

③ 골내 삽입을 위해 특별히 디자인된 일회용 바늘의 사용을 고려해야 한다.

b. 16~18G를 사용해야 한다.

6. 뇌실 저장소(ventricular reservoir)(그림 1-19)

a. 뇌의 측뇌실에 외과적으로 삽입되어 척수공간까지 들어가 있으며 여기에 부착된 저장소(reservoir)가 있다.

b. 뇌 혹은 뇌척수액에 접근을 할 수 있게 해준다.

c. 25G나 더 작은 바늘을 가지고 저장소의 돔을 천자함으로써 접근할 수 있다. 뇌척수액을 흡인하거나 다른 수액을 저장소 속으로 주입할 수 있다.

d. 저장소의 부드러운 펌프작용은 뇌척수액 속으로 약물이 퍼지게 한다.

e. 저장소에 삽입할 때는 엄격한 무균술이 필요하다.

f. 장점

① 뇌척수액과 뇌실로의 즉각적인 접근이 가능하다.
② 반복된 요추 천자를 방지한다.
③ 약물의 광범위한 사용이 가능하다.
④ 약물분포가 더 잘 된다.
⑤ 보호자에게 사용에 관한 교육이 용이하다.

g. 단점

① 감염이 가장 흔한 부작용이다.
② 삽입을 위해 무균술이 요구된다.
③ 막힘으로 인한 기능부전이 일어난다.
④ 카테터의 미끄러짐으로 인해 카테터의 위치가 잘못될 수 있다.

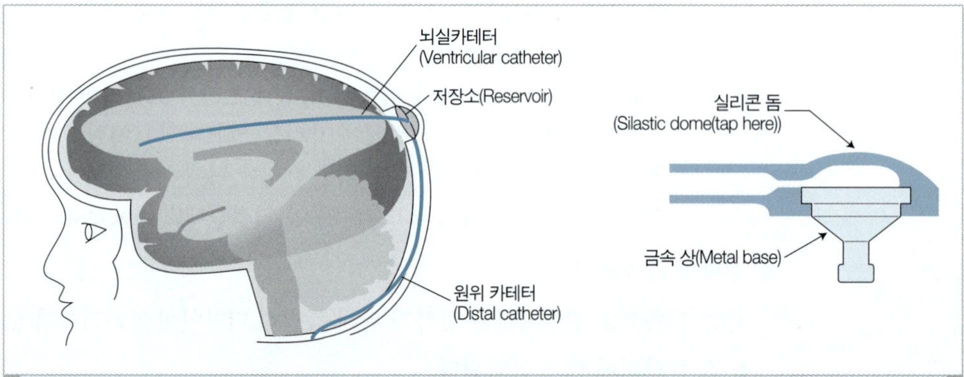

그림 1-19

6 수액 흐름-조절 장치

A. 전자식 주입장치

1. 조절기(Controller): 중력의 보조를 받아 수액주입을 하는 전자식 조절 기구이다. 주입 용기의 위쪽 높이보다 큰 양압을 가하지 않는다.

a. 조절기로 세팅된 속도를 전달하기 위해서 방울수를 세는 방식과 튜브의 직경을 증가 혹은 감소시킴으로써 튜브의 압력을 조절하는 장치에 속도를 전달하는 방식으로 주입속도를 조절한다.

b. 저항이 감지될 때나 계획된 수액의 흐름이 방해받았을 때 알람이 울린다. 침윤 감지에 효과적이다.

c. 정맥의 저항을 극복하고 적절히 작동하도록 카테터 삽입부위에서 약 36inch 위에 수액용기가 위치하도록 한다.

d. 중력을 이용한 공급장치와 연관해서 발생할 수 있는 잠재적인 "runaways"(수액이 조절없이 빨리 들어가는것), 병이 비는것, 반복적인 정맥천자를 감소시킨다.

e. 압력에 의한 주입 없이 정확하고 일정한 주입속도를 유지한다.

2. 양압 주입 펌프: 약물이나 수액을 주입하기 위해서 정맥의 저항을 능가하는 압력을 가하는 주입장치이다.

a. psi(per square inch)는 압력을 측정하는 단위로, 평방인치당 가하는 압력을 나타내는데 사용한다.

b. 평균압력은 5~10psi이다.

c. 10~12psi 이상의 압력을 가진 펌프는 신중히 다루어야 한다.

d. 복합적인 치료를 동반하는 증세가 심각한 상황이나 고용량을 주입할 때 사용한다.

e. 주입 저항과 알람의 지나친 발생빈도가 감소된다.

f. 계획된 대로 정확하게 주입된다.

g. 모양은 장비에 따라 다양하다.

B. 기계적 주입 장치

1. 탄성 풍선기구(Elastomer balloon): 단단하고 투명한 용기 안에 안전하게 싸여 있는 풍선 모양으로 크기와 형태는 다양하다.

a. 비교적 적은 용량으로 특정한 주입 시기에 예정된 용량을 채울 수 있는 부드러운 고무재질로 만들어졌다.

b. 부정 조작할 수 없는 주입포트가 풍선속으로 약물이 주입되도록 하는데, 이것은 우발적인 열림과 오염을 예방한다.

c. 포트의 출구에 연결 튜브가 부착되어 있거나 혹은 꼬임방지 주입세트가 부착될 수 있는 허브(hub)가 있다. 주입세트는 최소한의 충전용량이 채워져야 하며 루어락(Luer-Lok)이어야 한다.

d. 주로 항생제의 주입을 위해 사용된다. 소량의 비경구적 치료를 위해서도 사용될 수 있다.

e. 가정에서 주입치료를 위해 사용된다.

2. Spring-coil piston 주사기: 약물이나 수액의 주입을 위해 spring-coil에 의해 주사기의 피스톤이 움직인다.

a. 침윤으로 인한 저항 증가와 같은 방해나 변화에 대해 민감하지 않을 수 있다.

b. 주사기는 약물에 따라 미리 채우고 냉각시킬 수 있다.

3. Spring-coil 용기: 약물을 주입하기 위해 Spring-coil과 쪼그라드는 편평한 원반(disk)의 조합을 사용한다.

a. 여러 번 사용가능하고, 소량을 투여하는 기구이다.

b. 가정에서 주입치료를 위해 사용된다.

C. 이식형 펌프

1. 지속적으로 약물을 주입하기 위해 외과적으로 이식한다.

2. 관리하기가 편리하기 때문에 가정에서 사용하기에 이상적이다.

3. 주입 속도와 저장소(reservoir)의 용량에 따라 주기적으로 다시 채워야 한다.

D. 운반 기전

1. **Volumetric pump**(용적 펌프): 주입세트에 부착되어 있는 저장소로 용액이 이동될 때, 용액의 양을 측정함으로써 운반된 용액을 계산한다.

   a. 작동 유형

      ① 주사기: 피스톤이 주입세트를 통해 용액을 당기고 밀어넣는다.

      ② 선 연동(Linear peristaltic): 연동운동을 하는 손가락 모양의 돌기들이 물결같은 움직임으로 튜브를 눌러 주입세트안으로 용액을 밀어 넣는다.

      ③ 미세저장소(microreservoir)의 충전과 배출: 저장소로 연속적으로 채워지거나 비워지고, 1/100cc까지 측정할 수 있다.

   b. 용기에서 비워져서 전달된 수액 양의 ml에 가까운 단위까지 측정한다. 마이크로 펌프(micro-pump)는 10ml까지 측정한다.

2. **주사기형 펌프**: 수액을 주입하기 위해 피스톤에 의해 주사기가 조절된다.

   a. 지속적, 간헐적으로 혹은 지속적과 간헐적으로 동시에 주입되도록 수액의 속도를 조절한다.

   b. 자가조절 진통약(patient-controlled analgesia, PCA)이나 항생제와 같은 간헐적인 약 주입에 사용된다.

   c. 극소량의 약물이나 수액을 주입(시간 당 0.01mL 정도)한다. 유아를 위해 사용하거나 동맥관을 유지하기 위해 사용하기에 적합하다.

   d. 용량은 사용되는 주사기의 크기에 의해 제한된다. 보통 60mL주사기를 많이 사용하나, 5mL 정도 만큼 작은 것도 사용할 수 있다.

   e. 속도는 주사기의 plunger(피스톤과 같이 유체(流體)를 압축하거나 내보내기 위하여 왕복 운동을 하는 기계 부분)에 부착된 피스톤이 움직이는 속도에 의해 조절된다.

3. **피스톤 펌프**(piston pump): 피스톤의 작용으로 수액의 흐름을 조절한다.

   a. 대개 전용 주입세트가 필요하다.

   b. 수액이 지속적, 간헐적 혹은 지속적과 간헐적으로 동시에 주입되도록 세트의 속도 조절이 가능하다.

   c. 건전지 혹은 전기에 의해 작동되며, 소형으로 이동 가능하다.

4. **방울 감지기**(drop sensor): 떨어지는 방울 수를 계산해서 주입되는 용액의 양을 계산하도록 디자인된 주입장비이다.

   a. 단지 수액의 흐름 유무만을 확인한다.

   b. 방울 크기의 변화는 주입속도 오류를 일으킬 수 있다.

E. 적응증

1. 중요 약물

a. 항부정맥제(Antiarrhythmics)

b. 항고혈압제(Antihypertensives)

c. 기관지약제(Bronchogenics)

d. 헤파린(지속적)(Heparin)

e. 인슐린(지속적)(Insulin)

f. 옥시토신

g. 혈압상승제(Vasopressors)

h. 진통제

2. 마취제

3. 동맥 주입 약물

4. 전해질 주입

a. 250mL 혹은 그 이하의 수액에 농축된 염화칼륨 용액

b. 마그네슘 용액

5. 강력한 수액 제한이 요구되는 환자

6. 고용량 주입

7. 완전 비경구 영양액의 투여

8. 지속적인 항암 치료

9. 신생아에게 사용할때와 소아환자의 경우에는 나이, 치료, 진단 및 상태를 고려해서 결정한다.

F. 특징

1. **알람**: 주입세트 내의 공기, 용기가 비는것, 막힘이나 오작동, 권장지표를 초과하는 약물에 대해 사용자가 알도록 경고함으로써 공기색전, 순환 과부하, 막힘, 중요한 약물의 잘못된 주입 등을 예방할 수 있도록 설계되었다.

   a. 그 밖에 기계 오작동, 이차적 약물의 주입, 압력제한에 도달했을 때, 문이 열리거나, 충전 부족일 경우에 알람이 울린다.

   b. 알람은 상황이 적절하게 수정될 때까지 계속 울린다. 어떤 알람은 수정하는 동안 조용해질 수도 있다.

2. **약물 정보**(Drug library): 투약 오류를 예방하기 위해 약물의 상하한선 분석표가 입력된 내장형 라이브러리(자주 사용되는 프로그램을 모아 놓은 것)이다.

   a. 약물의 주입에 최소 최대 제한선을 제공하여, 최소량 이상으로 약물이 투여되게 하고 최고량 이상으로 용량이 투여되는 것을 예방한다.

   b. 현장에서의 투약 오류를 예방하기 위해 권장된다.

3. **조절기**: 전원을 켜고, 지표를 세팅하고, 알람소리를 낮추거나 무음알람 설정, 세트 막힘 감지 한계선을 세팅하기 위해 단추나 패드를 눌러서 조절할 수 있다.

4. **전자식 작동**: 전기나 내장된 건전지에 의해 작동된다.

   a. 내장된 건전지 수명은 작동되는 시간, 충전되는 방식에 따라 다양하다. 사용되는 펌프에 따라 다르다.

   b. 대부분의 펌프는 건전지가 다 되었을 때와 펌프가 전기와 연결이 필요한 때를 알려 주는 알람 시스템을 갖고 있다.

5. **건전지 작동**: 주입속도, 사용된 건전지의 종류, 프로그램의 수에 따라 다양한 사용 시간을 제공하는 건전지에 의해 작동한다.

   a. 다양한 크기와 무게: 흔히 트랜지스터 라디오(transistor radio) 정도의 크기와 무게이다.

   b. 보행이 가능한 환자와 병원 밖의 환경에서 정주요법을 받는 환자가 사용하기에 이상적이다.

   c. 건전지 교환이 필요할 때 알람이 울려 사용자가 알게 해 준다. 작동을 위해서는 적절한 건전지 교환이 필요하다.

   d. 보행이 가능한 환자와 외래환자가 증가함으로 인해 사용이 증가하고 있다.

6. **압력과 관련된 고려사항**

   a. 계획된 주입속도를 유지하기 위해 펌프에서 압력이 가해진다.

   b. 필터의 막이 터지면 막에 있던 세균과 입자들이 혈관계 안으로 들어갈 수 있으므로 사용되는 필터의 압력을 초과해서는 안 된다.

   c. 동맥에 삽입된 세트에 사용될 때는 동맥압을 극복할 만큼 충분히 높아야 한다.

   d. 다양한 압력 조정이 가능하다.

G. 고려 사항

1. **투여되는 약제, 환자 나이, 요구도, 활동 정도 그리고 기구를 사용하는 환경에 따라 다양하다.**

2. **기구의 선택**

   a. 안전한 형태: 우선적으로 고려된다.

      ① 수액의 자유로운 흐름이 자동적으로 차단되어야 한다(문이 열리거나, 주입 세트가 제거되었을 때, 대개 처음 문이 열리는 때 기계적인 잠금장치에 의해 수액의 흐름이 멈춰야 한다).

      ② 약물의 주입을 위해 용량제한을 설정하는 가드레일은 현장에서 심각한 투약오류를 방지할 수 있다.

      ③ 알람을 들을 수 있어야 한다.

      ④ 다른 전자기기로부터 방해 받지 않고 전기적 손상을 방지하기 위해 적절하게 접지되어 있어야 한다.

      ⑤ 조작을 최소화하는 형태이여야 한다.

      ⑥ 주입 속도는 정확도가 3~5% 이내여야 한다.

   b. 주입되는 치료의 형태

   c. 환자의 활동 정도

d. 환자의 환경: 가정간호 환경에서 사용될 기구를 선택할 때는 크기, 안전성, 가격, 이동성, 혈관접근기구의 종류를 중요하게 고려해야 한다.

3. 주입 세트의 선택

a. 일반 세트: 어떤 주입 장치에서도 사용될 수 있다.

① 표준 세트는 중력시스템처럼 장비없이 혹은 장비와 함께 사용될 수 있다.

② 주입 장비에 상관없이 우선적으로 사용할 수 있다.

③ 대체적으로 저렴하고, 비용을 절감할 수 있다.

④ 장비에서 제거했을 때 수액이 자유롭게 흘러들어가는 것을 예방할 수 없다.

b. 특수 세트: 특별한 주입 장비를 위해 디자인된 세트이다.

① 펌프와 독립적으로 사용될 수도 있고, 사용하지 못할 수도 있다.

② 디자인 때문에 가격이 더 비싸다.

③ 세트가 주입 장치에서 제거되었을 때 자유롭게 수액이 흐르는 것을 차단하는 특징을 갖고 있다.

4. 예방 정비

a. 기관의 정책과 절차를 확립한다.

b. 교환 빈도는 미국 병원 신임위원회(Joint Commission on Accreditation of Healthcare Organizations, JCAHO)와 미국 의료기기협회(Association for the Advancement of Medical Instrumentation, AAMI)에 의해 확립된 제조사의 지침서를 따라야 한다.

5. 임상 고려사항

a. 사용자는 적응증 외에도 기계작동법, 고장수리, 안전한 사용, psi 등급에 대한 지식이 있어야 한다.

b. 조절기, 압력이 없는 장비 혹은 압력이 조절될 수 있는 장비는 발포제를 주입할 때 선택되는 기구로 고려되어 진다.

c. 전자식 주입 장치는 모든 중심정맥관에 사용하도록 권장하고 있다.

d. 전자식 주입 장치는 간호 수행의 보조도구로 고려되어야 하며, 처방된 주입속도를 관찰하고 확인하는 책임을 경감하기 위한 의도로 사용되어서는 안된다.

e. 전자식 주입 장치는 수혈요법 시에도 사용할 수 있다.

① 용혈이 발생하지 않는 것을 보증한다.

② 결정질(crystalloid) 또는 교질용액(colloid solution)을 사용하기 위해 디자인된 주입펌프로 적혈구를 수혈하기 전에는 제조사의 지침서를 참고하여야 한다.

7 혈액/수액 기구

A. 혈액/수액 온열기

1. 체온에 맞게 혈액이나 수액을 따뜻하게 데우는 장비이다.

2. 배양기 안이나 혹은 전자렌지 또는 뜨거운 물 안에서 혈액을 데우는 것은 적혈구의 용혈 가능성 때문에 적합하지 않다.

3. 적응증

a. 수혈 요법

① 강력한 냉응집소를 가졌거나 20℃ 이하의 온도에 반응하는 예상치 못한 항체를 가진 환자

② 신생아와 소아에서의 교환수혈

③ 과다하게 빠른 수혈은 저체온을 발생시키고, 동방결절의 온도가 30℃ 이하로 내려가면 심실부정맥과 함께 심정지가 발생할 수 있다.

b. 수액 요법

① 극도의 저체온인 환자

② 냉장된 수액의 빠른 주입 시

4. 혈액/수액 온열기의 특징

a. 32℃와 37℃ 사이의 일정한 온도를 유지한다.

b. 혈액과 수액의 과열은 용혈을 일으킬 수 있으므로 혈액/수액의 온도를 주의깊게 관찰하기 위한 자동 온도 조절 장치나 알람과 같은 안전한 장치를 가지고 있다(미국 혈액은행 협회(American Association of Blood Bank [AABB]는 온열기가 42℃에 도달하기 전에 울리는 알람이 없다면 사용할 수 없다고 명기하고 있다).

B. 압력 커프를 이용한 혈액 주입

1. 수혈의 주입속도를 증가시키기 위해 사용되는 장치이다.

2. 혈액백 둘레에 알맞게 맞는 커버를 사용한다.

3. 커프가 압력계에 의해 부풀어지면서, 혈액이 빠른 속도로 떨어지게 된다.

4. 확립된 기관의 정책과 절차에 따라 사용한다.

PART THREE 환자, 보호자 교육

1 환자 교육

A. 개요

1. 환자와 가족, 보호자에 대한 교육은 처방된 치료를 수행하는데 있어 필수적이다.

2. 환자와 보호자들이 누가, 무엇을, 언제 그리고 어떻게 치료하는가를 이해하게 되면 처방된 치료를 지지하고 간호를 수행하는데 더 적극적으로 참여하게 된다.

B. 교육 원칙

1. 다음에 따라 달라진다.

a. 환자가 치료받는 환경

b. 처방된 치료

2. 환자와 보호자의 역할

a. 치료의 시작

b. 치료의 전달

c. 치료의 유지

2 교육 과정

A. 학습자의 사정

1. 사정 척도

a. 요구도

b. 이해 정도

c. 배우기 위한 동기와 준비정도

d. 나이와 성숙 정도

e. 문화적, 사회적, 종교적 그리고 경제적 요인들

2. 정보의 원천

a. 환자, 가족 그리고 다른 보호자와의 면담

b. 환자의 의무기록 검토

c. 환자의 간호와 관련해서 다른 의료진들 과의 논의

d. 환자 관찰

e. 환자에 의한 정보의 재진술

f. 교육방법에 대한 환자의 선택

B. 교육자의 사정

1. 에너지 수준

2. 태도

3. 지식

4. 기술

C. 교육 계획의 개발과정

1. 기초

a. 환자와 보호자의 참여와 함께 환자의 요구를 충족 시킬 수 있도록 개별화한다.

b. 환자 목표, 목적 그리고 바라는 결과에 기초를 둔다.

① 행동 용어로 기술한다.

② 간결, 명료하게 한다.

2. 학습자의 확인

a. 환자

b. 보호자

c. 기타

3. 교육되어야 할 자료의 확인

a. 처방된 치료

b. 치료에 대한 이론적 근거: 수액을 왜 주입해야 하는가?

c. 치료이점: 치료로 바라는 결과가 무엇인가? 목적이 무엇인가?

d. 치료의 시작과 유지: 환자, 보호자, 지지 그룹의 역할

e. 주입 체계: 카테터, 주입 세트, 주입 장치

f. 치료의 부작용: 예방, 중재, 치료

4. 자료 순서 결정

5. 교육방법 선택

a. 구두 설명

b. 시청각

c. 서면 설명

d. 시범

e. 재시범

6. 환경적 고려사항: 학습을 향상시키기 위한 환경

a. 좌석

b. 가시성

c. 온도

d. 참석자 수 제한

e. 적절한 시청각 자료

f. 공급품과 장비를 위한 충분한 공간

g. 텔레비전, 라디오등 다른 것들에 의해 주의가 산만해지는 것을 제한한다.

D. 실행

1. **불안과 공포를 감소시키기 위한 관계를 확립한다.**
2. **개념을 강화하기 위해 다양한 교육방법을 포함시킨다.**
3. **학습자가 이해할 수 있는 언어를 사용한다.**
4. **학습을 증진시키고 학습자 수가 초과하는 것을 막기위해 소그룹으로 모여 정보를 발표한다.**
5. **가장 중요한 정보를 먼저 발표한다.**
6. **이해를 도모하기 위해 피드백을 격려하고 자주 질문한다.**
7. **학습에 대한 보상으로 칭찬한다.**
8. **음성과 몸짓언어를 통해 환자에 대한 관심을 표현한다.**
9. **필요하다면 학습 목표를 조정한다.**
10. **교육 내용을 자주 요약한다.**

3 평가

A. 진행(Ongoing)

1. **실행을 통해 평가한다.**
2. **매 교육 과정이 끝난 시기에 한다.**
3. **영역**

a. 학습한 정보에 대한 논의

b. 학습자의 반응

c. 학습자의 재시범

d. 서면 평가

e. 이행여부와 생활방식의 변화와 관련된 관찰사항

B. 환자 성과(환자/학습자 교육을 측정하기 위한 지표로 확인된다)

1. **제공된 정보와 교육의 이해정도를 말로 표현한다.**
2. **학습내용에 대해 재시범을 보인다.**

3. 치료 요법에 대한 신뢰가 향상된다.

4. 환자 만족도가 증가한다.

5. 환자의 회복이 증진된다.

C. 교육 계획의 개정(평가에 기초를 두고 필요한 시기에 한다)

4 기록

A. 의무 기록(기관의 원칙에 따라 확립된 형태로 한다)

1. 서술 형식

2. 체크 리스트(checklist)

B. 기준

1. 환자/학습자의 지식 결핍과 학습 준비에 대한 사정

2. 학습 목적

3. 교육 계획의 실행

4. 환자/학습자가 시범을 보이는 기술적인 측면

5. 교육에 대한 환자/학습자의 반응

6. 전체적인 교육 과정의 평가

7. 환자 성과

PART FOUR 정맥 주입 치료의 시작

1 치료의 시작

A. 적응증(치료 혹은 진단 목적)

1. **적절한 섭취량을 유지하지 못하는 환자에게 수분, 전해질, 비타민, 단백질, 칼로리 질소를 보충 혹은 유지시켜 준다.**
2. **산-염기 균형을 회복시킨다.**
3. **지속적으로 혹은 간헐적으로 약물을 주입한다.**
4. **혈액량을 보충시키거나 혈액성분을 주입한다.**
5. **정주용 마취제를 주입한다.**
6. **진단용 시약을 주입한다.**
7. **혈류역학적 기능을 관찰한다.**
8. **응급상황 시 혈관 접근 개방성을 유지시킨다.**
9. **통증 조절을 돕는다.**

B. 의사의 처방(주입 치료를 위해 필요하다)

1. **정보 확인**
   - a. 용액: 1회 투여 용량과 투여 경로를 포함하여 종류, 용량, 주입속도와 약물 (반드시 구체적으로 명확해야 한다. 모든 용액을 정맥 내로 투여할 수 있는 것은 아니다)
   - b. 약물: 종류, 1회 투여 용량, 주입속도, 횟수 그리고 투여 경로
2. **정보의 명시**: 환자에게 적절하고, 읽기 쉽고, 확실하고, 명료해야 한다.
3. **약물/용액의 적합성**: 일차와 이차 용액과 함께 모든 약물의 적합성은 반드시 주입 전에 확인해야 한다.

2 환자 사정

A. 환자 과거력(처방된 치료와 관련된 것이나, 환자에게 부작용을 초래하였던 과거 상태를 확인한다)

1. **진단(이차적인 것 뿐만 아니라 일차적인 것도 포함된다)**
2. **처방된 치료에 의해 영향을 받을 수 있는 상태**
3. **이전 치료의 부작용이나 알레르기 상태**
4. **수분 전해질 불균형과 관련된 문제**
5. **수혈 과거력**
6. **응고 장애의 과거력**
7. **호흡기 문제의 과거력**

B. 검사 결과 자료(환자의 현재 임상 상태를 결정하고 치료반응을 관찰하기 위한 기초 자료를 제공해 준다)

1. 신장 기능

a. 혈중 요소질소(blood urea nitrogen, BUN)

b. 혈청 크레아티닌(creatinine)

c. 혈중 요소질소: 크레아티닌 비율

d. 혈청 삼투압(전해질 수치를 나타낸다)

e. 소변 비중

f. 소변 삼투압

2. 전해질 수치

a. 나트륨(Sodium)

b. 칼륨(Potassium)

c. 칼슘(Calcium)

d. 마그네슘(Magnesium)

e. 염화물(Chloride)

f. 인(phosphorus)

3. 혈액농축과 혈액희석

a. 전혈구 계산(complete blood count, CBC)

b. 총 백혈구, 골수세포, 띠호중구, 분엽핵호중구, 림프구, 단핵구, 호산구, 호염기구의 평가

4. 응고 문제

a. 혈소판 수치

b. 응고 시간

c. 프로트롬빈 시간(Prothrombin time)

d. 부분 트롬보플라스틴 시간(Partial thromboplastin time)

e. 혈장 트롬빈 시간(Plasma thrombin time)

5. 필요하다면 동맥혈가스(ABGs) 검사를 통한 호흡기 상태 파악

a. 수소이온 농도지수(pH)

b. 동맥혈 탄산가스분압($PaCO_2$)

c. 동맥혈 산소분압(PaO_2)

d. 중탄산염(Bicarbonate)

e. 염기 과잉(Base excess)

C. 신체 사정(환자의 현재 임상 상태를 결정하고 치료에 대한 반응을 관찰하기 위한 기초 자료를 제공해 준다)

1. 활력 징후

a. 체온: 체온의 변화는 감염의 진행이나 수분 전해질 불균형을 나타낼 수 있다.

① 탈수: 감염으로 인한 수분량 결핍, 체온 상승과 관련있다(아마도 대사 감소로 인한 결과일 것이다).

② 체온 상승: 만약 아래와 같은 상황에서 수분요구량이 공급되지 않으면 수분 불균형이 올 수 있다.

- 체온이 101°F 에서 103°F로 증가 시 24시간 수액 요구량이 최소 500cc 증가된다.
- 체온이 103°F 보다 높을 때 24시간 수액요구량이 최소 1000cc 증가된다.

b. 맥박

① 약하고, 낮은 압력의 맥박: 수액량 결핍을 나타낸다.

② 탄력있고, 높은 압력의 맥박: 수액량 과다를 나타낸다.

③ 불규칙한 맥박: 칼륨 불균형, 마그네슘 부족과 관련되어 있다.

c. 호흡

① 깊고 빠른 호흡: 대사성 산증의 보상기전이거나, 호흡성 알카리혈증을 유발하는 일차적 질환을 나타낼 수도 있다.

② 느리고 얕은 호흡: 대사성 알카리혈증의 보상기전이거나, 호흡성 산증을 유발하는 일차적 질환을 나타낼 수도 있다.

③ 심폐질환 없는 상태에서의 습성 수포음: 수액량 과다를 나타낸다.

d. 혈압

① 기립성 저혈압(누웠다 일어났을 때 수축기압이 10mmHg 이상 떨어질 때): 혈액량 부족이나 마그네슘 초과를 나타낸다.

② 고혈압: 수액량 과다 시, 마그네슘 결핍 시 나타날 수 있다.

2. 섭취량과 배출량

a. 수치를 비교하여 신장 기능을 측정한다.

① 섭취: 모든 수액(정맥 내, 구강, 튜브영양)

② 배설: 소변, 구토, 설사 그리고 흡인기로부터의 흡인량 및 상처, 궤양, 병변에서의 배액량(추정량); 발한, 계속되는 과호흡으로 인한 수분 손실도 기록하는 것이 중요하다.

b. 체액 손실이나 증가의 유형과 시간을 기록하는 것이 중요하다.

c. 정상 소변량

① 시간당 1mL/Kg이다.

② 성인 환자: 평균 1500mL/24hr 혹은 40~80mL/hr이다.

3. 긴장도(피부 탄력성)

a. 흉골 혹은 이마의 피부를 집어 들어보는 것이 최상의 측정방법이다.

b. 소아의 탄력성을 측정할 때는 복부나 대퇴부의 중간부분을 집어 올려보는 것이 선호된다.

c. 건강한 사람: 집어 올린 피부를 놓았을 때 즉시 정상 위치로 돌아간다.

d. 수액량 결핍 시: 집어 올린 피부가 몇 초간 약간 올라온 상태로 남아있게 된다.

e. 소아: 체중의 3~5%가 감소된 후에야 피부 긴장도가 감소한다.

f. 유아: 수액의 부족 없이 심각한 영양결핍에 의해 긴장도가 저하될 수 있다. 비만한 소아는 수액량의 결핍이 있더라도 정상이라고 착각할 가능성이 있다.

g. 노인(55세 이상): 피부 탄력의 감소로 일반적으로 피부 긴장도가 감소한다. 흉골 위와 대퇴부의 안쪽면이 피부 긴장도를 결정하는데 가장 좋은 부위이다.

4. 혀의 긴장도

a. 건강한 사람: 혀에 세로로 하나의 긴 주름이 있다.

b. 수액량 결핍 시: 부가적인 세로의 주름들이 있으며 혀가 작아져 있다.

c. 나트륨 초과 시: 혀가 붉은 색이고 부어있다.

5. 구강 내 습기

a. 수액량 결핍 시: 만약 구강호흡과 관계되어 있지 않다 하더라도 입안이 건조해진다.

b. 진정한 수액량 결핍 시: 뺨과 잇몸이 만나는 부위가 건조해진다(구강 호흡 시에도 이 부위는 정상적으로 젖어 있다).

c. 나트륨 초과 시: 마르고, 끈적이는 점막 : 입 안이 "끈끈이 종이" 처럼 느껴진다.

6. 갈증

a. 주관적인 감각 증상이다.

b. 고혈당, 고열 혹은 설사와 같이 수분 손실이 증가한 환자에게 현저하게 나타난다.

7. 눈물과 타액

a. 어린이에게서 눈물과 타액이 없는 경우 수분량 결핍의 징후이다. 체중의 5% 혹은 그 이상의 손실이 있을 때 명확하게 나타난다.

b. 성인과 노년층에게서 눈물과 타액의 부재는 정주요법과 관련되지 않고 다른 문제의 증상일 수도 있다.

8. 피부의 외관

a. 대사성 산증: 말초혈관의 확장으로 인해 피부가 따뜻하고 붉게 변한다.

b. 심각한 수액량 결핍 시: 말초혈관의 수축으로 인해 피부가 창백하고 차갑다.

9. 얼굴의 외양

a. 일그러진 얼굴 표정은 수액량 결핍을 나타낼 수 있다.

b. 움푹 들어간 눈은 수액량 결핍을 나타낸다.

10. 부종

a. 체내 나트륨 함유량의 증가로 인해 간질액이 증가된 상태이다.

① 함요 부종: 부종이 있는 부위를 손가락으로 누른 다음, 떼고 난 후에도 움푹 팬 부분이 남아 있는 것을 의미한다.

② 체위 의존 부종: 중력에 의해 과다한 수액이 신체의 가장 의존적인 부위로 흐르는 것을 말한다(서 있을 때는 발과 발목에, 누웠을 때는 등과 엉덩이 부위).

b. 성인에서 5~101b의 과다한 수액이 정체될 때까지는 외관상 명백하게 나타나지 않는다.

11. 체중

a. 치료를 시작하기 전에 기초 체중을 측정했다면 수분 균형의 지표가 될 수 있다.

b. 급격한 손실의 지표

① 체중의 2% 손실: 경미한 수액량 결핍을 나타낸다.

② 체중의 5% 손실: 중간의 결핍을 나타낸다.

③ 체중의 8% 손실: 심한 결핍을 나타낸다.

c. 1kg(2.21b)의 급격한 증가나 손실: 1L의 수액증가 혹은 감소와 같다.

12. 경정맥

a. 팽창된 목의 정맥: 수액량 과부하의 가능성과 함께 정맥압의 증가를 나타낸다.

b. 편평한 목의 정맥: 혈장량의 감소를 나타낼 수 있다.

D. 심리 사정

1. 치료를 이해하는 환자의 능력을 사정한다.

2. 치료를 지속할 수 있는 환자의 능력을 사정한다.

E. 치료의 적절성 사정

1. 환자의 과거력, 검사 결과, 임상소견 그리고 심리적인 사정과 관련해서 처방된 치료를 평가한다.

2. 만약 치료가 부적절한 간호사정에 기초를 두었다면, 치료의 시작을 연기하고 의사에게 보고하여야 한다. 처방이 부적절한 것을 알면서도 시행한 경우, 간호사는 그 책임으로부터 보호 받을 수 없다.

3 환자 준비

A. 시행 절차의 설명

1. 환자는 간호사의 접근에 직접적인 영향을 받는다.

a. 환자가 치료를 거부하는 것과 같은 예상하지 못한 반응이 나타날 수 있다.

b. 격려와 지지는 두려움을 극복하는데 도움이 된다.

c. 환자는 치료를 거부할 권리를 가지고 있다. 만약 환자의 정신이 온전한 상태에서 치료를 거절한다면, 시작하지 않는다.

2. 선입관

a. 풍문(유언비어)

b. 중증 질환이나 죽음과 관련된 것

3. 미주신경 반응(vasovagal reactions)

a. 두려움에 대한 과도한 반응으로 인해 자율신경계와 관련해서 유발된다.

b. 실신도 나타날 수 있다.

c. 교감신경 반응은 실신 후에 나타날 수 있으며, 말초 혈관 허탈과 함께 혈관 수축을 초래하여, 정맥천자에 유용한 정맥이 제한된다.

d. 만약 간호사가 확신을 보이고 환자를 안심시킨다면, 예방은 가능하다.

e. 극도의 불안을 줄이기 위해 환자를 교육한다.
① 숨을 천천히 들이쉬고 내쉰다.
② 카테터 삽입 부위와 치료를 시작하는 것을 보지 않도록 한다.
③ 즐거운 상상 혹은 과거 경험에 초점을 맞춘다.

4. 반복된 정맥 천자

a. 환자의 좌절감이 증가한다.
b. 환자가 치료를 거부하는 원인이 될 수 있다.
c. 여러 번의 시도를 줄이기 위해 정맥천자술에 경험이 있는 사람만 삽입한다.

B. 환자 확인

1. 처방된 치료를 시작하기 전에 필수적으로 확인해야 한다.

2. 확립된 절차에 따라 확인한다.

a. 환자의 이름을 부르고, 가능하다면 대답을 요구한다.
b. 환자의 신원확인 팔찌를 확인한다.
c. 환자를 아는 다른 사람과 확인한다.
d. 환자 신원확인 팔찌가 없거나 환자가 반응할 수 없을 때는 다른 간호사나 환자의 신분을 아는 다른 사람과 함께 확인한다.

C. 사전 동의서

1. 정주요법 전에 사전 동의서가 요구되는 주입치료에 대해서 기관의 정책에 명시되어야 한다.

2. 발포제 약물과 같이 심각한 부작용을 초래할 수 있는 약물과 혈액의 주입을 위해서 사전 동의서를 받는 것을 고려해야 한다.

4 부위 선택

A. 일반적 원칙

1. 처방된 치료를 위해 가장 적절한 삽입부위를 고른다.

2. 치료를 시작하기 전에 합병증의 위험을 사정한다.

B. 치료와 관련된 사정

1. 환자의 상태, 나이, 진단

a. 피부의 상태와 카테터를 지지할 능력
① 나이든 환자의 피부는 너무 얇아서 말초 혈관 카테터를 지지할 수 없다.
② 병변이 있거나 봉와직염 혹은 삼출성 부위에는 카테터를 삽입할 수 없다.

b. 출혈성 질환 가능성
① 출혈성 질환을 가진 환자는 카테터 삽입주위에 출혈이 있을 수 있다.

② 지혈대 사용은 간질 조직 속에 과다한 출혈을 일으킬 수 있다.

c. 유방절제술이나 액와절제술을 받은 환자

① 가능하면 해당 사지의 말초 정맥은 피하여야 한다.

② 임파부종이 있는지 여부를 사정하고, 수술 후 경과 기간을 고려하고, 의사로부터 사용가능에 대한 처방을 받은 후에 정맥을 사용할 수 있다.

2. 혈관의 상태, 크기 그리고 위치

a. 말초정맥을 통한 말초 치료

① 정맥의 상태와 크기를 사정하기 위해 촉진해야 한다.

② 손상되거나 경화된 혈관은 피한다.

③ 사용 가능한 다른 혈관이 없을 때가 아니면 관절 부위는 피한다.

- 관절 부위의 혈관을 사용한 경우에는 적절한 지침을 적용하여 해당 사지가 움직이지 않도록 해야 한다.
- 전주와의 정맥은 말초삽입 중심정맥관(PICCs)나 채혈을 위해 남겨 두어야 한다.

④ 성인 환자에서 하지의 혈관은 피해야 한다.

- 하지의 작은 정맥들은 다수의 정맥 그물망과 연결되어 있고 심장에서 멀리 위치하여 있기 때문에 혈액이 모여 정맥이 울혈되고 그에 따른 감염이 일어날 수 있으며, 색전과 혈전성 정맥염을 일으킬 수 있다.
- 만약 하지 정맥을 사용하는 것이 절대적으로 필요하다면 나중에 적절한 부위가 확립된 후에는 빨리 카테터의 삽입 위치를 바꿔주어야 한다.
- 기관의 정책과 절차에 따라 하지 정맥을 사용해야 한다.

⑤ 부위선택은 일반적으로 상지의 말단부분에서부터 시작해야 하며, 그 다음 시도 시에는 이전 삽입 부위보다 위쪽에 시행되어야 한다.

- 이전에 삽입했던 부위보다 위쪽에 삽입할 수 없다면 같은쪽 사지에 삽입해서는 안된다.
- 침윤이나 일혈의 발생 가능성이 있는 두 정맥 사이의 분기점이나 접합부위에 대한 확인은 형광투시검사에 의해서만 가능하다.
- 발포제로 인한 침윤이 생겼다면 반대쪽 사지사용을 권장한다.
- 일혈 시 관련지침에 따라 실행한다고 해서 해당 정맥의 사용 가능성이 연장되지는 않는다. 더 이상의 조직 손상을 예방하고 발포제를 중화하기 위해서 일혈관련지침을 실행한다.

⑥ 처방된 치료를 수행하기 위해 필요한 카테터의 규격과 길이에 적합한 정맥을 선택한다.

⑦ 사용하기에 적절한 정맥은 중수정맥, 요측피정맥, 척측피정맥 그리고 정중정맥을 포함한다.

b. 말초정맥을 통한 중심 치료

① 전주와의 요측피정맥, 척측피정맥이 사용하기에 가장 적절하다.

② 정맥과 동맥은 맥박에 의해 구별된다.

③ 상처받거나 경화된 정맥은 피한다.

④ 정맥은 카테터의 규격을 수용할 수 있어야만 한다.

⑤ 상대정맥 안으로 카테터 끝이 충분히 진입할 수 있도록 필요한 카테터 길이를 결정하기 위하여 해부학적인 측정을 한다.

⑥ 가능하면 유방절제술나 액와절제술을 받은쪽 팔의 정맥은 피하도록 한다.

c. 중심정맥을 통한 중심 치료

① 주(州) 규정에 따라서 의사나 자격있는 전문가에 의해 삽입이 요구되는 의료행위이다.

② 내경정맥과 쇄골하정맥이 사용하기에 가장 적합하다. 카테터의 끝은 상대정맥에 위치한다.

③ 대퇴정맥이 사용될 수 있다. 카테터 끝은 하대정맥에 위치한다.

d. 동맥을 통한 동맥치료

① 동맥천자를 수행하기 전에 맥박을 촉진한다.

② 요골동맥이 최적의 선택 부위이다.

③ 상완동맥, 대퇴동맥도 사용가능하다.

④ 삽입부위 말단의 순환 정도를 사정한다. 만약 상완 혹은 요골동맥을 사용할 경우 순환을 파악하기 위해 알렌 테스트(Allen' s Test)를 시행한다.

3. 치료의 형태와 기간

a. 말초정맥을 통한 말초 치료

① 말초혈관을 통해 유지될 수 있는 단기 치료이다.

② 약물과 수액이 정맥 내로 주입된다.

③ 동정맥 누관 혹은 이식 부위는 정맥치료로 사용하기 전에 고려해야 한다. 투석용으로만 사용되어져야 한다.

b. 말초정맥을 통한 중심 치료

① 주(州)간호실무실행령에 의해 인증받은 정규간호사가 삽입할 수 있으며, 말초삽입에 의해 중심정맥관을 제공한다.

② 2주 이상, 2~3달 이내의 정주치료에 사용한다.

③ 정맥접근이 나쁘거나 전주와의 요측피정맥, 척측피정맥만이 사용될 수 있을 때의 단기간 치료에 사용한다.

c. 중심정맥을 통한 중심 치료

① 중심정맥을 통해서 주입되어야만 하는 치료를 위한 통로를 제공한다.

② 사용하는 카테터의 종류에 따라(경피적, 터널, 이식형) 정해진 기간 없이 지속적 혹은 간헐적 사용이 가능하다.

d. 동맥을 통한 치료

① 혈역학적 관찰과 동맥혈 가스분석과 같은 동맥혈 채혈

② 해당 사지의 혈액공급이 차단되어 동맥의 경련이 일어날 수 있으므로 약물의 주입은 추천하지 않는다.

③ 0.9% 염화나트륨은 동맥압 관찰을 위해 선호되는 수액이다.

5 카테터 선택

A. 일반적 원칙

1. 처방된 치료를 수행하는데 가장 적합한 혈관 접근 기구를 사용한다.

2. 정주요법과 관련된 잠재적 합병증을 최소화한다.

B. 치료 기간

1. 스테인레스 스틸(stainless steel) 바늘의 사용은 짧은 기간(8시간 이내), 일회용 약물주입 그리고 채혈 시로 제한한다.

2. 말초 카테터는 4주 이내의 정맥 내 치료를 위해 사용한다.

3. 경피적 쇄골하 단일/다관 카테터는 60일 미만의 정주요법에 사용된다. 감염의 위험이 증가하기 때문에 병원에서만 사용한다.

4. 3개의 밸브와 막힌 말단을 가진 중심정맥 카테터인 우심방 카테터와 이식포트는 1~2년간 치료가 지속될 때 사용한다.

C. 치료의 형태

1. 말초 카테터(대부분의 정주요법을 위해 사용된다)

a. 처방된 치료를 수용할 수 있는 가장 작은 규격과 가장 짧은 카테터를 환자의 불편감을 감소시키기 위해 사용한다(주입된 용액이나 약물은 정맥자극과 그 이후에 발생하는 정맥염을 감소시키기 위해 혈액 내 희석되어야 한다).

b. 작은 규격의 카테터는 속도를 감소시키기 때문에 끈적이는 용액이나 약물을 주입할 때는 큰 규격의 카테터를 사용한다.

2. 중심 혈관 접근 장치

a. 중환자에게 사용된다.

b. 모든 형태의 주입요법에 사용된다.

① 항암치료

② 비경구 영양

③ 항균제

④ 혈액성분 치료

c. 채혈

3. 동맥 카테터

a. 계속적인 혈역학적 압력 측정과 빈번한 동맥혈 가스분석 측정을 위한 채혈에 사용된다.

b. 동맥혈 가스 분석 측정을 위한 채혈을 위해 철제바늘(steel needles)이 자주 사용된다.

D. 정맥 접근성(Venous Accessibility)

1. 정맥접근 제한의 원인

a. 이전 치료로 인해 손상되거나 경화된 정맥

b. 동정맥 누관 혹은 이식을 위한 정맥 사용

c. 충분한 정맥 치유의 시간 없이 장기간 치료

d. 사지의 외상, 절단, 봉소염, 개방 배액 상처, 수술 혹은 화상

e. 유방절제나 완전 액와 절제

f. 상대정맥 증후군(Superior vena cava syndrome)

2. 혈액응고 장애에 대한 고려사항

a. 혈우병이나 다른 혈액응고 장애를 가진 환자에서 자주 카테터 삽입부위에 출혈이 일어날 수 있다.

b. 중심정맥관의 삽입은 카테터 삽입부 교환과 관련된 출혈의 위험을 감소시킨다.

c. 낮은 혈소판 수치는 말초삽입 중심정맥관의 삽입을 불가능하게 한다.

6 카테터 삽입 부위 준비

A. 필요성

1. 삽입 부위를 무균적으로 준비한다.

2. 혈관계로 미생물이 들어올 가능성을 감소시킨다.

B. 말초정맥을 통한 말초카테터

1. 삽입 부위 준비 전

a. 손씻기

b. 정맥천자를 수행하기 위해 장갑을 착용한다.

c. 만약 튀는 것이 예상된다면 보호장비(고글과 가운)을 착용한다.

2. 삽입 부위 준비

a. 과다한 털은 가위로 잘라낸다. 미세마모를 유발시킬 가능성이 있으므로 면도는 권하지 않는다.

b. 만약 피부가 매우 더럽다면 항균용액을 도포하기 전에 물과 비누로 깨끗하게 씻어야 한다.

c. 승인된 항균용액을 사용하여 카테터 삽입 부위를 준비한다. 항균제로는 2% 요오드팅크, 10% 포비돈-요오드, 알코올 그리고 클로로헥시딘이 포함된다.

① 만약 환자가 요오드에 알레르기가 있으면, 클로로헥시딘이나 알코올을 사용하여 부위를 세척하되 최소 30초간 문지르거나 또는 육안으로 깨끗하게 보일 때까지 시행한다.

② 일회용 항균제가 사용되어야 한다.

d. 삽입예정 부위에서 시작해서 바깥쪽으로 원모양으로 문지르며 소독한다.

① 소독해야 하는 표면적은 사지의 크기에 따라 다르다.

② 성인환자에서 대개 직경이 2~3인치 정도로 소독 한다.

e. 소독 부위의 과다한 약물은 닦아 내지 말아야 한다. 용액은 완전히 자연 건조시켜야 한다(최소 2분).

f. 알코올이 요오드의 효과를 없애기 때문에 포비돈-요오드는 알코올로 지워서는 안된다.

g. 카테터 삽입 전이나 드레싱 교환 전에 유기용제(아세톤이나 에테르)는 사용하지 말아야 한다.

C. 말초삽입 중심정맥관
(PICCs; 외과적 준비가 필요하다. 특히 카테터가 멸균 보호커버로 밀봉되지 않은 경우라면 더욱 필요하다)

1. 카테터 삽입 전

a. 요오드 혹은 클로로헥시딘 용액을 사용하여 손부터 팔꿈치까지 5분간 문질러가며 손씻기를 해야 한다.

b. 환자를 준비하기 전에 마스크, 모자, 멸균가운 그리고 장갑을 착용한다.

c. 활석 가루가 함유된 장갑은 가루가 부착되는 것을 피하기 위해 착용 후 멸균수로 헹구어 준다. 준비가 끝나고 삽입부위를 멸균된 천으로 덮은 후에 장갑을 교환하여 착용한다.

d. 고글 착용을 고려해야 한다.

e. 환자는 머리를 반대쪽으로 돌린 자세를 취한다.

2. 삽입 부위 준비

a. 적절한 항균 용액으로 삽입 예정 부위에서 바깥쪽으로 원을 그리며 소독해야 한다.

b. 커다란 멸균된 천과 수건을 사용해야 한다.

D. 경피적으로 삽입된 중심관

1. 카테터 삽입 전

a. 환자로 하여금 트렌델렌버그(Trendelenburg) 자세(머리가 발보다 낮은 자세) 혹은 바로 누운 자세를 취하게 하여 정맥확장을 쉽게 하고 삽입 중에 발생할 수 있는 위험 가능성을 줄인다.

b. 외과적 손씻기를 시행해야 한다.

c. 마스크, 멸균 장갑과 가운을 착용해야 한다.

d. 삽입부위는 커다란 멸균된 천으로 덮어야 한다.

2. 중심혈관 접근 장치의 삽입을 위한 외과적인 삽입부위 준비는 수술실의 정책과 절차에 따른다.

7 카테터 삽입

A. 고려사항

1. 가장 적절한 카테터를 사용한다.

2. 약물 전달을 위한 가장 적절한 정맥을 선택해야 한다.

B. 말초(말초정맥이나 동맥으로 카테터 삽입)

1. 명확한 치료나 진단적 검사를 위해서 삽입한다.

2. 무균술을 사용하여 삽입한다.

a. 만약 응급상황 때처럼 무균술이 지켜지지 않았을 경우 카테터는 오염된 것으로 간주한다.

b. 응급상황에서 삽입한 경우에는 24시간 내에 환자가 안정이 되는 대로 빨리 카테터를 제거하고 재삽입한다.

3. 생명이 위협되는 상황이 아닐 때는 정맥천자의 최대 시도횟수는 2번이다.

4. 카테터를 사용하기 전에 제품의 통합성을 점검하고, 만약 결함이 있거나 제품의 통합성이 깨졌다면 폐기한다.

5. 도입침, 바늘 그리고 가이드 와이어(guidewire)는 주의 깊게 사용한다.

: 카테터가 절단되거나 천자될 위험성이 있으므로 카테터 안으로 다시 삽입하거나 바늘을 통해 카테터를 뒤로 빼내서는 안 된다.

6. 한 개의 카테터로 단지 한번만 시도해야 한다.

7. 표준 주의 지침을 고수한다.

a. 정맥천자를 시행할 때는 장갑을 착용해야 한다.

b. 혈액이 튀는 일이 예상된다면, 방수가운과 고글을 착용해야 한다.

c. 바늘, 도입침 그리고 가이드와이어를 사용한 후에는 미국 직업안전 위생관리국(Occupational safety and health administration, OSHA) 지침에 맞는 일회용 바늘수거함에 폐기하여야 한다.

8. 지혈대 사용

a. 지혈대 사용에 대한 필요가 사정되어야 한다.

① 큰 혈관을 가진 환자는 지혈대가 필요하지 않을 수 있다.

② 응고질환을 가진 환자나 피부 긴장도가 떨어지는 노인환자와 같이 조직 내로 출혈이 유발될 수 있는 환자에게는 신중하게 정맥천자를 해야 한다.

b. 동맥이 아닌 정맥의 흐름을 제한하기 위해 삽입할 부위에서 4~6inch 위에 적용하여야 한다.

c. 교차감염의 가능성을 방지하기 위해 각 절차 후에는 버리거나 소독해야 한다. 일회용 지혈대 사용을 고려해야 한다.

d. 격리방에서 사용된 지혈대는 방에 남겨 두고 격리가 해제된 후에는 폐기하여야 한다.

9. 환자에게 가장 적절한 정주요법을 제공하기 위해 다양하게 정맥확장을 위한 방법을 사용한다.

a. 주먹 쥐고 펴기는 혈액을 정맥쪽으로 밀어주어 혈관 확장을 일으킨다.

b. 정맥을 가볍게 두드리는 것은 혈관확장을 도와준다.

c. 사지를 심장아래로 내려서 의존성 체위(dependent position)을 함으로써 정맥 내 혈액공급을 증가시킨다.

d. 열을 가하는 것은 혈관을 확장시킨다.

① 10~20분간 사지 전체에 적용한다.

② 정맥천자가 수행될 때까지 적용한다.

10. 초음파를 이용해서 정맥 위치, 정맥 경로와 흐름을 확인할 수 있는 초음파 유도장치

a. 미세유도침은 작은 규격의 바늘 삽입을 가능하게 한다.

b. 초음파 유도로 삽입할 때 사용되는 미세유도침은 카테터 삽입의 성공률을 높여 준다.

c. 초음파는 시술자로 하여금 카테터의 삽입위치 선택에 많은 기회를 제공한다.

11. 정맥주사 기술

a. 직접 혹은 일단계 방법: 피부를 통해 직접 밀어넣어서 정맥으로 삽입하는 방법

① 큰 정맥에 효과적이다.

② 작은 정맥에 사용될 경우 혈종 형성의 가능성이 있다.

b. 간접적 방법: 정맥이 보이는 지점 바로 밑의 피부를 통과한 후 정맥을 재위치시키고 카테터를 정맥으로 삽입한다.

c. 바늘 끝 경사면을 위로(Bevel-up)하는 기술: 피부와 정맥에 손상을 적게 하는 방법으로 도입침을 가진 카테터의 사면이 위로 향하게 삽입한다.

d. 바늘 끝 경사면을 아래로(Bevel-down)하는 기술: 도입침을 가진 카테터의 사면이 아래로 향하게 삽입하는 방법이다.

① 일혈을 예방하기 위해서 작은 정맥에 종종 사용될 수 있다.

② 정맥 천자와 혈종생성을 방지하기 위해 지혈대를 풀기 전에 정맥 내 카테터 위치를 재조정한다.

e. Seldinger 기술: 바늘을 통해 카테터를 삽입하기 위해 미세유도침을 사용하는 방법이다.

① 작은 규격의 바늘로 찔러 정맥접근을 시도한다.

② 초음파 기계를 사용하여 카테터 삽입을 위한 바늘 유도의 기능을 한다.

C. 말초삽입 중심정맥관(PICC) (그림 1-20)

1. 말초혈관으로 삽입하여 대정맥으로 들어간다.

2. 명확한 치료적 적응증이 있을 때 삽입된다.

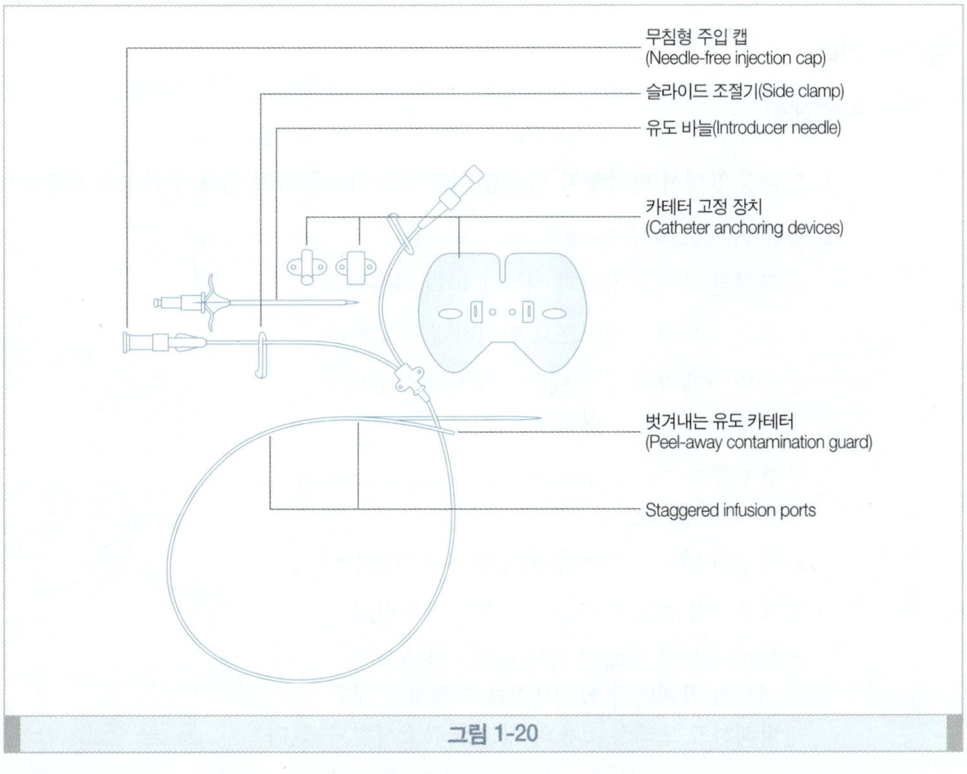

그림 1-20

3. **무균술을 사용한다. 삽입하는 동안 고글의 착용을 고려하고, 마스크, 모자, 멸균 장갑, 가운을 착용해야 한다.**

4. **카테터가 찢어질 위험 가능성 때문에 카테터가 삽입되는 동안 바늘을 통해 뒤로 빼면 안된다.**

5. **치료를 시작하기 전에 카테터의 끝 위치를 확인한다.**

D. 중심 정맥관

1. **삽입은 의료행위이다. 성인에서는 쇄골하정맥이 경정맥, 대퇴정맥보다 감염위험이 적어 선호하는 삽입 부위이다.**

2. **의사를 보조하는데 있어서 간호사의 역할은 기관의 정책과 절차에 따라 확립되어야 하며, 다음의 항목을 포함하지만, 이것만으로 제한되지는 않는다.**
   - a. 제품의 통합성을 사정한다.
   - b. 무균술을 사용한 삽입 절차에 대해 안다.
   - c. 환자는 트렌델렌버그 자세나 수건을 말아 사용한 똑바로 누운 자세를 취한다. 그러나 이 자세는 논란의 여지가 있어 의사의 선호에 따라 상의해야 한다.
   - d. 공기 색전증의 위험을 줄이기 위해 발살바법(valsalva maneuver)의 사용을 환자에게 교육한다.

3. **멸균 장갑, 마스크, 가운과 큰 천으로 된 보호장벽이 삽입을 위해 사용된다.**

4. **치료를 시작하기 전에 카테터의 끝 위치를 확인해야 한다.**
   - a. 쇄골하정맥을 통한 카테터 끝의 적절한 위치는 상대정맥이다.
   - b. 대퇴정맥을 통한 카테터 끝의 적절한 위치는 하대정맥이다.

8 추후 관리

A. 드레싱

1. **드레싱 안에서 미생물이 번식할 가능성을 최소화하기 위해 무균술을 사용한다.**

2. **멸균 거즈 드레싱**(Sterile gauze dressing)
   - a. 확립된 기관의 정책과 절차에 따라 사용한다.
   - b. 모든 테두리는 테이프로 안전하게 고정한다.
   - c. 순환 장애의 위험성 때문에 두루마리 붕대의 사용은 권장하지 않는다.

3. **투명 반투막**(Transparent semipermeable membrane, TSM) **드레싱(그림 1-21)**
   - a. 확립된 기관의 정책과 절차에 따라 사용한다.
   - b. 제조사의 권고에 따라 드레싱을 적용한다.
   - c. 투명 반투막 드레싱 위에 테이프를 붙이는 것은 피부와 카테터의 접합부위를 관찰하는 것을 방해하고 드레싱 고유의 기능을 감소시킬 수 있다.

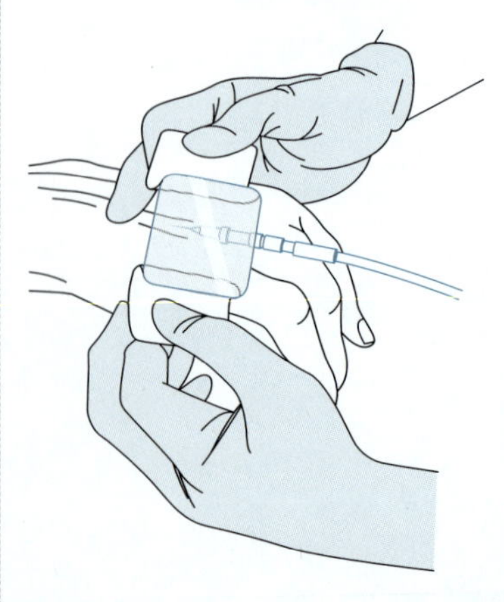

그림 1-21

B. 표시

1. 카테터 삽입 부위

a. 삽입 날짜, 카테터의 규격과 길이, 그리고 카테터를 삽입한 전문가의 이름 첫글자를 포함한다.

b. 응급상황에서도 카테터의 규격을 빨리 알 수 있도록 해야하며, 확립된 기관의 정책과 절차에 따라 교환하도록 권장한다.

2. 주입 세트

a. 주입세트는 챔버 아래에 위치한다.

b. 주입세트가 새로 연결된 날짜와 주입세트가 교환되어져야 하는 날짜를 빨리 알 수 있도록 표시한다.

C. 기록

1. 치료의 시작 날짜와 시간

2. 용액의 종류와 양

3. 첨가물과 용량

4. 주입 속도

5. 사용된 혈관 접근 기구의 규격, 길이 및 종류

6. 카테터 삽입 부위

7. 절차에 대한 환자의 반응

8. 절차 중 발생한 어떤 문제나 어려움

9. 카테터를 삽입한 전문가의 이름과 직책

10. 만약(의사가 카테터를 삽입했을 때처럼) **카테터를 삽입한 전문가가 다르다면 의무기록에 전문가의 이름과 직책을 기록한다.**

PART FIVE 정규 간호와 유지

1 환자 간호

A. 사정

1. 환자나 치료, 치료를 실행하기 위해 사용된 방법을 관찰하기 위해 간호과정을 사용한다.

2. 진행 과정은 환자가 원하는 목적을 성취하고 치료의 적합성을 결정하기 위해 계획되어진다.

a. 환자의 현재 상태를 관찰한다.

b. 반응을 관찰한다.

① 치료 효과

② 부작용의 증상과 징후

c. 관찰

① 치료에 대한 환자의 욕구와 반응

② 치료의 적합성

③ 카테터 삽입 부위, 주입 속도, 시스템의 적합성을 포함한 주입체계

④ 관찰 주기는 기관의 정책과 절차에 따라 확립해야 한다.

B. 진단

1. 사정으로부터 얻은 자료를 평가한다.

2. 중재를 결정한다.

3. 진단은 환자의 임상상태 변화와 관련해서 바뀔 수 있다.

C. 결과 확인

1. 기대되는 치료의 효과를 확인한다.

2. 환자의 진단이나 침윤의 치료에 대한 결과와 같은 중재의 진단과 관련있을 수 있다.

D. 간호 계획

1. 기대하는 결과를 얻기 위해서 중재를 세운다.

a. 환자의 욕구에 따라 개별화 한다.

b. 초기 간호 사정 24시간 이내 또는 확인된 합병증 때문에 중재가 필요하다면 즉시 세운다.

2. 환자의 임상 상태 변화에 따라 수정한다.

3. 장기간, 단기간 계획을 모두 반영한다.

4. 가정간호를 계획할 때처럼 환자나 주변의 중요한 사람, 보호자 및 의료진과 함께 적당한 시기에 개발한다.

E. 수행

1. 확립된 간호 계획에 따라 중재를 수행한다.

2. 간호 계획이 변할 때마다 수행도 변한다.

3. 환자의 의무기록지에 기록한다.

F. 평가

1. 확인된 결과를 얻기 위한 환자의 경과 과정을 평가한다.

2. 간호 계획의 적합성을 반영한다.

2 카테터 삽입 부위 간호

A. 부위 관찰

1. 피부와 카테터 접합부위, 주변의 조직과 드레싱을 관찰하고 평가한다.

2. 카테터 삽입부위와 주변 조직의 국소적 합병증의 증상을 사정한다.

a. 국소적 합병증은 카테터 삽입 부위 또는 그 주변에서 발생한다.

① 침윤(infiltration)
② 일혈
③ 정맥염
④ 반상 출혈(ecchymosis)
⑤ 혈종(hematoma)
⑥ 혈전증(thrombosis)
⑦ 혈전성 정맥염(thrombophlebitis)
⑧ 잘라지고 부러진 카테터
⑨ 막힌 카테터

b. 부종, 배액이 관찰되는지 혹은 열감이나 압통이 촉지되는지 관찰한다.

3. 건조하고 밀폐된 드레싱인지 사정한다. 만약 축축하거나 느슨하거나 지저분해졌으면 다시 드레싱한다.

4. 정주요법의 종류, 환자 상태, 환자의 예민함, 나이, 진료환경, 기관의 정책과 절차에 따라 관찰의 빈도를 결정한다.

B. 카테터 삽입 부위 간호

1. 피부와 카테터 접합 부위, 주변 조직을 관찰하고 평가한다.

a. 피부와 카테터 접합부위는 승인된 항균 용액으로 무균적으로 닦고 무균 드레싱을 하는 것으로 규정한다.

b. 드레싱을 교환할 때 같이 시행한다.

2. **감염 관리를 위한 방법이다.**

3. **항균 연고는 곰팡이균 감염이나 항균 저항을 증진시킬 수 있어서 권장하지 않는다.**

3 드레싱 교환

A. 거즈(Gauze)

1. **정주간호 실무표준(정맥주사 간호사회, 2000)과 기관의 정책과 절차에 따라 교환한다.**

2. **고려 사항**

   a. 중심혈관 접근기구의 삽입 부위 드레싱을 교환할 때는 멸균 장갑과 마스크를 착용해야 한다.

   b. 밀폐드레싱은 접착력 있는 재료를 사용하여 드레싱 전체를 덮어 유지되도록 한다.

   c. 투명 반투막 드레싱(TSM dressing)으로 덮힌 거즈 드레싱은 거즈 드레싱으로 간주하고 관리한다.

B. 투명 반투막 드레싱(TSM Dressing)

1. **정주간호 실무표준(정맥주사 간호사회, 2000)과 기관의 정책과 절차에 따라 교환한다.**

2. **고려사항**

   a. 중심혈관 접근기구의 삽입 부위 드레싱 교환 시에는 멸균 장갑과 마스크를 착용해야 한다.

   b. 드레싱의 특성을 손상시킬 수 있으므로 투명 반투명 드레싱 위로 테잎을 붙이지 않는다.

   c. 제조사의 지침에 따라 교환한다.

4 주입 세트

A. 일차 주입세트

1. **사용하기 전에 통합성을 확인한다.**

2. **말초 및 중심 정맥관의 일차 세트는 정주간호 실무표준(정맥주사 간호사회, 2000)과 기관의 정책이나 절차에 따라 교환한다.**

3. **말초 카테터 교환 시 같이 교환한다.**

B. 완전 비경구영양(TPN) 주입에 사용되는 세트

1. **기관의 정책이나 절차, 정주간호 실무표준(정맥주사 간호사회, 2000)에 따라 교환한다.**

2. **매 24시간 마다, 혹은 오염이 의심될 때나, 제품의 통합성이 깨졌을 때는 즉시 교환한다.**

3. **주입 세트를 교환할 때 필터와 추가 연결 장치도 같이 교환한다.**

C. 지방 유탁액(Fat Emulsion)을 주입하기 위해 사용되는 세트

1. 세트를 연결하기 전에 지방유탁액에 지방이 분리되어 있는지 관찰하고, 만약 지방이 보인다면 약국에 자문을 구한다.
2. 추가로 지속적으로 주입되지 않으면 매 단위 사용 때마다, 혹은 오염이 의심되거나 제품의 통합성이 깨졌다면 즉시 버린다.
3. 만약 추가적인 단위가 계속 주입된다면, 매 24시간마다 교환한다.

D. 이차 주입 세트

1. 사용하기 전에 제품의 통합성을 확인한다.
2. 말초와 중심정맥관에 연결되어 있는 이차 주입세트는 모두 정주간호 실무표준(정맥주사 간호사회, 2000)과 기관의 정책과 절차에 따라 교환한다.
3. 일차 주입세트 교환과 동시에 교환한다.

E. 간헐적 주입 세트

1. 사용하기 전에 제품의 통합성을 확인한다.
2. 간헐적 주입세트는 정주간호 실무표준(정맥주사 간호사회, 2000)과 기관의 정책과 절차에 따라 교환한다.
3. 이 세트에 부착된 바늘이나 무침기구는 각각 사용 후 즉시 버리고, 새로운 멸균 바늘이나 무침도구를 멸균적으로 사용한다.
4. 우발적인 바늘 찔림손상을 예방하기 위해 무침도구를 간헐적 시스템에 사용하도록 권장한다. 무침 도구는 연결되었던 세트를 교환할 때 교환한다.

F. 혈액/혈액 성분 세트

1. 사용되는 세트는 주입되는 성분과 기관의 정책과 절차에 따라 다르다.
2. 매 단위마다, 혹은 새로 연결하고 나서 4시간이 지날 때마다 교환하고 오염이 의심되거나, 제품의 통합성이 손상된 경우 즉시 교환한다.

G. 혈류역학과 동맥압 관찰 세트

1. 주입세트, 돔, 압력튜브가 포함된다.
2. 정주간호 실무표준(정맥주사 간호사회, 2000)과 기관의 정책과 절차에 따라 교환한다.

H. 추가 연결 장치와 연결부위 고정 기구

1. 마개(stopcock), 연장 세트, 다양한 세트, 연장 고리와 주입세트에 부가적으로 사용하는 다른 기구들을 일컫는다.
2. 마개(stopcock), 연장세트, 다양한 세트, 연장 고리는 명확한 필요성이 있을 때만 추가적으로 사용해야 하며, 주입세트의 통합된 부분으로 제공하지는 않는다.
3. 카테터 삽입 부위를 안전하게 하기 위한 장치는 기관의 정책과 절차에 기초를 둔 안전 장치가 권장된다.
4. 세트 교환시 같이 사용되었던 모든 기구도 같이 교환하고, 오염이 의심되거나 제품의 통합성이 손상되었을 때에는 즉시 교환한다.

I. 주입/접근 포트

1. 혈행성 병원균에 노출을 감소시키기 위해 무침을 사용해야만 한다.
2. 사용하기 전에 2% 요오드팅크, 10% 포비돈 요오드, 알콜, 클로르헥시딘과 같은 항균용액으로 소독한다.
3. 만약 바늘을 사용해야 한다면, 1인치의 길이를 넘지 않는 25~21G의 바늘을 사용한다.
   a. 작은 바늘은 부러져서 시스템 안으로 들어갈 위험성이 있다.
   b. 큰 바늘은 포트를 관통하여 포트가 새는 것의 원인이 될 수 있다.
4. 매 사용하기 전에 포트의 통합성을 확인한다.
5. 정주간호 실무표준(정맥주사 간호사회, 2000)과 기관의 정책과 절차에 따라 교환한다.
6. 시스템에서 제거하게 되면 버리고, 다시 사용하지 않는다.
7. 루어락(Luer-Lok) 마개만 사용한다.

5 수액 용기

A. 사용 전 관찰사항

1. 누출이 있는지 수액백을 짜본다.
2. 병을 빛에 비추어 보고 균열을 확인하기 위해 돌려본다.
3. 유효기간을 확인한다.

B. 교환 빈도

1. 수액백이나 병은 정주간호 실무표준(정맥주사 간호사회, 2000)과 기관의 정책과 절차에 따라 교환해야 한다.
2. 만약 오염이 의심되거나 제품의 통합성이 깨졌다면 더 자주 교환한다.
3. 만약 시스템의 통합성이 깨졌다면 24시간 이내에 버린다.

6 기록

A. 날짜와 시간

B. 관찰

1. 객관적: 부작용을 포함해서 눈으로 보이거나 만져지는 것이다.
2. 주관적: 환자나 보호자에 의한 진술이다.
3. 기본적(Cardinal): 임상검사 같이 치료와 관련된 진단 검사이다.

C. 수행된 절차

D. 주입 속도

E. 중재(예: 처방된 치료의 변화)

F. 치료와 절차에 대한 환자의 반응

G. 절차를 수행한 전문가의 이름과 직책

1 합병증

A. 개요

1. 합병증의 위험성은 항상 존재하며 또한, 항상 예방할 수 있는 것이 아니다.
2. 잦은 관찰과 적절한 중재를 한다면 합병증의 심각성은 감소될 수 있다.

B. 합병증의 영향

1. 재원 기간과 치료의 기간이 길어진다.
2. 간호 책임이 증가된다.
3. 환자에게 고통스러울 수 있다.
4. 환자를 다른 내과적 문제의 위험에 처하게 한다.
5. 간호와 치료에 관련된 비용이 증가된다.

2 국소 합병증

A. 개요

1. 대개 정맥벽 손상이나 기계적 결함의 결과로 카테터 삽입부위나 그 주변부에서 볼 수 있다.
2. 쉽게 치료될 수 있다.
3. 대개 적절한 중재를 하면 심각한 문제를 유발하지 않는다.
4. 만약 치료하지 않거나 인식하지 않은 상태로 두었다면, 심각한 합병증이 생길 수 있다.

B. 기계적 합병증

1. 주입시스템이 처방된 속도대로 적절하게 치료를 수행하지 못하게 된다.
2. 치료는 문제를 인식하고 수정하는 것이다.
3. 자주 관찰하는 것은 문제를 빨리 인지할 수 있게 하고 잠재적인 문제를 해결할 수 있게 한다.
   a. 카테터 삽입부위: 침윤/일혈같이 주사 부위와 관련된 문제를 확인하기 위해 근접부위, 위, 아래 주변의 부종을 확인한다.
   b. 카테터: 수액의 흐름과 비교하여 관찰한다.
      ① 정맥벽에 카테터가 닿은 경우: 수액의 흐름이 감소하거나 멈추는 원인이 된다.
         - 카테터를 가볍게 뒤로 당기면 해결될 수 있다.
         - 카테터가 정맥 내에서 움직이는 것을 예방하기 위한 고정을 함으로써 문제를 예방할 수 있다.
      ② 꼬이거나 구부러진 카테터: 수액의 흐름이 감소하거나 멈추는 원인이 된다.

- 카테터가 끊어져서 이차적으로 발생할 수 있는 카테터 색전을 예방하기 위해 카테터를 제거한다.
- 적절한 고정은 카테터가 구부러지거나 꼬이는 것을 예방하는데 도움을 준다.

③ 관절부위의 카테터: 삽입된 쪽 사지의 움직임에 의해 수액의 흐름이 증가되거나 감소될 수 있다.

- 카테터를 삽입한 후에 사지를 구부리거나 펴는 것은 카테터의 위치를 파악하는데 도움이 될 수 있다(구부리고 펼 때 수액의 흐름이 증가하거나 감소한다).
- 사지의 위치를 교정하고, 기관의 '부동 관련 규정'에 따라 상지부목을 고정하는 것은 수액의 속도가 바뀌는 것을 예방하는데 도움이 된다.
- 관절 부위의 카테터 삽입을 피한다.

④ 결함있는 카테터: 허브-카테터 결합 부위가 새어서 드레싱이 젖거나, 제조과정상의 오류로 카테터가 막힌 경우이다.

- 카테터를 제거한다: 포장과 함께 카테터를 보관하여 제조사에 보고한다.
- 어떤 제조사는 결함을 확인할 수 있도록 그 카테터를 보내 달라고 한다. 대부분은 제품번호만 기록한다.
- 제품번호를 기록하고, 카테터는 직업안전 위생관리국(OSHA: Occupational Safety and Health Administration)의 기준에 따라서 천자 방지 용기(puncture resistant container)에 보관한다.

c. 수액용기: 적절한 용량인지 확인한다.

① 빈 용기: 빈 용기를 통해서는 수액이 주입될 수 없다.

- 가득 찬 용기를 연결함으로써 문제를 쉽게 해결할 수 있다.
- 시간 테이프가 부착된 수액용기는 언제 용기가 빌 것인지 알려 주는데 도움이 된다.

② 중력에 따른 수액의 흐름이 적절하지 않은 경우: 수액이 적절한 속도로 흐를 수 있는 높이로 수액병을 조절한다.

- 중력에 의한 적절한 흐름을 위해서는 적어도 심장에서 30인치 위에 수액을 걸어야 한다.
- 심장에서 30인치보다 낮게 수액을 걸면 수액은 잘 흐르지 않고 주입이 중단되어 카테터가 막힐 수 있다.
- 점도가 높은 수액은 필요한 만큼 적절한 속도를 얻을 수 있도록 높이를 올린다.

③ 공기 배출구: 어떤 수액 용기는(대부분의 병으로 된 용기) 적절한 속도로 주입되는데 공기를 필요로 한다.

- 배출구가 있는 주입 세트 혹은 배출구가 있는 연결관은 수액의 흐름을 유지할 수 있도록 공기와 수액의 교환이 가능하도록 해준다.
- 백(Bag)은 수액이 빠져나가면서 쪼그라들기 때문에 공기 배출구가 필요하지 않다.
- 바늘을 공기 배출 목적으로 사용하는 것은 혈관계로 미생물이 들어가게 되는 잠재적 통로 역할을 하기 때문에 부적절하다.

④ 주입포트: 포트가 막혀 있거나 주입세트의 스파이크가 밀봉된 포트 입구를 뚫지 않은 상태에서는 수액이 흐르지 않는다.

⑤ 수액의 온도: 차가운 수액을 주입하는 것은 혈관의 경련을 유발할 수 있고, 수액의 흐름을 감소시키는 혈관수축의 원인이 된다. 혈액이나 성분혈액 이외의 수액은 투여하기 전에 냉장고에서 꺼내어 실온이 되도록 해야 한다.

d. 주입 세트

① 접히거나 꼬이거나 구부러진 주입 세트

- 부정확한 속도로 주입되거나 주입이 중지된다.
- 접히거나 구부러지는 것을 방지하기 위해 테잎을 이용해 고리모양으로 고정한다.

② 막힌 필터: 수액의 흐름을 중지시키거나 감소시킨다.

- 수액이나 약물에서 제거된 미립자가 필터를 막을 수 있다. 이런 경우 필터를 교환한다.

③ 수액이 주입되고 있는 쪽의 사지: 지혈대와 같은 작용을 하여 수액의 흐름을 방해할 수 있는 것, 예를 들어 조이는 옷, 이름을 적은 팔찌, 보석류, 움직이지 못하도록 하는 도구 등이 있는지 확인한다.

C. 반상출혈/혈종

1. 정의

a. 반상출혈은 조직 밖으로 혈액이 나온 경우에 발생한다. 혈종을 형성한다.

b. 반상출혈과 혈종은 정맥의 사용을 제한시킨다.

① 조직을 손상시킨다.

② 사지의 사용을 제한시킬 수 있다.

2. 증상과 징후

a. 혈액이 침윤된 부위의 조직 색깔이 변화한다.

b. 혈종과 같은 부종이 생긴다.

c. 정맥과 표피 사이의 피하조직의 양에 따라 즉각적이거나 혹은 천천히 나타난다.

3. 유발요인

a. 숙련되지 않는 전문인에 의한 정맥천자

b. 손상되기 쉬운 정맥의 사용

c. 약한 피부에 터니켓 적용

d. 정맥 안으로 여러 번의 천자

e. 만져지지 않거나 잘 보이지 않는 정맥에 시도했을 때

f. 쉽게 멍들거나 혈액 질환이 있는 환자의 정맥천자

g. 스테로이드나 항응고제의 사용

4. 중재

a. 반상출혈(정맥이 관통되거나 카테터가 반대편 정맥벽을 천자함으로 인해 카테터 주변으로 출혈이 발생되어 생긴다)

① 카테터를 제거하고 가벼운 압박드레싱을 적용한다.

② 그 부위의 약한 혈관들을 터트리고, 출혈을 증가시킬 수 있기 때문에 심한 압박 드레싱은 적용하지 않는다.

③ 부위는 대개 쓰라리겠지만, 혈종이 생기지 않는 한 거의 아프지는 않을 것이다.

④ 부위는 보기 흉하겠지만, 1~2주면 대개 사라진다.

b. 혈종

① 카테터를 즉시 제거하고 부위에 직접 압박을 가한다.

② 출혈이 멈출 때까지 사지를 상승시켜 준다.

③ 멸균 건조드레싱을 적용한다.

④ 혈종이 커지는 것을 방지하기 위해 얼음을 대준다.

⑤ 출혈이 생기는지 부위를 관찰한다.

⑥ 사지의 순환, 신경, 운동 기능을 관찰한다.

5. 기록

a. 모든 사건을 기록할 필요는 없다.

b. 심각한 반상출혈 혹은 과다한 출혈을 동반한 혈종 혹은 의학적 중재를 필요로 하는 혈종은 반드시 기록해야 한다.

6. 예방법

a. 혈종은 항상 예방할 수 있는 것은 아니다. 그렇지만, 고도로 숙련된 전문가에 의한 정맥천자 수행으로 심각성을 최소화할 수 있다.

b. 손상되기 쉬운 약한 정맥은 지혈대 없이 정맥천자를 수행한다.

D. 침윤

1. 정의

a. 비발포성 약물이나 수액이 의도한 혈관 대신 주위 조직으로 부주의하게 투여되는 것이다.

b. 대개 카테터의 이탈에 의해 발생한다.

2. 증상과 징후

a. 카테터 삽입 부위의 피부가 단단하게 느껴진다.

① 해당 사지를 구부리고 펴는 것이 어렵다.

② 간질 조직 사이에 더 많은 수액이 축적될수록 피부가 팽팽해지고 늘어나게 된다.

b. 조직에 더 많은 수액이 축적되면 창백해지고 차가워진다.

c. 침윤 부위에 압박감과 불편감이 있을 수 있다.

d. 침윤의 정도는 조직내의 수액의 종류와 양에 따라 결정된다. 등장액은 대개 많은 불편감을 초래하지 않는 반면에 산성이나 알칼리 pH 용액은 더 자극적이다.

3. 감별 진단

a. 환자, 카테터 삽입 부위, 해당 사지에 대한 평가를 포함한 완벽한 사정은 침윤을 결정하는데 필수요소이다.

b. 침윤 시 주입 속도는 대개 변화가 없다.

c. 해당 사지는 반드시 반대편 사지와 비교되어야 한다.

d. 환자의 의학적 상태는 반드시 평가되어야 한다.

① 혈액학적 문제, 심부전, 독성 상태, 면역이 저하된 신장 기능, 저체온증 혹은 혈관계 기능부전을 가진 환자들은 혈관부종이 되기 쉽다.

②근육이 약화되었거나, 사지 마비의 환자들은 사지에 부종이 있을 수도 있다.

e. 만약 카테터가 정맥 내에 있다면, 카테터 위의 정맥에 압력을 가하면 주입속도가 저하되거나 멈출것이다 : 만약 침윤이 진행 중이라면 속도는 변함없이 그대로일 것이다.

f. 침윤여부를 결정하는 가장 좋은 방법은 카테터 삽입 부위와 가까운 쪽에 정맥의 흐름을 제한할 정도로 단단하게 지혈대를 묶는 것이다. 만약 계속 주입된다면 침윤이 발생한 것이다.

g. 침윤여부를 결정하는데 혈액의 흐름을 확인해 보는 것은 믿을 만한 방법이 아니다. 카테터와 정맥 삽입 부위 주변으로 혈액이 수액과 함께 자유롭게 누출될 수 있다.

4. 부작용

a. 환자에게 수액이나 약물의 공급이 부족할 것이다.

b. 사지의 사용이 제한될 것이다.

c. 환자는 불필요한 불편감을 경험할 것이다.

d. 조직의 손상이 광범위할 수 있고, 환자가 감염에 노출될 수 있고, 피부이식과 같은 고난이도의 치료가 필요할 수 있다.

e. 추후에 사용 가능한 정맥이 제한된다.

5. 중재

a. 즉시 카테터를 제거하고 그 부위에 멸균 드레싱을 적용한다.

b. 만약 침윤된 용액의 pH가 정상이고 등장액이라면, 따뜻하고 습한 타월과 같은 온찜질을 침윤부위에 해준다. 열은 그 부위의 순환을 증가시켜 침윤된 용액의 흡수를 촉진한다.

c. 만약 침윤된 용액이 고장액이거나 염화칼륨과 같이 pH가 높은 용액이라면, 냉찜질을 해준다. 온찜질을 하게되면 조직으로 수액의 이동을 촉진시켜 조직의 괴사와 부육을 일으킬 가능성이 있다.

6. 기록

a. 날짜와 시간

b. 정주간호실무표준(정맥주사 간호사회, 2000)에 따라 침윤의 증상과 징후의 존재여부를 기록한다.

c. 정주간호실무표준(정맥주사 간호사회, 2000)에 따라 침윤의 단계를 척도를 이용해 기록한다.

d. 수포나 피부에서 수액이 새는 것과 같은 특이한 결과를 기록한다.

e. 간호 중재와 환자의 반응을 기록한다.

f. 침윤이 회복될 때까지 부위의 관찰사항을 기록한다.

7. 특이 사건 보고서

a. 기관의 정책과 절차에 의해 작성한다.

b. 침윤 발생 비율의 감시와 추적을 증진시킨다.

8. 통계 관찰

a. 표준화된 침윤 척도를 이용하여 근거 자료로 삼는다.

b. 침윤 발생 비율은 표준화된 공식을 사용하여 계산한다.

$$\frac{\text{침윤 발생수}}{\text{총 말초정맥 IV의 수}} \times 100 = \text{말초정맥 침윤 비율(\%)}$$

9. 예방법 또는 심각성을 최소화하기 위한 방법

a. 관절 부위의 정맥천자는 피한다.

b. 사지의 움직임으로 인해 카테터가 들락날락(in-and-out)하는 움직임을 예방하기 위해 카테터를 안전하게 고정한다.

c. 꼭 필요할 경우에만 미국 의료기관신임합동심의회(The Joint Commision of Accreditation of Health Care Organization, JCAHO)에 의해 확립된 지침에 따르는 기관의 정책과 절차에 따라서 부동 기구를 적용해야만 한다.

①부동기구는 패드가 대어진 상태로 잘 고정하여 그 도구로 인한 신경손상, 순환장애, 부위 압박이 생기지 않아야 한다.

②부동 기구는 잦은 간격으로 제거해야만 하고, 해당 사지는 관절가동범위(range of motion, ROM) 운동을 해야 한다.

d. 환자 교육은 증상 및 징후의 조기 발견 및 예방에 있어서 중요한 요소이다.

①주입 간호

②잠재적 문제를 인식하고 즉각적인 중재를 취하는 것은 합병증을 최소화한다.

E. 일혈

1. 정의

a. 발포성 용액이나 약물이 카테터의 이탈이나 정맥의 손상에 의해 주위 조직으로 의도하지 않게 주입된 것이다.

b. 발포제: 수포를 형성하고 이차적으로 조직의 괴사를 초래하는 약물이나 용액이다.

① 발포제가 조직 내 침윤되어 수포를 동반할 경우 주변 결합조직과 근육, 건, 뼈 등을 포함하여 조직의 괴사를 야기시키고 외과적 중재를 필요로 한다.

②조직과 신경의 영구적인 손상은 반사성 교감신경위축증(Reflex sympathetic dystrophy, RSD) 혹은 변색을 초래할 수 있다.

③조직 손상의 심각성은 침윤된 약물의 양, 농축 정도, 종류에 따라 다르다.

- 가장 위험한 발포제는 항암제이다.
- 발포제처럼 작용하는 다른 약물들: dopamine hydrochloride(Intropin), norepinephrine (Levophed), 고용량의 염화칼륨(potassium chloride), amphotericin B (Fungizone), calcium preparations, 고농도로 농축된 중탄산나트륨(sodium bicarbonate)
- phenergan과 같은 약물들은 희석되지 않는다면 혈관과 신경의 심한 손상을 초래할 수 있다.

2. 증상과 징후

a. 카테터 삽입 주위와 위, 아래 피부가 당겨지는 느낌이 있고, 삽입부위의 사지를 구부리고 펴는 것이 어렵다(간질조직에 많은 용액이 축적될수록 피부가 긴장되고 당겨진다).

b. 주입 속도, 조직의 느슨하고 단단한 정도, 카테터 끝과 관련된 일혈의 위치, 카테터가 혈관을 관통한 정도에 따라 부종이 증가한다.

c. 수액이 증가할수록 창백해지고 차가워진다.

d. 조직 내에 축적된 수액의 양에 따라 압통이나 불편감이 다르다.

e. 대체적으로 더 많은 수액이 조직 내에 축적될수록 수액의 속도는 감소한다.

f. 부종은 발포제가 천천히 새기 시작한 후 몇 시간 동안 발견되지 않을 수도 있기 때문에, 느린 수액의 흐름은 안전하다는 착각을 줄 수 있다.

3. 감별 진단

a. 중재를 동반한 조기 진단은 광범위한 조직 손상을 예방하기 위해 필수적이다.

b. 철저한 사정이 필요하다.

① 카테터 삽입 부위 및 해당 사지를 발포제 주입 전과 주입 중에 자주 평가한다.

② 카테터 삽입 부위 및 해당 사지를 반대편 사지의 같은 부위와 비교한다.

c. 일혈을 결정하기 위한 가장 좋은 방법은 카테터 삽입 부위와 가까운 곳에 정맥의 흐름을 차단할 정도로 단단하게 지혈대를 묶는 것이다. 만약 주입이 지속된다면, 일혈이 발생한 것이다.

d. 수액이 이전의 카테터 삽입부위나 삽입부위 주위로부터 조직 내로 샐 수 있기 때문에, 혈액의 흐름을 체크하는 것은 일혈을 결정하는데 믿을 만한 방법이 아니다.

4. 중재

a. 즉시 용액의 주입을 중지한다.

b. 일혈에 대해 확립된 규정대로 즉시 시행한다.

① 남아있는 약물이나 혈액이 흡인될 때까지 카테터는 그대로 둔다.

② 해당 발포제에 작용하는 해독제가 있다면 조직 내로 투여한다.

c. 카테터를 제거한 후 멸균드레싱을 적용한다.

d. 알킬화 약물, 항생제성 발포제 약물의 경우에는 차가운 찜질을 하고, vinca alkaloids가 일혈된 경우에는 따뜻한 찜질을 한다.

e. 사지를 규칙적으로 상승시키고 동통, 홍반, 경화, 괴사를 관찰한다.

f. 가능하다면 반대편 사지에 새로운 카테터를 삽입한다.

① 만약 반대편 사지를 사용하는 것이 금지되어 있다면, 일혈 부위에서 먼 위쪽 부위를 선택한다.

② 중심혈관접근기구의 사용을 고려한다.

g. 의사에게 보고하고 주입부와 주변조직 상태를 자주 보고한다.

h. 환자에게 일혈이 발생한 후 수주동안 부위를 관찰하도록 교육한다.

① 조직의 괴사는 1~4주간 발생하지 않을 수도 있다.

② 만약 조직의 괴사가 심각하다면, 외과적 중재가 필요할 수도 있다.

5. 기록

a. 날짜와 시간

b. 카테터 삽입 부위

c. 카테터 종류와 규격

d. 일혈된 약물과 양

e. 증상, 징후, 각각의 중증도

f. 간호, 내과 및 외과적 중재와 환자의 반응

6. 특이 사건 보고서

a. 기관의 정책과 절차에 따라 수행한다.

b. 일혈 발생 비율의 추적과 감시를 증진시킨다.

7. 통계 관찰

a. 지속적인 근거 자료로 유지한다.

b. 정주간호실무표준(정맥주사 간호사회, 2000)에서 권고한 침윤 척도를 사용할 때는 항상 4단계로 측정한다.

c. 침윤 시 사용하는 공식으로 비율을 계산한다.

8. 예방법 혹은 심각성을 최소화하기 위한 방법

a. 발포제 약물 주입과 정맥천자 기술에 대해 교육받은 유자격자에 의해 수행되어야 한다.

① 약물이 투여된 시간과 경로

② 초기 증상과 징후

③ 예방법

④ 치료와 관련된 규정

b. 주입 부위는 발포제를 주입한기 전, 중, 후에 사정해야 한다. 혈관의 개방성은 발포제를 투여하기 전에 주위 조직과 부위를 관찰하면서 5~10ml의 0.9% 염화나트륨을 주입해 봄으로써 확인할 수 있다.

c. 발포제를 직접 정맥 내로 주입할 때에는 매번 3~5ml의 혈액이 주사기 내로 역류되는 것을 확인해야 한다.

① 혈액이 역류된다고 해서 일혈이 되지 않았다는 것은 아니다.

② 혈액 역류에서의 어떠한 변화는 일혈의 발생여부를 조사할 필요가 있다는 지표가 된다.

d. 발포제는 자유롭게 주입되는 약물(예: 식염수)라인의 측면 포트(port)로 주입되어야 한다. 왜냐하면 조직손상의 중증도는 주입된 발포제의 농축된 정도와 양에 관련있기 때문이다.

e. 카테터의 들락날락하는 움직임을 예방하기 위해 안전하게 고정하는 것은 카테터의 삽입 부위가 넓어질 가능성을 예방하고, 간질 조직 안으로 발포제가 샐 가능성을 감소시켜 준다.

f. 발포제는 관절부위에 주입되어서는 안된다.

g. 발포제를 주입할 때 손에 정맥천자를 하는 것은 반드시 피해야 한다. 왜냐하면 손부위의 건과 신경이 밀접하게 연결되어 있기 때문에 만약 일혈이 발생했다면 건과 신경이 파괴될 수 있기 때문이다.

h. 카테터 삽입 부위는 확립된 기관의 정책과 절차에 따라 부동 기구를 사용함으로써 과도한 움직임을 예방할 수 있다.

i. 이전의 정맥천자 부위와 마지막 삽입 시기를 앎으로써 일혈 발생 가능성이 있는 부위가 사용되는 것을 예방할 수 있다. 왜냐하면 발포제는 이전에 주입되었던 부위의 조직 사이로 새는 것으로 알려져 있기 때문이다.

j. 작고 약한 혈관, 특히 반복적으로 항암제를 투여했던 혈관을 확장시킬 경우에는 중력과 열을 사용해야 한다. 이러한 환자들에게는 일혈 발생의 위험을 감소시키기 위해 정맥천자 시 지혈대 없이 하거나 혹은 지혈대를 느슨하게 적용해야 한다.

k. 발포제를 주입하기 전에 카테터가 24시간 이상 되었다면 반대편 사지에 새로 삽입하는 것을 고려해야 한다.

l. 다음의 경우 중심혈관접근의 삽입을 고려해야 한다.

① 제한된 말초정맥

② 2주 이상의 치료기간

③ 지속적으로 주입되는 발포제 사용 시

m. 중심혈관접근기구를 사용함으로써 일혈이 일어나지 않을 것이라는 그릇된 확신을 주어서는 안된다. 왜냐하면 일혈은 카테터 파열, 카테터 누출, 포트와 분리 등으로 인해 발생할 수 있다고 보고되어 왔기 때문이다.

n. 환자 교육은 증상과 징후의 조기 인식과 예방을 위해 중요한 요소이다.

① 주입 간호에 대해 교육한다.

② 잠재적 문제에 대한 인식과 즉각적인 중재는 일혈과 관련된 부작용을 최소화시킨다.

F. 정맥염

1. 정의: 정맥의 염증을 말한다.

2. 증상과 징후

a. 카테터 삽입 부위 혹은 정맥을 따라 생기는 동통 혹은 압통

① 압통을 확인하기 위해 피부에 가벼운 압박을 가하여 정맥을 따라 카테터의 끝을 촉진해야 한다.

② 카테터 삽입 부위 주변의 동통은 대개 정맥염의 전구증상이다. 동통 하나만으로 정맥염을 나타내지 않는다.

b. 홍반 혹은 발적은 표피성 모세혈관의 확장으로 인해 모세혈관이 충혈되어 나타난다.

c. 카테터 삽입 부위의 따뜻한 느낌을 동반한 염증성 부종은 정맥염의 가장 확실한 지표이다.

3. 측정은 정주간호실무표준(정맥주사 간호사회, 2000)에서 권고한 정맥염 척도를 따른다.

4. 화학적 정맥염

a. 자극적인 약물이나 용액의 주입과 관련되어 정맥의 자극을 초래하고 이차적으로 정맥 벽의 상피세포가 손상됨으로 인해 발생하는 염증이다.

b. 유발요인

① 용액의 수소이온농도(pH)

- pH는 수소이온의 농축 정도를 의미하며, 산성과 알칼리성을 측정한다. 산성 용액일수록 정맥염의 위험은 커진다.
- 3% 염화나트륨과 같이 높은 pH나 삼투압을 가진 용액은 정맥 벽의 손상을 유발한다.
- 용액에 약물을 혼합하는 것은 용액의 pH를 변화시킬 수 있다.

② 용액의 삼투압

- 삼투압은 용질의 농도를 측정하여 나타낸다.
- 비경구용액은 정상 혈장의 삼투압과 비교한 용액의 장력에 따라 분류된다. 혈장의 삼투압은 290mOsm/L이다. 용액의 삼투압이 대략 290mOsm/L일 때 등장성으로 간주되며, 삼투압이 확실히 높은 것은 고장성, 반면에 확실히 낮은 것은 저장성으로 간주된다.
- 정맥벽은 고 삼투압성 용액(300mOsm/L보다 높은 삼투압을 가진 용액)의 투여에 의해 손상을 입는다. 특히, 빠른 속도로 주입되거나 작은 혈관으로 주입될 시 더욱 심하게 손상받는다.
- 등장성 혹은 거의 등장성인 용액에 전해질, 항생제, 영양제와 같은 제제를 혼합하면 고장성 용액으로 변한다.

③ 주입속도

- 느린 주입 속도는 소량의 용액이나 약물이 혈액 희석으로 흡수될 시간을 제공하기 때문에 빠른 주입속도보다 정맥의 자극이 적다.
- 빠른 주입 속도는 혈액희석의 여유를 주지 않고, 일시주사(bolus)처럼 농축된 상태의 용액이 투여됨으로써 정맥벽을 자극한다.

④ 부적절하게 희석되거나 혼합된 약물

- 약물의 부적합성 또는 상호작용은 약물이나 용액을 비효과적으로 되게 하고, 정맥벽에 손상을 주는 크리스탈을 형성하는 물리적 변화를 초래한다.
- 이러한 반응은 눈에 보이거나 보이지 않을 수도 있다.

⑤ 미립자

- 대개 혼합하는 동안에 약물 입자들이 완전히 용해되지 않은 결과로 인해 형성된다.
- 정맥이 자극되거나 색전이 형성될 가능성이 있다.

c. 예방법

① 필터 사용

- 1~5μm 미립자 필터는 혼합된 용액이 주입되는 동안 대부분의 미립자를 제거한다.
- 0.2μm 필터는 세균, 잔존 미립자 및 공기를 제거하는 필터를 의미하며, 필터의 상부라인(line) 내로 들어오는 것을 제거함으로써 미생물이 혈관계로 들어올 가능성을 감소시킬 수 있다.

② 약물이나 용액을 혼합할 때 권장되는 희석액을 사용한다.

③ 자극이 되는 것으로 알려진 약물은 가능한 한 많이 희석한다.

④ 권장된 속도대로 약물이나 용액을 투여한다.

⑤ 약물을 정맥 내로 '밀어넣기(push)' 를 할 때는, 그 약물에 적합한 용액이 흐르는 포트로 주입한다.

⑥ 오염이 의심되거나 합병증이 있을 때 정주간호실무표준(정맥주사 간호사회, 2000)과 기관의 정책과 절차에 따라 즉시 카테터 삽입 부위를 바꾼다.

⑦ 고장성 혹은 산성 용액을 투여할 때는 혈액희석을 증진시키기 위해 큰 혈관을 사용한다.

⑧ 요구되는 속도대로 주입할 수 있는 한 가장 작은 규격의 카테터를 사용한다.

5. 기계적 정맥염

a. 카테터의 삽입과 관련이 있다.

①특정 카테터 재질은 정맥의 염증을 쉽게 유발할 수 있다.

② 철제 바늘은 가장 혈전형성이 적지만 가장 드물게 사용된다. 왜냐하면 침윤의 가능성을 증가시키기 때문이다.

③ 카테터 삽입의 기간이 길어질수록 점차적으로 정맥염의 빈도도 증가한다.

b. 유발요인

① 카테터를 관절 부위에 삽입하면, 삽입된 사지를 움직일 때 정맥의 내벽이 손상을 입어 정맥 자극을 초래할 수 있다.

② 정맥 직경의 크기보다 규격이 큰 카테터가 삽입되면, 염증이 발생한다.

③ 카테터가 정맥내에서 들락날락 움직이도록 느슨하게 고정되면, 카테터의 끝이 정맥벽을 자극하는 원인이 된다.

④ 숙련되지 않은 전문가에 의해 카테터를 삽입한 경우에 발생한다.

c. 예방법

① 카테터를 삽입할 때 관절 부위는 피한다.

② 정맥염이 발생할 가능성이 있으므로 하지에 카테터를 삽입하는 것을 피한다.

③ 정맥보다 작은 카테터를 사용한다.

④ 정맥 내에서 카테터가 들락날락 움직이는 것을 예방할 수 있도록 적절하게 카테터를 고정한다.

⑤ 고도로 숙련된 전문가가 카테터를 삽입한다. 한 비교연구에서 정맥은 고도로 숙련된 간호사로 이뤄진 주입치료 팀에 의해 카테터 삽입 및 추후 관리가 수행되었을 때, 결과적으로 주입관련 정맥염 비율이 두배로 떨어지고 카테터 관련 패혈증도 크게 감소되었다.

6. 세균성 정맥염

a. 세균성 미생물과 관련된 정맥벽의 염증으로 인해 발생한다.

b. 화학적 혹은 기계적 정맥염보다 발생률은 적으나 더 심각한 합병증을 발생시킨다. 패혈증의 유발요인이 된다.

c. 유발요인

① 불량한 손위생

② 주입시스템과 카테터 삽입 부위 준비 시 무균술 불이행

③ 사용하기 전에 장비의 통합성에 대한 손상 여부를 확인하지 못함

④ 불완전하게 고정된 카테터로 인해 카테터가 들락날락하며 움직이게 되어 정맥계 내로 피부 오염물질의 이동

⑤ 미숙한 정맥천자 삽입기술

⑥ 장기간의 카테터 유지기간

⑦ 카테터 삽입부위를 자주 관찰하지 않아 정맥염의 조기 증상을 인식하지 못했을 때

d. 예방법

① 손씻기는 병원 내 감염 예방을 위해 가장 중요한 절차이다.

- 치료를 시작하기 전과 후에 손을 씻어야 한다.
- 표준주의지침(Standard precaution)은 정맥천자를 수행하기 전에 의료인이 장갑을 착용하도록 기술하고 있다. 장갑을 통해 오염 물질이 정맥계 내로 들어가는 위험성을 최소화하기 위해 장갑을 착용하기 전에 손을 씻는다.

② 기구는 유효기간, 균열, 누출, 혼탁함, 입자가 있는지, 오염의 여부 등을 확인해야 한다.

- 구멍이 있는지 확인하기 위해 백을 짜본다.
- 미세한 균열을 확인하기 위해 병을 들고 불빛에 비춰 돌려본다.

③ 삽입부 주변의 면도는 미세마모를 유발하며 정맥계 내로 미생물이 유입될 가능성이 있으므로 권하지 않는다.

④ 피부에서 정맥계 내로 미생물이 유입되는 가능성을 감소시키기 위해 카테터 삽입 부위를 소독해야 한다.

- 만약 아주 더럽다면 먼저 물과 비누로 피부를 씻고, 2% 요오드팅크(tincture of iodine), 10% 포비돈-요오드, 알코올 혹은 클로로헥시딘과 같은 항균용액으로 닦는다.
- 대부분의 항균제는 원을 그리는 동작으로 적용한다; 깨끗하지 않은 곳에서 깨끗한 곳으로 오염물이 이동하는 것을 예방하기 위해 정맥천자 삽입 예정부위에서 시작해서 밖을 향해 원을 그리며 닦는다.
- 어떤 클로로헥시딘 제조사는 다른 소독방법을 권장하기도 한다.
- 항균제는 공기 중에 완전히 건조되어야 한다; 항균제의 양이 많더라도 닦아내지 않는다.

⑤ 카테터를 삽입하는 동안 무균술을 유지해야 한다; 카테터를 삽입하는 동안 피부에 닿도록 눕히거나 손가락 끝으로 카테터를 건드리지 않도록 한다.

⑥ 한개의 카테터로는 한번의 정맥천자만 시도한다; 일단 피부를 천자한 카테터는 오염된 것이다.

⑦ 멸균된 반창고와 드레싱을 카테터 삽입부위에 사용한다.

⑧ 카테터가 들락날락하지 않도록 고정해야 한다; 그러한 고정은 피부의 미생물이 정맥계로 유입되는 위험성을 최소화한다.

⑨ 카테터 삽입 부위는 정주간호실무표준(정맥주사 간호사회, 2000)과 기관의 정책과 절차에 따라 교환한다.

⑩ 카테터 드레싱은 정주간호실무표준(정맥주사 간호사회, 2000)과 기관의 정책과 절차에 따라 교환한다.

⑪ 카테터 삽입 부위는 자주 관찰해야 하고, 압통, 발적, 염증의 증상이 있으면 교환한다.

7. 중재

a. 카테터는 압통, 발적, 염증의 증상이 있으면 제거해야 한다.

b. 카테터는 감염이 의심될 경우 반정량 배양검사(semiquantitative culture technique)를 사용하여 배양 검사한다; 배양 전에 주변 피부를 알코올로 닦고, 자연 건조시킨다. 화농성 배액은 피부를 닦기 전에 배양한다.

c. 카테터 관련 감염이 확산되었는지에 대한 여부를 결정하기 위해 혈액 배양검사도 고려한다.

d. 가능하다면 카테터는 반대편 사지나 정맥염이 없는 혈관에 다시 삽입한다.

e. 따뜻하고 습한 찜질의 적용은 치유를 촉진하고 환자의 안위를 증진시킨다.

8. 기록

a. 날짜와 시간

b. 표준 척도로 판별한 중증도 및 정맥염의 위치

c. 주입된 약물과 용액

d. 카테터의 규격과 유지기간

e. 간호 중재와 환자의 반응

9. 특이 사건 보고서

a. 기관의 정책과 절차에 따라 작성한다.

b. 정맥염 발생율을 추적하고 감시하는 것을 증진시킨다.

G. 주입 후 정맥염

1. 정의

a. 일반적으로 카테터가 제거된 후까지도 눈에 띄지 않는 정맥의 염증과 관련된 합병증으로 알려져 있다.

b. 보통 카테터가 제거된 후 48시간 내에 나타난다.

c. 감염의 조짐일 수 있다.

2. 증상과 징후: 정맥염과 같다.

3. 정맥염 척도와 같은 방법으로 측정한다.

4. 유발요인

a. 카테터 삽입 기술

b. 환자의 상태

c. 주입되어진 수액이나 약물의 종류, 적합성, pH

d. 비효과적인 필터

e. 카테터 재질, 규격, 크기, 길이

f. 카테터 유지기간

5. 중재

a. 주입 후 정맥염이 발견되면 차갑거나 따뜻한 찜질을 한다.

b. 정맥염 확산에 대한 부가적인 증상이나 징후를 알기 위해 주입 부위를 관찰하고, 패혈증의 증상을 관찰한다.

c. 주입 후 정맥염의 정도에 따라 내과적 중재가 필요할 수 있다.

6. 기록

a. 증상이 나타난 날짜와 시간

b. 정맥염 척도에 따른 증상, 징후, 중증도

7. 특이 사건 보고서

a. 기관의 정책과 절차에 따라 완성한다.

b. 정맥염 발생율을 추적하고 감시하는 것을 증진시킨다.

8. 예방법

a. 고도로 숙련된 전문가가 카테터를 삽입한다.

b. 정맥 내 시스템을 조작하거나 사용할 때 무균술을 유지한다.

c. 사용 전 용액이나 약물의 적합성을 확인한다.

d. 필터는 수액세트 끝부분에 사용한다.

e. 주입 시 혈액 회석을 증진하기 위해 정맥보다 작은 카테터를 사용한다.

f. 자극이 되는 약물이나 용액이라고 알려져 있거나 혈관계 내의 정상 pH와 다른 수액에는 완충제를 첨가한다.

g. 고장성 혹은 산성 용액 주입 시 혈액희석을 증진시키기 위해 굵은 정맥을 사용한다.

h. 정주간호실무표준(정맥주사 간호사회, 2000)과 기관의 정책과 절차에 따라 카테터 삽입부위 및 드레싱과 주입 세트를 교환한다.

i. 시스템이 폐쇄체계로 유지되지 않을 경우 수액 용기는 매 24시간마다 교환한다.

j. 간헐적으로 주입되는 장치에 달려있는 주입/접근 포트는 카테터 교환 시 같이 교환하거나 포트의 통합성이 손상되었을 때 교환한다.

H. 혈전증

1. 정의

a. 손상에 의해 정맥벽 내막의 통합성이 깨져서 혈관 안에서 혈액 덩어리가 형성된 것이다.

b. 대개 카테터의 끝이 정맥의 내막을 손상시키면서 발생한다.

c. 손상된 벽에 혈소판이 유착되어 혈전을 형성한다.

2. 증상과 징후

a. 혈전 형성으로 인해 정맥의 직경이 작아진 결과로 수액 흐름의 속도가 감소한다.

b. 순환 장애의 결과로 말단과 주입부 주변의 부종이 발생한다.

c. 부위의 홍반을 동반한 압통

d. 사지의 순환 감소가 발생할 수도 있다.

3. 유발요인

a. 비숙련자에 의한 정맥천자

b. 여러번의 정맥천자 시도

c. 정맥 관내강보다 큰 카테터 사용

d. 정맥정체를 동반한 순환 부전

e. 부적합한 약물이나 용액의 주입

f. 높은 pH 혹은 높은 장력의 약물이나 용액 주입

g. 비효율적인 필터

h. 혈전 형성이 잘 되는 재질의 카테터 사용

4. 중재

a. 즉시 주입을 중지한다.

b. 만약 가능하다면 반대편 사지에 다시 삽입한다.

c. 초기에는 삽입부위로의 혈액 흐름을 감소시키기 위해 찬 찜질을 적용한다.

d. 의사에게 보고한다.

e. 외과적 중재가 필요한지 판단하기 위해 부위를 관찰한다.

f. 조직의 손상이나 순환의 부전이 있는지 사지를 자주 관찰한다.

g. 잠재적인 폐 색전증이나 패혈증의 증상을 관찰한다.

5. 기록

a. 증상이 처음 나타난 시간과 날짜

b. 각각의 증상, 징후, 중증도

c. 중재와 환자의 반응

6. 특이 사건 보고서

a. 기관의 정책과 절차에 따라 작성한다.

b. 혈전증 발생율을 추적하고 감시하는 것을 증진시킨다.

7. 예방법

a. 고도로 숙련된 전문가가 카테터를 삽입한다.

b. 성인에게 정맥천자를 수행할 때 하지에 천자하는 것을 피한다.

c. 내벽의 손상가능성을 감소시키기 위해 처방된 치료를 수행할 수 있는 가장 짧고 가장 작은 규격의 카테터를 사용한다.

d. 카테터를 삽입할 때 관절 부위를 피한다.

e. 들락날락하는 움직임을 피하기 위해 안전하게 카테터를 고정한다.

f. 정맥으로의 접근이 힘든 경우 중심혈관접근기구의 삽입을 고려한다.

I. 혈전성 정맥염

1. 정의

a. 이중으로 손상된 상태를 나타낸다: 혈액 덩어리가 있으면서 염증도 생긴 상태이다.

b. 약물 중독 과거력이 있는 환자에게 흔하다.

2. 증상과 징후

a. 첫 증상으로는 홍반으로 특징지어지는, 정맥의 선을 따라 생기는 염증이 보인다.

b. 카테터 삽입 부위의 동통 및 부종, 그리고 정맥의 선을 따라서 따뜻한 느낌이 느껴진다.

c. 정맥의 혈전화가 진행됨에 따라 정맥은 딱딱해지고 구불구불해진다.

d. 만약 증상이 계속된다면 현저한 홍반, 증가된 부종, 정맥을 따라 발생하는 현저한 동통, 사지의 쑤심이 발생한다.

e. 환자의 체온이 상승할 수 있다.

3. **측정**: 정주간호실무표준(정맥주사 간호사회, 2000)의 정맥염 척도에 따라 측정한다.

4. **유발 요인**

a. 핏덩이 형성을 동반하여 염증을 유발시키는 정맥 내막을 자극하는 모든 인자들

b. 염증의 빈도와 정도는 주입기간에 따라 증가한다.

c. 다른 유발요인은 이전에 나왔던 '정맥염', '혈전증' 부분을 참조하도록 한다.

5. **중재**

a. 카테터 삽입부위와 정맥을 따라서 혈전성정맥염의 증상과 징후가 있는지를 잦은 간격으로 관찰한다.

b. 증상이 관찰된 즉시 주입을 멈추고, 의사에게 보고한다.

c. 감염이 의심되면 반정량 배양 방법을 사용하여 카테터를 배양검사한다.

① 카테터 주변의 피부를 70% 이소프로필알코올(isopropyl alcohol)로 닦고 자연건조시킨 후, 배양검사를 위해 카테터를 뺀다.

② 화농성 배액은 피부를 닦기 전에 배양검사한다.

d. 만약 계속적인 치료가 필요하다면 새 카테터와 주입세트, 수액용기를 사용해서 반대편 사지에 새로 삽입한다. 만약 반대편 사지의 사용이 불가능하다면, 손상된 정맥의 지류가 아닌 분리된 다른 정맥을 사용해야만 한다.

e. 초기에는 손상 부위의 혈액 흐름을 감소시키기 위해 찬 찜질을 적용하고, 그 다음엔 온찜질을 적용한다.

f. 사지의 상태를 평가한다.

g. 색전이 순환계 안으로 유출될 수 있으므로 문지르거나 마사지하지 않도록 환자에게 주의를 준다.

h. 색전 형성이나 패혈증의 가능성을 고려하며 환자와 사지를 관찰한다.

6. **예방법**

a. '정맥염', '혈전증' 부분을 참조한다.

J. 말초 카테터의 폐색

1. **정의**: 카테터가 혈액이나 침전물로 채워져 용액의 흐름을 막는 상태를 말한다.

2. **증상과 징후**

a. 카테터 부분 폐색의 첫 번째 증상은 부정확한 주입속도이다.

① 주입속도가 감소한다.

② 수액 흐름 조절 클램프를 바꿔도 수액의 흐름이 증가하지 않는다.

b. 카테터가 더 막히게 되면 주입이 중단되거나, 카테터를 관류하려고 시도할 때 저항이 있게 된다.

3. 유발요인

a. 수액 용기가 완전히 빈 경우에 발생 가능하다.

b. 카테터가 삽입된 위치

① 삽입된 사지를 구부리거나 펴는 것에 따라 수액의 흐름이 증가되거나 감소된다.

② 대개 카테터를 관절 부위에 삽입한 것과 관련된다.

c. 약물을 주입할 때, 카테터에서 채혈할 때, 간헐적인 주입장치를 사용할 경우에 관류용액의 부적절한 주입으로 인해 생긴다.

d. 침전물이 형성되는 부적합한 약물이나 용액의 주입으로 생긴다.

e. 카테터가 꼬이거나 주입세트가 조여진 경우에도 생길 수 있다.

4. 중재

a. 색전을 순환계 안으로 밀어넣을 위험성이 있으므로 막힌 카테터는 관류하지 않는다.

b. 카테터를 제거하고 제거된 카테터의 통합성을 확인한다.

c. 제거 부위에 멸균건조드레싱을 적용한다.

d. 치료를 계속해야 한다면 다른 정맥에 새 카테터를 삽입한다.

5. 기록

a. 날짜와 시간

b. 카테터 폐색에 대한 간호진단

c. 중재와 환자의 반응

6. 예방법

a. 수액용기에 100mL 미만의 수액이 남은 경우 수액용기를 교환한다. 수액용기에 시간 테잎을 붙이게 되면 수액용기가 비게 되는 시간을 알 수 있어서 유용하다.

b. 혼합하기 전에 약물과 용액의 부적합성을 확인한다.

c. 간헐적 주입장치의 관류에 대한 정책과 절차를 개발한다.

① 모든 카테터를 관류하기 위한 정책과 절차를 확립하는데 제조사의 권고를 사용해야 한다.

② 미국의 건강시스템 약사협회(1994-American Society of Health-system Pharmacists, ASHP)는 말초의 간헐적 주입장치의 개방성을 유지하기 위해 0.9% 염화나트륨 사용을 권장한다.

③ 대부분의 중심혈관접근기구에는 헤파린 첨가 식염수를 사용해야 한다. 가능한 가장 낮은 농도의 헤파린을 사용해야만 하고, 관류의 양과 빈도는 환자의 응고인자가 변하지 않는 범위 내에서 사용해야 한다.

④ 헤파린과 부적합한 약을 주입하기 전과 후에 0.9% 염화나트륨으로 관류해야 한다.

⑤ 약물과 혈액/혈액제제를 주입한 후, 채혈한 후, 지속적 주입에서 간헐적 주입으로 바꿀 경우, 카테터를 사용하지 않을 경우에는 기관의 정책과 절차에 따른 간격으로 관류해야 한다.

⑥ 관류 후에 카테터 끝으로 혈액이 역류되는 것을 방지하기 위해 관류 시 카테터 내의 양압을 유지하도록 한다.

d. 카테터/주입세트의 관리 및 주입세트가 꼬이거나 조여져서 주입속도가 줄어드는 것과 같은 발생 가능한 문제를 조기에 인식하도록 환자를 교육한다.

K. 국소 감염

1. 정의

a. 대개 혈관계 안으로 들어가는 입구가 되기 때문에 카테터와 피부 접합 부위에서 발생하는 감염이다.

b. 정맥염 없이 생길 수도 있다.

2. 증상과 징후

a. 카테터 삽입 부위의 동통, 부종, 염증이 있다.

b. 주변의 피부색이 변하고, 화농성 배액이 생길 수도 있다.

c. 카테터가 삽입되어 있을 때 혹은 카테터를 제거한 후에도 일어날 수 있다.

3. 유발 요인

a. 카테터 삽입시, 간호 시 혹은 제거 시에 무균술을 지키지 않은 경우

b. 정주간호실무표준(정맥주사 간호사회, 2000)과 기관의 정책 및 절차에 따라 확립된 간격으로 카테터 드레싱이나 관리를 하지 않은 경우

c. 오염된 기구 사용

d. 카테터 삽입 부위 간호 전에 손씻기를 제대로 하지 않은 경우

e. 환자가 드레싱에 손을 대어 주사 부위를 오염시킨 경우

f. 카테터를 관절 부위에 삽입하거나 혹은 정맥 내에서 카테터가 들락날락 움직이도록 부적절하게 고정을 함으로써, 카테터 삽입 부위로 오염물질이 들어가게 된 경우

4. 중재

a. 카테터를 제거하고 감염원인지 아닌지를 확인하기 위해 배양한다.
배액물은 피부를 알코올로 닦기 전에 배양한다.

b. 의사에게 보고한다. 항생제 연고와 함께 멸균 드레싱을 적용하도록 처방될 수 있다.

c. 전신적 항생제 치료가 필요할 수 있다. 간혹 외과적 중재가 필요한 경우도 있다.

d. 감염이 해결될 때까지 부위를 관찰한다.

5. 기록

a. 날짜와 시간

b. 증상, 징후, 각각의 중증도

c. 중재, 관찰사항, 환자의 반응

6. 예방법

a. 올바른 손씻기 기술을 사용한다.

b. 카테터 삽입 시, 삽입부위 간호 시, 드레싱 교환 시, 카테터 제거 시 무균술을 유지한다.

c. 사용 전에 카테터, 주입세트 및 드레싱의 통합성을 확인한다.

d. 오염되었다고 의심되는 도구는 즉시 교환한다.

e. 카테터 삽입 시 관절부위는 피한다.

f. 정맥에서 들락날락 움직이는 것을 예방하기 위해 적절하게 카테터를 고정한다.

g. 정주간호실무표준(정맥주사 간호사회, 2000)과 기관의 정책과 절차에 따라 카테터의 드레싱을 교환한다.

h. 카테터 삽입 부위와 드레싱 관리에 관련된 것을 환자에게 교육한다.

L. 동맥 혹은 정맥 경련

1. 정의

a. 갑작스럽고 불수의적인 동맥 혹은 정맥의 수축(혈관 수축)이다.

b. 결과적으로 혈관을 통한 혈액의 흐름이 일시적으로 중지된다.

c. 동맥 경련

① 신체의 넓은 부위로 순환을 공급하기 때문에 정맥경련보다 더 심각하다.

② 동맥의 손상은 주위 조직에 혈액의 공급을 적게 하여 조직의 괴사와 괴저를 초래한다.

d. 정맥 경련

① 혈액은 신체의 곳곳에서 심장으로 다수의 정맥을 통해 유입된다.

② 정맥이 손상을 입었을 때 측부 순환이 발생하며, 그로 인해 손상부위의 혈액 공급이 감소하게 되나 대개 범위가 크지는 않다.

2. 증상과 징후

a. 카테터 삽입 부위 위로 동통, 경련을 동반한 해당 사지의 둔한 느낌은 대개 환자가 자각하는 첫 증상이다.

b. 조직손상이 일어나기 전까지는 통증이 없을 수도 있다.

c. 국소적으로 창백해지면서 맥박이 사라지는 것은 대개 그 부위에 동맥 경련이 생겨 동맥에 의해 공급되는 혈액흐름이 감소됨을 나타내는 것이다.

3. 유발 요인

a. 찬 용액이나 약물을 주입한 경우

b. 자극이 되는 약물이나 용액을 주입한 경우

c. 정맥 대신 동맥에 부주의하게 천자한 경우

4. 중재

a. 동맥경련 시

① 즉시 카테터를 제거한다.

② 출혈이 중지될 때까지 혹은 대략 5분 가량 그 부위에 압력을 가한다.

③ 멸균드레싱을 한다.

b. 정맥경련 시

① 대개 카테터는 제거하지 않는다.

② 경련의 원인을 파악한 후 적절한 치료를 실시한다.

- 자극성 강한 약물이나 용액의 주입과 관련된 원인일 경우 약물을 더 희석하거나 주입속도를 줄인다.
- 정맥을 확장시켜 혈액 공급이 증가하도록 카테터 삽입부위 위에 온찜질을 한다; 찬 약물이나 용액을 투여하여 발생하는 경련을 감소시키는데 도움이 된다.

- 기관의 정책과 절차에 따라 1% 리도카인 0.25mL를 경련과 관련된 동통을 완화시키기 위해 투여할 수 있다. 반드시 알레르기 과거력을 확인하고 의사의 처방에 따라 투여한다.

5. 기록

a. 중재가 필요하거나 잠재적 조직손상의 우려가 있을 때만 기록한다.

b. 발생한 날짜와 시간

c. 증상, 징후, 각각의 중증도

d. 중재와 환자의 반응

6. 예방법

a. 고도로 숙련된 전문가가 카테터를 삽입한다.

b. 약물을 희석한다.

c. 사용하기 전에 실온과 수액온도가 같아지도록 냉장고에서 수액용기를 미리 꺼내 둔다.

d. 저체온증의 환자나 찬 수액을 주입할 경우, 수액 온열기를 사용한다.

e. 강력한 냉응집소를 지닌 환자에게 빠르게 수혈해야 할 경우, 신생아의 교환수혈, 저체온증의 환자를 위해 혈액 온열기를 사용한다.

3 전신적 합병증

A. 개요

1. 순환계에 일어나는 합병증이다.

2. 잠재적으로 전신에 영향을 준다.

3. 대개 심각하며 즉각적인 중재가 요구된다.

B. 패혈증

1. 정의

a. 병리적 상태 또는 발열반응이다.

b. 보통 병원성 세균이 혈류를 침입했을 때 전신적인 증상을 나타낸다.

2. 증상과 징후

a. 떨림, 발열, 전신적 무기력, 두통이 초기 증상으로 발견된다.

b. 열이 올라감에 따라 맥박이 증가하고 탈진증세가 보인다.

c. 홍조, 요통, 오심, 구토와 저혈압도 있을 수 있다.

d. 증상이 심해지면 청색증을 동반하며 호흡이 증가되고, 만약 치료가 안되거나 증상 발견이 안될 시 과호흡이 증가된다.

e. 미생물이 전신 침범 시 혈관허탈, 쇼크, 사망이 생긴다.

3. 유발 요인

a. 수액 용기

① 오염 뿐만 아니라 미생물 성장도 중요 요인일 수 있다.

② 제조과정, 저장하는 과정이나 사용 시 부적절한 취급 및 조작의 결과로 인해 수액이 오염될 수 있다.

- 제조과정 중 오염과 연관된 미생물에는 그람 음성균, *Klebsiella*, *Serratia*, *Enterobacter* 종을 포함한다.
- 사용 중 오염된 제제약으로 인한 패혈증과 연관된 미생물에는 *Enterobacter cloacae*, *Enterobacter agglomerans*, *Pseudomonas cepacia*를 포함한다.

③ 제제약의 구성은 특정 미생물의 성장을 증진시킨다.

- 5% 포도당 수액에서는 24시간 내에 *Klebsiella*, *Enterobacter*, *Serratia*, *Pseudomonas cepacia*가 빠르게 성정한다.
- 혈액제제에서는 *Klebsiella* 미생물이 잘 자란다.
- 완전 비경구 영양 용액은 *Candida*균이 자라기에 좋은 용액이다.

④ 고장성 용액 또는 많은 양의 미립자를 보유하고 있는 용액은 다음의 특성을 가진다.

- 혈관내막을 자극하는 경향이 있다.
- 혈전을 생성시키도록 혈관을 자극하고, 염증의 근원을 제공하여 염증반응을 야기시킨다.

⑤ 24시간 이상 수액용기를 사용하는 것은 패혈증의 위험성을 증가시킨다.
왜냐하면 수액용기 내의 세균은 실온에서 24시간 후 증식하기 때문이다.

b. 기구는 공장 내에서나 공장에서 출고 시, 저장 과정, 사용하는 시점에 오염될 수 있다.

c. 마개(stopcock)는 자주 조작하기 때문에 미생물이 정맥 내 시스템으로 들어오는 주요 원인이 된다.

d. 카테터 구조(규격과 강도)는 패혈증의 잠재성을 증가시킨다.

① 큰 카테터는 피부접촉 부위가 크고 피부와 혈관에 큰 구멍을 만들어 세균의 유입을 증가시킬 수 있다.

② 주입 시스템 내로 자주 주입하기 위해 사용되는 큰 카테터는 세균의 유입 잠재성을 증가시킨다. 연구 결과는 다관(multilumen) 카테터 사용 시 혈관계로 들어가는 주입구가 많아지기 때문에 감염 위험이 12.8%만큼 증가된다고 말하고 있다.

③ 단단한 카테터는 혈전생성과 균체형성을 용이하게 하는 감염반응을 증진시켜 감염 위험을 증가시킨다.

④ 더 탄력적인 카테터(실리콘, 천연고무, 폴리우레탄)는 다른 재질로 만들어진 카테터보다 혈전생성이 적다.

e. 카테터의 재질은 다른 요인보다 미생물의 유착을 더 쉽게 증가시킬 수 있다.

① *Candida*균은 폴리우레탄(polytetrafluoroethylene) 카테터보다 PVC 카테터에 더 잘 유착된다.

② 섬유소 막 형성의 잠재성

- 비록 어떤 카테터의 재질은 다른 것보다 혈전을 적게 생성하지만, 대부분의 전문가들은 삽입 후 몇 시간 내에 모든 카테터는 섬유소 막에 둘러싸인다고 믿는다.
- 어떤 재질에는 특정 병원성 계통의 미생물의 유착이 증진되는 것으로 나타났다.
  이런 재질의 카테터를 사용할 경우 섬유소막 생성은 상대적으로 예방할 수도 있다.

- 역설적으로 그 외 다른 카테터의 재질은 미생물의 유착을 증가시키지 않는다. 그러므로 이 재질들에서 섬유소 막은 감염의 원인이 될 수 있음을 나타낸다.

f. 삽입자의 경험, 지식, 기술은 패혈증의 위험에 직접적으로 영향을 미친다. 무균적인 삽입술은 감염과 관련된 위험성을 낮춘다.

g. 카테터 삽입 부위는 미생물이 부착되어 혈관계로 주입되는 일차적 통로이다.

① 피부의 미생물은 카테터가 삽입되는 동안 경피적 통로(카테터와 피하조직 사이의 공간)에 붙고, 그 관을 따라 혈류로 이동하여 세균혈증이나 진균혈증을 유발한다.

② 혈관 내 카테터는 삽입과정 중 삽입자의 손이나 환자 피부의 미생물에 의해 감염될 수 있다.

h. 신체의 다른 먼 부위 또는 요로나 수술부위와 같은 다른 감염의 근원으로 부터 미생물이 운반되었을 때, 혈행성 미생물 전파가 일어나서 카테터가 감염된다.

① 대부분의 효모균 감염은 다른 부위로부터의 혈행성 전파의 결과로 보여진다.

② 만약 카테터가 균혈증이나 칸디다혈증이 심한 환자에게 삽입된다면 혈행성 미생물 전파가 일어날 수 있다.

③ 카테터 미생물 전파에 영향을 미치는 요인들: 원인이 되는 병원균, 균혈증의 정도 및 기간, 환자의 임상적 상태, 그리고 카테터의 유지기간

④ 장기 이식 환자들은 패혈증에 걸리기 쉽다.

- 그람음성간균과 칸디다 패혈증이 증가한다.
- 환자들은 보통 심하게 아프고, 장기간 장관영양을 하지 못하며, 중심 혈관 접근 기구로 완전비경구영양을 공급받는다. 이는 맹장의 세균수를 증가시켜서, 면역글로불린 분비를 감소시키는 원인이 되고, 세균이 장벽에 붙는 것을 방해한다.
- 주로 *Escherichia coli*와 *Candida* 등의 세균은, 세포막을 통과하여 장간막의 임파선, 비장, 간, 혈액으로 이동한다. 그리고 혈관 내 카테터에 미생물 전파와 패혈증을 일으킬 수 있다. 혹은 미생물이 혈류로 들어갔을 때 패혈증이 일어날 수 있다.

i. 주입 시스템의 조작은 미생물이 혈관 내 시스템으로 유입될 수 있는 잠재성을 제공한다. 카테터 혹은 혈관 내 시스템을 자주 조작하는 것은 패혈증의 위험을 크게 증가시킨다.

j. 카테터 유지기간과 카테터의 길이는 혈관접근 감염의 위험성을 높인다.

① 카테터 감염과 관련된 위험은 카테터 삽입 기간과 함께 증가된다.

② 카테터는 필요 이상으로 오래 삽입해 두어서는 안된다.

k. 압력모니터 장치는 병원에서 유행하거나 병원내 상주하는 균에 의한 혈관 내 감염과 관계가 있다.

① 이러한 장치를 통해 미생물이 혈류로 유입되는 일반적인 경로

- 환자의 혈관 내 카테터와 압력모니터 장치 사이의 주입세트내의 수액
- 수액 내의 미생물은 압력모니터 장치에서 환자에게로 혹은 환자로부터 압력모니터 시스템으로 이동한다.

② 오염된 소독제가 사용된 돔(dome)에서 수액을 통해 미생물이 이동한다.
압력 모니터의 오염은 변환기(transducer)와 주입 시스템 사이에 고여 있는 수액기둥과 관계있다.

4. 중재

a. 감염 유발 요인의 구별과 함께 초기 증상에 대한 사정과 평가가 필요하다.

① 신장, 호흡 또는 창상감염과 같은 기타 다른 요인이 없을 때는 혈관 내 시스템을 감염의 요인으로써 고려해야 한다.

② 중심혈관접근장치를 가진 환자가 열이 나면 다른 원인이 증명될 때까지 카테타를 원인으로 고려해야 한다.

b. 활력징후를 관찰하고 만약 패혈증이 의심된다면 즉시 주치의에게 알려야 한다.

c. 카테터 주변의 피부를 알코올로 소독하고 건조시킨 후, 반정량 방법을 사용해 카테터 배양검사를 하고 제거한다.

d. 중심혈관접근을 위한 부위선택이 제한되는 환자, Candida균 또는 다른 곰팡이 감염이 있는 환자, 기계적 합병증 위험이 있는 환자일 경우 카테터를 제거하면 안된다.

e. 원인이 되는 미생물을 규명하기 위해 혈액배양검사를 시행한다.

f. 항생제 치료가 처방될 수 있다.

5. 기록

a. 증상이 발견된 날짜와 시간

b. 증상, 징후 및 각각의 심각성

c. 중재 및 환자의 반응

d. 증상과 징후의 관찰 및 진전사항

6. 특이 사건 보고서

a. 기관의 정책과 절차에 따라 완성한다.

b. 패혈증 비율의 감시 및 추적을 돕는다.

7. 예방법

a. 혈관 내 시스템의 어떤 부분을 취급하기 전이나 주입을 시작하기 전에 손을 철저히 씻고, 헹구고 건조시키도록 한다.

b. 사용 전 모든 용액용기의 투명함, 갈라진 금, 진공상태를 확인하도록 한다.

c. 카테터를 삽입할 부위를 항균액으로 중심에서 말초를 향해 바깥쪽으로 문질러 닦은 후 자연 건조시키도록 한다. 사용 가능한 항균액은 2% 요오드팅크, 10% 포비돈-요오드, 알코올, 클로로헥시딘을 포함한다.

d. 카테터 삽입 부위의 털이 많은 경우 잘라낸다. 세균이 미세마모를 일으킬 수 있으므로 면도하면 안된다.

e. 미생물이 혈관계로 주입될 수 있기 때문에 들락날락하는 움직임을 예방할 수 있도록 카테터를 단단히 고정한다.

f. 정주간호실무표준(정맥주사 간호사회, 2000)과 기관의 정책 및 절차에 따라서 무균술을 사용하여 카테터 삽입부위를 멸균 드레싱하고 교환한다.

g. 지속적인 치료에 사용되는 주입 세트는 환자들이 이동하거나 가운을 갈아 입기 위해 분리되어서는 안된다.

h. 치료를 시작하거나 시스템을 조작할 때 무균술을 사용한다.

i. 삽입 중에는 어떤 경우에도 카테터를 만져서는 안 된다. 응급상황에서 삽입된 카테터는 가능하면 최대한 빨리 교환한다.

j. 카테터 삽입 부위는 정주간호실무표준(정맥주사 간호사회, 2000)과 기관의 정책과 절차에 따라 교환되어야 한다.

k. 정맥 내 치료에 이용되는 용액 용기는 정주간호실무표준(정맥주사 간호사회, 2000)과 기관의 정책과 절차에 따라 교환되어야 한다.

l. 가능하면 루어락 연결을 사용한다. 그외의 연결은 갑작스럽게 세트가 분리되는 것을 피하기 위해 연결장치를 사용하여 단단하게 고정한다.

m. 꼭 필요한 상황 외에는 추가 기구의 사용을 제한한다. 왜냐하면 이러한 기구의 추가는 세균이 시스템으로 주입되는 기회를 제공하기 때문이다 ; 주입 세트를 교환할 때 같이 교환한다.

n. 주입 접근 포트를 사용 전에 항균액(2% 요오드팅크, 10% 포비돈-요오드, 알코올, 클로로헥시딘)으로 소독한다.

o. 주입 접근 포트는 정주간호실무표준(정맥주사간호사회, 2000)과 기관의 정책과 절차에 따라 교환한다.

p. 이차적으로 약물을 주입하는 세트에 사용하는 바늘이나 무침 기구는 각각 사용 후 교환한다.

q. 사용 전 제품의 통합성을 확인한다. 만약 오염된 경우, 사용하면 안된다.

r. 확립된 기관의 정책이나 절차에 따라 주기적으로 카테터 삽입부위를 확인하고 합병증의 초기 징후가 있을 시에는 즉시 교환한다.

s. 제조사의 설명서에 따라 주입 접근 포트를 사용한다. 주입 포트에는 1inch, 25~21G 규격의 바늘만 사용한다.

t. 주입세트를 사용할 때, 혈액매개 병원체가 의료인에게 전파되는 것을 예방하기 위해서 무침 시스템을 사용한다.

C. 폐 색전증

1. 정의

a. 용해되지 않은 물질의 덩어리가 자유롭게 떠다니다가 정맥순환에 의해 심장의 오른쪽으로 운반되어 폐혈관을 막았을 때 나타나는 상태를 말한다.

b. 유발 물질은 고체, 액체 또는 기체 형태이다 : 조직의 덩어리, 종양세포, 지방입자, 공기방울, 세균 덩어리 또는 카테터의 파편, 털, 유리조각과 같은 이물질로 구성될 수 있다.

2. 증상과 징후

a. 색전이 폐동맥을 막은 경우 심장장애 발생

b. 여러개의 색전이 폐순환으로 들어간 경우 오른쪽 심부전과 함께 폐고혈압 발생

c. 호흡곤란

d. 늑막염성 통증 또는 불편감

e. 걱정 및 불안감

f. 기침과 설명할 수 없는 객혈

g. 발한

h. 빠른 호흡

i. 빈맥

j. 청색증

k. 미열이 있을 수 있다.

l. 폐 청진 시 늑막 마찰음이 있을 수 있다.

3. 중재

a. 만약 폐색전증이 의심된다면, 환자를 반-좌위(semi-Fowler' s) 체위로 취하게 한다.

b. 활력징후 관찰

c. 의사에게 보고한다. 처방은 다음의 내용이 포함될 것이다.

① 혈액 가스 수치를 유지하기 위한 산소를 공급한다.

② 헤파린 투여를 위한 기초자료로써 전혈구계산(complete blood count, CBC), 부분트롬보플라스틴시간(partial thromboplastin time, PTT)을 측정한다.

③ 보통 헤파린 주입 전 헤파린 일시주사(bolus)를 투여한다.

④ 폐색전증 확진을 위해 방사선 폐 스캔을 촬영한다.

4. 예방법

a. 정맥 내 용액이나 약물에서 미립자를 제거하기 위해 필터를 사용한다.

b. 혈액과 혈액성분의 주입 동안 혈액덩어리와 다른 찌꺼기는 걸러지도록 고안된 필터를 사용한다.

① 170~260μm의 구멍 크기를 가진 표준 혈액 필터는 일반적으로 큰 혈액 덩어리를 제거하는데 사용된다.

② 20~40μm의 미세응집괴 혈액 필터는 5일 또는 그 이상 보관된 전혈과 농축적혈구(packed red blood cells, P-RBC) 주입과 심폐우회로 조성 수술에 사용된다.

c. 하지정맥은 사용하지 않는다.

① 발에 있는 정맥의 작은 그물망에는 혈액이 쉽게 고여서 정맥 울혈이 일어난다.

② 이차적으로 혈관벽이 손상되어 순환혈류 속으로 혈액 덩어리가 방출된다.

d. 정맥 내 라인(line)을 관류할 때 신중하게 한다.

① 주입 속도를 증가시키기 위해 라인(line)을 세척하거나 관류하는 것은 혈액 덩어리 방출의 잠재성 때문에 해서는 안된다.

② 간헐적 장치나 주입 세트를 관류할 때, 힘을 가하여서는 안 된다. 작은 혈액 덩어리가 혈액순환 속으로 주입될 수 있기 때문이다.

e. 정맥내막의 손상을 막는 방법을 사용한다.

① 고도로 숙련된 전문가가 카테터를 삽입한다.

② 필요한 치료가 시행될 수 있는 가장 작은 크기의 카테터를 사용한다.

③ 자극적인 용액이나 약물을 주입할 때 주입용액의 혈액희석을 증진시키기 위해 큰 혈관을 사용한다.

④ 카테터가 움직이는 것을 예방하기 위해 적절한 고정방법을 사용한다.

f. 카테터 삽입 후 카테터가 절단될 가능성을 없애기 위해 정맥천자 전에 털을 잘라낸다.

D. 공기색전증

1. 정의

a. 혈관계에 공기 덩어리가 주입되었을 때 일어난다.

b. 작은 기포들이 들러붙어 떨어지지 않는 공기방울을 형성해서 폐 모세혈관을 막아 호흡곤란을 유발한다.

2. 증상과 징후(일반적으로 빠르고 급성이다)

a. 흉통

b. 숨가쁨

c. 어깨 혹은 요통(공기 색전증 위치에 따라 다르다)

d. 청색증

e. 저혈압

f. 약하고 빠른 맥박

g. 청진 시 명치부위(심장 앞쪽)에 지속적으로 들리는 물가에 부딪히는 소리(churning sound)

h. 어지러운 느낌 혹은 의식 상실

i. 만일 상태를 인식하지 못했거나 치료가 시행되지 않을 시 쇼크를 동반한 심장정지

3. 유발 요인

a. 주입시스템에서 포트가 열렸거나 새어 공기가 시스템으로 들어갈 경우

b. 중심정맥관 주입 세트 교환 시 환자가 발살바법(valsalva maneuver)을 수행하지 못하거나 튜브를 제대로 잠그지 않고 주입세트를 교환한 경우

① 흡기는 흉강 내에 음압을 형성하여, 중심관이 열렸을 때 혈관계로 공기를 끌어당긴다.

② 호기는 양압을 형성하여, 혈관계로 공기가 유입되는 것을 막는다.

c. 필터를 사용하지 않은 상태에서 용액이 모두 들어가서 수액병이 비게 되는 경우

d. 루어락 연결을 사용하지 않아, 시스템의 분리를 유발한 경우

e. 사용 전에 시스템에서 공기를 제거하지 않은 경우

f. 약물이나 관류용액 주입 전에 주사기에서 공기를 제거하지 않은 경우

g. 카테터를 제거하는 도중이나 제거 후에 최소 10분간 환자를 똑바로 눕히지 않은 경우

4. 중재

a. 공기가 시스템으로 주입되는 것을 예방하기 위해 주입 시스템이 열리거나 새는 즉시 수액을 채운 새로운 세트로 교환한다.

b. 즉시 환자를 심장보다 머리를 낮춘 자세에서 왼쪽으로 돌아 눕힌다.

c. 활력징후를 측정한다.

d. 의사에게 보고한다. 대개 산소투여가 처방된다.

e. 지속적으로 활력징후를 관찰한다.

f. 필요 시 응급조치를 취한다.

5. 예방법

a. 세트 교환 전에 주입 세트와 연장 세트를 잠근다.

b. 만약 중심혈관접근기구의 연장 포트에 클램프(clamp)가 없는 경우, 주입 세트를 교환하기 전에 시스템으로 공기가 들어가는 것을 막기 위해 환자로 하여금 숨을 내쉬도록 한다.

c. 용액 용기에 용액이 남아 있을 때 용기를 교환한다; 많은 제조사들이 용기가 비워지기 전에 교환할 수 있도록 각 용기에 초과해서 용액을 채워 제공한다.

d. 혈관계로 공기의 유입을 예방할 수 있도록 공기 제거필터를 사용한다.

e. 시스템 안으로 공기가 유입되는 것을 예방하기 위해 주입세트가 샐 경우 즉시 교환한다.

f. 중심혈관접근기구를 삽입하기 전 환자로 하여금 트렌델렌버그(Trendelenburg) 자세를 취하도록 한다.

g. 주입 세트/추가 장치가 분리되는 것을 막기 위해 루어락 연결을 사용한다.

h. 사용 전 Y-주입포트를 포함한 모든 주입 시스템에서 공기를 제거한다.

i. 약물 주입과 수액 관류 전에 주사기에서 공기를 제거한다.

j. 주입시스템의 간호와 유지에 대해 환자를 교육한다.

k. 주입속도를 높이기 위해 카테터를 관류하는 것은 혈전이 혈관계로 유입될 수 있으므로 해서는 안된다.

E. 카테터 색전증

1. 정의: 잘라진 카테터 조각이 순환계 혈류로 들어갔을 때 나타내는 상태이다.

2. 유발요인

a. 불량 카테터

b. 삽입 과정 중 절단된 카테터

c. 강한 주입으로 인해 파열된 카테터

d. 실라스틱(silastic) 카테터의 부적절한 잠금

e. Through-the-needle 카테터를 삽입하고 카테터를 되뽑은 경우, 카테터가 절단되면서 발생한다(가장 일반적인 요인이다).

3. 증상과 징후

a. 국소증상

① 카테터와 허브가 분리된다.

② 카테터를 되뽑을 시 잘린 카테터가 발견된다.

b. 전신증상

① 청색증

② 저혈압

③ 중심정맥압 상승

④ 빈맥

⑤ 약하고 빠른 맥박

⑥ 실신 또는 의식상실

⑦ 부정맥, 심장 천공, 색전이 심장 내에 머무를 때 심내막염

⑧ 심정지

⑨ 색전이 심장을 지나 폐내에 머무르는 경우 폐색전증

c. 심각성

① 색전의 위치에 따라 다르다.

② 쇄골하정맥이 심장에 근접하여 있기 때문에 손상된 시점에 갑작스럽게 심각한 증상이 나타날 수 있다.

③ 카테터의 파편이 심장내에 있어도 아무 증상이 안 나타날 수도 있다.

4. 중재

a. 카테터 삽입 부위보다 위쪽으로 지혈대를 묶고 환자로 하여금 절대안정을 취하게 한다.

b. 의사에게 보고하고 처방을 수행한다.

① 카테터 파편의 위치를 확인하기 위한 방사선 검사를 시행한다.

② 카테터 파편의 위치와 환자의 상태가 정확히 사정되었을 때, 의사의 결정에 따라 외과적 중재를 한다.

c. 환자를 관찰하고 다른 곤란증상이 있는지를 사정한다.

5. 기록

a. 증상이 나타난 날짜와 시간

b. 증상, 징후 및 각각의 심각성

c. 알려진 원인

d. 중재 및 환자의 반응

e. 환자의 상태에 대한 지속적인 관찰

6. 예방법

a. 사용 전 제품의 통합성을 확인하기 위해 카테터를 살펴본다.

b. 삽입 중 'through-the-needle 카테터' 를 뒤로 잡아 빼지 않는다.

c. 정맥천자를 끝낸 후에만 'over-the-needle 카테터' 의 도입침을 빼낸다(카테터가 부분적으로 혹은 완전히 삽입된 상태되면 빼거나 재삽입하지 않는다).

d. 관류 용액이나 약물이 실리콘 카테터를 통해 주입될 때, 양압을 가하지 않도록 한다.

e. 약물이나 관류 용액이 실리콘 카테터를 통해 주입될 때, 10ml 또는 그보다 큰 주사기를 사용한다.

F. 폐부종

1. 정의

a. 순환계가 감당할 수 있는 양보다 더 많은 수액이 체내에 있는 경우, 정맥압을 상승시켜 심장확장을 일으킬 수 있다.

b. 발견되지 못하거나 치료되지 못했을 때 심부전, 쇼크, 심정지의 위험이 있다.

2. 증상과 징후

a. 초기 증상

① 불안정함
② 맥박이 천천히 증가함
③ 두통
④ 숨가쁨
⑤ 기침
⑥ 얼굴의 홍조가 있을 수 있다.

b. 수액이 지속적으로 축적된 경우

① 고혈압
② gurgling respiration(꼴록꼴록 소리가 나는 호흡)을 동반한 심한 호흡곤란
③ 젖은 기침

c. 진전된 증상

① 울혈된 경정맥
② 상승된 쐐기압
③ 청진 시 습성 수포음
④ 팽창된 눈꺼풀

d. 특히 완전비경구영양을 주입받는 환자의 경우 1 lb/일 이상의 체중증가는 폐부종이 있을 수 있음을 시사한다.

3. 중재(심장의 부하를 감소시키기 위한 방법이 포함된다)

a. 느린 점적으로 주입 속도를 감소시킨다.

b. 환자로 하여금 좌위(High Fowler' s position)를 취하게 한다.

c. 활력징후와 수액의 균형을 사정한다.

d. 의사에게 보고한다.

e. 산소를 투여한다.

f. 다음의 지침을 포함하는 의사의 처방을 따른다.

① morphine sulfate를 투여한다.
- 말초정맥을 확장시켜 전부하(preload)를 감소시킨다.
- 동맥혈압을 감소시킴으로 후부하(afterload)를 감소시킨다.
- 심근의 작업부하량(workload)을 감소시킨다.

② 정맥압을 감소시키고 심장의 작업부하량을 완하시키기 위해 치료적 정맥절개를 시행한다.
③ 빠른 이뇨작용을 위해 정맥 내로 이뇨제를 투여한다.
④ 후부하를 감소시키기 위해 sodium nitroprusside와 같은 혈관확장제를 정맥 내로 투여한다.

4. 예방법

a. 치료를 시작하기 전 환자를 사정한다.

① 정주요법을 받은 것과 관련해 문제가 있었던 과거력
② 심장 및 호흡기계와 관련해 문제가 있었던 과거력
③ 수액량을 감당할 수 있는 능력에 대한 현재 상태의 평가

b. 주입된 수액이나 약물의 양에 대한 환자의 내성을 관찰한다.

c. 환자의 안녕을 침해하지 않는다면, 처방대로 주입 속도를 유지한다. 원래 처방된 스케쥴보다 뒤쳐졌다고 해서 수액을 더 빠르게 주입하면 안 된다.

d. 정확한 측정이 요구되는 약물이나 수액을 주입할 때나 신생아, 소아, 노인 환자 및 수액의 과부하를 엄격하게 예방해야 하는 환자에게 약물이 투여될 때는 미터(m) 단위 측정 챔버세트(metered-volume chamber set)나 주입 장치, 혹은 둘 다 사용한다.

G. 속도 쇼크(Speed Shock)

1. 정의

a. 체내로 들어간 이물질이 빠르게 순환계 내로 들어갈 때 나타나는 전신적 반응이다.

b. 빠른 주입 때문에, 자주 폐부종과 혼동된다(수액 양으로 구별된다).

① 속도 쇼크는 약물이 혈중 독성 수준에 도달하면서 혈액 공급이 풍부한 심장과 뇌에 영향을 끼쳐 발생한다.

② 주입량의 증가로 인해 이러한 상태가 유발되는 것은 아니다.

2. 증상과 징후

a. 초기 증상

① 현기증

② 안면 홍조

③ 두통

④ 약물 주입과 관련된 증상

b. 진전된 증상

① 가슴 압박감

② 저혈압

③ 불규칙한 맥박

④ 과민성 쇼크(anaphylactic shock; 아나필락시성 쇼크)

3. 유발요인

a. 조절되지 않은 약물의 빠른 주입

b. 처방된 한도를 넘은 속도로 약물 주입

4. 중재

a. 즉시 수액주입을 중단한다.

b. 응급 시 사용하기 위해 정맥관을 확보한다.

c. 필요 시 응급처치를 수행한다.

d. 의사에게 알리고 처방된 중재를 실행한다.

5. 예방법

a. 약물에 대한 지식을 가진 사람이 약물을 투여한다.

b. 처방된 속도 또는 환자의 상태에 따라 감소된 속도로 약물을 투여한다.

c. 적절한 속도로 약물이 투여되고 있음을 확실히 하기 위해 중력에 의한 주입시스템을 관찰한다.

d. 속도 쇼크를 일으킬 수 있는 수액이나 약물을 투여할 때에는 미터(m) 단위 측정 챔버세트(metered-volume chamber set) 또는 전자식 주입 장치를 사용한다.

H. 알레르기 반응

1. **정의**(6장: 수혈치료 참조-혈액과 혈액성분의 주입과 관련된 알레르기 반응)
   - a. 예민한 환자에게 약물이나 용액을 투여한 경우 나타나는 급작스럽거나 지연된 반응을 말한다.
   - b. 수혈반응에서 보여지는 것처럼 공혈자로부터 환자에게 감수성이 수동적으로 전달되거나 혹은 정상적으로 혈액 내 존재하는 물질에 민감한 환자에게 일어나는 반응이다.
2. **증상과 징후**(알레르기 항원에 대한 내부 반응에 따라 다르다)
   - a. 두드러기, 홍반, 가려움 등을 동반하거나 혹은 동반하지 않는 오한과 열
   - b. 천명(쌕쌕거림)을 동반하거나 혹은 동반하지 않은 숨가쁨
3. **중재**
   - a. 환자를 가능한 한 편안하게 한다.
   - b. 의사에게 보고하고 처방에 따른 중재를 수행한다.
   - c. 처방에 따른 약물을 투여한다: 항히스타민제, epinephrine, cortisone, aminophylline을 포함할 수 있다.
4. **예방법**
   - a. 입원 시 약물, 라텍스, 요오드에 대해 알려진 알레르기의 사정결과를 의무 기록과 약물일람표에 기록한다.
   - b. 모든 약물을 투여하기 전에 알레르기 팔찌를 확인한다.
   - c. 약물을 투여하는 사람은 약물분류 및 약물과 관련된 정보를 알고 있어야 한다.
   - d. 공혈자 및 수혈자의 혈액에 대해 적절한 선별 검사를 시행한다.

4 중심 정맥 카테터와 관련된 합병증

A. 개요

1. 중심혈관접근기구의 사용은 지속적으로 증가될 것이다.
   - a. 새로운 치료 방식이 개발됨에 따라서
   - b. 처방된 치료를 장기간 지속적으로 받게 됨에 따라서
   - c. 환자들이 다양한 의료환경에 따라 치료받게 됨에 따라서
2. 서로 다른 형태의 카테터를 사용하는 것은 각각의 카테터 성질에 따른 다양한 합병증을 야기시킬 수 있다.

B. 삽입과 관련된 합병증: 기흉

1. 정의

a. 공기가 흉막공간과 폐흉막에 유입되는 것이다.

b. 카테터 삽입 중 폐를 싸고 있는 흉막을 뚫게 됨으로써 일어나게 된다.

① 보통은 폐와 쇄골하 정맥의 해부학적 근접성 때문에 생긴다.

② 천자된 정맥으로부터의 공기색전증의 위험과 함께 폐도 천자될 수 있다.

2. 증상과 징후(기흉의 크기에 따라 다르다)

a. 카테터 삽입 중, 갑작스런 흉통이나 숨참을 호소한다.

b. 카테터 끝의 위치를 방사선으로 확인할 때까지 기흉을 발견하지 못하는 경우에는, 증상이 없을 수도 있다.

c. 종격동의 공기 축적으로 인해 청진 시 깨물면 나는 소리(crunching sound)가 일반적으로 들린다.

d. 기흉이 심해질 경우 현저한 호흡곤란이 있다.

3. 중재

a. 카테터 끝의 위치를 방사선으로 확인할 때까지 기흉을 진단하지 못하면 의사에게 알린다.

b. 즉시 카테터를 제거한다.

c. 기흉이 생긴 쪽으로 환자를 돌려 눕히고, 머리 위로 팔을 올리도록 환자에게 설명한다.

d. 활력징후를 관찰하고 흉막삼출과 쇼크의 증상이 있는지 관찰한다.

e. 산소를 투여한다.

f. 필요 시 흉관을 삽입할 수 있도록 환자를 준비한다; 작은 기흉은 흉관의 삽입이 필요없이 자연히 사라지기도 한다.

4. 기록

a. 증상이 발견된 날짜 및 시간, 또는 환자가 증상이 없는 경우 카테터 끝의 위치에 대한 방사선 검사의 결과

b. 중재 및 환자의 반응

c. 관찰, 뒤따르는 중재 및 환자의 반응

5. 예방법: 고도로 숙련된 전문가가 중심혈관접근을 삽입한다.

C. 삽입과 관련된 합병증: 혈흉

1. 정의

a. 흉막강으로 혈액이 유입되는 것을 말한다.

b. 중심혈관접근기구를 삽입하는 과정 중, 손상을 받거나 정맥이 절단된 경우에 발생한다.

2. 증상과 징후

a. 카테터 삽입 중 호흡곤란을 동반한 갑작스런 흉통이 생긴다.

b. 카테터 끝의 위치를 방사선으로 확인할 때까지 환자는 아무런 증상이 없거나, 진단받지 않은 상태일 수도 있다.

3. 중재

a. 카테터 삽입 중 증상이 있을 때

① 삽입바늘과 카테터를 제거한다.

② 부위에 압박을 가한다.

③ 활력징후를 관찰하고 평가한다.

④ 산소를 투여한다.

⑤ 흉관을 삽입하기도 한다.

b. 카테터 끝의 위치를 방사선으로 확인하는 중 증상이 있을 때

① 의사에게 알린다.

② 카테터를 제거하고 부위에 압력을 가한다.

③ 산소를 투여한다.

④ 더 심한 합병증이 발생하는지 환자를 관찰한다.

⑤ 흉곽 내 혈액의 양에 따라 흉관을 삽입할 수도 있다.

4. 기록

a. 증상이 나타난 날짜와 시간, 또는 혈흉을 확진하는 방사선 검사 결과

b. 증상과 징후 그리고 각각의 중증도에 대한 환자 사정

c. 중재 및 환자의 반응

d. 지속적인 관찰

5. 예방법

a. 고도로 숙련된 전문가가 중심혈관접근기구를 삽입한다.

D. 삽입과 관련된 합병증: 수흉

1. 정의

a. 흉곽으로 정맥 주입용 수액이 직접적으로 주입된 경우를 말한다.

b. 쇄골하정맥이 절단되어 카테터가 흉곽에 삽입된 결과로 발생한다.

2. 증상과 징후

a. 흉통

b. 호흡곤란

c. 폐포성 호흡음의 부재

d. 수액이 위치한 부위 청진 시 낮은 소리를 동반한 잡음

3. 중재

a. 카테터를 제거한다.

b. 흉막공간에서 수액을 제거할 필요가 있을 수 있다.

c. 흉관의 삽입이 필요할 수도 있다.

d. 환자를 관찰하고 활력징후를 사정한다.

4. 예방법

a. 고도로 숙련된 전문가가 중심혈관접근기구를 삽입한다.

b. 수액이나 약물을 주입하기 전에 방사선 검사로 카테터 끝의 위치를 확인한다.

E. 삽입과 관련된 합병증: 상완 신경총 손상

1. 정의

a. 중심혈관접근기구를 삽입하던 중, 잘못하여 상완신경총(하부 경부와 상부 등쪽 척수신경을 팔과 전박, 손까지 연결시킴)이 손상을 입은 경우를 말한다.

2. 증상과 징후

a. 손가락의 저린 느낌

b. 팔까지 쭉 내리뻗는 듯한 통증

c. 해당 사지의 마비

3. 중재

a. 의사에게 보고한다.

b. 처방에 따라 진통제를 투여한다.

c. 보통 물리치료가 처방된다.

d. 증상이 해결되는지 환자를 관찰한다.

e. 치료는 일시적으로 증상을 완화시키는 것이며, 손상을 항상 해결하는 것은 아니다.

4. 예방법

a. 고도로 숙련된 전문가가 중심혈관접근기구를 삽입한다.

F. 삽입과 관련된 합병증: 의도하지 않은 동맥 천자

1. 정의

a. 중심혈관접근기구를 삽입하려고 시도하던 중, 의도하지 않은 동맥 천자가 발생한 것이다.

b. 만약 증상이 삽입과정 중 발견되어 카테터를 제거하고 부위에 압박을 가한다면 심각한 문제는 아니다.

2. 증상과 징후

a. 삽입 바늘을 통해 밝은 붉은색의 혈액이 보인다.

b. 증상을 즉시 발견하지 못하면, 혈종이 생겨 기도압박과 호흡곤란을 일으킨다.

c. 만약 공기나 파편이 동맥으로 들어가 뇌의 색전을 일으키면 중심 신경계 장애가 일어난다.

3. 중재

a. (만약 가능하다면) 동맥 천자부위에 적어도 5분 동안 압력을 가한다.
만약 환자가 출혈력이나 혈소판 질환이 있다면 더 오래 압박한다.

b. 쇄골 아래쪽에 있는 쇄골하정맥처럼 만약 그 부위가 뼈 아래에 위치하는 경우에는 동맥의 삽입부위에 압박을 가할 수는 없다.

c. 출혈 증상이 있는지 환자를 관찰한다.

4. 예방법

a. 항상 예방할 수 있는 것은 아니다.

b. 고도로 숙련된 전문가가 중심혈관접근기구를 삽입한다.

G. 삽입과 관련된 합병증: 혈관 외 변위(위치이상)

1. 정의

a. 중심혈관접근기구의 카테터 끝이 혈관계 밖에 위치하는 것이다.

b. 카테터가 혈관 안으로 들어가던 도중에 정맥 밖으로 카테터 또는 유도침이 미끄러져 나간 것이다.

c. 카테터 끝이 종격으로 들어가 수액이나 약물이 심장이나 큰 혈관들이 있는 쪽으로 주입된 경우, 종격수종이 발생할 수 있다.

2. 증상과 징후

a. 만약 폐나 폐를 싸고 있는 흉막이 천자된 경우, 기흉의 증상이 보인다.

b. 흉막 안으로 혈액이 들어간 경우, 혈흉의 증상이 보인다.

c. 만약 혈관이 천자되어 카테터 끝이 목이나 흉막공간 밖의 흉부에 있는 경우, 약물이 주입될 때까지 증상이 나타나지 않을 수 있다.

d. 수액이 흉부로 들어갈 때, 인접 부위의 가슴, 팔, 목의 부종이 올 수 있다.

3. 중재

a. 삽입 과정 중에 이러한 상태가 발견되면 의사에게 보고한다.

b. 즉시 카테터를 제거한다.

c. 환자의 상태를 사정하고, 더 이상의 합병증이 생기거나 증상이 완화되는지를 관찰한다.

d. 필요한 경우 각 합병증(기흉, 혈흉, 폐수종)을 치료한다.

4. 예방법

a. 고도로 숙련된 전문가가 중심혈관접근기구를 삽입한다.

b. 항상 예방 가능한 상황은 아니다. 사용 전 방사선 검사로 카테터 끝을 확인하는 것은 카테터 사용과 관련된 더 심각한 합병증을 최소화시킬 수 있다.

H. 삽입과 관련된 합병증: 혈관 내 변위(위치 이상)

1. 정의

a. 혈관계 내에서 카테터 끝의 위치가 잘못된 것이다.

b. 중심혈관접근기구 끝의 최적의 위치는 대정맥이다.

c. 보통 내경정맥과 쇄골하정맥의 해부학적 위치 때문에 쇄골하정맥 대신 내경정맥으로 잘못 삽입되어 발생한다.

d. 흔히 발생하는 부위는 반대쪽의 무명정맥, 홑정맥, 우측과 좌측 내흉정맥, 위쪽 늑간정맥, 덧반홑정맥이 포함된다.

e. 요측피정맥에 의해 가장 흔하게 발생하는 위치 이상 부위는 액와정맥이다.

2. 증상과 징후(카테터 사용 시 자주 관찰된다)

a. 카테터를 통해 흡인 또는 주입의 어려움

b. 어깨, 목, 팔의 불편감이나 통증

c. 목과 어깨 부위의 부종

d. "귀에서 소리가 난다" : 귀를 통해 빨리 지나가는 "흐르는 물" 로 종종 묘사된다 (내경정맥에 잘못 위치된 카테터를 통한 수액의 주입과 관련 있다).

e. 예상치 못한 신경학적 영향

① 내경정맥에 위치한 카테터로 약물을 주입함으로 인해 발생한다.

② 두개내 정맥굴과 지류정맥으로의 역행성 관류로 인해 발생한다.

3. 중재

a. 연구에 의하면, 환자에게 경피적 삽입을 반복함으로써 생길 수 있는 잠재적인 손상 없이 잘못 삽입된 중심혈관접근기구를 안전하고 효과적으로 재위치 조정하는 것이 가능하다고 한다.

① 빠른 관류(flush) 기술: 대부분의 잘못 위치된 실라스틱(silastic) 카테터는 4~5ml/초의 속도로 0.9% 염화나트륨 20cc를 빠르게 관류함으로써 위치 조정이 가능하다.

② 액와에 있는 말초정맥이나 액와정맥 안에서 꼬여서 고리를 형성하고 있는 카테터: 재위치 조정되는 경우가 적다.

③ 빠른 관류(flushing) 기술: 두 개 또는 세 개의 관내강 카테터나 딱딱한 혹은 반강체의 단일 관내강 카테터의 경우 카테터가 유연하지 않아서 재위치 조정에 실패한다.

④ 카테터 파열: 실라스틱 카테터가 막혔을 때 빠른 관류 기술을 사용하는 동안 발생한다. 빠른 관류 기술은 주입 시 저항이 느껴지지 않는 경우나 혈관폐색의 증상이 없을 때만 시행되어야 한다.

b. 환자의 체위를 바꾸는 것은 변위된 카테터의 위치를 바로 잡을 때나 카테터를 관류하기 전에 도움이 된다.

① 경정맥에서 위치가 잘못된 경우: 환자를 좌위 자세(Fowler' s position)로 취한다.

② 반대쪽 정맥으로 잘못 들어간 경우: 환자의 침상머리를 약간 올리고 삽입한 쪽으로 환자를 눕힌다.

③ 액와정맥으로 잘못 들어간 경우: 환자의 침상머리를 약간 올리고 삽입한 반대쪽으로 환자를 눕힌다.

④ 쇄골하정맥, 내경정맥에서 카테터가 단순한 고리 모양으로 꼬인 경우: 밤동안 위에 언급한 자세 중 하나를 취하도록 하여 중력 및 혈류를 이용해 카테터의 위치를 바로잡는다.

c. 쇄골하정맥, 내경정맥, 무명 정맥에 카테터 끝이 위치한 경우: 가이드와이어(guidewire)를 교환함으로써 적절한 혈관에 재위치시킨다.

d. 상대정맥을 지나 우심방 또는 우심실로 들어가 잘못 위치한 카테터: 카테터를 부분적으로 빼내어야 하며, 카테터가 유연한 경우에만 할 수 있다.

e. 중심혈관접근기구의 위치를 재조정하는 제일 안전하고 신뢰성 있는 방법: 방사선과 의사에 의해 직접적으로 형광투시장치를 통하여 재조정하는 방법이다.

4. 예방법

a. 삽입 도중 중심혈관접근기구의 위치이상이 항상 예방 가능한 것은 아니다.

b. 예방법에는 다음이 포함된다.

① 고도로 숙련된 전문가가 카테터를 삽입한다.

② 실리콘 탄성체(천연고무)로 만들어진 것과 같은 부드러운 카테터를 사용한다.

- 부드러운 재질의 카테터는 카테터 끝이 혈류를 따라 이동할 수 있도록 한다.
- 카테터가 혈관모양에 따라 쉽게 따라갈 수 있도록 한다.

③ 말초로 삽입된 중심혈관접근기구의 위치이상을 예방하기 위해 의도한 카테터 삽입 부위에서 우심방까지의 길이를 측정한다. 의도한 삽입 위치의 피부로부터 해부학적으로 가정한 혈관을 따라서 우측 흉연골 결합부위까지 또는 흉골상절흔의 1/3 부분에서 검상돌기 까지의 길이를 측정한다.

④ 카테터 삽입 전 환자에게 적절한 자세를 취하게 한다. 삽입 반대 방향으로 환자의 머리를 돌려 쇄골하정맥과 내경정맥 사이에 각을 만든다. 카테터가 척측피정맥을 따라 쇄골하정맥으로 삽입되기 쉽게 한다.

⑤ 형광투시검사로 보면서 카테터를 삽입하면 위치이상을 예방할 수 있다.

⑥ 방사선 검사를 통해 카테터 끝의 위치를 자주 확인하는 것은 변위된 카테터로 인한 합병증을 예방할 수 있다.

- 정면 흉부 방사선 촬영으로 확인하는 경우, 내흉정맥과 상대정맥이 인접해 있으므로 종격동의 왼편으로 위치한 카테터의 정확한 위치를 파악하기 어렵다.
- 조영제 주입 후 촬영하고 측면 흉부 방사선 촬영을 통해 위치를 확인한다.

I. 삽입과 관련된 합병증: 심막압전(Pericardial Tamponade)

1. 정의: 중심정맥 카테터가 심방을 관통하고 심막에 과다한 수액이 축적됨으로써 야기되는 상황을 의미한다.

2. 증상과 징후

a. 경정맥의 확장을 동반한 심장혈관허탈, 좁은 맥압, 심부전의 증상을 동반하거나 혹은 동반하지 않은 저혈압

b. 심막 공간으로 혈액이나 수액이 새어 들어가 심장을 압박하여 심막압전을 유발하기 때문에, 대개 서서히 나타난다.

3. 중재

a. 의사에 의한 응급처치가 필수적이다. 흉골의 검상돌기 바로 아래의 심막 주머니를 흡인한다.

b. 심폐소생술이 완전히 끝난 후 카테터를 제거하고 다시 삽입한다.

4. 예방법

a. 고도로 숙련된 전문가가 중심혈관접근기구를 삽입한다.

b. 실리콘 등으로 만들어진 것과 같은 부드러운 카테터를 사용한다.

J. 삽입되어져 있는 중심혈관접근기구의 합병증: 위치이탈 & Twiddler's Syndrome

1. 정의

a. 위치이탈: 삽입 후 카테터나 포트의 위치 이동을 의미한다. 포트는 자주 자유롭게 움직일 수 있게 되므로, 한 부위에서 다른 부위로 이동한다.

b. Twiddler's syndrome: 환자가 습관적으로 포트를 "만지작거리는(twiddling)" 습관으로 인해 포트가 이동하는 것이다.

2. 증상과 징후

a. 포트 조작 시 포트가 눈에 띄게 움직인다.

b. 카테터가 뽑혀 있거나 피부 바깥쪽으로 나와 있는 길이가 평소 사용 시보다 길다.

c. 피부 아래쪽으로 카테터가 눈에 띄게 꼬여 있다(터널형 카테터 또는 포트).

d. 데이크론(Dacron) 커프의 노출

e. 수액의 흐름이 좋지 않거나 카테터에서 흡인이 어렵다.

f. 카테터의 출구나 포트에 삽입된 바늘 주위로 수액이 샌다.

g. 카테터가 삽입되어 있는 쪽의 어깨나 팔의 부종

h. 수액이 주입될 때 작열감이나 통증

3. 사정

a. 포트

① 포트 조작 시 외관상 움직임 또는 새는 것을 관찰한다.

② 움직이는지 만져본다.

b. 카테터

① (만약 가능하다면) 피부 아래쪽의 카테터의 외관을 관찰한다.

② 카테터 선을 따라 만져 본다.

③ 피부 바깥쪽 카테터의 길이를 측정한다. 외부 길이가 길다면 카테터 끝이 본래 삽입 위치에 있지 않을 수 있음을 의미한다.

④ 방사선검사로 카테터 끝의 위치를 재확인해 보는 것이 필요할 수 있다.

4. 중재

a. 카테터가 뽑힌 경우

① 삽입 부위에 바셀린 거즈나 항생제 연고를 바른 Telfa와 같은 것으로 멸균 폐쇄 압박 드레싱을 한다. 드레싱은 보통 24~72시간 내 제거할 수 있다.

② 의사에게 보고한다.

③ 만약 지속적으로 치료가 필요하다면, 새로운 주입 세트와 수액용기를 연결하여 새로운 카테터를 삽입한다. 카테터를 안전하게 하기 위해 봉합이 필요할 수도 있다.

④ 특히 만약 환자가 문제를 유발할 가능성이 있다면, 환자에게 카테터의 관리 및 유지에 대해 교육한다.

b. 카테터가 뽑히지 않는 경우나 터널형 포트 또는 이식포트의 이탈이 의심되는 경우

① 의사에게 보고한다.

② 카테터 끝의 위치를 파악하기 위해 방사선 검사를 시행한다.

③ 방사선 검사 결과에 따라 카테터의 위치를 바로 잡거나 제거한다.

④ 만약 지속적으로 치료가 필요하다면, 새로운 주입 세트와 수액용기를 연결하여 새로운 카테터를 삽입한다. 봉합으로 카테터를 고정하는 것이 필요할 수도 있다.

⑤ 환자에게 카테터 관리 및 유지에 대해 교육한다.

5. 예방법

a. 피부 위의 카테터 출구 부위를 봉합한다.

b. 폐쇄 드레싱을 사용한다.

c. 피부위의 출구 부위의 카테터가 잡아당겨지는 것을 예방하기 위해 카테터를 고리모양으로 감고 반창고를 붙인다.

d. 환자에게 카테터 관리 및 카테터나 포트조작과 관련된 위험성에 대해 교육한다.

K. 삽입되어져 있는 중심혈관접근기구의 합병증: 카테터 이동

1. 정의

a. 카테터 끝이 한 곳에서 다른 곳으로 이동하는 것이다.

b. 카테터 끝은 삽입 시 종종 우심방 또는 내경정맥으로 들어간다.

c. 액와 정맥으로 이동할 수도 있다.

d. 카테터 끝이 자발적으로 이동하는 사례는 종종 보고된다.

2. 유발 요인

a. 기침이나 재채기와 연관된 흉곽내압의 변화 혹은 강제적인 카테터 관류

b. 심부전과 관련하여 혈관이 확장되거나 혈류가 감소한 경우에 생길 수 있다.

c. 종양이나 정맥 혈전으로 인한 위치 변화

3. 증상과 징후

a. 기능적인 특성의 변화

b. 수액 주입의 불가능

c. 우심방 또는 심실로 카테터가 이동함으로 인한 부정맥

d. 내경정맥으로 이동함으로 인해 귀에서 소리가 남(내경정맥에서 카테터가 촉진되면 이동되었다고 확신할 수 있다)

4. 중재

a. 주입을 중단한다.

b. 의사에게 보고한다.

c. 카테터 끝의 위치를 판별하기 위해 방사선 검사를 시행한다.

d. 형광 투시검사를 통해 위치를 바로잡거나 혹은 제거한다.

e. 만약 지속적으로 치료가 필요하다면, 새로운 주입 세트와 수액용기를 연결하여 새로운 카테터를 삽입한다.

5. 예방법

a. 항상 예방 가능하지는 않다.

b. 카테터 삽입 부위의 손상을 피한다.

c. 국소적 질환이 가까이 있는 부위에 카테터 삽입을 피한다.

d. 카테터를 안전하게 고정한다.

L. 삽입되어져 있는 중심혈관접근기구의 합병증: 폐색과 함께 섬유소 형성

1. 정의

:카테터가 혈관을 자극하게 되면 카테터 끝이나 정맥 기구를 따라서 섬유소막이 형성되어 카테터를 폐색시키는 덩어리를 형성하는 것이다.

2. 유발 요인

a. 부적절한 헤파린 요법

b. 펌프의 기능부전

c. 카테터의 파손

d. 환자의 과다 응고력

e. 침전물을 형성시키는 부적합한 약물의 투여: 가장 일반적인 침전제는 칼슘, 디아제팜(diazepam), 페니토인(phenytoin sodium)이다.

f. 쇄골과 첫 번째 늑골 사이에 카테터가 낀 경우

g. 카테터의 출구가 혈관벽을 향하여 있는 다관 카테터

① 흡인은 혈관벽이 카테터 안으로 빨려 들어가도록 해서 혈액 역류가 되지 않도록 한다.

② 수액 주입은 혈관벽을 출구로부터 떨어지게 해서 개방성을 복구시킨다.

h. 섬유소가 카테터 끝에 붙어 덜렁거리는 것(flap)

① 수액은 주입 가능하다.

② 혈액의 흡인이 되지 않는다.

3. 증상과 징후

a. 부분적으로 폐색된 카테터

① 불편감, 통증, 어깨/목/팔 또는 카테터 삽입 부위의 부종

② 관류할 때나 수액 주입 혹은 약물이 점적될 때 저항감이 느껴진다.

③ 느린 주입

④ 흡인 시 거품이 생기는 혈액

⑤ 섬유소 막을 따라 수액이 역행하게 되면서 카테터 삽입 부위에서 수액이 샌다.

b. 폐색된 카테터

① 카테터에서 혈액을 흡인하는 것이 불가능하다.

② 카테터 사용 시 강한 저항감이 있다.

4. 중재

a. 카테터나 포트의 폐색을 사정한다.

b. 원인 요인을 파악한다.

c. 환자의 자세를 바로 잡는다: 앉기, 눕기, 머리 위로 팔 올리기, 기침

d. "한쪽 방향" 카테터의 폐색: 카테터의 개구부가 혈관벽에 맞닿아 있어서 발생한다. 맞닿은 부위에서 카테터를 밀어내기 위해 0.9% 염화나트륨으로 관류하거나 주입을 시작할 필요가 있다.

e. 카테터 폐색이 의심될 경우, 10ml 주사기로 가볍게 압력을 가해 카테터의 관류를 시도한다.
   ① 관류나 수액흐름에 저항이 있을 경우: 0.9% 염화나트륨으로 부드럽게 밀어넣고-잡아 당기는 기술(push-pull technique)을 사용하여 폐색을 흡인하도록 시도한다.
   ② 채혈과 수액주입이 불가능할 때(두 방향으로 폐색된 경우): 유발요인을 찾아야 한다 (침전 또는 덩어리 형성).

f. 침전물로 폐색된 경우, 카테터를 제거하거나 에탄올, 염산, 중탄산염나트륨을 사용한다.

g. 포트의 응고가 의심될 경우, 바늘을 제거하고 새로운 바늘을 포트에 다시 삽입하고 개방성을 확인한다.
   ① 바늘이 우발적으로 중격에서 뽑히는 경우가 자주 있다.
   ② 미생물이 포트 안으로 유입될 수 있으므로 빠진 바늘을 포트 안으로 다시 밀어 넣으면 안 된다.

h. 특정 카테터나 포트의 경우 혈액 덩어리 혹은 섬유소를 용해시키기 위해 혈전 용해제의 사용을 고려해야 한다.
   ① 어떤 혈전 용해제가 중심혈관접근기구의 응고용해에 사용되는지, 어떤 카테터가 응고용해될 수 있는지 기관의 정책과 절차에 명시해야 한다.
   ② 의사에게 알리고, 응고된 카테터를 용해시킬 수 있는 처방을 받는다.
   ③ 혈전용해제의 용량과 농도는 제조사의 권고에 따라 카테터의 용적량과 동등한 양을 사용한다.

5. 예방법

a. 개방성의 유지를 위해 기관마다 확립된 정책과 절차를 따라야 한다.

b. 관류할 때 양압을 유지한다 : 양압 장치를 사용하거나, 관류할 때 0.9% 염화나트륨 혹은 헤파린 용액을 0.2ml 정도 남긴 채로 주사기를 제거하거나 잠근다.

c. 수액이 다 들어갔을 때 수액 용기가 비었음을 간호사에게 알려 주는 주입 펌프를 사용한다.

d. 주입세트가 꼬이거나 수액 용기가 비는 경우와 같이 주입 시스템과 카테터의 기계적인 문제를 종종 관찰한다.

e. 침전물 형성을 예방하기 위해 주입 전과 주입하는 동안에 약물이나 수액을 적절히 혼합한다.

f. 카테터나 포트의 관리 및 유지에 대해 환자를 교육한다.

g. 특히, 과다응고의 문제를 갖고 있는 환자는 저용량의 항응고 치료를 적용한다.

M. 삽입되어져 있는 중심혈관접근기구의 합병증: 정맥혈전증(카테터와 관련된 혈전증)

1. 정의

a. 중심혈관접근기구의 삽입으로 인해 목, 가슴, 팔에 있는 혈관에서 혈액응고가 일어나는 것이다.

b. 다음 세가지 병태생리 기전이 밝혀져 있다.

① 울혈/혈류정체: 폐내 또는 종격동 질환의 결과로 발생한다.

② 혈관벽 손상: 카테터 표면에 혈소판을 응집시킨다.

- 카테터 끝에 의한 혈관내막의 기계적 손상
- 혈관 내로 카테터 삽입
- 카테터 감염
- 완전비경구영양액이나 항암제에의 노출

③ 과다 응고성: 종종 악성종양과 관련있다.

c. 카테터 끝의 위치가 적정하지 않거나 왼쪽으로 삽입된 터널형 카테터와 관련이 있다.

2. 증상과 징후

a. 흉통

b. 이통(귀앓이)

c. 턱의 동통

d. 목, 쇄골의 윗 부분, 사지의 부종

e. 다른 합병증과 연관해서 다음과 같은 상태가 나타날 수도 있다.

① 폐 색전증

② 뇌 무산소증

③ 후두부종

④ 기관지 폐쇄

⑤ 사망

3. 중재

a. 혈전증이 의심될 때에는 즉시 의사에게 보고한다.

b. 조영제를 이용한 방사선 검사(정맥조영술)는 대개 카테터의 위치를 확진하기 위해 시행한다.

c. 대개 환자는 항응고 요법을 처방받는다.

d. 응고 덩어리의 크기와 순환부전 부위를 평가하는 것은 덩어리를 용해시킬 필요 여부를 알려줄 수 있다. 형광투시 유도로 말초카테터를 덩어리 안으로 깊숙이 삽입하여 혈전용해제를 주입하여 덩어리가 용해되게 한다.

4. 예방법

a. 응고장애를 가진 고위험 환자에게는 낮은 농도의 항응고 요법을 사용한다.

b. 고도로 숙련된 전문가가 중심혈관접근기구를 삽입하도록 한다.

c. 우측 쇄골하 정맥으로 카테터를 삽입한다.

N. 삽입되어져 있는 중심혈관접근기구의 합병증: 손상된 카테터

1. 정의

a. 중심혈관접근기구가 파열, 구멍, 베어짐, 절단 등의 손상을 입어 사용할 수 없게 되는 것이다.

2. 유발 요인

a. 드레싱 교환 중 카테터 근처에서 가위를 사용했을 때 발생할 수 있다.

b. 부적절한 바늘을 사용하는 것은 카테터에 구멍이 생기게 한다: 중심혈관접근기구는 다시 밀봉이 불가능한 재질로 만들어졌으며, 바늘이 직접적으로 들어갈 수 없게 되어 있다.

c. 중심혈관접근기구의 파열은 관류를 위해 작은 주사기를 사용하거나 방사선 검사를 위해 파워주입기(power injector)를 사용하는 것과 같은 과도한 힘에 의해 생긴다.

d. 카테터의 파열은 쇄골하정맥과 쇄골의 해부학적 위치로 인해 반복적으로 이 부위가 죄어져서 발생한다.

e. 특정 중심혈관접근기구의 잠금장치를 잘못 사용함으로 인한 손상으로 인해 발생한다.

3. 증상과 징후

a. 주입이나 관류 시 카테터 삽입 부위가 새거나 드레싱이 젖어 있다.

b. 구멍이나 찢어진 부위로 수액의 누출

c. 중심혈관접근기구의 분리나 구멍, 찢어진 부위가 육안으로 관찰된다.

d. 가슴 부위나 팔의 부종

4. 중재

a. 중심혈관접근기구의 손상부위와 가까운 곳에 톱니모양이 아닌 조절기를 적용한다.

b. 만약 가능하다면 중심혈관접근기구의 손상부위를 복구한다.

c. 만약 복구가 가능하지 않다면, 더 심한 합병증을 예방하기 위해 즉시 중심혈관접근기구를 제거한다.

① 중심혈관접근기구에 생긴 구멍은 세균의 주입구 역할을 하거나, 환자가 패혈증에 걸리기 쉽게 한다.

② 심장 내에 생기는 음압에 의해 공기가 안으로 빨려 들어가면, 환자는 공기색전증에 걸릴 수 있다.

5. 예방법

a. 실리콘으로 된 중심혈관접근기구 내의 강화된 부위에서 잠근다.

b. 중심혈관접근기구의 강화된 부위가 아닌 다른 부분에 잠글 필요가 있다면, 톱니 모양이 아닌 조절기를 사용한다.

c. 중심혈관접근기구 주위에서 가위나 날카로운 물체의 사용을 피한다.

d. 중심혈관접근기구에는 무침기구를 사용한다; 중심혈관접근의 주입포트를 사용할 때 만약 바늘을 사용해야 한다면, 25~21G와 같은 작은 크기나 1inch 혹은 더 짧은 길이의 바늘을 사용한다.

e. 강제로 힘을 이용하여 약물이나 관류용액을 주입하지 않는다.

f. 실리콘 카테터를 통해 약물을 주입할 때는 큰 주사기의 사용을 고려한다.

g. 포트를 만지작거리거나 외부의 카테터를 조작하는 것과 관련해서 생길 수 있는 잠재적인 문제에 대해 환자나 보호자에게 교육한다.

O. 삽입되어져 있는 중심혈관접근기구의 합병증: 상대정맥 증후군(SVC Syndrome)

1. 정의

a. 혈액흐름을 방해하는 상대정맥의 막힘이나 눌림을 의미한다.

b. 대개 폐쇄를 일으키는 혈액응고, 섬유소 혹은 둘 다에 의해 발생한다.

c. 상대정맥을 압박하는 임파절의 비대나 종양의 결과로 발생할 수 있다.

2. 증상과 징후

a. 점진적인 호흡곤란, 기침

b. 피부가 당겨지는 느낌

c. 비대칭적인 부종

d. 얼굴, 목, 어깨, 팔의 청색증

e. 하지의 부종없이 상지의 광범위한 부종으로 종종 "short cap 부종"이라 불리기도 한다.

f. 입, 인두, 후두, 흉부의 점막 부종과 청색증이 발생할 가능성이 있고, 가끔씩 수심낭(hydropericardium)이 발생할 수도 있다.

g. 충혈되고 확장된 경정맥, 측두정맥, 팔의 정맥

h. 흉부정맥의 확장으로 인한 흉부의 돌출된 정맥

i. 만일 발견되지 않아 치료되지 않으면 두개내압(intracranial pressure, ICP) 상승으로 인한 두통, 시각장애, 인지 장애를 가져올 수 있다.

j. 만일 상태가 지속될 시 대뇌 산소결핍, 기관지 협착 그리고 죽음으로 진행될 수 있다.

3. 중재

a. 환자를 반 좌위(semi-Fowler' s) 자세를 취하게 한다.

b. 산소를 투여한다.

c. 환자는 종종 불안해하고 질식으로 인한 두려움을 느끼므로 정서적 지지를 제공한다.

d. 의사에게 즉시 보고한다.

e. 방사선 촬영을 통해 진단을 확정한다.

f. 삽입된 중심혈관접근기구의 종류와 증상의 중증도에 따라 다른 혈관 접근 통로를 확보한다.

g. 대부분 항응고 치료를 시작함으로써 증상을 치료한다.

h. 더 이상의 부종을 최소화하기 위해 환자의 심혈관계와 신경계, 체내 수분 상태를 모니터한다.

4. 예방법

a. 이러한 경우는 드물다.

b. 고도의 숙련된 전문가에 의해 중심혈관접근기구가 삽입되도록 한다.

c. 특히 응고 문제가 발생할 수 있는 고위험 환자가 장기간 중심혈관접근기구를 사용 시에는 항응고 치료를 한다.

P. 삽입되어져 있는 중심혈관접근기구의 합병증: 카테터 삽입 부위감염

1. **정의**: 패혈증을 동반하거나 동반없이 발생하는 중심혈관접근기구의 출구부위의 감염을 말한다.

2. **증상과 징후**

a. 중심혈관접근기구 삽입부위에서의 발적, 부종 혹은 배액

b. 중심혈관접근기구 출구 부위의 통증과 압통

3. **중재**

a. 의사에게 즉시 보고한다.

b. 의사는 중심혈관접근기구를 제거하거나 가이드와이어를 사용하여 교체하는 방법 중 선택하여 시술할 수 있다.

c. 혈액 배양검사는 대개 중심혈관접근기구 뿐만 아니라 말초정맥에서도 채혈한다.

d. 환자는 보통 항생제 치료를 하게 되고 항응고제 치료를 할 수도 있다.

e. 이식된 혈관 접근 장치는 제거하지 않거나 감염의 원인이라고 밝혀질 때까지 사용한다.

f. 만약 열을 동반한 갑작스런 오한, 전신적인 근육통, 두통, 오심, 구토, 저혈압, 청색증이 나타난다면 패혈증에 대한 치료를 해야 한다.

4. **예방법**

a. 중심혈관접근기구를 삽입할 때 무균술을 유지한다.

b. 중심혈관접근기구를 삽입하거나 드레싱 교환 및 중심혈관접근기구의 조작을 위해 장갑을 끼기 전에 손을 씻는다.

c. 드레싱을 교환하기 전에 멸균 장갑과 마스크를 착용한다.

d. 사용 전에 장비포장의 통합성과 무균성을 사정한다.

e. 정주간호실무표준(정맥주사 간호사회, 2000)이나 기관의 정책과 절차에 따라 정해진 기간마다 드레싱을 교환한다.

Q. 삽입되어져 있는 중심혈관접근기구의 합병증: 피부 침식(짓무름)

1. **정의**

a. 이식된 중심혈관접근기구의 포트 중격 위의 피부가 찢어진 상태를 의미한다.

b. 극도로 마른 사람 혹은 급격한 체중 감소가 있는 환자나 영양상태가 불량한 환자에게서 많이 보인다.

c. 환자가 넘어져서 삽입 부위의 피부에 직접적인 손상을 입거나 찢어진 것과 같이 포트의 중격 위나 혹은 중심혈관접근기구에 가해진 외상의 결과로 생길 수 있다.

2. **증상과 징후**

a. 중심혈관접근기구 위의 피부가 찢어지거나 피부 찰과상이 있는 것을 볼 수 있다.

b. 발적 혹은 부종을 동반할 수도 있고, 동반하지 않을 수도 있다.

3. 중재

a. 의사에게 보고한다.

b. 대개 삽입된 중심혈관접근기구를 제거한다.

c. 감염을 예방하기 위해 손상된 피부에 멸균 드레싱을 적용하고 상처부위를 치료한다.

4. 예방법

a. 좋은 영양상태를 유지한다.

b. 중심혈관접근기구의 삽입부위에 손상 위험이 큰 활동을 피한다.

c. 중심혈관접근기구 주위에 압력을 피한다.

d. 이식 포트로 주입할 때마다 천자부위를 교대로 선택한다.

PART SEVEN 정맥 내 치료의 종료

1 정맥 내 치료의 종료

A. 사정

1. 결정

a. 환자의 요구

b. 치료에 대한 환자의 반응

c. 기대하는 결과의 달성

d. 환자 또는 법적 대리인이 지속적인 치료에 대한 거부 또는 치료 중단을 요구한 경우

2. 정주 치료를 중단하기 위해서는 의사의 처방이 필요하다.

B. 카테터 제거

1. 말초-short

a. 카테터 삽입부위에 세균이 유입되는 것을 예방하기 위해 무균술을 사용해야 한다.

b. 카테터는 정주간호실무표준(정맥주사 간호사회, 2000)과 기관의 정책과 절차에 따라 제거되어야 한다.

c. 카테터 제거 부위는 건조한 멸균드레싱으로 압박을 가해야 한다.

d. 제거 시 카테터의 통합성을 사정해야 한다.

e. 카테터의 결함을 제조사와 규제기관에 보고해야 한다.

2. 말초-midline

a. 적정 유지기간은 알려진 바가 없다.

b. 최대 권장되는 유지기간은 2~4주이다.

c. 장기간 동안 카테터를 유지하는 것은 다음의 요소들을 고려한 간호사의 전문적인 판단에 근거해야 한다.

① 남은 치료의 기간

② 환자의 말초혈관 상태

③ 환자의 상태

④ 카테터가 위치해 있는 정맥의 상태

⑤ 피부 통합성

d. 감염, 합병증이 의심되거나 치료가 중단됐을 때에는 즉시 카테터를 제거해야 한다.

e. 특히 카테터가 오랜 기간 삽입되었던 경우, 카테터 제거 시 주의가 필요하다.

f. 카테터를 제거하기 위해 팔을 외전시키는 것을 고려해야 한다.

g. 카테터를 제거하려던 중 저항성이 느껴진다면 의사에게 보고해야 한다.

h. 카테터 제거 시, 제거 부위에 압박을 가하고 항생제 연고가 발린 멸균 거즈 드레싱을 적용해야 한다.

i. 제거 후 카테터의 통합성을 사정해야 하고, 결함은 제조사와 규제기관에 보고해야 한다.

3. 동맥

a. 카테터 삽입부위에 세균이 유입되는 것을 방지하기 위해 무균술을 사용해야 한다.

b. 카테터는 정주간호실무표준(정맥주사 간호사회, 2000)과 기관의 정책과 절차에 따라 제거되어야 한다.

c. 카테터 제거 시, 지혈될 때까지 그 부위를 손가락으로 압력을 가하고, 건조한 멸균 압박드레싱이 적용되어야 한다.

d. 카테터 제거 후에는 삽입된 쪽 말단 부위의 순환상태를 사정하고, 기록해야 한다.

e. 제거 후 카테터의 통합성을 사정해야 하고, 결함은 제조사와 규제기관에 보고해야 한다.

4. 말초삽입 중심정맥관(PICC)

a. 적정 유지기간은 알려진 바가 없다.

b. 합병증의 발생 유무를 확인하기 위해 카테터를 자주 사정해야 한다.

c. 감염, 합병증이 의심되거나 더 이상 처방된 치료에 적합하지 않은 경우, 즉시 제거한다.

d. 특히 카테터가 오랜 기간 삽입되었던 경우, 카테터 제거 시 주의가 필요하다.

e. 카테터를 제거하는 동안 공기 색전증에 대비한 예방책이 필요하다.

① 환자의 머리를 평평하게 하고 배둔위자세(dorsal recumbent position)를 취하게 한다.

② 카테터를 빼는 동안 환자에게 발살바법을 실행하도록 요청한다.

③ 환자의 팔을 외전시켜야 하고, 만약 카테터를 뽑을 때 저항성이 느껴진다면 카테터를 제거해서는 안 된다.

④ 따뜻하고 습기있는 압박 적용은 정맥경련과 정맥수축을 감소시켜서 카테터를 더 쉽게 제거할 수 있다.

⑤ 매끄럽고 부드럽게 제거되지 않는 카테터는 그 자리에 놓아두고 멸균 드레싱으로 덮은 후, 의사에게 보고해야 한다.

f. 카테터를 제거하려 할 때, 저항성이 느껴진다면 의사에게 보고해야 한다.

g. 카테터 제거 시, 그 부위에 반드시 압력을 가하고, 항생제 연고가 발린 멸균 거즈 드레싱을 적용해야 한다.

h. 드레싱은 교환되어야 하고, 그 부위는 상피형성이 될 때까지 매 24시간마다 사정해야 한다.

i. 제거 후 카테터의 통합성을 사정하고, 결함은 제조사와 규제기관에 보고해야 한다.

5. 비터널형/비이식형 중심정맥기구

a. 적정 유지기간은 알려진 바가 없다.

b. 중심혈관접근기구와 삽입 부위의 합병증 발생 여부를 자주 사정해야 한다.

c. 중심혈관접근기구의 감염, 합병증이 의심될 때는 정주간호실무표준(정맥주사 간호사회, 2000)에 따라 즉시 제거해야 한다.

d. 카테터 삽입부위 및 순환계로 세균이 유입되는 것을 방지하기 위해 무균술을 사용해야 한다.

e. 기관의 정책은 해당 주의 법과 주 간호사 실행령에 기초를 두고, 중심혈관접근기구를 제거할 수 있는 사람에 대해서 명시해야 한다.

① 어떤 종류의 중심혈관접근기구의 제거는 의료행위가 될 수도 있다.

② 보통 쇄골하정맥 및 경정맥의 중심혈관접근기구는 기관의 정책과 절차에 따라 정규 간호사에 의해 제거된다.

③ 간호사가 중심혈관접근기구를 제거하던 중 저항성이 느껴진다면 의사에게 문의해야 한다.

f. 중심혈관접근기구를 제거하는 동안 공기 색전증 발생에 대비한 예방책이 필요하다.

① 머리를 평평하게 한 자세에서 배둔위를 취하게 한다.

② 중심혈관접근기구를 제거하는 동안 발살바법을 실행하도록 요구한다.

g. 중심혈관접근기구 제거 시, 그 부위에 압박을 가하고 항생제 연고가 발린 멸균 거즈 드레싱을 적용해야 한다.

h. 제거 후 카테터의 통합성을 사정하고, 결함은 제조사와 규제기관에 보고해야 한다.

6. 터널형 중심혈관접근기구

a. 적정 유지기간은 알려진 바가 없다.

b. 중심혈관접근기구, 카테터가 삽입되어 있는 통로 및 출구 부위의 합병증 발생여부를 자주 사정해야 한다.

c. 중심혈관접근기구 제거 시 피하조직으로부터 데이크론 커프(dacron cuff)를 잘라내야 하기 때문에 의사에 의해 시행되어야 한다.

d. 카테터와 관련된 감염이 의심될 경우 카테터 끝부분의 배양검사가 시행되어야 한다.

e. 중심혈관접근기구 제거 후 삽입 부위의 치유상태를 관찰해야 한다.

7. 이식형 중심혈관접근기구

a. 적정 유지기간은 알려진 바가 없다.

b. 피부 밑의 카테터 통로(만약 촉진된다면)와 포트 위의 부위는 합병증 발생 여부를 확인하기 위해 자주 사정되어야 한다.

c. 중심혈관접근포트와 부착된 카테터는 반드시 의사에 의해 제거되어야 한다.

d. 중심혈관접근포트 부위는 제거 후 치유상태를 관찰해야 한다.

C. 기록

1. 날짜 및 시간

2. 관찰

a. 주관적

① 카테터 제거 시 카테터 삽입 부위의 통증이나 저린 느낌과 같은 환자가 자각하는 느낌과 증상을 말한다.

② 치료가 환자에게 도움이 되는지 혹은 되지 않는지와 같은 치료에 대한 환자의 신뢰 및 지각을 말한다.

b. 객관적

① 홍반, 부종, 창백과 같이 눈으로 관찰되는 것

② 카테터 삽입 부위와 주변 조직의 부적절한 반응과 각각의 합병증을 관찰하고, 그것의 중증도를 기록한다.

3. 카테터의 통합성

4. 출혈 조절

5. 주변 조직의 상태

6. 합병증, 중재 및 만약 필요하다면 배양검사도 기록한다.

7. 적용되는 멸균 드레싱의 종류

8. 카테터를 제거한 사람의 이름 및 직위

D. 카테터 제거 후(합병증이 나타날 수 있고 중재 및 기록이 필요할 수 있다)

1. 잠재적 합병증에 대한 관찰

a. 말초
①카테터 삽입 부위 및 주변 부위
②삽입되었던 사지 관찰

b. 동맥
①카테터 삽입 부위 및 주변 부위
②삽입되었던 사지의 순환상태
③환자의 지연된 전신적 반응

c. 중심
①카테터 삽입 부위 및 주변 부위
②전신적 합병증

2. 중재

a. 드레싱을 교환한다

b. 항생제를 적용한다.

c. 합병증을 중재한다.

참고문헌

Alexander, M. (2001). Product selection and evaluation. In J. Hankins, R. A. Lonsway, C. Hedrick, & M. Perdue (Eds.) for Infusion Nurses Society, *Infusion therapy in clinical practice* (pp. 344–354). Philadelphia: W.B. Saunders.

American Association of Blood Banks (AABB). (2002). *Standard for blood banks and transfusion services* (21st ed., H. B. Klein, Ed.). Bethesda, MD: AABB.

American Association of Blood Banks (AABB). (2002). *Technical manual* (14th ed., pp. 485–594, V. Vengelen-Tyler, Ed.). Bethesda, MD: AABB.

American Society of Hospital Pharmacists. (1994). ASHP report: ASHP therapeutic position statement on the institutional use of 0.9% sodium chloride injection to maintain patency of peripheral indwelling intermittent infusion devices. *American Society of Health-System Pharmacists, 51,* 1572.

Andris, D. A., & Krzywda, E. A. (1997). Catheter pinch-off syndrome: Recognition and management. *Journal of Intravenous Nursing, 20,* 233–237.

Bagnall-Reeb, H. (1998). Diagnosis of central venous access device occlusion. *Journal of Intravenous Nursing,* 21(Suppl. 5), S115–S121.

Berry, R. K., & Banks, M. A. (2001). Patient education. In J. Hankins, R. A. Lonsway, C. Hedrick, & M. Perdue (Eds.) for Infusion Nurses Society, *Infusion therapy in clinical practice* (pp. 446–457). Philadelphia: W.B. Saunders.

Black, R. (1998). Vein extravasation: A severe complication of IV therapy. *Parenterals, 6*(4), 5–8, 12.

Carlson, K., Perdue, M., & Hankins, J. (2001). Infection control. In J. Hankins, R. A. Lonsway, C. Hedrick, & M. Perdue, (Eds.) for Infusion Nurses Society, *Infusion therapy in clinical practice* (pp. 126–140). Philadelphia: W.B. Saunders.

Catney, M. R., Hillis, S., Wakefield, B., Simpson, L., Domino, L., Keller, S., Connelly, T., White, M., Price, D., & Wagner, K. (2001). Relationship between peripheral intravenous catheter dwell time and the development of phlebitis and infiltration. *Journal of Infusion Nursing 24*(5), 332–341.

Centers for Disease Control and Prevention. (2002). Guidelines for the prevention of intravascular catheter-related infections. *Morbidity and Mortality Weekly Report, 51,* RR-10.

Hadaway, L. C. (2001). Anatomy and physiology related to intravenous therapy. In J. Hankins, R. A. Lonsway, C. Hedrick, & Perdue, M. (Eds.) for Infusion Nurses Society, *Infusion therapy in clinical practice* (pp. 65–97). Philadelphia: W.B. Saunders.

Hadaway, L. C. (1998). Major thrombotic and nonthrombotic complications. *Journal of Intravenous Nursing, 21*(Suppl. 5), S143–S160.

Hanchett, M., & Kung, L. (1999). Do needleless intravenous systems increase the risk of infection? *Journal of Intravenous Nursing, 22,* 117.

Health Care Advisory Board (HCAB). (December 1998). Fact brief: IV teams. Washington, DC: HCAB, 001–219-839.

Herbst, S., Kaplan, L., & McKinnon, B. (1998). Vascular access devices: Managing occlusions and related complications in home infusion. *Infusion, 4:8*(Suppl.).

Hibbard, J. S., Mulberry, M. S., & Brady, A. R. (2002). A clinical study comparing the skin antisepsis and safety of ChloraPrep, 70% isopropyl alcohol, and 2% aqueous chlorhexidine. *Journal of Infusion Nursing, 25*(4), 244–249.

Horner, K. A. (1998). Technology assessment of two needleless systems. *Journal of Intravenous Nursing, 21,* 203–208.

Intravenous Nurses Society (INS). (2000). Infusion nursing standards of practice. *Journal of Intravenous Nursing, 23*(Suppl. 6), S8–S23, S25–S46, S48–S60, S63–S64, S69–S71.

Joint Commission on Accreditation of Healthcare Organizations (JCAHO). (1999). *CAMH refreshed core: Comprehensive accreditation manual for hospitals.* Oakbrook Terrace, IL: Author, TX. 7.5.3, 7.5.4, 7.5.5; TX 8a–8b.

Joint Commission on Accreditation of Healthcare Organizations (JCAHO). *Comprehensive accreditation manual for home care.* Oakbrook Terrace, IL: Author.

Jones, G. R. (1998). A practical guide to evaluation and treatment of infections in patients with central venous catheters. *Journal of Intravenous Nursing, 21*(Suppl. 5), S134–S142.

Klotz, R. S. (1998). The effects of intravenous solutions on fluid and electrolyte balance. *Journal of Intravenous Nursing, 21,* 20–26.

Krzywda, E. S., & Edmiston, C. E. (2002). Central venous catheter infections: Clinical aspects of microbial etiology and pathogenesis. *Journal of Infusion Nursing, 25*(1), 29–35.

Kupensky, D. T. (1998). Applying current research to influence clinical practice: Utilization of midline catheters. *Journal of Intravenous Nursing, 21,* 271–274.

Lonsway, R. A. (2001). Patient assessment. In J. Hankins, R. A. Lonsway, C. Hedrick, & M. Perdue (Eds.) for Infusion Nurses Society, *Infusion therapy in clinical practice* (pp. 355–361). Philadelphia: W.B. Saunders.

Lonsway, R. A, & Hankins, J. (2001). Fluids and electrolytes. In J. Hankins, R. A. Lonsway, C. Hedrick, & M. Perdue (Eds.) for Infusion Nurses Society, *Infusion therapy in clinical practice* (pp. 98–124). Philadelphia: W.B. Saunders.

Maki, D. G., & Mermel, L.A. (1998). Infections due to infusion therapy. In J. V. Bennett & P. S. Brachman (Eds.), *Hospital infections* (4th ed., pp. 689–724). Philadelphia: Lippincott-Raven.

McMahon, D. D. (2002). Evaluating new technology to improve patient outcomes: A quality improvement approach. *Journal of Infusion Nursing, 25*(4), 250–255.

Mermel, L. A. (2000). Prevention of intravascular catheter-related infections. *Annals of Internal Medicine, 132,* 391.

Milliam, D. A., & Hadaway, L. C. (2000). On the road to successful I. V. starts. *Nursing, 30*(4), 34–49.

Miller, C. (2001). IV therapy in the acute care setting. In J. Hankins, R. A. Lonsway, C. Hedrick, & M. Perdue (Eds.) for Infusion Nurses Society, *Infusion therapy in clinical practice* (pp. 469–499). Philadelphia: W.B. Saunders.

Orenstein, R. (1999). The benefits and limitations of needle protectors and needleless intravenous systems. *Journal of Intravenous Nursing, 22,* 122.

Perucca, R. (2001). Changing and discontinuing infusion therapy. In J. Hankins, R. A. Lonsway, C. Hedrick, & M. Perdue (Eds.) for Infusion Nurses Society, *Infusion therapy in clinical practice* (pp. 398–403). Philadelphia: W.B. Saunders.

Perucca, R. (2001). Infusion monitoring and catheter care. In J. Hankins, R. A. Lonsway, C. Hedrick, & M. Perdue (Eds.) for Infusion Nurses Society, *Infusion therapy in clinical practice* (pp. 389–396). Philadelphia: W.B. Saunders.

Perucca, R. (2001). Infusion therapy equipment: Types of infusion therapy equipment. In J. Hankins, R. A. Lonsway, C. Hedrick, & M. Perdue (Eds.) for Infusion Nurses Society, *Infusion therapy in clinical practice* (pp. 300–333). Philadelphia: W.B. Saunders.

Perucca, R. (2001). Obtaining vascular access. In J. Hankins, R. A. Lonsway, C. Hedrick, & M. Perdue (Eds.) for Infusion Nurses Society, *Infusion therapy in clinical practice* (pp. 375–388). Philadelphia: W.B. Saunders.

Phillips, L. D. (1997). *Manual of IV therapeutics* (2nd ed., pp. 76–79, 123–125, 186–217, 232–256, 280, 320–323, 366, 394–396, 466–468). Philadelphia: F.A. Davis.

Sansivero, G. E. (1998). Venous anatomy and physiology. *Journal of Intravenous Nursing, 21*(Suppl. 5), S107–S114.

Scharnweber, K. (2001). Intravenous therapy equipment: Preparation, maintenance, and problem solving. In J. Hankins, R. A. Lonsway, C. Hedrick, & M. Perdue (Eds.) for Infusion Nurses Society, *Infusion therapy in clinical practice* (pp. 334–343). Philadelphia: W.B. Saunders.

Sherertz, R. J., Heard, S. O., & Raad, I. I. (1997). Diagnosis of triple-lumen catheter infection: Comparison of roll plate, sonication, and flushing methodologies. *Journal of Clinical Microbiology, 35,* 641–646.

Weinstein, S. M. (2001). *Plumer's principles and practice of intravenous therapy* (7th ed.). Philadelphia: Lippincott Williams & Wilkins.

Williams, P. L., Warwick, R., Dyson, M., et al. (1989). *Gray's anatomy* (37th ed., pp. 684–688, 691–692, 709–712, 720–723, 806, 919–968). New York: Churchill Livingstone.

수분 전해질 균형
Fluid and Electrolyte Balance

1 체액의 구성 성분과 조절

A. 체액은 수분, 림프, 세포, 지방, 그리고 무기질로 구성되어 있다.

B. 나이, 성별, 그리고 크기에 따라 변한다.

C. 체액

1. 대체적으로 성인 체중의 60%, 유아 체중의 80%를 차지한다.

2. 성인 체중은 사춘기에 완성된다.

a. 여성은 남성보다 세포의 지방함량이 높아서 세포내 체액량이 적다.

b. 일반적으로 나이가 듦에 따라, 체내 지방 함량이 증가되어 체액량이 감소한다.

3. 체액이 정상적으로 소실되는 다양한 경로(그림 2-1)

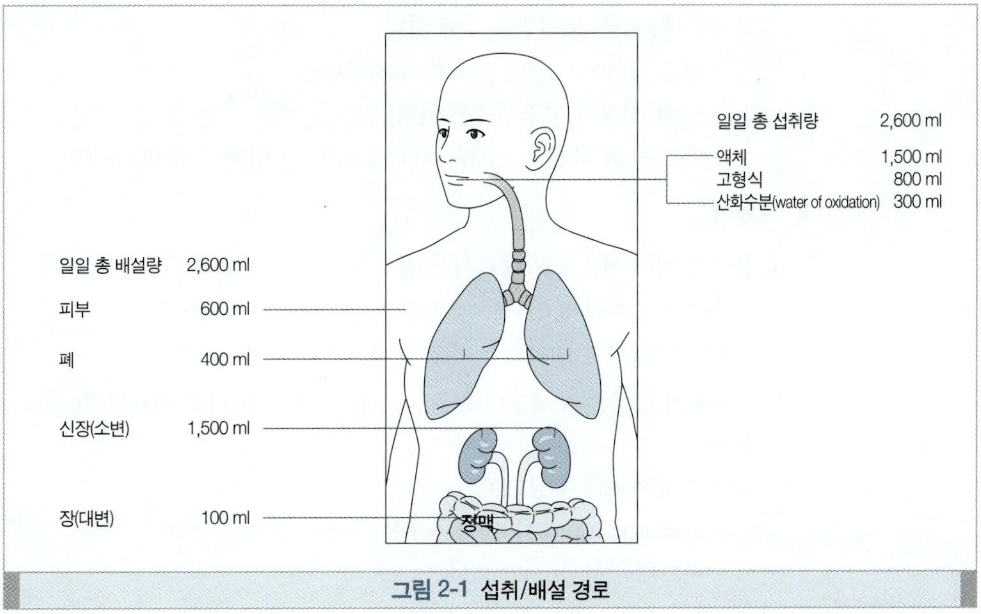

그림 2-1 섭취/배설 경로

a. 신장: 소변으로 배출

b. 피부: 땀으로 배출

c. 폐: 수증기 상태로 배출

d. 위장관: 구토와 설사형태로 배출(정맥주사 간호사회, 2001, pp.104~105)

4. 체액의 구분

a. 세포내액과 세포외액

① 유아는 성인에 비해 상대적으로 많은 세포외액을 가지고 있다(Metheny, 2000, p.3).

② 생후 첫 6개월 동안 빠른 변화가 일어난다.

③ 3세가 되면 세포내액(intracellular fluid, ICF)은 약 36%로 감소한다.

④ 사춘기에 이르면 대략 성인과 비슷한 분포를 가지게 된다.

b. 세포내액

① 세포내의 체액이다.

② 성인 체중의 가장 큰 부분을 차지한다(약 2/3): 70Kg 성인을 기준으로 할 때 약 23L에 해당한다(Paradiso, 1999, p.4).

c. 세포외액

① 세포 밖에 위치하는 체액으로 70Kg 성인을 기준으로 할 때 약 14L를 차지한다 (Paradiso, 1999, p.4).

② 림프, 위장관계 분비물, 뇌척수액, 땀, 방수(ocular fluid), 늑막액, 활액 그리고 심내막액 등이 포함된다.

③ 세부적으로 간질액과 혈관내액으로 구분한다.

④ 간질액

- 세포와 세포 사이에 위치한다.
- 체중의 약 15%를 차지한다.

⑤ 혈관 내액

- 동맥, 정맥, 모세혈관 내에 있다.
- 평균 성인에서는 약 5~6L를 차지한다.
- 약 3L 정도의 혈장성분이 있다.
- 약 2~3L의 적혈구(red blood cell, RBC)가 혈장 속에 떠다닌다.

5. 전해질

a. 용액 안에서 이온으로 해리되어 전기전도성을 지니고 있는 물질이다.

① 음극의 입자로 분리되는 것을 음이온(anions)이라 한다.

② 양극의 입자로 분리되는 것을 양이온(cations)이라 한다.

b. 음이온과 양이온은 세포내액(intra-cellular fluid, ICF)과 세포외액(extra-cellular fluid, ECF)에 있다.

① 세포내액(ICF)의 양이온

- 칼륨(Potassium, 주 양이온; K^+)
- 마그네슘(Magnesium; Mg^{2+})

- 소량의 나트륨(Sodium)

② 세포내액(ICF)의 음이온
- 인산염(Phosphate, 주 음이온; HPO_4^{2-})
- 황산염(Sulfate; SO_4^{2-})
- 중탄산염(Bicarbonate; HCO_3^-)
- 단백질 화합물(Proteinate)

③ 세포외액(ECF)의 양이온
- 나트륨(Sodium, 주 양이온; Na^+)
- 칼슘(Calcium; Ca^{2+})
- 마그네슘(magnesium; Mg^{2+})
- 칼륨(potassium; K^+)

④ 세포외액(ECF)의 음이온
- 염화물(Chloride, 주 음이온; Cl^-)
- 인산염(Phosphate, 음이온; HPO_4^{2-})
- 중탄산염(Bicarbonate; HCO_3^-)
- 황산염(Sulfate; SO_4^{2-})
- 단백질 화합물(Proteinate)
- 유기산(Organic acids)

6. 비전해질

a. 이온으로 해리되지 않는다.

b. 전기적 중성 용매이다.

c. 포도당, 크레아티닌, 비타민, 지질, 요소, 빌리루빈 등이 속한다.

d. 단백질과 포도당은 체액 조절 유지에 도움을 준다(Paradiso, 1999, p.2).

D. 항상성 기전

1. 개요

a. 정상적인 신체기능을 위해서는 체내 화학적 균형이 필요하다.

b. 몇 개의 기관이 균형유지를 위해 중요한 역할을 한다(항상성).

2. 신장계

a. 신장은 체내 수분 균형을 위하여 중요한 조절을 한다.

b. 체내 수분 균형은 소변의 배출량에 의해 조절된다.

c. 전해질은 소변의 정체 또는 배설에 의해 조절된다.

d. 산, 염기 균형은 중탄산염 이온의 재흡수와 비탄산염의 배출을 통해 유지된다 (Metheny, 2000, pp.8~9).

e. 대사성 노폐물과 독성 화학물질을 배출하는 기능을 한다.

3. 심장계

a. 심장과 혈관은 신장을 통해 피를 순환시킴으로써 소변 생성을 가능하게 해준다.

b. 체액 조절은 체액량, 압력 감수체(pressure sensors), 심방 나트륨이뇨 인자를 통한 심혈관계에 의해 도움을 받는다(정맥주사 간호사회, 2001, p.101; Metheny, 2000, pp.8~9).

4. 호흡기계

a. 폐의 호기를 통해 수분을 배출한다.

b. 수소 이온(hydrogen ions)의 조절을 통해 산 염기 균형에 영향을 미친다.

5. 내분비계

a. 신진대사, 성장, 재생산과 관련된 화학적 반응을 조절한다.

b. 이러한 반응을 조절하는 내분비샘에는 뇌하수체, 부신, 부갑상선 그리고 갑상선이 포함된다.

c. 뇌하수체

① 전해질과 신경계로부터 시상하부에 의해 받아들여진 신호는 뇌하수체로 전달된다.

② 항이뇨 호르몬(Antidiuretic Hormone, ADH)은 시상하부에 의해 분비되어 뇌하수체 후엽에 저장되고, 신장의 수분 배출과 보유 조절에 매우 중요한 역할을 한다.

d. 부신

① 부신 피질과 부신 수질로 구성되어 있다.

② 부신 피질(부신의 바깥층)은 체액과 전해질 균형에 더 중요한 역할을 한다.

③ 알도스테론(aldosterone), 미네랄로코티코이드(mineralocorticoid)는 부신 피질에서 분비된다.

- 칼륨을 배출시킨다.
- 나트륨 보유를 통해서 체액량을 회복한다.

④ 코르티졸(cortisol) 역시 칼륨분비와 나트륨 및 체액 보유에 영향을 준다.

e. 부갑상선

① 칼슘과 인 조절에 영향을 미치는 부갑상선 호르몬의 생산은 대부분 뼈로 부터의 재흡수에 의해 생긴다.

② 부갑상선 수치의 상승은 칼슘 수치를 증가시키고 인 수치를 감소시킨다.

③ 호르몬 수치가 감소하게 되면 반대의 경우가 된다.

f. 갑상선

① 칼슘 수치의 조절을 위해 칼시토닌(calcitonin)을 분비한다.

② 칼시토닌 수치의 상승은 칼슘 농도 감소를 유발한다.

2 환자 사정

A. 수분과 전해질의 상태를 결정하는데 도움이 된다.

B. 치료 계획의 개발을 위해 필요하다.

C. 과거력은 환자의 건강상태와 잠재적으로 발생할 수 있는 수분, 전해질의 불균형에 관한 중요한 정보를 제공해 줄 수 있다.

1. 질병/손상 상태

a. 신장, 심장, 호흡기계, 내분비계 질병

b. 만성 알콜 중독

c. 암

d. 좌상이나 화상을 포함한 심각한 외상

2. 약물

a. 이뇨제

① 수분과 전해질의 손실

② 전해질의 과다 가능성(특히 이뇨제에 의해 전해질이 좌우되는 경우)

b. 칼륨 손실을 일으키는 완화제

c. 코르티코 스테로이드(corticosteroids)

① 수분과 전해질의 정체 가능성

② 칼륨 부족

③ 호흡성, 대사성 염기증

d. 정맥내 용액의 부적절한 사용

① 나트륨 함유용액을 지나치게 사용할 경우 체액량 과다와 고나트륨혈증을 야기할 수 있다.

② 전해질 불함유용액을 사용할 경우 전해질 결핍을 야기할 수 있다.

③ 전해질 함유용액을 사용할 경우 해당 전해질에 의한 전해질 과다가 생길 수 있다.

3. 수분 상태

a. 섭취량보다 배설량이 많은 경우, 체액량의 결핍과 전해질의 불균형을 일으킬 수 있다.

b. 구토물, 위장관 흡인, 누공, 심한 발한 또는 설사 등을 통한 비정상적 수분 손실은 불균형을 초래할 수 있다.

c. 수분 불균형이 과도한 환경 온도나 환자의 활동 정도와 관련 있는지 여부를 알기 위해 환자의 활동성과 활동 영역을 사정해야 한다.

4. 나이

a. 나이가 들수록 항상성 회복은 좀 더 어려워지고 시간이 오래 걸린다.

b. 나이가 들수록 수분 결핍의 위험은 증가된다.

① 전체 체액량이 감소한다.

② 신장 기능이 감소된다.

③ 호흡계에서 정상 pH를 유지하기가 힘들어진다.

④ 피부 긴장도의 감소는 수분 상태를 파악하기 어렵게 만든다.

⑤ 혼돈, 갈증 역치의 감소, 수분 섭취의 어려움 그리고 이뇨제/설사 완화제 사용으로 섭취량이 줄어들거나 과도한 수분 손실을 일으킬 수 있다(가장 일반적인 문제는 고나트륨혈증이다).

⑥ 골다공증은 칼슘 결핍으로 인한 것이다.

c. 소아에서의 수분 전해질 불균형의 위험은 그들의 나이에 비례하고, 수분과잉 뿐 아니라 결핍도 포함된다.

① 유아는 섭취량보다 배설량이 좀 더 많기 때문에 수분량 결핍에 빠지기 쉽다.

② 유아의 신장 기능은 완전히 발달한 것이 아니기 때문에 소변을 농축하는 신장의 능력에 한계가 있다.

③ 신생아/미숙아는 항상성 완충 기능이 미약하다.

④ 영아와 유아는 체표면적이 크다.

D. 검사 자료

1. 혈청 삼투압

a. 용액 속에 포함되어 있는 입자의 양을 측정한다.

b. 대부분 혈청 나트륨 농도에 의해 영향을 받는다.

c. 탈수, 고혈당, 혈중요소질소 상승 시 농도는 증가한다.

d. 수분량 과다 시 농도는 감소한다.

2. 적혈구 용적률(Hematocrit)

a. 전혈 중의 혈장과 비교해서 적혈구가 차지하는 비율을 측정한 것이다.

b. 정상적 범위는 남자는 44~52%, 여자는 39~47%이다.

c. 수분량 과다 시 적혈구가 희석되어 적혈구 용적률은 감소한다.

d. 탈수 시에는 세포를 희석할 수분이 적기 때문에 적혈구 용적률은 증가하게 된다.

3. 혈중 요소질소(Blood urea nitrogen, BUN)

a. 혈청 내에 있는, 단백질 신진대사의 최종산물인 요소 수치를 측정하는 것이다.

① 간에서 형성된다.

② 순환혈액으로부터 얻어진다.

③ 신장계를 통해 배설된다.

b. 정상적인 성인의 범위: 10~20mg/dl

c. 수분과다, 정주 요법, 저단백 섭취로 인해 혈중 요소질소가 낮게 나올 수 있다(Cavanaugh, 1999, pp.164~165)

d. 탈수, 단백질 섭취 과다, 당뇨, 위장관계 출혈, 외상, 그리고 신장질환으로 인해 혈중 요소질소가 증가될 수 있다.

4. 혈청 크레아티닌

a. 근육 이화 작용에 의해서 생산되는 크레아티닌의 혈청 수치를 측정하는 것으로 근육의 양에 비례한다.

b. 혈액 속에서 순환하여 사구체에서 여과되고, 신세관에서는 재흡수되지 않는다.

c. 일반적으로 식이나 수분정도에 영향을 받지 않으므로, 신장계 질환의 민감한 지표가 된다.

5. 혈청 전해질

a. 몸 안의 전해질을 측정한다.

① 나트륨

② 칼륨

③ 칼슘

④ 마그네슘

⑤ 인

⑥ 염화물

⑦ 중탄산염

b. 수분과 전해질의 섭취와 배설에 의해 영향을 받는다("수분 불균형"과 "전해질 불균형" 참조)

6. 동맥혈 가스분석(Arterial blood gases, ABGs)

a. 수소이온 농도지수(pH; hydrogen ion concentration), 동맥혈 탄산가스분압($PaCO_2$), 동맥혈 산소분압(PaO_2), 중탄산염 그리고 염기과다 수치를 측정한다.

b. 산, 염기 균형을 평가하는데 사용한다("산, 염기 균형과 불균형" 참조).

7. 뇨 비중(Urinary specific Gravity, USG)

a. 소변내 입자의 양과 본질을 측정한다.

b. 정상 비중은 1.003~1.030이다.

c. 수화(hydration)상태, 신장 상태, 그리고 소변 내 입자의 수와 크기에 영향을 받으며 포도당, 단백질, 방사선 조영제와 같이 큰 분자들은 실제적인 농도보다 결과를 높게 부풀릴 것이다(Metheny, 2000, p.35).

8. 뇨 삼투압

a. 소변 내 입자나 이온 및 분자의 수를 측정한다.

b. 분자의 크기에 의해 크게 영향을 받지는 않는다.

c. 일반적으로 혈청 삼투압과 함께 뇨 삼투압은 뇨 비중 측정값보다 더 정확한 신장의 농축 능력 지표로 고려된다(Metheny, 2000, p.35).

E. 임상 사정 변수

1. 전반적인 책임

a. 임상 사정은 입원 시 시행되어야 하고, 치료기간 내내 근거에 기초하여 지속적으로 관찰되어야 한다.

b. 환자와의 접촉이 많기 때문에 간호사의 공동 책임이 강조된다.

c. 정기적인 기록을 한다.

d. 특이하거나 비정상적인 사항은 의사에게 보고한다.

2. 수분 섭취량과 배설량의 비교

a. 모든 환자의 섭취량과 배설량을 파악하고 있는 것이 좋으며 특히, 수분 전해질의 불균형 가능성이 있는 환자의 경우는 더욱 필요하다.

b. 섭취량에는 모든 구강섭취 수액, 장관 영양, 다른 튜브영양 그리고 비경구 수액이 포함된다.

c. 섭취량/배설량과 몸무게 사이의 정확한 비교를 위해 개별적인 양과 하루 중 언제 측정을 했는지 그 시기가 중요하며 총 24시간을 주기로 전량을 측정해야 한다.

d. 배설량에는 소변, 설사, 누공 배액, 구토, 그리고 흡인을 통해 얻어지는 기타 배액물들이 포함된다.

e. 그 밖에 쉽게 측정되지 않는 다른 수분 손실들도 중요하다.

① 발한, 호흡(특히 과도환기 시나, 인공호흡기 사용 시) 그리고 상처로부터 나오는 배액물

② 특히, 정확한 섭취량/배설량 측정이 요구되는 상황에서는 가능한 한 모든 양을 측정하여 기록한다.

③ 결과는 측정시간에 영향을 받는다.

f. 총섭취량과 총배설량의 비교는 중요하다.

① 섭취량이 배설량보다 많을 때, 체액량 과다의 가능성이 있다.

② 배설량이 섭취량보다 많을 때, 체액량 결핍의 가능성이 있다.

③ 전해질의 불균형은 체액량의 과다나 결핍에 영향을 미칠 수 있다.

④ 비정상적인 결과는 의사에게 알린다.

3. 소변

a. 소변량과 농축 정도는 항상성의 지표가 된다.

① 소변량은 환자의 전체 배설량 중 가장 중요한 요소이다.

② 소변량이 적을 때는 체액량 결핍을 의미할 수 있다.

③ 소변량이 많을 때는 체액량 과다를 의미할 수 있다.

b. 소변의 농축 정도는 수분 불균형의 지표일 수 있다.

① 소변은 체액량 결핍 시 더 농축된다.

② 소변은 체액량 과다 시 덜 농축된다.

③ 소변의 농축 정도와 양은 신장과 내분비계 기능(항이뇨호르몬과 알도스테론 수치)의 지표가 된다.

④ 결과를 기록하고 비정상적인 결과는 의사에게 알린다.

4. 피부와 혀의 긴장도

a. 조직 긴장도는 피부를 집어 들었다가 놓았을 때 피부가 되돌아가는 결과를 관찰하여 사정한다.

① 정상적인 수분상태에서는 피부가 재빨리 정상적인 위치로 되돌아 온다.

② 체액량 결핍 시에는 피부는 몇 초 동안 약간 상승된 상태로 남아있게 된다.

b. 피부 긴장도를 측정하기에 적합한 부위로는 전완, 손등, 이마, 흉골 부위 등이 있는데 특히, 이마나 흉골부위가 일반적으로 가장 좋은 부위로 고려된다.

c. 유아에게서 피부 긴장도 측정은 예외적이다. 가장 좋은 부위는 복부나 대퇴부의 중간 부분이다(Metheny, 2000, p. 395).

① 특히 유아에 있어서 피부 긴장도 저하는 영양부족이 있는 상태에서는 그릇된 지표가 될 수도 있다.

② 비만한 유아들은 체액량 결핍이 있음에도 불구하고 정상적인 피부 긴장도로 잘못 오해될 수도 있다(Metheny, 2000, p.395).

③ 노인들은 피부 탄력성이 감소하기 때문에 피부 긴장도의 사정은 수분 균형의 좋은 지표가 되지 못한다.

④ 노인에서 가장 측정하기 좋은 부위는 흉골과 이마이다(Metheny, 2000, p.414).

d. 정상적인 상태에서는 혀에 세로로 된 하나의 긴 주름이 보인다.

① 혀의 주름수 증가는 체액량 결핍과 관련해서 조직양의 감소를 의미한다.

② 고나트륨혈증 시 혀는 붉고 부어 보일 수 있다.

5. 갈증

a. 갈증 상태가 있거나 없는 것은 수분 불균형의 징후이다.

b. 이 기전은 갈증을 느끼고, 수분 섭취가 가능하고, 결핍이 비정상적으로 심하지 않는 한, 적절한 수분량을 유지하게끔 해준다.

c. 갈증은 정상적으로 존재하나 특정 상황에 따라 변경될 수 있다.

① 오심

② 구토

③ 의식 상태의 변화

④ 감정적인 요인을 포함하여 반응하기 어려운 상태

⑤ 연령의 증가(노인)

6. 눈물과 타액

a. 눈물과 타액은 정상적으로 관찰되지만 체액량 결핍 시 보이지 않을 수 있다.

b. 3개월 이상 된 유아가 울어도 눈물이 없거나 타액이 부족하다면 이것은 체액량 결핍의 좋은 지표가 된다(전체 몸무게의 5% 이상 체액량 결핍 시 더 명확해진다)(Metheny, 2000, p. 396).

7. 체중

a. 체중은 수분 상태의 지표로 사용된다.

b. 체중 1kg의 증가나 감소는 수분의 약 1L의 증가나 감소와 같다.

c. 체중 감소를 유발하는 여러 가지 요인

① 구강섭취 부족이나 비경구 또는 장관영양 공급의 부족으로 인한 영양실조와 관련된 조직의 손실로 체중 감소가 생길 수 있다.

② 체중은 수분 손실의 지표로 좀 더 자주 사용된다.

- 2%의 빠른 수분 손실은 경도의 체액량 결핍을 의미한다.
- 5%의 손실은 중등도의 체액량 결핍을 의미한다.
- 8%의 손실은 심한 체액량 결핍을 의미한다.

③ 심한 체액량 결핍이 항상 체중감소로 표시되는 것은 아니다. 특히, 수분이 혈관계로부터 빠져 나와서 장, 강내 및 기타공간, 예를 들면 제3공간으로의 유출이 있을 때는 더욱 그러하다.

d. 빠른 체중 증가는 종종 증가된 수분량의 지표가 된다.

① 수분 증가는 어떤 구획 내에서도 발생할 수 있다.
- 정맥내로 수액을 과다하게 투여하거나 나트륨이 과잉 시 혈관내 수분량이 증가한다.
- 수분 배출 능력에 어려움이 있을 때 생긴다(신부전, 복수 등등).

② 체중 증가의 비율은 수분과다의 중증도를 의미한다(Metheny, 2000, p.56).
- 2% 정도의 빠른 증가는 경도의 체액량 증가를 의미한다.
- 5% 증가는 중등도의 체액량 증가를 의미한다.
- 8% 증가는 심한 체액량 증가를 의미한다.

e. 매일매일의 기록은 체중의 증가와 감소를 비교하는데 사용된다.

① 매일 같은 시간에 측정한다.

② 아침에 식전, 배뇨 후가 가장 좋은 시간이다.

③ 정확성을 위해서 매일 같은 종류의 옷을 입고 같은 저울을 사용해야 한다.

④ 체중 이외의 추가적인 것으로 인한 체중 증가를 막기 위해서 마른 옷을 입는다.

⑤ 체중 증가와 감소의 일일비교를 할 수 있게 결과를 기록해야 한다.

8. 부종

a. 부종은 간질 내 공간에 수분이 과다하게 축적된 것이다.

① 국소적 부종은 염증의 결과로 생길 수 있다.

② 전신 부종은 과도한 나트륨과 수분 정체 또는 변화된 모세혈관 투과성의 결과로 발생할 수 있다.

b. 일반적으로 부종은 발과 발목과 같이 의존적인 부위에서 더 잘 볼 수 있다.

c. 침상 절대안정 환자에서는 등과 엉덩이 부위의 부종이 일반적으로 많다.

d. 부종은 부기가 심한 정도에 따라 분류된다.

① 말초 부종은 매일 같은 부위를 테이프로 재 봄으로써 가장 잘 측정할 수 있다(Metheny, 2000, p.17).

② 함요(pitting)의 정도는 세포부종이 있을 때 뼈 돌출부위에서 가장 잘 관찰되어진다.

9. 외모와 피부 온도

a. 수분과 전해질 불균형에 의해서 영향을 받을 수도 있다.

b. 창백한 피부는 체액량 결핍으로 인한 말초 혈관 수축의 결과일 수 있다.

c. 따뜻하고 홍조를 띤 피부는 혈관 확장의 결과로 생기며 대사성 산증일 때 함께 생길 수 있다(Metheny, 2000, p.16).

d. 피부 온도는 수분 전해질 불균형의 지표가 될 수 있다.

① 저혈량증일 때에는 피부가 차갑게 만져질 수 있다.

② 고나트륨혈증성 탈수일 때에는 피부 온도가 상승할 수 있다.

10. 활력징후

a. 가장 손쉽게 사용되는 첫 단계 사정도구로써, 쉽게 비교되어질 수 있게 기록되어야 한다.

b. 체온

① 체온 상승 시 과도한 발한으로 인해 수분과 전해질 손실을 초래할 수 있다.

② 체온은 수분 전해질 불균형의 지표가 될 수 있다.

- 체액량 결핍 시 상승할 수 있다.
- 고혈량증일 때 감소할 수 있다.

c. 맥박

① 체액량 결핍 시 심박출량을 유지하기 위하여 심박동수는 증가한다. 맥박은 보통 체액량 결핍 시 약하고 체액량 과다일 때는 강하게 뛴다.

② 칼륨 및 마그네슘 결핍 시와 나트륨 과잉 시 심박동수는 증가할 수 있다.

③ 심한 고칼륨혈증 또는 고마그네슘혈증 시에 심박동수가 감소할 수 있다.

④ 칼륨불균형 또는 마그네슘 결핍 시에는 심박동이 불규칙할 수 있다.

⑤ 심전도는 칼륨, 칼슘, 마그네슘의 과잉 또는 결핍과 관련해서 그 모양이 변한다.

d. 호흡

① 호흡수가 증가되면 수분 손실이 증가된다.

② 체액량의 결핍은 호흡 분비물 생성의 증가로 발생할 수 있다.

③ 숨이 차는 것과 축축한 수포음(moist rales)은 체액량 과다 시 나타난다.

④ 기계적 환기는 수분증가와 관련있다.

⑤ 깊고 빠른 호흡은 호흡성 알칼리증이거나 또는 대사성 산증의 보상으로 나타날 수 있다.

⑥ 느리고 얕은 호흡은 호흡성 산증이거나 또는 대사성 알칼리증의 보상으로 나타날 수 있다.

e. 혈압

① 체액량 과다 시 혈압은 증가한다.

② 체액량 결핍 시 혈압은 감소한다.

③ 마그네슘 과잉 시 혈관 저항의 감소로 인해 혈압은 감소한다.

④ 수분량에 의해 생기는 나트륨 불균형으로 인해 혈압에 변화가 생긴다.

⑤ 저칼륨혈증 시 기립성 저혈압이 올 수 있다.

⑥ 저인산혈증과 관련하여 혈압이 감소할 수 있다.

11. 구강

a. 정상적으로 구강내 점막은 축축하다.

b. 주로 입으로 호흡하는 사람의 경우는 변화가 있을 수도 있다.

c. 끈적거리고 건조한 점막은 체액량 결핍 또는 고나트륨혈증의 지표가 될 수 있다.

12. 중심 정맥압

a. 우심방의 평균압력을 측정하는 것이다.

b. 측정 시마다 같은 자세로 재야만 한다.

c. 낮은 수치는 체액량의 결핍과 관련될 수 있다.

d. 높은 수치는 혈액량의 증가와 관련될 수 있다.

13. 신경학적 지표

a. 산, 염기와 전해질의 불균형은 인식, 지남력, 의식수준을 포함한 감각의 변화를 일으킬 수 있다.

① 감각 변화의 정도는 불균형의 중증도와 직접적인 연관이 있다.

② 불안함과 혼미는 체액량 결핍의 결과로 나타날 수 있다.

b. 신경근육 흥분성의 장애는 전해질 불균형의 결과로 생길 수 있다.

① 흥분성의 증가는 칼슘과 마그네슘의 결핍으로 나타날 수 있다.

② 신경근육 활동의 감소는 칼슘과 마그네슘의 과잉으로 나타날 수 있다.

c. 신경운동 증상은 칼슘의 이온화를 감소시키는 대사성 알칼리증의 결과로 생긴다.

① 손가락과 발가락의 저림

② 근육의 과다 긴장

③ 현기증

d. 크보스테크 징후(Chvostek' s sign)와 트루소 징후(Trousseau' s sign)는 칼슘과 마그네슘 불균형을 진단하는데 유용하다.

① 크보스테크 징후는 안면신경을 앞쪽에서 귓불 쪽으로 가볍게 두드리면서 도출해낼 수 있다.

② 양성 크보스테크 징후는 얼굴과 안검 근육의 한쪽 측면이 수축하는 경우를 가리킨다.

③ 트루소 징후는 상완에 혈압 커프를 감고 수축기 압력 이상으로 팽창시켰을 때 볼 수 있다.

④ 양성 트루소 징후는 감소된 혈액 공급의 결과로 손의 연축이 생기는 경우를 가리킨다.

e. 다른 신경운동증상은 칼륨 불균형과 관계가 있는데 과잉 또는 결핍정도에 따라 다양하게 나타난다(4단원 "전해질 불균형의 B. 칼륨" 참조).

14. 기타 지표

a. 순환 혈액량의 변화는 목과 손의 정맥 관찰을 통하여 알 수 있다.

b. 의존성 체위를 하고 있을 때와 체액량 결핍 시에는 목 정맥이 편평해지고 손 정맥혈이 채워지는 것이 지연된다.

c. 혈장액이 증가되면서 손 정맥혈이 비워지는 시간이 지연되고 정맥이 충혈된다.

3 수분 불균형

A. 수분량 과다(과혈량증)

1. 개요

a. 세포 밖 구획부분의 수액량이 증가된 상태이다.

b. 혈관내 또는 간질내 구획이나 양쪽 모두에서 발생할 수 있다.

c. 일반적으로 물과 전해질이 같은 비율로 유지된다.

2. 원인

a. 나트륨과 물의 섭취

① 정맥 내로 용액의 과다주입

- 빠른 용액 주입
- 나트륨 함유용액의 지속적 주입이나 과도한 주입은 수분 정체를 유발한다.

② 신장이나 심장계 질환이 있는 환자가 나트륨 함유 음식을 섭취하게 되면 갈증이 더 생기고 수분섭취의 증가를 가져온다.

③ 구강 또는 정맥 내로 나트륨이 포함된 약물을 투여하게 되면 수분 정체를 일으킬 수 있다.

b. 물과 나트륨의 보유

① 외과적 수술 후에는 비정상적으로 항이뇨호르몬(ADH)이 생산되거나 알도스테론이 증가된다.

② 울혈성 심부전, 신장질환, 그리고 간경화 시 순환 혈액량이 종종 감소한다.

- 그 이후에 레닌과 알도스테론의 생산은 물과 나트륨의 보유를 증가시킨다.

③ 코르티코스테로이드 치료는 물과 나트륨의 정체를 증가시킬 것이다.

c. 수분 이동

① 간질내에서 혈관강으로의 수분 이동은 수분량 과다를 증가시킬 수 있다.

② 화상치료 중이거나 혹은 고장성 수액이나 약물 주입 시에 일어날 수 있다.

d. 수분 배출 장애

① 신장질환으로 인해서 감소된 신기능은 수분 배출을 감소시킨다.

② 지속적인 수분 섭취는 배설량보다 섭취량이 많아지는 결과를 초래한다.

3. 증상 및 징후(중증도 및 수분이 과다한 부위에 따라 다르다)

a. 혈압의 상승

b. 맥박수의 증가, 도약(bounding) 맥박

c. 심잡음

d. 중심 정맥압 상승

e. 목 정맥의 팽창

f. 손 정맥 혈관이 천천히 비어지고 말초 혈관의 충혈

g. 폐부종

① 숨이 차다.

② 수포음(moist rales)이 들린다.

③ 호흡수가 증가한다.

h. 세포 밖 구획에 수액이 증가함에 따라 몸무게도 같이 증가한다(예외: 수분과다가 두 구획 사이의 수분 이동에 의해 일어나는 경우).

i. 말초 부종, 발과 발목과 같이 의존하는 부위의 요흔성 부종(pitting edema)

① 몇초간 압력을 가해 눌러봄으로써 판단할 수 있다.

② 만약 부종이 있다면 손가락으로 압력을 주었을 때 움푹 들어간 자리(indention)가 남아있게 된다.

③ 손으로 눌러서 움푹 들어간 자리가 사라지는데 걸리는 시간과 그 크기에 의해서 중증도가 결정된다.

j. 복수
① 횡격막에 가해지는 압력의 증가로 인해서 숨이 차다.
② 우심실로 오는 혈액량이 감소하여 심박출량이 감소한다.

k. 진단적 시험
① 적혈구 용적률(Hematocrit): 혈액 희석의 결과로 감소한다.
② 동맥혈 가스분압(ABGs): 산소함유량 감소, 이산화탄소 분압($PaCO_2$) 감소, pH 증가
③ 흉부 X-ray: 폐혈관의 울혈
④ 혈청 나트륨과 삼투압: 신질환이 있을 때는 수분 정체 과다로 인해 감소하기도 한다.
⑤ 혈중 요소질소 & 크레아티닌 수치: 신부전 또는 심부전과 함께 증가한다.

l. 뇨비중: 신장이 과다한 수분을 배출하면서 뇨 비중이 감소한다.

4. 치료

a. 원인 요인을 제거하여 세포외액이 정상 수치로 돌아오도록 한다.
b. 나트륨과 물을 제한한다.
c. 이뇨제 치료
d. 침상 안정

5. 간호 중재

a. 활력징후, 체중, 부종과 같은 임상 지표들을 지속적으로 사정한다.
b. 섭취량과 배설량을 자주 관찰한다.
c. 이뇨제를 사용할 경우 반응을 기록한다.
d. 과잉교정으로 인한 수분결핍의 증상이 있는지 관찰한다.
e. 폐부종이나 복수와 같은 관련 증상들을 관찰한다.
f. 관련된 모든 관찰사항을 기록하고 비정상적인 것에 대해 의사에게 알린다.

B. 수분량 결핍(저혈량증)

1. 개요

a. 세포 밖 구획부분의 수분량이 감소한 상태이다.
b. 수분 손실과 더불어 전해질 손실이 발생하며 더 나아가 신체의 수분 보유 능력을 악화시킨다.
c. 부적절한 수분 섭취가 주요 원인이다.
d. 산-염기, 수분 또는 전해질 불균형을 일으킬 수 있다.

2. 원인

a. 비정상적 수분 손실
① 위장관계가 가장 일반적인 통로이다.
- 구토
- 흡인
- 설사
- 누공
- 완화제의 남용

② 피부를 통한 수분 손실
- 체온을 조절하기 위한 기전으로 사용되는 불감성 수분손실이다.
- 질병 또는 격렬한 활동의 결과로 상승된 체온은 열을 발산시켜서 수분 손실을 가져온다.
- 화상, 상처와 같은 피부 손상을 통해서 수분이 손실된다.

③ 출혈은 혈관내 수분을 빠르게 감소시킨다.
- 외과적 수술
- 외상
- 출혈성 질병
- 혈관 접근 기구로부터 주입세트의 우발적인 분리

④ 신장 질환 또는 이뇨제 사용

⑤ 한 곳에서 다른 곳(제3 공간: 수분이 신체에 의해 쉽게 사용될 수 없는 곳)으로의 수분 이동
- 복수
- 내출혈
- 화상
- 늑막, 심막 또는 복막강과 같은 체강내 또는 장내로의 수분 축적

b. 섭취량 감소

① 정맥내 수액의 처방이 잘못되었거나 정확한 양이 주입되지 않는 경우

② 수분섭취가 어려운 유아와 노인에게 수분손실이 생긴 경우

③ 갈증 기전의 변화: 노인은 갈증을 덜 느끼기 때문에 적절한 수분섭취를 하지 않을 수도 있다.

④ 수분요구에 대한 의사소통의 어려움
- 유아
- 혼수상태

3. 증상 및 징후(수분 부족의 정도와 직접적인 연관이 있다)

a. 제3공간을 제외한 곳에서의 급격한 수분 손실일 경우에는 몸무게의 감소가 나타난다.

b. 중심 정맥압이 감소한다.

c. 반듯이 누운 자세에서 경정맥이 평평해진다.

d. 손 정맥의 혈액이 천천히 채워진다(filling).

e. 순환량 감소의 결과로 혈압이 감소한다.

f. 체위성 저혈압

g. 조직관류 감소로 인한 근 무력, 어지러움증, 기면, 그리고 혼미와 같은 신경학적 증상이 보인다.

h. 혈관계 내에서 적절한 순환량을 유지시키기 위해서 약하고 빠른 맥박이 보인다.

i. 체내 수분 축적을 위해 소변량이 감소한다(저혈량 상태에서는 전형적으로 소변량이 30ml/hr보다 적다).

j. 피부 긴장도가 감소한다.

k. 정상적인 혀에는 하나의 세로주름(furrow)이 있는 반면, 수분 부족 시에는 여러 개의 주름이 있는 부드럽고 작은 혀가 관찰된다.

l. 수척한 얼굴

m. 움푹 들어간 눈

n. 심한 손실인 경우 환자는 쇼크를 일으킬 수 있다.

① 차갑고 축축한 사지

② 발한

③ 소변량의 갑작스런 감소

④ 혼수

o. 검사자료

① 혈중요소질소: 상승

② 적혈구 용적률: 상승(출혈로 인한 손실인 경우는 제외한다)

③ 혈청 전해질, 삼투압 그리고 산-염기 균형: 수분 손실형태와 결핍의 원인에 따라 다르다.

④ 뇨비중: 상승

⑤ 뇨 삼투압: 상승

4. 치료

a. 결핍의 원인을 교정한다.

b. 세포외액양을 정상으로 회복시킨다.

c. 먼저 유산염 링거액과 같은 등장성 전해질 용액을 이용하여 수분 보충을 한다.

① 정주간호 실무표준에 따라 즉시 이용가능한 혈관을 확보한다(정맥주사 간호사회, 2000, pp.542~543).

② 혈관 접근 기구의 규격은 보충 수액이 적절하게 들어갈 수 있을만큼 충분한 크기여야 한다.

d. 보충액의 주입속도는 수분 결핍의 중증도에 달려 있다.

e. 일단 수액보충이 되고 나면, 그 다음에는 신장의 노폐물 배설을 돕는 유리수(free water)를 공급하는 보충액을 선택한다.

f. 만약 핍뇨가 지속되면 그 원인을 찾기 위해서 수액변경을 할 필요가 있다.

① 일정한 계획에 따라 정맥내 수액을 주입한다.

② 환자를 주의깊게 관찰한다.

- 수액 보충시 소변량이 증가된다면 핍뇨가 저혈량증과 연관되었음을 가리킨다.
- 만약 소변량에 변화가 없다면 신부전 또는 심장기능의 감소가 원인임을 가리킨다.

5. 간호 중재

a. 활력 징후, 소변량, 혈류 역학적 압력, 검사결과, 몸무게를 사정한다.

b. 정맥 내로 주입되는 용액의 속도를 관찰한다.

c. 탈수가 교정되면서, 수혈이 필요할 정도로 적혈구 용적률의 감소가 있는지를 관찰한다.

4 전해질 불균형

A. 나트륨

1. 개요

a. 세포외액의 주요 전해질(양이온)이다.

b. 중요한 기능

① 수분 분포를 조절한다.

② 세포외액의 양을 유지한다.

③ 신경과 근육 조직의 흥분성을 촉진시킨다.

④ 신경 자극을 전달한다.

⑤ 산-염기 평형을 유지한다.

c. 정상 혈청 나트륨 수치: 135~145mEq/L

2. 저 나트륨혈증

a. 정의

① 나트륨이 부족한 상태이다.

② 혈청 나트륨 수치가 135mEq/L 보다 낮다.

b. 원인

① 수분의 과도한 섭취

- 수분이나 포도당 함유 주사액의 과도한 투여는 수분의 과잉(부종)을 초래하고 나트륨의 농도를 희석시킨다.
- 만성적인 정신장애나 심인성 다갈증으로 인한 과도한 수분 섭취는 저나트륨혈증을 유발한다.
- 항이뇨 호르몬 부적합 분비증(Syndrome of inappropriate antidiuretic hormone, SIADH): 항이뇨 호르몬의 부적절한 분비는 과도한 수분정체를 야기시킨다.

② 나트륨의 과도한 손실

- 이뇨제의 사용
- 부신의 기능부전은 항이뇨 호르몬의 분비를 자극하여 수분정체를 증가시켜 저나트륨혈증을 유발한다.
- 낭포성 섬유증을 가진 소아에게서 보이는 과도한 발한은 나트륨 손실을 증가시킨다.

c. 증상 및 징후(발생원인과 시기에 따라 다르다)

① 혈장 삼투압의 감소는 세포 안으로 수분을 끌어당기는 결과를 일으킨다. 증상 및 징후는 영향받은 세포와 관련되서 나타난다. 뇌세포의 수분 과잉 시에는 오심, 구토, 무기력증, 근연축, 혼돈, 혼수가 나타난다.

② 수분의 증가로 인한 나트륨 결핍은 과다혈량증과 같은 증상을 나타낸다.

- 체중 증가
- 부종

③ 체액의 손실로 인한 나트륨 결핍은 저혈량증과 같은 증상을 나타낸다.
- 저혈압
- 어지러움

④ 진단 자료
- 혈청 나트륨 수치: 135mEq/L 보다 낮다.
- 혈청 삼투압: 감소한다.
- 소변 내 나트륨 수치와 뇨비중: 항이뇨 호르몬 부적합 분비증(SIADH)이 있을 때에는 증가하고 과도한 나트륨 손실 시에는 감소한다.

d. 치료

① 원인에 따라서 치료한다.

② 체액의 손실로 인한 나트륨 결핍
- 구강이나 정맥으로 나트륨과 수액을 보충한다.
- 극도로 나트륨의 수치가 낮을 때는 고장성 염화나트륨 용액을 주입한다.

③ 수분의 증가로 인한 나트륨 결핍
- 과량의 수액을 배출하기 위해서 이뇨제를 사용한다.
- 심각한 저나트륨혈증에는 고리이뇨제(loop diuretics)와 함께 고장성 염화나트륨 용액을 투여한다.

④ 항이뇨 호르몬 부적합 분비증(SIADH)으로 인한 나트륨 결핍
- 원인을 제거한다.
- 이뇨제를 투여한다.
- 수분을 제한한다.
- 항이뇨 호르몬(ADH)의 작용을 억제하는 약물(만성 SIADH일 때)을 투여한다.

e. 간호 중재

① 임상적인 증상과 징후를 사정한다.

② 임상 검사결과를 관찰한다.

③ 처방대로 약물과 수액을 투여한다.

④ 특히 고장성 염화나트륨을 투여한 경우에는 관찰사항과 중재를 기록한다.

⑤ 이상 증상이 보일 때에는 의사에게 보고한다.

3. 고 나트륨혈증

a. 정의

① 나트륨이 과다한 상태이다.

② 혈청 수치가 145mEq/L 보다 높다.

b. 원인

① 과도한 나트륨
- 나트륨이 함유된 수액이나 약물의 정맥투여
- 일차 알도스테론증과 같이 나트륨 배설이 감소한 경우

② 수분 손실의 증가
- 화상
- 발한
- 폐를 통한 불감수성 수분 손실의 증가
- 갈증 인지력의 손상이나 수분 섭취능력의 불능(정상적으로 고나트륨혈증에서는 갈증반사가 시작되고 수분을 섭취함으로써 수분결핍이 보충되어 갈증이 해결된다)
- 만니톨 주입 또는 상승된 혈당 수치로 인한 삼투성 이뇨
- 요붕증(항이뇨 호르몬의 기능 부족)

c. 증상 및 징후(세포내액량과 많은 관계가 있으며 좀 더 명백한 증상을 보인다)

① 중등도 불균형의 첫 번째 증상은 불안감, 피로, 무기력증이다. 세포가 탈수되면 될수록 증상은 더 현저하게 나타난다.

② 신경학적인 증상
- 흥분
- 섬망
- 경련
- 혼수

③ 갈증

④ 건조하고 끈끈한 점막

⑤ 타액과 눈물의 감소

⑥ 거칠고 붉고 건조한 혀는 부풀어 오를 가능성이 있고, 언어장애를 일으킬 수 있다.

⑦ 체온 상승

⑧ 홍조된 피부

⑨ 진단 자료
- 혈청 나트륨 수치: 상승
- 혈청 삼투압: 상승
- 중심 정맥압: 수분 손실로 인해서 낮다.
- 뇨 비중: 신장이 수분을 보존하려고 시도하면서 뇨 비중은 증가한다.
- 만약 요붕증이 의심된다면 ADH 수치나 vasopressin 검사를 한다.

d. 치료

① 나트륨을 정상 수치로 회복시킨다.

② 원인에 따라서 치료한다.

③ 나트륨 과잉과 관련있을 시: 나트륨을 제한한다.

④ 수분 손실과 관련있을 시
- 저장성 전해질 용액이나 5% 포도당 수액을 구강이나 정맥으로 투여한다.
- 너무 빠른 교정으로 인해 뇌세포 안으로 수분이 이동하여 뇌세포 부종을 초래하지 않도록 주의하면서 수액을 보충한다.
- 이뇨제는 중추성 요붕증이나 신경학적 요붕증으로 인한 고나트륨혈증과 연관이 있는 다뇨증을 감소시키기 위해 사용한다(Metheny, 2000, pp.77~79).

e. 간호 중재

① 임상적인 증상과 징후를 사정한다.

② 혈관을 확보한다.

③ 정맥천자 부위와 주입속도를 관찰한다.

④ 정주요법 시 뇌부종의 증상을 주의 깊게 관찰하여 의사에게 즉시 보고한다.

⑤ 관찰과 중재를 기록한다.

⑥ 이상 증상이 보일 때에는 의사에게 보고한다.

⑦ 필요 시 혼돈, 섬망, 경련에 따른 환자의 안전과 지남력에 필요한 지침을 확보한다.

B. 칼륨

1. 개요

a. 세포내액의 주요 양이온이다. 세포외액에는 소량이 존재한다.

b. 세포외액과 세포내액의 칼륨 균형은 나트륨-칼륨 펌프의 작용에 의해서 유지된다.

c. 신장은 주된 조절자로서의 역할을 한다.

① 신장은 증가된 혈청 칼륨 수치에 대한 반응으로 소변으로의 칼륨배설을 촉진시킨다.

② 증가된 칼륨 수치는 알도스테론 생산을 자극해서 나트륨과 수분을 보유시키고 칼륨 배설을 증가시킨다.

d. 적절한 칼륨수치의 유지를 위해 규칙적으로 보충해야 한다.

e. 신체에서의 중요한 기능

① 세포 내에서 삼투압을 조절한다.

② 신장의 기능에 영향을 미친다.

③ 산-염기 균형 조절을 도와준다.

④ 심장계를 포함한 신경근 작용을 유지하는데 도움을 준다.

f. 정상적인 혈청 칼륨 수치: 3.5~5.0mEq/L

2. 저 칼륨혈증

a. 정의

① 칼륨이 부족한 상태이다.

② 혈청 칼륨 수치가 3.5mEq/L 보다 낮다.

b. 원인

① 칼륨 손실(주요 원인이다)

- 주된 원인은 이뇨제의 사용이다. 특히 고리이뇨제(loop diuretics: furosemide와 ethacrynic acid)와 thiazide계의 사용이 주된 원인이다.
- 증가된 알도스테론 수치
- 위장흡인, 구토, 설사, 누관과 같은 위장관액을 통한 비정상적인 손실
- 심각한 외상
- 삼투성 이뇨
- 발한 증가

② 부적절한 섭취

- 비경구적 혹은 완전 비경구 영양액을 통한 부적절한 보충
- 칼륨이 적은 식사(드물다)

③ 스트레스

- 신체적이나 감정적인 스트레스는 알도스테론과 에피네프린의 분비를 증가시켜서 결과적으로 소변으로 칼륨 배출을 증가시키고 세포 안으로 칼륨을 이동시킨다.

④ 세포 밖에서 세포 안으로 칼륨 이동

- 알칼리증
- 외상이나 화상으로 인한 조직 손상
- 포도당 증가(완전 영양 혼합물 [TNA] 수액: total nutrient admixture)
- 인슐린

c. 증상 및 징후(일반적으로 수치가 3mEq/L 이하가 될 때까지 증상이 나타나지 않는다) (Metheny, 2000, pp.94~95)

① 근육과 신경 자극 전달이 느려진다.

- 피로
- 다리 경련
- 이상 감각
- 근력 저하
- 졸음
- 심부건 반사의 감소
- 오심
- 구토
- 장운동 감소

② 심장 기능 변화

- 불규칙적인 맥박
- 부정맥
- 디지탈리스(digitalis) 감수성의 증가

③ 진단 자료

- 혈청 칼륨 수치: 3.5mEq/L 보다 낮다.
- 동맥혈 가스 분압: 대사성 알칼리증
- 소변 칼륨 수치: 신장이 칼륨을 보존하는 것이 어렵기 때문에 소량 손실된다.
- 심전도: ST 분절은 감소, T파는 편평해짐, U파는 T파와 겹침(Paradiso, 1999, p.67)

d. 치료

① 경도의 감소에는 식이나 보충물로 치료한다.

② 심하게 낮을 때는 보통 정맥내 칼륨 투여로 치료한다.

- 초산칼륨(Potassium acetate)
- 인화칼륨(Potassium phosphate)
- 염화칼륨(Potassium chloride)(가장 자주 사용한다)

③ 적절한 수분 공급과 신장기능 유지를 위해서 칼륨이 포함되지 않은 용액을 우선적으로 투여한다.

④ 염화칼륨은 투여 전에 반드시 희석해야 한다.

- 정맥으로 단독 투여는 금지한다.
- 농축 정도는 일반적으로 40mEq/L을 넘어서는 안된다.
- 심각하게 수치가 낮을 경우를 제외하고는 투여 속도가 20mEq/hr을 넘어서는 안되며, 최대 농축 정도는 80mEq/L를 넘어서는 안 된다(McEvoy, 2002, p.252).
- 심장 부작용의 위험성 때문에 빠른 속도로 고농도를 투여할 시 주의를 요한다.

e. 간호 중재

① 임상적인 증상과 징후를 사정한다.

② 혈관을 확보한다.

③ 올바르게 희석된 칼륨 혼합물을 투여한다.

④ 혈관 과민성이 있는지를 확인하기 위해서 정맥천자 부위와 환자를 관찰한다.

⑤ 정맥 주입과 관련된 통증 호소에 주의를 기울인다.

- 투여 속도를 감소시킨다.
- 더 묽게 희석시킨다.
- 또 다른 혈관 접근 기구를 확보한다.

⑥ 심전도 판독을 지속적으로 한다.

⑦ 혈청 칼륨 수치를 지속적으로 관찰한다.

⑧ 관찰과 중재를 기록한다.

⑨ 이상 증상이 있을 시 의사에게 보고한다.

3. 고 칼륨혈증

a. 정의

① 칼륨이 과다한 상태이다.

② 혈청 칼륨 수치가 5.0mEq/L 보다 높다.

③ 신질환과 관련되어 있는 경우가 자주 있다.

b. 원인

① 섭취 증가

- 부적절한 양의 칼륨을 정맥 투여할 경우 생길 수 있다.
- 부적절하게 희석된 칼륨 함유 용액
- 신질환: 작은 양의 칼륨일지라도 문제가 될 수 있다.
- 오래된 혈액: 혈액세포의 파괴 시 칼륨이 세포 밖으로 방출되어 혈액 내에 과다하게 쌓일 수 있다.

② 배출 감소

- 신질환: 급성 혹은 만성 신부전
- 칼륨-보존 이뇨제의 사용은 배출되는 칼륨의 양보다 더 많은 양의 수액 배출을 초래한다. 세포외액의 감소 시에도 유사한 문제가 생길 수 있다.
- 알도스테론 분비의 감소

③ 칼륨의 이동(세포내→세포외액)

- 대사성 산증은 수소이온을 세포 내로 이동하게 하고 세포 밖으로 칼륨이온을 배출시킨다.
- 인슐린 부족으로 인한 고혈당증 시에 혈관 내의 높은 포도당을 희석시키기 위해 세포 밖으로 수분을 이동시키면서 함께 칼륨을 배출시킨다.
- 화상, 외상, 패혈증으로 인한 세포의 파괴는 세포외액으로 칼륨이 다량 빠져나가게 한다.

④ 만약 다른 임상적인 증상없이 칼륨의 수치가 과도하게 높다면 혈액채취 시 잘못된 방법으로 인한 것일 수 있다.

- 너무 오랫동안 지혈대를 묶어 둔 경우
- 혈액 세포의 용혈
- 혈청과 세포의 지연된 분리
- 칼륨이 포함된 수액이 들어가고 있는 정맥의 근접 부위에서 혈액 채취 시

c. 증상 및 징후

① 임상적인 특징은 보통 심근이나 신경근육의 변화된 활동과 관련된다.

② 신경이나 근육에 메시지를 보내기 위해 필요한 자극이 변화되어 신경근육 흥분성을 증가시킨다.

- 감각이상(얼굴, 혀, 손, 발)
- 위장의 과활동(설사, 오심, 복부 경련)
- 흥분성

③ 칼륨수치가 증가하게 되면, 심장과 하지의 말단신경근육의 세포는 빠른 신호를 조절할 수 없게 된다.

- 신체와 팔이 점차적으로 허약해진다.
- 심박동률에 영향을 주고 결과적으로 심방 또는 심실 세동과 심정지를 야기시킨다.

④ 임상적인 수치

- 혈청의 칼륨 수치: 5.5mEq/L 보다 높다.
- 동맥혈 가스 분압: 대사성 산증
- 심전도: 날카로운 T파, P파 소실, QRS군 간격이 넓어짐, 심정지가 임박함을 나타낸다.

d. 치료

① 원인을 제거한다.

② 경미하게 높을 때에는 양이온 교환수지를 이용한다
(kalymate와 같은 양이온 교환 수지를 투여하여 수지속에 있는 다른 양이온이 장내 칼륨과 교환되어 칼륨이 대변을 통해 배설된다).

③ 중등도 및 심하게 높은 경우에는 일시적인 치료로 고장성 포도당과 인슐린을 정맥 내로 투여한다.

- 칼륨이 세포 안으로 이동된다.
- 이와 같은 치료는 한번 시작하면 수치가 정상으로 올 때까지 지속한다.

④ 중탄산나트륨(sodium bicarbonate)

- 일시적인 치료로 세포 안으로 칼륨을 이동시킨다.
- 5~10분 내에 작용이 시작되고, 1~2시간 동안 감소가 지속된다(Metheny, 2000, p.106).

⑤ 칼슘 글루코산(calcium gluconate)
- 심장 이상이 나타날 때와 같이 심각한 상황 시에 사용된다.
- 심근에 대한 칼륨의 효과에 길항 작용을 한다.
- 일시적으로 효과를 나타내고 대체로 1시간 동안 지속된다.

⑥ 심각한 고칼륨혈증일 경우 과도한 칼륨을 제거하기 위해 혈액이나 복막으로 투석을 시행한다.

e. 간호 중재

① 임상적인 증상과 징후를 사정한다.

② 섭취량과 배설량, 혈청 칼륨 수치를 관찰한다.

③ 심전도 변화를 평가한다.

④ 인슐린, 포도당, 중탄산나트륨 등의 투여를 위해 혈관을 확보한다.

⑤ 투여하는 동안 칼륨 이동, 반동성 저혈당증(rebound hypoglycemia), 나트륨 과다 등의 증상 및 징후가 나타나는지를 관찰한다.

⑥ 디지탈리스 제제를 투여받은 환자의 경우, 칼슘 글루코산은 신중히 사용한다.
- 심전도를 관찰한다.
- 디지탈리스 중독 증상을 관찰한다.
- 서맥이 발생할 경우 즉각적으로 약물을 중단한다.

⑦ 관찰과 중재를 기록한다.

⑧ 이상 증상이 있을 시 의사에게 보고한다.

C. 칼슘

1. 개요

a. 신체 기능의 주요한 역할을 하는 양이온이다.

① 치아와 골격을 구성한다.

② 근육 수축

③ 정상적인 혈액 응고

④ 신경 기능

b. 이온화, 결합, 혼합 형태로 이용 가능하다.

① 전체 양의 약 50%는 이온화 형태로 존재한다.

② 결합 형태로는 아주 소량 존재한다.

③ 소량은 혼합 형태로 존재한다.

c. 전체 칼슘의 약 1~2% 정도는 세포외액에 있다.

d. 부갑상선 호르몬과 calcitonin에 의해 조절된다.

e. 위장관과 소변과 땀을 통해서 배설된다. 또한 뼈 안에 침착되기도 한다.

f. 인(Phosphorus)과 상반의 관계에 있다.

g. 정상적인 혈청칼슘 수치는 8.9~10.3mg/dL이다(이온화된 부분은 대체적으로 전체 수치의 반 정도이다) (Metheny, 2000, p.112).

2. 저 칼슘혈증

a. 정의

① 칼슘이 부족한 상태이다.

② 혈청 수치가 4.6mEq/L 보다 낮다.

b. 원인

① 장내 흡수 저하

- 비타민 D 부족
- 섭취 감소
- 소장 질환
- 칼슘이 없는 용액의 지속적인 정맥내 투여

② 칼슘 손실의 증가

- 이뇨제
- 신질환
- 누관
- 화상
- 감염

③ 변화된 조절: 부갑상샘의 수술 또는 외상으로 인한 부갑상선 기능저하증

④ 인 또는 마그네슘의 불균형

- 칼슘과 인의 상반관계 때문에 인 수치의 증가는 칼슘 수치의 감소를 야기시킨다.
- 뼈의 칼슘 흡수 증가는 뼈 안의 마그네슘의 감소를 일으킨다.

⑤ 다른 원인

- 급성 췌장염
- 알칼리증
- 혈청 알부민 감소

c. 증상 및 징후(주로 신경근 활동과 관련이 있다)

① 손가락, 발가락, 입 주위의 무감각 혹은 저린 느낌

② 테타니(강직)

③ 경련

④ 심부건 반사의 과활동

⑤ 근경련

⑥ 양성 트루소(Trousseau' s)와 크보스테크(Chvostek' s) 징후

⑦ 정신 변화

- 우울감
- 혼돈

⑧ 호흡기계(좀 더 심한 결핍 시에 보여진다)

- 호흡곤란
- 천명
- 후두 근육의 경련

⑨ 진단 자료

- 혈청 칼슘 수치: 4.6mEq/L 보다 낮다.
- 혈청 인 수치: 상승할 수 있다.
- 혈청 마그네슘 수치: 감소한다.
- 심전도: QT 간격과 ST분절이 늘어난다.

d. 치료

① 급성 저칼슘혈증은 생명을 위협할 수 있는 상황이므로 응급 치료가 필요하다.

② 가능한 원인을 빨리 교정한다.

③ 구강이나 정맥으로 칼슘을 투여한다.

- 염화칼슘(Calcium chloride, 더 농축된 형태이다)
- 칼슘 글루코산(Calcium gluconate, 일차 선택약이다)

④ 칼슘을 정맥 투여 시 주의를 기울여야 한다. 왜냐하면 칼슘이 일혈되면 봉와직염, 괴사 및 조직 가피(sloughing)가 생길 수 있기 때문이다.

e. 간호 중재

① 임상적인 증상과 징후를 사정한다.

② 빠른 칼슘 투여를 위한 혈관을 확보한다.

③ 임상수치와 심전도를 관찰한다.

④ 테타니 발생 시 환자를 보호한다.

⑤ 호흡계의 문제와 관련된 예방지침을 확립한다.

⑥ 관찰과 중재를 기록한다.

⑦ 이상 증상이 있을 시 의사에게 보고한다.

3. 고 칼슘혈증

a. 정의

① 칼슘이 과다한 상태이다.

② 혈청 수치가 5.1mEq/L 보다 높다.

b. 원인

① 뼈로부터 칼슘의 손실

- 부갑상선 기능항진증
- 종양(부갑상선 호르몬이 분비되어 뼈에 대한 작용을 증가시켜 혈청으로 칼슘을 방출하기 때문이다. 뼈로 전이되는 것은 뼈의 대사작용을 변화시킨다)
- 장기간 부동상태이거나 복합 골절일 때 칼슘이 분비된다.

② 섭취 증가

- 정맥 내로의 과다한 칼슘 투여
- 칼슘 함유 제산제의 사용

③ 칼슘의 배설 감소

- 신질환
- 부갑상선 기능항진증
- thiazides와 같은 약물

④ 산증으로 인한 과다한 이온칼슘 수치

c. 증상 및 징후(혈청 수치에 따라 다양하다)

① 처음 증상은 다양한 질환과 연관되어 있기 때문에 잘못 오인될 수 있다.

- 식욕부진
- 피로
- 기면
- 근력 저하
- 오심
- 구토
- 탈수
- 변비

② 신장의 소변농축 기능저하

- 다뇨
- 다갈

③ 다른 증상과 징후

- 뼈 통증
- 전신성 골다공증
- 신경성 행동에서부터 정신질환까지의 인격변화

④ 진단 자료

- 혈청 칼슘 수치: 증가
- 심전도: ST분절과 QT간격이 짧아지고, T파는 넓어지면서 둥근 모양을 띄게 되며, QRS군과 PR 간격은 약간 넓어진다.

d. 치료

① 원인을 제거한다.

② 칼슘 수치를 감소시킨다.

③ 0.9% 염화나트륨을 정맥 내 투여한다.

- 체액을 희석시키기 위해 신질환이 없는 경우에만 사용한다.
- 심각한 고칼슘혈증 시 칼슘 제거에 도움을 준다.

④ 칼슘의 소변 배출을 증가시키고 수분 과잉을 예방하기 위해 고리이뇨제인 Furosemide (Lasix)를 사용할 수 있다.

⑤ 일시적인 교정을 위해 calcitonin을 사용한다.

⑥ 만약 고칼슘혈증이 악성종양과 관련된 경우에는 종양을 줄이기 위해 항암 화학요법이나 방사선 치료를 한다.

⑦ Corticosteroid는 신장계에 의한 칼슘의 재흡수나 뼈로부터의 전환을 감소시킨다.

⑧ Plicamycin(Mithracin; 항암제의 일종)은 뼈로부터의 재흡수를 억제시키기 위해 사용될 수 있다.

e. 간호 중재

① 임상적인 증상과 징후를 사정한다.

② 칼슘 과잉조짐이 나타나는지를 관찰한다.

- 혈청 수치
- 심전도
- 신장 기능

③ 처방에 따른 약물을 투여하는 동안 부작용이 있는지 관찰한다.

④ 관찰과 중재 사항을 기록한다.

⑤ 이상 증상이 있을 시 의사에게 보고한다.

D. 마그네슘

1. 개요

a. 주로 뼈와 근육 세포 안에 존재하는 양이온이다.

b. 세포외액에는 소량 존재한다.

c. 신장에 의해서 주로 배설된다.

d. 마그네슘의 약 1/3 정도는 단백질과 결합한다.

① 남은 전해질은 거의 대부분 유리형태이거나 이온화 상태로 존재한다.

② 혈청에는 매우 적은 양만 포함되기 때문에 혈청수치가 마그네슘의 전체 양을 정확하게 반영하는 것은 아니다.

e. 신체에서 중요한 기능

① 효소의 활성화

② 단백질과 탄수화물 대사에 영향을 미친다.

③ 신경근 흥분성과 수축성에 영향을 미치는 근신경접합부에 직접적으로 작용한다.

④ 시냅스 접합부에서 acetylcholine의 유리를 억제함으로써 골격근에 작용한다.

⑤ 혈관을 확장시켜 혈압과 심박출량을 변화시킴으로써 심혈관계에 영향을 미친다(Paradiso, 1999, p.98).

f. 마그네슘의 수치와 작용은 칼슘, 칼륨과 상호 의존적이다.

g. 정상 혈청 마그네슘 수치: 1.3~2.1mEq/L

2. 저 마그네슘혈증

a. 정의

① 마그네슘이 부족한 상태이다.

② 혈청 수치가 1.3mEq/L 보다 낮다.

b. 원인

① 섭취 감소

- 불충분한 식사
- 기아상태 이후 재섭취
- 마그네슘이 섞여 있지 않은 비경구 용액의 지속적인 사용

② 부적절한 위장관 흡수

- 흡수장애 증후군
- 소장의 절제
- 대장염

③ 배설 증가

- 지속적인 설사
- 구토

- 비위관 흡인
- 장루
- 완화제, 이뇨제, Cisplatin(Platinol), Amphotericin B(Fungizone), aminoglycosides 등의 약물은 신장을 통한 마그네슘 배출을 증가시킬 수 있다.

④ 만성 알코올 중독증

- 주된 원인이다.
- 부족한 음식물 섭취, 장의 흡수 저하, 설사와 소변량의 증가로 인해서 올 수 있다.

c. 증상 및 징후

① 신경근 지표

- 양성 트루소(Trousseau's)와 크보스테크(Chvostek's) 징후
- 반사 작용의 증가
- 진전
- 경련
- 테타니
- 이상감각
- 손과 발에 통증을 동반한 차가운 감각

② 정신 지표

- 우울감
- 인격 장애
- 혼란
- 섬망

③ 심혈관 지표

- 심실빈맥이나 심실세동과 같은 부정맥
- 디지탈리스 중독의 위험성 증가

④ 진단 자료

- 혈청 마그네슘 수치: 1.3mEq/L 보다 낮다.
- 소변내 마그네슘 수치: 증가
- 혈청 칼슘 수치: 종종 낮다.
- 심전도: PR 간격이 늘어나고 QRS군은 넓어지는데 결핍의 정도에 따라 다르다. ST분절은 감소되거나 넓어지고 T파는 편평해진다.

d. 치료

① 예방이 가장 중요한 관리이다.

② 일단 결핍이 발생하면 구강, 근육내, 정맥내로 보충한다.

- 구강으로의 보충은 경증이나 중간 정도의 결핍 상태거나 지속적인 결핍 시에 사용한다.
- 정맥내 마그네슘(일차 선택약으로 magnesium sulfate)은 심한 손실 시 사용한다.

e. 간호 중재

① 임상적인 증상과 징후를 사정한다.

② 신장을 통해서 배설되기 때문에 마그네슘을 투여할 때 신장의 상태와 결핍 정도를 고려한다.

③ 최소한 매 4시간마다 소변 배출량이 100ml 이상이어야 한다(Metheny, 2000, p.136)

④ 주기적으로 무릎 반사를 확인한다.

- 호흡이 억제되기 바로 전에 심부건 반사가 없어짐을 기억해야 한다.
- 만약 반사 소실 시에는 의사에게 보고한다.

⑤ 마그네슘을 다량 투여할 경우에는, 혈압의 강하 및 호흡곤란 여부를 알기 위하여 자주 활력징후를 사정한다.

⑥ 혈청수치를 관찰한다.

⑦ 마그네슘 수치가 과다해질 경우를 대비하여, 마그네슘을 투여하기 전에 호흡정지를 예방하기 위해 필요한 것을 준비한다.

⑧ 경련 예방책을 확립한다.

⑨ 부작용이 나타날 시에는 정맥 내 투여를 즉각 중단해야 한다.

⑩ 마그네슘 과잉 증상을 되돌리기 위해서 Calcium gluconate를 즉각적으로 사용할 수 있게 준비한다.

⑪ 관찰과 중재 사항을 기록한다.

⑫ 이상 증상이 있을 시 의사에게 보고한다.

3. 고 마그네슘혈증

a. 정의

① 마그네슘이 과다한 상태이다.

② 혈청 수치가 2.1mEq/L보다 높다.

b. 원인

① 배설 감소

- 신질환이 주요 원인이다. 종종 부수적인 마그네슘 섭취와 관련이 있다.
- 갑상선 기능저하증, 부갑상선 기능항진증, 에디슨병을 포함한 내분비 기능장애

② 섭취의 증가

- 완화제와 제산제를 포함한 약물
- 자간증 치료처럼 지속적으로나 혹은 과다하게 정맥 내로의 투여

c. 증상 및 징후(보통 수치가 과도하게 상승될 때까지 나타나지 않는다)

① 신경근 전달의 장애

- 근 무기력증의 증가
- 마비
- 심부건 반사의 감소
- 호흡근 억제와 함께 결국에는 마비증세(높은 수치일 때 나타난다)

② 위장관계 지표

- 오심
- 구토

③ 심혈관계 지표(수치가 상승하면서 점점 더 심해진다)

- 혈관 확장의 결과로 홍조와 따뜻한 피부감각(수치가 낮을 시)

- 맥박수가 감소할 수 있으며(서맥), 결과적으로 심차단(heart block)이 올 수 있다(수치가 오르면서).

④ 진단 자료

- 혈청 마그네슘 수치: 증가
- 심전도: PR, QT, QRS 간격이 길어짐: 심각하게 수치가 상승하게 될 경우 심차단이나 심정지 발생

d. 치료(불균형의 중증도에 달려있다)

① 예방이 중요하다.

② 원인의 제거가 중요하다.

③ 좀 더 심하게 과잉된 경우, 일시적인 치료법으로 마그네슘에 대해 길항적 작용을 하는 Calcium gluconate를 정맥 내로 투여한다.

④ 신장이 손상 입었을 경우: 투석만이 과다한 마그네슘 이온을 제거하는 유일한 방법이 된다.

e. 간호 중재

① 임상적인 증상과 징후를 사정한다.

② 혈청 마그네슘 수치를 관찰한다.

③ 호흡을 도울 수 있는, 즉시 이용 가능한 장비를 준비한다.

④ 심각한 경우를 대비하여 혈관을 확보한다.

⑤ 지속적으로 투여 시 주입 부위와 주입속도를 관찰한다.

⑥ 관찰과 중재사항을 기록한다.

⑦ 이상 증상이 있을 시 의사에게 보고한다.

⑧ 처방전 없이 구입 가능한 마그네슘 함유 약물 사용에 대한 주의점에 대하여 환자교육을 한다.

E. 인산염

1. 개요

a. 세포내액과 세포외액에 위치한다. 세포내액에는 소량만 존재한다.

b. 세포내액의 주요한 음이온으로 주로 뼈와 치아 안에 존재한다.

c. 구획 사이를 이동하는 능력: 보통 몸안에 인산염의 형태로 존재한다('phosphorus: 인' 과 'phosphate: 인산염' 의 두 가지 용어가 자주 번갈아 가며 사용된다).

d. 인산염의 대사와 항상성은 칼슘의 대사와 관련이 있다.

① 두 가지 모두 부갑상샘에 의해 농도가 조절된다.

② 위장관으로부터 흡수를 위해서는 비타민 D가 필요하다.

③ 칼슘과 인산은 서로 반비례 관계를 가지고 있다.

e. 신체에서의 중요한 기능

① 탄수화물, 지방, 단백질의 대사

② 에너지의 이동

③ 산-염기 균형 유지(주요 비뇨기계 완충작용)

④ 근육과 신경 활동 촉진

f. 정상 혈청 인산 수치: 2.5~4.5mg/dL

2. 저 인산혈증

a. 정의

① 인산염이 부족한 상태이다.

② 혈청 수치가 2.5mg/dL 보다 낮다.

b. 원인

① 일시적인 세포내 이동(인산염이 세포 안으로 이동)

- 인산이 포함되지 않은 고농축의 포도당을 투여 시
- 세포내 pH 증가(호흡성 알카리증 시 발생)

② 결핍의 증가

- 이뇨제(thiazides)
- 당뇨병 케톤산증
- 저칼륨혈증
- 부갑상선 기능항진증
- 저 마그네슘혈증
- 화상

③ 장관 내 흡수의 감소

- 제산제 사용
- 구토
- 설사
- 흡수장애 증후군
- 알코올 중독증

c. 증상 및 징후

① 중추 신경계

- 피로
- 혼돈
- 이상감각
- 경련
- 안구진탕
- 무감각
- 혼수

② 심혈관계 지표

- 부정맥
- 수축력 감소

③ 근무력감

④ 호흡근의 무력은 호흡 부전으로 갈 수도 있다.

⑤ 적혈구 생성 능력이 변하고 백혈구와 적혈구의 기능이 변한다.

⑥ 진단 자료

- 혈청 인산염 수치: 낮다.
- 혈청 마그네슘과 칼륨의 수치: 낮다.
- 부갑상선 호르몬 수치: 만약 결핍이 부갑상선 기능항진증에 의해서 생겼을 때는 증가한다.

d. 치료

① 제산제의 올바른 사용에 관한 교육을 통해 결핍을 예방한다.

② 경증이나 중등도의 결핍일 경우 구강으로 보충한다.

③ 심한 결핍이 있을 때에는 인산염을 정맥내로 투여한다.

- 인산나트륨(Sodium phosphate)
- 인산칼륨(Potassium phosphate)

e. 간호중재

① 임상적인 증상과 징후를 사정한다.

② 검사 수치를 관찰한다.

③ 경련 예방과 같은 적절한 지침을 마련한다.

④ 심각한 결핍 시 정맥내 투여를 위해 혈관을 확보한다.

⑤ 인산칼륨을 사용할 때에는 주입 부위를 주의 깊게 관찰한다. 침윤으로 인해 영향받은 조직에는 조직괴사와 가피가 생길 수 있다.

⑥ 인산 결핍이 교정되면서 저 칼슘혈증이 생기는지 잘 관찰한다.

⑦ 관찰과 중재 사항을 기록한다.

⑧ 이상 증상이 있을 시 의사에게 보고한다.

3. 고 인산혈증

a. 정의

① 인산이 과다한 상태이다.

② 혈청 수치가 4.5mg/dL보다 높다.

b. 원인

① 신질환(주된 원인: 급성, 만성 신부전)은 인산염을 배출시키는 신장의 능력을 감소시킨다.

② 섭취의 증가

- 구강 섭취
- 비타민 D 과다와 관련된 위장관 흡수
- 인산을 함유한 관장과 완화제의 사용

③ 세포 구획간의 이동

- 호흡성 산증 및 세포 이용의 감소
- 세포독성 약물 투여로 인한 세포의 파괴

c. 증상 및 징후

① 증상과 징후는 비교적 없다.

② 증상은 인과 칼슘의 상호 작용의 결과로 나타난다.

③ 증상을 나타내는 것은 보통 칼슘의 결핍과 관련있다.

- 테타니와 과반사를 포함한 신경근육 증상
- 인산칼슘이 폐, 신장, 심장, 각막에 침착하면서 연조직의 석회화: 침착은 영향을 받는 기관이나 부분에 따라 각각 특정한 증상이나 징후를 보이면서 정상적인 기능을 방해할 수 있다.

④ 진단 자료
- 혈청 인산 수치: 상승한다.
- 혈청 칼슘 수치: 감소한다.
- 혈청 크레아티닌 수치: 만약 원인이 신질환과 관련되어 있다면 상승한다.

d. 치료

① 예방이 제일 중요하다.

② 음식을 통한 섭취를 제한한다.

③ 장관 내 과다한 인산 배출을 증가시키기 위해, 인산-결합성 젤이나 제산제를 사용한다.

④ 특히 신질환과 관련된 심각한 경우에는 혈액투석을 고려한다.

⑤ 원인이 종양과 관련된 경우
- 수분 균형을 유지한다.
- 전해질 불균형을 치료한다(고칼륨혈증, 저칼슘혈증, 고요산혈증, 고인산혈증).
- 혈액투석이나 복막투석을 한다(신질환)(Metheny, 2000, p.153).

e. 간호 중재

① 임상적인 증상과 징후를 사정한다.

② 혈청 인산 수치를 측정한다.

③ 관찰과 중재사항을 기록한다.

④ 이상 증상이 있을 시 의사에게 보고한다.

F. 염산

1. 개요

a. 세포외액의 주요한 음이온이다.

b. 신체에서의 중요한 기능

① 조직의 긴장도를 유지한다.

② 산-염기 균형을 조절한다.

③ 나트륨을 재흡수한다.

c. 나트륨, 칼륨과 직접적인 관계가 있다.

① 나트륨이나 칼륨의 수치가 증가함에 따라 염산의 수치 또한 증가한다.

② 중탄산염(bicarbonate)과 반대의 관계에 있다.

d. 신사구체에 의해서 세포외액으로부터 걸러진다.

e. 균형 유지에 필요한 양은 신세뇨관에 의해서 재흡수된다.

f. 정상 혈청 염산 수치: 97~100mEq/L

2. 저 염산혈증

a. 정의

① 염산이 부족한 상태이다.

② 혈청 수치가 97mEq/L보다 낮다.

b. 원인

① 일반적으로 나트륨이나 칼륨 부족과 관련있다.

② 위액의 손실이나 지속적인 구토는 저염산알칼리증을 유발할 수 있다.

③ 신장에서의 염산 재흡수 감소와 관련될 수 있다.

c. 증상 및 징후

① 보통 결합되어 있는 양이온과 관련이 있다(나트륨이나 칼륨).

② 진단 자료

- 혈청 염산 수치: 감소한다.
- 혈청 나트륨과 칼륨의 수치: 감소한다.
- 동맥혈 가스 분압: 알칼리증이 될 수 있다.

d. 치료

① 원인을 제거한다.

② 전해질을 보충한다.

③ 염산은 일반적으로 다른 전해질과 결합하여 한 쌍으로 존재하기 때문에 심각한 결핍에 대한 보충 요법은 다른 전해질의 상태에 달려 있다.

④ 염화나트륨이나 염화칼륨 용액을 정맥 투여할 수 있다.

e. 간호 중재

① 임상적인 증상과 징후를 사정한다.

② 혈청내의 염산 수치를 관찰한다.

③ 심각한 결핍을 대비하여 혈관을 확보한다.

④ 관찰과 중재사항을 기록한다.

⑤ 이상 증상이 있을 시 의사에게 보고한다.

3. 고 염산혈증

a. 정의

① 염산이 과다한 상태이다.

② 혈청 수치가 110mEq/L보다 높다.

b. 원인

① 지속적으로나 또는 과다하게
칼륨이나 나트륨을 포함한 용액(특히 고장성 염화나트륨용액)을 정맥내 투여한 경우

② 중탄산염의 과다한 손실 또는 탈수로 인한 대사성 산증(Cavanaugh, 1999, pp.274~275)

c. 증상 및 징후

① 결합된 양이온이 과다할 때의 증상과 유사하다.

② 진단 자료

- 혈청 염산 수치: 증가한다.
- 동맥혈 가스분압: 산증
- 신기능 검사: 신질환을 반영한다.

- 혈청 나트륨과 칼륨 수치: 상승될 수 있다(염산은 보통 이러한 전해질과 관련이 있기 때문이다).

d. 치료

① 원인을 제거한다.

② 증상과 징후를 관찰한다.

③ 만약 과잉상태가 양이온 수치의 증가와 관련이 있다면 양이온 수치의 감소는 바로 염산 수치의 감소를 가져온다.

e. 간호 중재

① 임상적인 증상과 징후를 사정한다.

② 혈청 염산 수치를 관찰한다.

③ 약물을 투여하기 위해 혈관을 확보한다.

④ 관찰과 중재사항을 기록한다.

⑤ 이상 증상이 있을 시 의사에게 보고한다.

5 수액 보충요법

A. 개요

1. 신체는 다양한 방법을 통해 수분과 전해질의 균형을 유지한다.

a. 확산

b. 삼투

c. 능동적 이동

d. 여과

2. 신체의 대부분이 수분으로 구성되어 있기 때문에 적절한 체액량의 유지는 중요하다.

3. 체액의 비정상적인 손실이 있을 때, 이는 정맥 수액 요법에 의해서 보충될 수 있다.

B. 장력(Tonicity)

1. 기본 개념

a. 신체내 수분과 전해질은 항상성을 유지하기 위해 한 구역에서 다른 구역으로 끊임없이 이동한다.

① 작은 분자들은 한 구획에서 다른 구획으로 쉽게 이동하는데 반해서, 큰 분자들은 잘 이동하지 못한다.

② 쉽게 이동하지 못하는 분자들은 세포내액과 세포외액 사이의 수분 이동에 영향을 미친다.

b. 수분과 전해질의 활동성은 막의 투과성 및 분자의 크기와 구성에 의해 영향을 받는다.

c. 장력은 이러한 역동적인 과정을 나타내며, 수분의 이동에 삼투성 효과를 지닌 용액 안의 입자의 수를 나타낸다.

2. 저장성 용액

a. 삼투압이 240mOsm/kg보다 낮으며, 적은 양의 입자를 가진다.

b. 체액보다 삼투압이 낮다.

① 예를 들어 혈구가 저장성 용액에 놓이게 되면 수분을 혈구 안으로 끌어 당긴다.

② 저장성의 정도에 따라, 혈구 안으로 들어오는 수분은 세포를 팽창시키고 파열되게 한다.

c. 저장성 용액을 주입하게 되면 혈관내 공간에서 세포내로 수분이 이동한다.

d. 그 예로 0.45% 염화나트륨이 있다.

e. 저장성 용액을 투여하는 동안, 환자를 주의 깊게 관찰해야 한다.

f. 멸균 증류수는 저장성이기 때문에 첨가물 없이 결코 사용해서는 안 된다.

3. 등장성 용액

a. 삼투압의 범위가 240~340mOsm/kg로 혈장과 같은 농도를 가진다.

b. 세포내와 세포외 구획의 삼투압이 같다.

c. 구획간에 수분이 이동하지 않게 된다.

d. 예로는 0.9% 염화나트륨, 5% 포도당 용액, 유산염 링거액이 있다.

① 세포외액을 팽창시킨다.

② 혈구로부터 혹은 혈구속으로의 수분 이동이 일어나지 않을 것이다.

4. 고장성 용액

a. 삼투압이 340mOsm/kg보다 높다.

b. 더 많은 수의 입자를 가지고 있으며, 정상 체액보다 더 높은 삼투압을 가진다.

c. 사용 시 수분이 혈관계 안으로 들어간다.

① 예를 들면, 혈구가 고장성 용액 내에 있게 되면 수분이 혈구 밖으로 빠져 나간다.

② 이렇게 되면 세포가 수축을 한다.

d. 예로는 3%나 5% 염화나트륨, 50% 포도당 수액이 있다.

e. 고장성 용액을 투여하는 동안에는 수액 과다를 예방하기 위해서 환자를 주의 깊게 관찰해야 한다.

C. 선택 변수

1. 기본 개념

a. 비정상적인 수분 전해질 손실을 보충할 때, 보충될 용액은 그 환자의 상태를 고려해서 선택해야 한다.

b. 여기에는 수분 전해질 손실의 형태와 양, 활동성, 임상 상태가 포함되어야 한다.

2. 삼투압

a. 고장액은 세포내액을 감소시키거나 세포외액을 팽창하고자 할 때 최선의 선택이 될 수 있다.

b. 등장액은 혈관내액량을 빠르게 팽창시킬 때 필요할 수 있다.

c. 저장액은 과다한 전해질 불균형을 치료하기 위해 필요할 수 있다.

3. 전해질

a. 전해질 균형은 항상성 유지에 필요하다.

b. 전해질 보충액의 정맥내 투여는 비정상적인 손실을 보충하기 위해 필요하다.

c. 보충을 해야 하는지는 검사상의 수치와 임상적인 증상과 징후에 의해 결정되어진다.

d. 전해질 과다는 전해질 결핍과 비슷하거나 심지어 더 큰 합병증을 발생시킬 수 있다.

① 저장액은 농도를 희석시키기 위해서 사용한다.

② 전해질 수액은 길항적인 효과를 내기 위해 사용되어지기도 한다(예: calcium gluconate는 고 칼륨혈증을 치료한다).

4. **활동**: 증가된 활동은 칼로리 소모와 수분 전해질 손실을 가속화시킨다.

5. **임상 상태**

a. 정맥내 수액 투여의 시작 또는 재조정의 필요를 결정하기 위해서는 임상 상태의 지속적인 관찰이 필요하다.

① 체중 ② 섭취와 배설 상태

③ 활력 징후 ④ 피부 긴장도

⑤ 진단 결과 ⑥ 중심 정맥압

b. 신장이나 내분비 질환과 같은 질병 상태는 보충수액의 필요나 보충수액의 상태에 영향을 준다.

① 화상이나 두부손상과 같은 외상은 수분과 전해질의 필요성을 증가시킬 수 있다.

② 수술을 받은 환자는 특별한 요구도를 가지고 있으므로 고려되어져야 한다.

6 정맥 용액

A. 정맥 용액의 분류

1. **장력**

2. **보충요법과 유지요법**

3. **결정질 용액**(crystalloid) **혹은 교질용액**(colloid)

B. 염화나트륨 용액

1. **개요**

a. 결정질 용액이다.

b. 다양한 농도로 이용 가능하다.

2. **0.45% 염화나트륨 용액**

a. 같은 양의 나트륨과 염산(77mEq/L)과 유리수(free water)를 함유한 저장성 용액이다.

b. 저장성 수분 손실이 있을 때와 나트륨과 염산을 보충할 때에 사용한다.

c. 칼로리를 제공하지 않는다.

d. 지속적으로 정맥 투여 시, 전해질과 칼로리의 감소와 희석을 발생시킬 수 있다.

3. 0.9% 염화나트륨 용액(생리식염수)

a. 같은 양의 나트륨과 염산(154mEq/L)을 포함한 등장성 용액이다.

b. 사용 용도

① 나트륨과 염산을 보충한다.

② 수혈 시 함께 사용된다.

③ 대사성 알칼리증의 치료에 사용된다.

④ 약물 희석제로 사용된다.

c. 칼로리, 다른 전해질을 제공하지 않는다.

d. 지속적으로 주입하거나 빠르게 투여할 시에 나트륨 과다, 수액량 과다, 칼로리나 다른 전해질의 감소를 발생시킬 수 있다.

4. 3% 혹은 5% 염화나트륨 용액

a. 같은 양의 나트륨과 염산을 포함한 고장성 용액이다.

① 3% 용액은 257mEq/500mL를 포함한다.

② 5% 용액은 428mEq/500mL를 포함한다.

b. 심각한 나트륨 결핍 시 보충하기 위해 사용된다.

c. 수분 과다와 폐부종을 예방하기 위해 천천히, 주의깊게 주입해야 한다.

C. 포도당 용액

1. 개요

a. 결정질 용액으로 다양한 농도로 이용 가능하다.

b. 수분과 칼로리를 제공한다.

2. 5% 포도당 수액

a. 말초로 투여하는 등장액이다.

① 100mL 당 5g의 포도당을 함유하고 있다(170calories/L).

② 적절한 수액구획 내에서 필요한 만큼의 수분만 남기고 빠르게 대사된다.

③ 전해질을 함유하고 있지 않다.

b. 일반적으로 초기 수분 공급이나 약물 투여 수단으로 사용된다.

c. 지속적으로 사용 시에는 수분과다나 수분중독이 올 수도 있다.

d. 수혈하는 동안 사용해서는 안 된다. 포도당은 주입 세트 안에서 적혈구를 응집시키는 원인이 된다.

3. 10% 포도당 수액

a. 고장액이다.

① 100mL에 10g 포도당을 함유하고 있다(240 calories/L).

② 칼로리와 유리수를 제공한다.

b. 말초로 투여할 수 있는 최고 농도의 포도당액이다.

c. 전해질을 포함하지 않기 때문에 이 용액을 지속적으로 투입 시에는 전해질 감소가 일어날 수 있다.

4. 농축 포도당 수액(20%, 40%, 50%, 60%, 70% 포도당 수액)

a. 고장액이다.

b. 주로 칼로리를 제공하기 위해 사용한다.

c. 보통 완전 영양을 제공하기 위해서 아미노산 용액에 첨가되어 중심 혈관접근기구를 통해 투여된다.

d. 투여하는 동안 패혈증, 스트레스, 간과 신장의 부전에 의해 포도당 내성이 영향받을 수 있다.

e. 스테로이드나 이뇨제와 같은 몇몇의 약물은 포도당 내성에 영향을 미칠 수 있다.

f. 주로 50% 수액과 같은 고장성 포도당액은 저혈당증과 관련해서 혈당을 교정하기 위해 사용된다.

g. 고장성 포도당액을 투여함으로써 생기는 합병증이 있다.

① 고혈당증(만약 빠르게 투여 시)

- 투여 후 삼투성 이뇨가 온다.
- 수분과 전해질 손실의 결과로 고삼투성 혼수를 야기할 수 있다.

② 과다한 양의 고장성 포도당액은 인슐린 생산요구를 갑작스럽게 증가시킨다(과인슐린증).

- 무기력증
- 발한
- 혼란

③ 말초로 투여하기 전에 고장액을 희석시키지 않는다면 정맥의 자극, 손상, 혈전이 생길 수 있다.

D. 포도당이 함유된 식염수

1. 개요

a. 포도당 식염수는 다양하게 이용 가능하다.

① 0.225% 염화나트륨 안에 5% 포도당(고장액)
② 0.33% 염화나트륨 안에 5% 포도당(고장액)
③ 0.45% 염화나트륨 안에 5% 포도당(고장액)
④ 0.9% 염화나트륨 안에 5% 포도당(고장액)
⑤ 0.45% 염화나트륨 안에 2.5% 포도당(등장액)
⑥ 0.225% 염화나트륨 안에 10% 포도당(고장액)
⑦ 0.45% 염화나트륨 안에 10% 포도당(고장액)
⑧ 0.9% 염화나트륨 안에 10% 포도당(고장액)

b. 각각의 수액의 농축 정도에 따라 적절한 칼로리, 유리수, 나트륨, 염산이 제공된다.

c. 유리수를 포함하고 있기 때문에 수분부족을 보충하기 위해 사용된다.

d. 칼로리는 포도당에 의해서 보충된다 : 농도는 개개인의 환자 요구도에 따라 결정된다.

e. 추가적인 전해질을 제공한다: 농도는 환자의 혈청 전해질 수치에 따라서 선택한다.

f. 포도당 용액과 식염수와 관련된 부분에서 언급했던 합병증이 나타난다.
① 나트륨 과다
② 나트륨 과다 또는 너무 과도한 용량이 투여되면서 수분 과다가 나타날 수 있다.
③ 수분의 과다는 또 다른 전해질의 희석이나 감소를 야기할 수 있다.
④ 고혈당증
⑤ 포도당은 수액 세트 내에 적혈구를 응집시키는 원인이 된다.
⑥ 과인슐린증
⑦ 정맥의 자극, 손상, 혈전증이 고장액 투여와 함께 나타날 수 있다.

E. 전해질액

1. 개요

a. 결정질 용액이다.

b. 다양한 전해질 결합형태가 이용가능하다.
① 포도당을 포함할 수도, 포함하지 않을 수도 있다.
② 제조업체에 따라서 약간씩 다르다.

c. 환자의 과거력, 증상과 징후, 진단적 결과에 따라 필요한 처방을 결정한다.

2. 링거 수액(Ringer's injection)

a. 나트륨, 칼륨, 칼슘, 염산을 포함한 등장액이다.

b. 내용물은 혈장 안에 포함되어 있는 전해질의 성분과 비슷하다.

c. 전해질을 보충하기 위해 사용된다.
① 수화 상태를 위해 수분을 제공한다.
② 세포외액의 손실을 보충한다.

d. 링거 수액만 지속적으로 단독 투여 시 합병증이 나타날 수 있다.
① 비록 여러 전해질을 함유하고 있다 하더라도 섭취와 손실이 비정상적일 경우에는 투여되는 전해질의 양이 적절하지 않을 수 있다.
② 급속한 투여는 전해질의 과다를 일으킨다.
③ 칼로리를 포함하지 않아서 단독으로 링거 수액만을 투여할 시 칼로리 소실을 일으킨다.
④ 과도한 투여용량은 수분의 과다와 혈청 전해질 희석의 원인이 된다.

3. 5% 포도당 링거 수액(5% dextrose in Ringer's injection)

a. 전해질과 칼로리를 제공하는 고장액이다.

b. 칼로리를 제공하면서 링거 수액과 비슷한 작용을 가진다.

c. 링거 수액으로 인한 합병증과 유사하게 나타난다.
① 전해질에 대한 다른 섭취가 없거나 비정상적인 손실이 나타난다면 전해질의 감소가 발생할 가능성이 있다.
② 환자의 혈청 수치에 따라서, 빠르게 혹은 과도하게 투여할 경우 전해질 수치가 비정상적으로 높게 나타날 수도 있다.

③ 환자의 혈청 수치에 따라서, 과도한 양의 투여는 혈청 전해질의 희석과 더불어 과혈량증이 될 수도 있다.

d. 당뇨병을 가진 환자에게 포도당을 포함한 용액을 투여할 때는 주의를 요한다.

4. 유산염 링거 수액(Lactated Ringer's injection, Hartmann's Solution)

a. 전해질의 성분은 혈장 전해질과 유사하다.

b. 나트륨, 칼륨, 칼슘, 염산, 유산염을 제공하는 등장성 용액이다.

① 유산염은 완충제로써의 역할을 한다.

② 유산염은 세포외액에 정상적으로 존재하는 중탄산염을 생산하면서 대사된다.

c. 전해질을 제공하고 저혈량증의 치료로 사용된다.

d. 섭취량이 적거나 전혀 없거나 혹은 비정상적인 손실 시 지속적인 주입을 통해 불충분한 전해질 성분을 제공한다.

e. 합병증은 수액 과다, 전해질 과다, 전해질 희석, 칼로리 고갈, 마그네슘 감소 등을 포함한다.

f. 과도한 양을 투여 시 대사성 알카리증이 나타난다.

g. 유산염이 간에 의해서 대사되기 때문에 간 장애가 있을 경우에는 금기로 한다.

h. 완충체계에 부담이 갈 수 있기 때문에 유산 산증이 있다면 사용하지 않는다.

5. 5% 포도당 유산염 링거 수액(5% dextrose in Lactated Ringer' s injection)

a. 고장액이다.

b. 유산염 링거수액(Lactated Ringer's injection)과 유사하고 더불어 칼로리를 제공한다.

c. 사용과 합병증은 유산염 링거수액과 유사하다.

6. 다른 전해질액

a. 많은 특수 전해질 용액이 이용 가능하며, 어떤 제품은 포도당을 함유하고 있다.

b. 포도당을 첨가할 때까지는 거의 대부분 등장액이다. 혼합 후에는 고장액이 된다.

c. 환자의 과거력, 임상증상과 징후, 임상검사 결과에 의해 사용이 결정된다.

d. 사용지침과 합병증은 수액의 구성성분과 투여속도에 의해 정해진다.

F. 혈장 증량제(Plasma expander)

1. 개요

a. 혈장 증량제는 교질액이다.

b. 혈관내강을 확장하기 위해 삼투적으로 작용한다.

c. 세포내나 간질강을 확장하지 않는다.

d. 응급 상황에서 혈류량을 빠르게 증가시키기 위해서 사용한다.

e. 혈액성분, 알부민, 덱스트란(dextran)이나 만니톨(mannitol)과 같은 합성 교질액이 포함된다.

2. 덱스트란(Dextran)

a. 저분자와 고분자의 두 가지 형태로 이용 가능한 혈장 증량제이다.

b. 고분자인 6% 덱스트란은 5% 포도당과 0.9% 염화나트륨액에서 사용 가능하다.

① 용량은 투여된 수액량과 체내 수분 상태와 신장 상태에 따라서 증가시킨다.

② 최대의 효과는 투여가 종료된 후 대략 1시간 후에 나타난다; 대체적으로 24시간 지속된다.

③ 쇼크의 치료나 외상, 화상, 출혈과 관련해서 예상되는 쇼크를 치료하기 위해 사용한다.

④ 혈액이나 혈액 산물의 대체제로 사용하지 못한다.

⑤ 혈액형이나 교차시험(cross match)을 시행하기 위한 시간이 충분하지 않을 때 급히 사용할 수도 있다.

⑥ 합병증

- 심각한 아나필락시스 반응
- 천명음
- 가슴이 조여듦
- 위장관 장애

⑦ 검사 수치에 영향을 줄 수 있기 때문에, 덱스트란을 투여하기 전에 혈액형이나 교차시험을 위해 혈액을 채취한다.

⑧ 수분 과다의 가능성이 있다.

- 적혈구 용적율 감소
- 혈장 내 단백질 수치 감소
- 혈청 전해질 수치 희석

⑨ 신질환, 울혈성 심부전, 출혈 장애, 덱스트란에 과민성이 있는 환자의 경우에는 금기로 한다.

c. 저분자인 10% Dextran은 5% 포도당과 0.9% 염화나트륨액에서 사용 가능하다.

① 최대 용량확장은 투여 종료 후 곧바로 나타난다.

② 24시간 내에 신장을 통해서 배설된다.

③ 용량 확장은 투여된 수액량과 체내 수분 상태와 배설 속도에 비례한다.

④ 혈액량 손실과 관련된 쇼크의 치료에 사용한다.

- 화상
- 수술
- 출혈
- 외상

⑤ 외과적 수술 동안 정맥혈전증이나 폐색전증을 막기 위해 예방적으로 사용할 수 있다.

⑥ 발생 가능한 합병증

- 유사 아나필락시스 반응
- 전해질 희석
- 적혈구 용적율과 혈장 단백질의 희석과 함께 순환 과다가 발생할 수 있다.
- 출혈시간 증가

⑦ 검사 수치에 영향을 주는 요소를 배제하기 위해 투여 전에 혈액 채취를 한다.

- 단백질 분해 효소 기법(proteolytic enzyme technique)을 사용할 때 혈액교차 시험을 한다.
- 알코올을 사용할 때 빌리루빈 분석을 한다.
- 총 단백량(Total protein)분석은 뷰렛 시약이 사용될 때 한다.

3. 만니톨(Mannitol)

a. 당 알코올 물질로 5%~25%의 다양한 농도로 사용할 수 있다.

b. 혈관 안으로 수분을 끌어당기는 삼투의 기능이 생성된다.

c. 수분의 대부분이 3시간 내에 신장을 통해 배설된다.

d. 수분의 손실을 촉진하기 위해 사용한다.

① 급성 신부전에서 핍뇨기에 이뇨제로 쓰인다.

② 독성 물질을 배설한다.

③ 두개내압과 대뇌 부종을 치료한다.

④ 뇌척수액과 안압을 감소시킨다.

e. 합병증

① 수분 전해질의 불균형

② 수분 과다

③ 세포의 탈수

④ 신경계 독성

⑤ 피부 자극과 조직의 괴사를 일으키는 일혈

f. 20% 정도의 농축액을 투여할 때는 결정이 생길 가능성이 있다.
필터사용과 함께 주의 깊게 관찰하는 것이 필요하다.

4. 헤타스타치(Hetastarch(Hespan))

a. 알부민과 유사한 교질액 성질을 가진 합성중합체이다.

b. 0.9% 염화나트륨액에서 섞어 6% 농도로 이용할 수 있다.

c. 수분을 세포에서 혈관 내로 끌어당긴다.

d. 최대 용량은 투여 종료 후에 곧바로 도달한다.

e. 투여 양과 기간은 주입된 양, 투여 전의 수액 상태, 신기능에 달려있다.

f. 혈관내 혈액량 감소와 관련된 쇼크의 치료에 있어서 수액보충용으로 사용한다.

① 외상

② 화상

③ 출혈

④ 수술

g. 합병증

① 유사 아나필락시스 반응

② 출혈시간 증가

③ 혈소판 기능 변화

④ 수분량 과다

⑤ 수분 전해질 불균형

⑥ 수분량 증가로 인한 적혈구 용적율과 혈장 단백질 감소

5. 알부민(Albumin)

a. 사람의 혈액이나, 혈액과 관련된 부산물로부터 만들어진 자연 혈장 단백질이다.

b. 5%~25% 농도로 이용 가능하다.

c. 삼투압이 작용되어 수분을 혈관 내로 끌어당겨서 수분량을 증가시키고 혈장 단백질 양을 증가시킨다.

d. 5%는 등장액이고, 25%는 고장액이다.

e. 순환량 결핍과 관련된 쇼크치료에 있어서 순환량 확장을 위해 사용한다.

f. 단백질을 제공하거나 빌리루빈과 결합하는 능력 때문에 고빌리루빈혈증에 사용된다.

g. 합병증

① 수분 과다

② 빈혈

③ 출혈 증가

④ 전해질 희석이나 고갈

⑤ 알레르기 반응

⑥ 수분량 증가로 인한 적혈구 용적률과 혈장 단백질 수치의 감소

⑦ 검사 결과의 변화 가능성

G. 그 밖의 용액

1. 알칼리 용액: 5% 중탄산 나트륨

a. 과다된 산을 중화하고 항상성을 회복시킨다.

b. 해리되어서 세포외액의 중요한 완충제인 중탄산 이온을 제공한다.

c. 삼투압과 산-염기 균형을 유지한다.

d. 대사성 산증과 심각한 고칼륨혈증을 치료하기 위해 사용한다.

e. 합병증

① 대사성 알칼리증

② 저칼슘혈증

③ 저칼륨혈증

④ 나트륨 정체

⑤ 전해질 불균형을 초래할 수 있는 과혈량증

⑥ 화학적 봉와조직염, 괴사, 궤양, 부육 형성을 초래하는 일혈

2. 알코올 용액

a. 5% 포도당 수액 안에 5% 에틸알코올이 함유되어 있는 고장액이다.

b. 주로 간에서 아세트알데히드(acetaldehyde)나 아세트산염(acetate)형태로 대사된다.

c. 수분을 보충하거나 칼로리를 제공하기 위해 사용한다.

d. 합병증은 지속적으로 주입하거나 빠르게 주입되었을 때에 종종 발생한다.

① 과혈량증

② 중독

③ 전해질 희석

④ 산-염기 불균형

e. 정맥염과 조직 괴사를 일으키는 일혈을 예방하기 위해서 주의깊게 관찰한다.

f. 손상, 쇼크, 당뇨병이 있을 때에는 잠재적인 합병증 때문에 주의해야 한다.

g. 알코올 중독증 과거력이 있을 시에는 사용하지 않는다.

3. 기혼합 용액(Premixed solution)

a. 기혼합된 대용량 용액과 약물로써 매우 다양한 종류가 있다.

b. 사용된 용액의 pH, 기본 수액, 희석제, 약물이 올바르게 혼합되어 있다는 믿음을 강하게 준다.

c. 혼합 후 멸균 처리가 완료되기 때문에 유효기간이 더 길다.

d. 일반적인 단점

① 비용 증가 가능성

② 처방되지 않은 약이 뜻하지 않게 투여될 수 있다.

③ 같은 약이 여러 농도로 섞여 있을 때, 부적절한 용량이 투여될 수 있다.

e. 잠재적인 합병증은 개별적인 수액이나 약물과 관련있다. 투여 전에 개별적인 기초 사항을 확인해야 한다.

7 산-염기 균형과 불균형

A. 개요

1. 산-염기 균형은 항상성 유지에 필요하다.

2. 산은 수소이온을 내보내는 물질이다.

3. 염기는 수소이온을 받아들인다.

4. 산-염기 균형은 화학적 완충체계, 신장, 폐를 통해서 조절된다.

a. 완충제는 모든 체액, 조직, 뼈 안에 존재한다.

b. 중탄산염-탄산은 세포외액의 주요한 완충제이다.

c. 세포내 완충제는 유기와 무기 인산염, 단백질, 헤모글로빈을 포함한다(Metheny, 2000, p.158).

5. 신장은 수소이온을 배출하고 중탄산염의 재흡수와 재생산을 통해서 균형을 유지하도록 돕는다.

6. 폐는 호흡수와 깊이를 조절함으로써 이산화탄소를 조절한다.

7. 산-염기 불균형은 대사성이나 호흡성으로 분류되고 더 나아가서 산증과 알칼리증으로 구분된다.

8. 산-염기 균형은 동맥혈 가스분석을 사용해서 결정한다.

a. pH는 수소이온(H^+)의 농도에 따라 측정한다.

b. 이산화탄소 분압($PaCO_2$)은 산-염기 균형의 호흡성 요소이고 동맥혈 내에서 이산화탄소의 부분적 압력과 관련 있다.

c. 중탄산염은 주요한 세포외액 완충제이다.

d. 산소 분압(PaO_2)는 동맥내 산소의 부분적인 압력이다.

e. 정상적인 수치(Metheny, 2000, p.160)

① pH: 7.35~7.45

② 동맥혈의 이산화탄소 분압($PaCO_2$): 35~45mmHg

③ 중탄산염(HCO_3): 22~26mEq/L

④ 동맥혈의 산소분압(PaO_2): 80~100mmHg

B. 대사성 산증

1. 개요

a. 중탄산염의 양을 초과하는 대사성 산의 증가와 관련된다.

b. 대사성 산증을 야기시키는 요인

① 중탄산염뿐만 아니라 염산도 나트륨과 결합한다.

② 신장을 통한 중탄산염의 손실이나 새로운 중탄산염을 생산하는 능력 부전

③ 위장관계를 통한 중탄산염의 손실

④ 호흡기계: 세포로 가는 산소의 양 감소

c. 불균형은 만성이나 급성일 수 있다.

① 만성 불균형은 보통 만성 신질환과 관련된다. 성인에서는 대개 교정이 필요하지 않다.

② 급성 대사성 산증

- 일반적으로 설사나 신장을 통한 배설의 증가로 인한 중탄산염의 손실로부터 발생한다.
- 신장을 통한 수소이온 배출의 감소, 수소 이온 생산 증가, 유산 산증, 케톤산증 혹은 메탄올(methanol)이나 살리실산염(salicylate)과 같은 산의 섭취로 인한 수소이온의 과도한 양이 원인이 될 수도 있다.

2. 증상과 징후(보통 직접적으로 원인과 관련된다)

a. 호흡수와 깊이의 증가

b. 혈압 감소

c. 두통

d. 근력 저하

e. 혼란

f. 오심

g. 구토

h. 심한 경우에는 심장 반응이 제한되어서 혈관이 확장되고, 피부가 따뜻하고 건조하며 붉게 상기된다.

3. 진단 결과

a. pH: 7.35보다 낮다.

b. 중탄산염 수치: 22mEq/L보다 낮다.

c. 소변의 pH: 산성(신장의 기능은 정상)

d. 혈청 칼륨 수치: 자주 높게 나타난다.

4. 치료(원인을 교정한다)

a. 동맥혈 pH수치가 매우 낮으면 생명을 위협할 수 있기 때문에 접근 가능한 혈관을 확보한다.

b. 중탄산나트륨과 칼륨을 투여한다.

① 비경구 수액에 추가한다.

② 정맥으로 점적투여한다.

③ 심정지 시 중탄산나트륨을 정맥으로 바로 투여할 수 있다.

5. 합병증

a. 전해질 희석이나 전해질 감소와 더불어 수분 과다

b. 적혈구 용적률과 혈장 단백질의 희석

c. 과도한 교정은 알칼리증을 일으킬 수 있다.

6. 간호 중재

a. 관련된 증상과 징후, 진단 결과를 관찰한다.

b. 모든 관찰 사항, 약물, 처치를 기록한다.

c. 이상증상 발견 시 의사에게 보고한다.

C. 대사성 알칼리증

1. 개요

a. 중탄산염의 증가나 수소 이온의 손실로 인해서 중탄산 나트륨이 과다하게 많아진 상태로 두 가지의 형태로 발생한다(급성과 만성).

b. 급성

① 주로 수소이온, 세포 외액의 양, 염화칼륨의 감소로 생긴다.

- 구토
- 위장관 흡인
- 이뇨제

② 증상과 징후(일반적으로 저혈량증과 저칼륨혈증과 관련된다)

- 과다활동 반사
- 정신 혼동
- 호흡 저하
- 감소된 칼슘 수치로 인한 테타니
- 저칼륨혈증으로 인한 심장 기능부전

③ 진단 결과(급성과 만성)

- 동맥내 중탄산염 수치: 상승(26mEq/L 보다 높다)
- pH수치: 7.45보다 높다.
- 나트륨, 칼륨, 인산의 수치: 근본적 원인으로 인해 결핍이 나타날 수 있다.
- 칼슘 수치: 증가하거나 감소한다.
- 심전도: 심박동률이 증가하고 QT 간격이 증가하게 된다.

④ 치료(근본 원인에 따라 다양하다)
- 불균형이 심각하지 않을 때는 치료가 필요하지 않다.
- 위장관이나 요로계를 통한 손실로 인해 좀 더 심각한 불균형일 경우 0.9%나 0.45%의 염화나트륨 용액을 투여한다.
- 알칼리증이 저칼륨혈증과 관련있을 시에는 염화칼륨을 사용한다.
- 산성화제(acidifying agent), 히스타민 H_2 수용체 길항제(Histamine H_2 receptor antagonist), acetazolamide(Diamox)를 사용한다.

⑤ 간호 중재(급성과 만성)
- 증상과 징후, 임상 수치를 관찰한다.
- 접근 가능한 혈관을 확보한다.
- 관찰 사항, 처치를 모두 기록한다.
- 이상증상 발견 시 의사에게 보고한다.

c. 만성

① 급성이 교정되지 않을 때 발생한다.
- 이뇨제의 장기간 치료(thiazide, furosemide): 수소이온의 손실
- 전해질 코르티코이드(mineralocorticoid) 효과와 관련된 중탄산염의 배설(Horne et al., 1997, p.183)

② 저칼륨혈증, 중탄산염의 정체, 비경구적인 알칼리용액의 과도한 투여로 인해서 수소이온이 세포 안으로 끌어 당겨진다.

③ 증상과 징후
- 적거나 거의 없다.
- 칼륨결핍 시의 징후가 보일 수도 있다.

④ 진단 결과(급성 대사성 알칼리증과 관련된 결과 참조)

⑤ 치료(근본적인 원인을 없애는 것과 관련 있다)
- 수분량 부족을 교정하기 위해 0.9% 염화나트륨액을 투여한다(만성 알칼리증을 교정하는데 종종 성공하지 않을 수도 있다).
- 구강이나 정맥으로 염화칼륨을 투여한다(대부분 성공적이다).
- 이뇨제(acetazolamide[Diamox], 칼륨 보전 이뇨제)

⑥ 간호 중재(급성 대사성 알칼리증과 관련된 부분을 참조하시오)

D. 호흡성 산증

1. 개요

a. 생산되는 이산화탄소의 양과 같은 양만큼의 이산화탄소를 제거하는 폐의 기능부전으로 인해 발생한다.

b. 호흡수와 깊이를 통해 조절된다.

c. 급성이나 만성으로 발생한다.

d. 급성 호흡성 산증에서 호흡수와 깊이를 조절하지 못하는 것은 다음과 관련이 있다.

① 약물(진정제 사용 시)

② 대뇌 손상(심정지 시)

③ 질환(폐렴)

e. 만성 호흡성 산증은 장기간 동안 생산되는 이산화탄소 양이 배설되는 양을 초과할 때 발생한다.

① 폐기종

② 낭성 섬유증

③ 기관지천식

2. 증상과 징후

a. 일반적으로 산증 자체보다는 그 원인과 직접적으로 관련 있다.

b. 종종 중추신경계에 영향을 미친다.

① 불안감

② 혼돈

③ 오심

④ 구토

⑤ 근육 뒤틀림

⑥ 경련

c. 심장 관련 지표

① 맥박과 호흡수의 증가

② 혈압 증가

③ 따뜻하고, 붉게 상기되는 피부

④ 동맥혈의 기본 수치가 빠르게 올라갈 때, 둔한 느낌의 두통과 함께 쇠약감이 나타난다.

3. 진단 결과

a. 혈청 pH: 7.35보다 낮다.

b. 이산화탄소 분압($PaCO_2$)의 수치: 42mmHg보다 높다.

4. 치료

a. 근본적인 원인을 교정한다.

b. 이산화탄소 수치를 복원한다.

① 산소 치료

② 기관내 삽관과 기계적인 환기

③ 만약 적응증이 된다면, 기관지 확장제나 항생제를 사용한다(만성형).

④ 만약 환자가 기관내 삽관과 기계적인 환기를 하고 있지 않다면, 마취제와 진정제는 피해야 한다(왜냐하면 만성형과 관련된 호흡 부전이기 때문이다).

E. 호흡성 알칼리증

1. 개요

a. 증가된 환기의 결과이다.

b. 생산되는 이산화탄소보다 배출되는 것이 더 많다(과환기).

① 저산소혈증

② 고열

③ 과다한 기계적 환기

④ 살리실산염의 중독

2. 증상과 징후

a. 가벼운 현기증

b. 이명

c. 발한

d. 호흡수와 깊이의 증가

e. 사지의 저린감과 무감각

3. 치료(근본적인 원인의 교정과 직접적인 관련이 있다)

a. 만약 저산소혈증이 원인이라면 산소 요법을 한다.

b. 심각한 경우에는 CO_2를 재호흡한다.

c. 환자가 천천히 호흡하고 스스로 조절할 수 있도록 안심시킨다(만약 불안감이 원인일 경우).

d. 호흡성 알칼리증과 관련된 불안치료를 위해 진정제나 정신 안정제를 사용한다.

8 수분 전해질 균형에 영향을 주는 질환과 상태

A. 심장계

1. 수분과 전해질의 조절을 돕는다.

2. 심장은 수분과 전해질에 의해서 영향받는다.

a. 수분과 전해질의 조절은 신장을 통해 혈장을 보내는 심장의 펌프기능에 의존한다.

b. 수분의 양은 심장과 혈관 내에 위치한 신장 수용체(stretch receptor)에 의해서 조절된다.

① 수분량 결핍은 약하고 빠른 맥박의 원인이 된다.

② 수분량 과다는 강한 맥박을 야기시킨다.

3. 칼륨은 흥분파의 전도와 수축력에 영향을 준다.

4. 나트륨은 혈액량의 변화를 일으킴으로써 심혈관계에 영향을 미친다.

5. 칼슘은 심장근육의 수축과 이완조절을 돕는다.

6. 마그네슘은 혈관을 확장시킨다.

a. 혈압이 저하될 수 있고 심정지를 일으킬 가능성이 있다.

b. 불균형 시에는 심장 부정맥, 저혈압이 올 수 있고 결핍 시에는 digoxin 독성의 가능성을 증가시키며 과잉 시에는 부정맥, 혈관확장, 서맥이 올 수 있다(Paradiso, 1999, pp.99~102).

B. 신장계

1. 신장은 수분과 전해질, 유기물질을 보유하거나 배출함으로써 수분과 전해질의 균형을 유지하는 데 중요한 역할을 수행한다.

2. 갈증, 호르몬, 심장과 혈관은 신기능에 영향을 준다.

a. 시상하부는 뇌하수체 후엽에 저장되어 있는 항이뇨호르몬(ADH)을 생산한다.

b. 분비된 항이뇨호르몬(ADH)은 신세뇨관이 원위 세뇨관과 집합관으로부터 더 많은 수분을 재흡수하도록 한다.

3. 혈중요소질소와 크레아티닌과 같은 임상 검사는 신장계를 평가하는데 도움을 준다.

4. 신장계의 비정상적인 기능은 급성이나 만성의 신부전을 야기시킨다.

5. 칼륨은 신장에 의해서 배출되는 중요한 전해질 중에 하나이다; 신장의 기능부전은 칼륨 균형에 영향을 주게 된다.

C. 내분비계

1. 수분과 전해질을 조절하는데 중요한 역할을 수행한다.

2. 항이뇨호르몬(ADH)은 시상하부에서 분비되고 뇌하수체 후엽에 저장된다.

3. 항이뇨호르몬 부적합 증후군(SIADH)은 수분을 정체시켜 저나트륨혈증을 일으킨다.

a. 근본적인 원인을 교정하고 과다하게 정체된 수분을 배출시킨다.

b. 나트륨과 수분 상태를 주의 깊게 관찰한다.

4. 갑상선과 부갑상선은 칼슘, 마그네슘, 인 수치에 영향을 미치는 호르몬을 분비한다.

5. 당뇨병에는 두 가지 형태가 있다; 요붕증과 당뇨병

a. 요붕증은 항이뇨호르몬(ADH)에 반응하는 신장의 기능부전 또는 항이뇨호르몬(ADH) 부족의 결과로 인한 수분 불균형과 관련된 장애이다.

① 중추성 요붕증은 두부 외상이나 전이된 종양에 의해서 생길 수 있다.

② 임상적인 지표는 심한 갈증, 다뇨, 혈청 나트륨의 증가, 삼투압 증가이다.

③ 치료는 수분과 전해질을 정맥내로 투여하고, 항이뇨호르몬(ADH)을 보충하는 것이다.

b. 당뇨병은 인슐린의 사용과 분비가 감소함으로써 발생한다.

① 고혈당증과 당뇨성 케토산증이 생길 수 있다. 혈액과 소변에서 높은 포도당 수치가 확연하게 나타난다.

② 당뇨병과 관련된 불균형으로는 혈청내 이산화탄소 수치 감소, 저칼륨혈증, 수분량의 불균형을 들 수 있다.

③ 치료는 인슐린과 수분을 보충하는 것이다.

- 0.9% 염화나트륨
- 유산염 링거액(Lactated Ringer' s injection)
- 0.45% 염화나트륨
- 전해질

D. 간장계

1. 정상적으로, 알도스테론은 간에 의해서 불활성화된다.

2. 손상된 간은 다음의 기능을 수행할 수 없다.

a. 알도스테론의 과다한 수치는 나트륨을 보유시켜서 수분 정체를 가져온다.

b. 다른 불균형이 발생한다.

① 저칼륨혈증

② 고칼륨혈증(이차적 신부전과 관련된다)

③ 저마그네슘혈증

④ 저칼슘혈증

⑤ 저인산혈증

⑥ 산-염기 불균형

c. 치료는 과다한 수분을 배출하는 것과 전해질 불균형을 교정하는 것이다.

E. 화상

1. 피부에 외상을 입히고 수분과 전해질 손실을 일으킨다.

2. 불균형의 심각성은 화상의 깊이와 손상 받은 신체 표면의 백분율과 관련있다.

a. 심각한 화상을 입은 후 처음 24시간 동안에는 혈관 내 수분, 단백질, 전해질이 손상된 모세혈관과 세포를 통해서 빠져나간다.

b. 이러한 단계가 지나면 모세혈관벽이 닫히기 시작하고 보상 변화를 시작한다.

c. 이틀이나 삼일째부터는 부종을 일으켰던 수분이 간질강에서 혈관으로 이동하기 시작한다.

① 혈액량이 증가한다.

② 소변량의 증가를 가져온다.

3. 치료는 정맥으로 수액을 투여하는 것이다.

a. 수분의 이동으로 인한 수분량 과다를 예방하기 위해 주의를 기울여야 한다.

b. 전해질 균형을 유지해야 하기 때문에 전해질 수치를 관찰해야 한다. 특히 외상을 입은 세포로부터 칼륨의 손실이 일어날 수 있기 때문에 칼륨 수치를 잘 관찰해야 한다.

F. 임신으로 인한 고혈압(임신 중독증)

1. 임신은 수분과 전해질 균형에 큰 영향을 미친다.

a. 증가된 수분량

b. 신기능의 변화

c. 혈청 칼슘의 감소

d. 호흡성 알칼리증으로 인해 일반적으로 보여지는 산-염기 균형의 변형

2. 임신으로 인한 고혈압에서는 부종, 고혈압, 단백뇨, 경련이 나타난다.

3. **상태가 심각할 때는 황산마그네슘**(magnesium sulfate)**을 항경련 효과를 위해 사용할 수 있다**(Metheny, 2000, pp.385~386).

4. **혈청의 마그네슘 수치는 고마그네슘혈증을 예방하기 위해 주의 깊게 관찰되어야 한다.**

참고

- **Atrial Natriuretic Factor(atrial natriuretic peptide, ANP):**

  심방성 나트륨 배설증가 peptide는 심장의 심방근에 있는 특수한 세포에서 생성되는 호르몬이다. 이 물질은 울혈성 심부전, 신부전, 고혈압과 같은 용량과다에 대한 반응으로 유리되는 28-amino acid peptide이다. ANP는 바소프레신, 에피네프린을 포함한 여러 혈관수축 물질에 대한 직접적인 반응으로 분비될 수도 있다. ANP의 주된 효과는 직접적인 심방의 혈관 확장, 사구체 여과율 증가, 이뇨효과(신장의 혈류량 증가로 인한)이다.

- **Chvostek' s sign & Trousseau' s sign:**

  부갑상선 기능 저하증의 경우 저칼슘혈증으로 인하여 신경과 근육의 자극 과민성이 증가되어 나타난다.

  1) Chvostek' s sign: 귀 앞쪽에서 안면신경을 타진할 때 동측 안면 근육의 민감한 수축과 함께 순간적으로 입 가장자리에 연축(twitch)이 나타나는 것을 말한다. 그러나 이 징후는 정상인의 약 25%에서 관찰될 수 있으므로 입 가장자리 연축은 비익(ala nosi)과 안와근육의 수축이 동반될 때 신뢰성이 있다.
  2) Trousseau' s sign: 환자의 팔에 혈압계 커프를 감고 수축기 혈압 이상으로 커프를 적어도 2분이상 팽창시켰을 때 약 4분 이내에 손목 연축(carpal spasm)이 나타나고 혈압계 커프의 공기를 빼주면 5~10초 후에 소실된다. 손목 연축은 엄지손가락을 제외한 네 손가락의 지골간 관절(interphalangeal joint)이 신전된채 중수지절관절(metacarpophalangeal joint)이 굴곡되면서 엄지 손가락이 이들과 대립되는 것을 말한다. Trousseau' s sign은 잠복 테타니를 알아낼 수 있는 진찰 소견중 가장 신뢰성이 높은 징후이다.

참고문헌

Cavanaugh, B. M. (1999). *Nurse's manual of laboratory and diagnostic tests* (3rd ed.). Philadelphia: F.A. Davis Company.

Horne, M. M., et al. (1997). *Pocket guide to fluid, electrolyte, and acid-base balance* (3rd ed.). St. Louis: Mosby-Year Book.

Infusion Nurses Society. (2001). *Infusion therapy in clinical practice* (2nd ed.). Philadelphia: W.B. Saunders.

Intravenous Nurses Society. (2000). Infusion nursing standards of practice. *Journal of Intravenous Nursing, 23*(Suppl. 6), 542–543.

McEvoy, G. K. (2002). *AHFS drug information.* Bethesda, MD: American Society of Health-System Pharmacists.

Metheny, N. (2000). *Fluid and electrolyte balance: Nursing considerations* (4th ed.). Philadelphia: Lippincott Williams & Wilkins.

Paradiso, C. (1999). *Lippincott's review series: Fluids and electrolytes* (2nd ed.). Philadelphia: Lippincott Williams & Wilkins.

약리학
Pharmacology

1 개요

A. 이용 가능한 자원

1. **간호사는 치료가 적합한지 결정하기 위해서 이용 가능한 모든 자원을 사용해야 한다.**
2. **의사의 수기 처방**: 치료를 시작하기 위한 처방에는 용액/약물, 투여량(dosage), 용량(volume), 속도, 빈도, 주입 경로가 반드시 포함되어야 한다.
3. **병원/시설/기관의 정책**
   a. 병원, 기관 및 그 외 시설들은 정맥 내 약물 주입과 관련된 수기로 된 정책 및 절차를 제공해야 한다([미]정맥주사 간호사회〈INS〉, 2000, p.517).
   b. 승인된 약물 목록: 간호사가 투약하는 정맥 내 주입 약물 목록은 적절한 기관 내 위원회를 통해 승인되고 개발되어야 한다.
4. **적용 가능한 정주 간호 실무 표준**
   a. 정맥 내 약물 투여(INS, 2000, p.S69): 사용시 지침을 비롯하여 주입 전 · 중 · 후의 책임, 약리학적 특성, 모니터링 지표, 금기, 투여량, 임상 수학(clinical mathematics), 예견된 부작용, 잠재적인 합병증 및 해독 치료, 적합성, 안정성 그리고 다른 특별한 고려사항들이 포함된다.
   b. 적합성(INS, 2000, p.S28): 정맥 내 약물을 주입하거나 혼합하기 전에 결정된다.
   c. 기류식 무균 덮개(Laminar flow hood) (INS, 2000, pp.S27~S28): 혼합하는 동안 공기 오염의 가능성을 최소화한다.
   d. 혼합(INS, 2000, p.S28): 약국의 지침에 따라 지정된 깨끗한 장소에서 약물의 준비와 혼합이 이루어져야 한다.
   e. 유효기간(Weinstein, 2001, p.470): 저장기간, 약물의 안정성 및 적절한 온도가 고려되어야 한다.
   f. 연구용 약물 투여
      ① 연방과 주(州)의 법을 준수하여야 한다.
      ② 환자에게 정보를 주고 서명을 받은 동의서가 필요하다.
      ③ 만약 처리, 기록, 관리 및 취급방법에 대한 모든 지침을 충족시킬 수 있다면 연구 방침은 다른 치료 환경 내에서도 적용될 수 있다.
5. **주(州) 간호사 실행령(State Nurse Practice Act): 관할 영역 내에서 전문적인 간호를 위한 실무의 영역을 결정한다.**

6. 공동 정책 성명(Joint policy statements): 임상 실무의 특정분야를 규정하는 면허 위원회에 의해 발행되어 진다.

7. 약제 사용 설명서들

B. 장비

1. 준비

a. 비경구 용액(Weinstein, 2001, p.121): 간호사는 비경구 용액의 장력(고장성, 저장성, 등장성)과 관련해 처방된 주입경로가 적당한지를 알아야 한다.

b. 주사기: 제품의 폭넓은 선택이 가능하다. 간호사는 빼내야 할 약의 용량에 적당한 크기의 주사기를 사용해야 한다.

c. 바늘: 간호사는 바이알(vial) 또는 앰플(ampule)로부터 약물을 빼내기에 적당한 크기의 바늘을 선택해야 한다.

d. 무침(needleless)시스템: 의료인의 안전을 위해 즉시 사용가능해야 한다.

e. 필터, 필터 달린 바늘: 이러한 장치가 추가(add-on)되거나 또는 통합되어 있는 장비는 바람직하지 않은 물질이 혈관계로 들어가는 것을 막고, 고무마개 또는 다른 물질들과 같은 외부의 입자들이 유입되는 것을 제거하는데 사용된다.

① 1~5μm 미립자 필터는 정맥 내 약물을 준비할 때 적합하다.

f. 약물

g. 희석액(다른 제품을 묽어지게 하거나 희석시키는데 사용하는 물질): 다양한 희석액을 이용할 수 있다. 약제 사용 설명서에 제시되어 있는 종류를 사용하도록 한다.

① 주사용 정균수, 미국 약전(United States Pharmacopeia, USP)

② 주사용 멸균수, USP

③ 주사용 0.9% 염화나트륨, USP

h. 방부제/완충제: 함께 주입되는 다른 제제의 반응을 상쇄시키는데 사용된다(예: 중화제).

i. 유해폐기물 처리기: 기구와 제품들을 폐기할 때 쓰인다.

2. 약물 형태

a. 가루: 액상으로의 제조가 필요하다.

b. 액체: 적당한 용액 형태로 되어 있다.

c. 기혼합(Premixed): 약물은 정맥 내 첨가제와 함께 미리 혼합되어 있다.

d. 미리 채워진 주사기(Prefilled syringes): 계산 시 발생하는 실수를 최소화하고, 희석액의 정량사용으로 약준비를 안전하게 한다.

3. 약물 용기

a. 바이알은 펌프 액션(pump-action), 추가적인 피기백(piggyback)의 두가지로 나뉜다.

① 1회용 바이알: 고무마개로 밀봉되어 있고, 1회용으로 고안되었다.

② 여러 번 사용하는 바이알: 고무마개로 밀봉되어 있고, 1회 이상 사용가능하도록 고안되었다.

b. 앰플: 약을 사용하기 위해 용기의 목 부분을 부러뜨려야 하는 밀봉된 유리로 된 용기이다.

C. 적합성

1. 바람직하지 않은 화학적, 물리적 변화 또는 치료작용의 손실이 없이, 섞이거나 주입될 수 있는 성질을 말한다.

2. 적합성에 영향을 주는 요인들

a. 약물의 농도

b. 약물이 다른 첨가제나 희석액과 접촉하는 시간

c. 혼합액의 pH와 완충제의 존재 여부

① pH: 수소이온 농도의 정도 또는 용액의 산성도를 나타낸다.

② 완충제의 첨가는 정맥염 발생의 가능성을 최소화할 수 있다.

D. 부적합성(Weinstein, 2001, p.459)

1. **화학적**: 어떤 물질의 분자 구조나 약리학적인 성질의 변화로써, 눈으로 관찰될 수도 있고 관찰되지 않을 수도 있다(예: 페니실린(penicillin)과 아스코르빈산(ascorbic acid)은 pH를 낮춘다).

2. **물리적**: 물리적으로 관찰되는 바람직하지 않은 변화(예: 녹지 않는 침전물을 형성하는 중탄산염 나트륨과 염화칼슘)

3. **치료적**: 함께 또는 거의 동시에 투여되는, 두 가지 약물의 중복 효과로 인해 발생하는 바람직하지 않은 작용(예: 페니실린과 테트라사이클린(tetracycline)을 같이 투여 시 페니실린의 살균 효과를 억제한다)

E. 약물 안정성

1. 약물 안정성과 안전에 영향을 주는 요인들

a. 비경구 용액: 장력은 안정성에 영향을 줄 수 있다.

b. 첨가 약물: pH에 영향을 줄 수 있다.

c. 완충제: 용액 내에서 약물을 안정화시킨다.

d. 방부제: 저장기간을 연장시킨다.

e. 희석액의 양: 안정성에 영향을 줄 수 있다.

f. 희석기간: 어떤 약물은 주입되기 직전에 혼합해야 한다.

g. 혼합된 순서: 최종 산물이 영향을 받을 수 있다. 제조사의 권고사항을 자문토록 한다.

h. 빛

i. 온도

F. 약물 계산(정맥주사 간호사회, 2001, pp.363~370)

1. **투여량**(Dosage)

a. 투여량 계산은 임상 환경에 관계없이 임상실무의 고유 영역이다.

b. 체표면적은 투여량을 계산하는데 종종 사용된다(체표면적은 *노모그램(nomogram)에 의해 결정된다). *노모그램: 316~317p 참조

① 체표면적을 계산하기 위해서, 왼쪽 수직선에서 환자의 키를 대표하는 점과 오른쪽 수직선에서 환자의 체중을 나타내는 점 사이에 직선을 그어서 나타낸다.

② 이 선이 중앙 수직선과 교차하는 점이 환자의 체표면적으로 평방미터(m^2)로 나타낸다.

2. **백분율 용액**(Weinstein, 2001, p.470): 조제 방식(alligation)은 기대하는 농도와 최종 용량에 대한 계산에 적용된다.

3. **전환법**(Conversions): μgm/kg(microgram/kilogram), U/hr(units/hour), mg/min(milligram/minute) 등이 있다.

2 환자 사정

A. 간호력(순서와 범위는 처방된 치료의 유형, 환자의 예민한 정도, 치료가 수행되는 임상환경에 맞게 조정된다)

1. **건강 상태**: 현재 건강과 건강력에 관한 질문을 환자에게 한다. 당뇨, 심장 질환, 경화증, 수술과 같은 질병 특이적인 상태를 포함한다.

2. **알레르기**(Allergy): 특히 음식과 약물에 대해 사정한다. 다른 알레르기 및 알레르기 반응과 중증도의 유형에 대해서도 물어본다.

3. **약물력**: 특정 질병에 대해 사정한다(예: 이뇨제, 인슐린, 항응고제, 아스피린, 처방전 없이 살 수 있는 약들).

4. **환자 치료계획**: 약물 투여와 관련된 개별적인 치료 계획이 개발되어야 한다.

B. 임상 검사 자료(어떤 약물이 치료적인지 아닌지를 결정하기 위해 임상 검사 자료에 대한 모니터링이 필요하다)

1. **화학/혈액학**

a. 프로트롬빈 시간(prothrombin time, PT)

b. 부분 트롬보플라스틴 시간(partial thromboplastin time, PTT)

c. 항트롬빈(Antithrombin Ⅲ): 헤파린 보조인자 작용(Fischbach, 1999, pp.168~169)

d. 전혈구 계산(complete blood count, CBC)

e. 혈중 요소 질소(blood urea nitrogen, BUN)

f. 일반화학 검사: 피 속에서 발견되는 몸의 화학성분을 포괄적으로 측정가능하며, 전해질, 효소, 간과 신장기능, 혈당 등이 포함된다.

2. **소변**: 소변의 다양한 특성을 결정한다: 약물배설 분석에 대해 종종 측정한다.

3. 치료적 약물에 대한 모니터링은 치료 요법이 적절한 용량인지를 확신시켜준다(Weinstein, 2001, p.467).

a. 환자를 위해 필요한 정보

① 병용요법을 받는지 여부

② 신기능 장애 여부

③ 제 3공간의 여부

④ 치료의 실패를 겪게 되면 최악의 결과가 발생할 수 있음을 알린다.

⑤ 적절한 용량에도 불구하고 치료에 대한 반응에 실패를 했는지 여부

b. 시험 채혈

① 최고치(Peak): 일회 투여량을 주입한 후에 얻게 된 최고의 약물 농도

② 최저치(Trough): 일회 투여량을 주입한 후에 얻게 된 최저의 약물 농도

4. **민감성**(Sensitivities): 특정한 약물에 대한 세균의 민감성이나 저항성을 결정하는데 사용되는 선별법

5. **독성학적 선별법**

C. 임상 사정 지표

1. **나이**

2. **체중**: 평소의 체중과 발현된 기간의 체중을 비교해서 체중의 손실에 대한 백분율(30일, 90일)

3. **키**

4. **체온**

5. **피부**

a. 피부 긴장도: 피부의 탄력성은 간질 내 수분 용적에 따라 결정된다: 긴장도는 흉골, 대퇴부의 안쪽 면, 앞이마의 피부를 두 손가락으로 집어 올림으로써 측정한다.

b. 외관: 피부는 건조하고 손상이 없어야 한다.

c. 발진의 존재나 부재: 발진이 있을 경우, 기록되고 보고되어야 한다.

d. 병변: 병변은 약물이 주입되는 능력을 억제시킬 수 있다.

e. 점상출혈: 점상출혈은 약물이 주입되는 능력을 억제시킬 수 있다.

6. **부종**

7. **누관, 구토, 설사, 배액관과 같은 수분 손실의 다른 원인들**: 사정을 통해 정확한 수분 손실 및 예상되는 보충에 대한 결정을 쉽게 할 수 있다.

8. **감각**

9. 관련된 치료들이 정맥 주입선(line)의 개방성을 유지하는 능력에 영향을 끼칠 수 있다. 예를 들어, 수치료법(hydrotherapy)은 주입을 위해 손 정맥을 사용하는 것을 제한할 수 있고, 고압의학(hyperbaric medicine)은 치료 전에 간헐적인 주입 장비로부터 관류 용액의 제거를 필요로 할 수도 있다.

3 법적 고려사항

A. 적용 가능한 불법행위

1. **폭행**(Assault): 한 사람이 다른 사람에게 행한 고의적이거나 간접적인 행동으로써, 상대방으로 하여금 직접적인 신체의 해나 불쾌한 접촉에 대한 염려(두려움)에 직면하게 한다.

2. **구타**(Battery): 불쾌한 신체 접촉으로 의도적인 타격을 주는 것이다.

3. **태만**(Negligence): 전문가가 부주의한 행동을 하는 것을 말한다.

4. **개인의 책임**(Personal liability): 각각의 개인은 자신의 행동에 대해 책임이 있다.

B. 투약 사고

1. **예방**

2. **분류/보고**

3. **안전 요인들**

C. 기록

1. **수기로 쓰이거나 출력된 양식의 기록으로써 근원적, 공식적, 법적 정보를 포함하고 있다.**
   a. 약물
   b. 투여량
   c. 주입 속도
   d. 실제로 주입한 시간
   e. 주입 경로
   f. 치료에 대한 환자의 반응

D. 임상 시험용 약물(정맥주사 간호사회, 2001, p.177)

1. **주와 연방 법규를 반드시 고려해야 한다.**

2. **병원의 규정이나 방침은 다른 치료 환경에서도 지속될 수 있다.**

3. **사전 동의서가 필요하다.**

4. **정책과 절차가 확립되어야 한다**(Fischbach, 1999, pp.168-169).
   a. 실험방침에 대한 정보는 임상기록으로 남겨져야 한다.
   b. 기관내 재검토 위원회(Institutional Review Board, IRB)의 승인이 기록 보관되어야 한다.
   c. 주 연구자(Principal investigator, PI): 면허를 가진 의사의 이름이 간호사와 환자에게 적절하게 알려져야 한다.

E. 임상 환경

1. **병원**: 정맥 내 투여를 위한 기관 내 정책이 필요하다.

2. **가정**: 기관들은 입원 환경의 모든 고려사항을 명시해야 한다. 자율적인 실무를 위해 부가적인 책임이 따른다.

3. **기타**
   a. 정맥 약물은 외래와 정주 센터, walk-in clinics(예약없이 진료가능한 클리닉), 의사의 사무실에서 주입될 수 있다.

b. 이 장소에서 간호사의 실무는 정주 간호 표준과 같게 제공되어야 한다.

4 약물 분류

A. 책임

1. 약물 투여에 있어서 약물 분류와 간호 시 고려사항에 관한 지식은 정주 간호 실무의 고유한 부분이다.

B. 항염증제

1. Penicillins

a. Ampicillin sodium(Omnipen-N)

① 적응증: 페니실린 내성 staphylococci를 제외한 그람양성 및 그람음성균

② 일반 용량: 1~12g을 매 24시간마다 4회로 나누어서 투여한다.

③ 주입 방법: 밀어넣기(push), 간헐적 주입(intermittent)

④ 주요 부작용: 피부염, 발진, 두드러기, 빈혈

⑤ 간호 시 고려사항: 안전성은 농도에 따라 변하는데, 약물의 농도가 증가하면 감소한다; 약물은 특히 포도당 용액에서 불활성화될 수 있다.

⑥ 환자/보호자 교육: 피부 발진 및 이전에 있었던 민감성에 대해서 알리도록 교육한다.

b. Nafcillin sodium(Unipen)

① 적응증: 페니실린 내성 staphylococci에 의한 감염

② 일반 용량: 4시간 간격으로 500~1,000mg 투여한다.

③ 주입 방법: 밀어넣기, 간헐적 주입

④ 주요 부작용: 출혈, 오심, 발진

⑤ 간호 시 고려사항: 신장, 간, 조혈 기능을 관찰해야 한다.

⑥ 환자/보호자 교육: 출혈을 인지하고 발생시 보고하도록 교육한다.

c. Oxacillin sodium(Prostaphlin)

① 적응증: 페니실린 내성 세균에 의한 감염

② 일반 용량: 4~6시간 간격으로 250~1,000mg 투여한다.

③ 주입 방법: 밀어넣기, 간헐적 주입

④ 주요 부작용: 설사, 구토, 피부 발진

⑤ 간호 시 고려사항: 항응고제의 효과를 증가시킬 수 있다.

⑥ 환자/보호자 교육: 부작용, 특히 출혈과 관련된 부작용이 발생하면 알리도록 교육한다.

d. Penicillin G potassium/sodium

① 적응증: 심각한 그람 양성 및 그람 음성균, 혐기성 균에 의한 감염, 빈센트(vincent's) 치은염, 스피로헤타(spirochetal)감염, 뇌막염, 심내막염을 치료하는데 사용된다.

② 일반 용량: 매 24시간마다 1,000,000~20,000,000units을 투여한다.

③ 주입 방법: 간헐적 주입, 지속적 주입

④ 주요 부작용: 오한, 부종, 발열, 두드러기

⑤ 간호 시 고려사항: 항응고제의 작용을 증가시킬 수 있다; 나트륨과 칼륨 수치로 인한 전해질 균형을 관찰한다.

⑥ 환자/보호자 교육: 정맥 통증이 발생 시 알리도록 교육한다.

e. Piperacillin sodium(Pipracil)

① 적응증: 호흡기, 비뇨기, 피부, 뼈, 관절감염

② 일반 용량: 4~12시간 간격으로 3~4g 분할용량으로 투여한다.

③ 주입 방법: 밀어넣기, 간헐적 주입

④ 주요 부작용: 현기증, 오심, 호중구 감소증, 소양증

⑤ 간호 시 고려사항: 신장, 간, 조혈 시스템을 평가한다.

⑥ 환자/보호자 교육: 피부 발진이 발생하면 알리도록 교육한다.

f. Ticarcillin disodium(Ticar)

① 적응증: 세균성 패혈증을 위한 광범위 페니실린

② 일반 용량: 매 24시간마다 150~300mg/kg을 분할용량으로 투여한다.

③ 주입 방법: 간헐적 주입

④ 주요 부작용: 비정상인 응고시간과 프로트롬빈 시간, 빈혈, 백혈구 감소증, 오심, 소양증, 두드러기

⑤ 간호 시 고려사항: 통증을 피하기 위해서 천천히 주입한다.

⑥ 환자/보호자 교육: 정맥 통증이 발생시 알리도록 교육한다.

2. Cephalosporins

a. 제1세대 제제

① Cefazolin sodium(Kefzol)

- 적응증: 그람 양성 및 그람 음성균 감염
- 일반 용량: 6~8시간 간격으로 250mg~1.5g을 투여한다.
- 주입 방법: 밀어넣기, 간헐적 주입
- 주요 부작용: 신독성, 백혈구 감소증, 통증, 주입부위의 경결
- 간호 시 고려사항: penicillin 알레르기를 가진 환자에서 cross-sensitivity(교차 감도-유사한 화학적 구조)를 일으킬 수 있다; 통증과 경결이 있는지 주입 부위를 관찰한다.
- 환자/보호자 교육: 주입 부위의 변화와 옆구리 통증이 있을 시 알리도록 교육한다.

② Cephapirin sodium(Cefadyl)

- 적응증: 피부, 연조직, 기도, 비뇨생식기로(路)의 심각한 감염
- 일반 용량: 4~6시간 간격으로 0.5~1g을 투여한다.
- 주입 방법: 간헐적 주입
- 주요 부작용: 신독성, 혈전성 정맥염, 과민반응
- 간호 시 고려사항: 미생물의 감수성을 결정하기 위해서 민감성 검사가 필요하다; 알레르기 반응을 관찰한다.
- 환자/보호자 교육: 자가 주입 방법과 주입 부위의 통증이나 경결 또는 피부 반응이 있을시 알리도록 교육한다.

b. 제 2세대 제제

① Cefamandole nafate(Mandol)

- 적응증: 그람 양성 및 그람 음성균 그리고 일부 혐기성 세균 감염
- 일반 용량: 4~8시간 간격으로 500mg~2g을 투여한다.
- 주입 방법: 밀어넣기, 간헐적 주입
- 주요 부작용: 신독성, 호중구 감소증, 주입부의 통증과 경결, 혈전성 정맥염, 과민반응
- 간호 시 고려사항: 신기능과 주입 부위를 관찰한다.
- 환자/보호자 교육: 자가 주입 방법과 주입 부위의 통증이나 경결 또는 피부 반응이 있을 시 알리도록 교육한다.

② Cefonicid Sodium(Monocid)

- 적응증: 하부기도와 비뇨기계 감염; 패혈증
- 일반 용량: 24시간 간격으로 500mg~2g을 투여한다.
- 주입 방법: 밀어넣기, 간헐적 주입
- 주요 부작용: 설사 및 혈소판, alkaline phosphatase, 혈청 glutamic-oxaloacetic transaminase(SGOT), 혈청 glutamic-pyruvic transaminase(SGPT), lactic acid dehydrogenase 수치의 증가
- 간호 시 고려사항: aminoglycoside와 함께 주입하지 않는다.
- 환자/보호자 교육: 자가주입을 교육한다.

③ Cefotetan disodium(Cefotan)

- 적응증: 그람 음성 및 그람 양성균, 혐기성 세균 감염
- 일반 용량: 12시간 간격으로 1~2g을 5~10일간 투여한다.
- 주입 방법: 밀어넣기, 간헐적 주입
- 주요 부작용: 출혈, 설사, 오심, 장염
- 간호 시 고려사항: 준비 후 24시간 내에 주입하거나, 냉장 보관하였을 경우 96시간 내에 주입한다; 약간 노란색을 띄는 것은 약효에 영향을 끼치지 않는다.
- 환자/보호자 교육: 자가주입을 교육한다. 출혈 에피소드나 배변 습관의 변화가 있을시 알리도록 교육한다.

④ Cefuroxime sodium(Kefurox)

- 적응증: 그람 음성 및 그람 양성균, 혐기성 세균 감염
- 일반 용량: 8시간 간격으로 750mg~3g을 5~10일간 투여한다.
- 주입 방법: 밀어넣기, 간헐적 주입
- 주요 부작용: 백혈구 감소증, 호중구 감소증, 구토, 구강 아구창, 설사
- 간호 시 고려사항: 정맥염을 일으킬 수 있다. 구강간호를 시행한다.
- 환자/보호자 교육: 배변습관의 변화나 출혈 증상이 있을시 알리도록 교육한다.

⑤ Cefoxitin sodium(Mefoxin)

- 적응증: 호흡기계, 비뇨생식기계, 뼈, 피부감염
- 일반 용량: 6~8시간 간격으로 1~2g을 투여한다.
- 주입 방법: 밀어넣기, 간헐적 주입

- 주요 부작용: 오심, 구토, 백혈구 감소증, 호중구 감소증, 혈전성 정맥염
- 간호 시 고려사항: 준비 후 24시간 내에 주입한다; 주입부위의 경결을 관찰한다.
- 환자/보호자 교육: 자가주입을 교육한다. 식습관의 변화나 주입부위의 통증이 있을 시 알리도록 교육한다.

c. 제 3세대 제제

① Cefoperazone sodium(Cefobid)

- 적응증: 호흡기계, 부인과, 피부 감염; 패혈증
- 일반 용량: 24시간 간격으로 2~4g을 투여한다.
- 주입 방법: 밀어넣기, 간헐적 주입
- 주요 부작용: 장염, 설사, 비정상 출혈, 호흡곤란, 정맥염, 신독성
- 간호 시 고려사항: 정맥염을 피하기 위해 주의 깊게 주입부위를 선택한다.
- 환자/보호자 교육: 자가주입을 교육한다. 배변과 배뇨습관의 변화, 주입 부위의 경결, 옆구리 통증이 있을시 알리도록 교육한다.

② Cefotaxime sodium(Claforan)

- 적응증: 호흡기계, 비뇨기계, 피부, 뼈, 관절감염
- 일반 용량: 4~8시간 간격으로 1~2g을 투여한다.
- 주입 방법: 밀어 넣기, 간헐적 주입
- 주요 부작용: 프로트롬빈 시간 감소 및 저하된 혈소판 기능, lactic acid dehydrogenase와 혈중 요소 질소 수치의 감소; 일시적인 호중구 감소증과 설사
- 간호 시 고려사항: 알레르기 반응의 초기 증상을 관찰한다; 준비 후 24시간 내에 주입하거나 냉장 보관시에는 5일 내에 주입한다; 주입 부위의 경결을 관찰한다.
- 환자/보호자 교육: 자가주입을 교육한다. 피부 발진이나 배변습관의 변화가 있을 시 알리도록 교육한다.

③ Ceftazidime(Fortaz)

- 적응증: 그람 양성 및 그람 음성균, 혐기성 세균 감염증
- 일반 용량: 8~12시간 간격으로 1g을 투여한다.
- 주입 방법: 밀어 넣기, 간헐적 주입
- 주요 부작용: 오심, 구토, 설사, 장염, alkaline phosphatase와 혈중 요소 질소 수치의 증가
- 간호 시 고려사항: 용액은 밝은 노란색이고 사용하기에 안전하다.
- 환자 교육: 자가 주입을 교육한다. 식습관이나 배설습관의 변화가 있을시 알리도록 교육한다.

④ Ceftizoxime sodium(Cefizox)

- 적응증: 호흡기계, 비뇨기계, 피부, 뼈, 관절 감염
- 일반 용량: 8~12시간 간격으로 500mg~4g을 투여한다.
- 주입 방법: 밀어 넣기, 간헐적 주입
- 주요 부작용: 프로트롬빈 시간 감소 및 혈소판 기능 저하, 백혈구 감소증, 아구창, 설사
- 간호 시 고려사항: 정맥염을 일으킬 수 있다; 구강간호를 실시한다.
- 환자/보호자교육: 주입 부위의 발적, 경결, 부종이 있을시 알리도록 교육한다.

⑤ Ceftriaxone sodium(Rocephin)
- 적응증: 그람 양성 및 그람 음성균, 혐기성 세균 감염증
- 일반 용량: 24시간마다 1~2g을 투여한다.
- 주입 방법: 밀어넣기, 간헐적 주입
- 주요 부작용: 출혈, 설사, 지연된 프로트롬빈 시간
- 간호 시 고려사항: 프로트롬빈 시간과 혈청 전해질 수치를 관찰한다.
- 환자/보호자 교육: 자가주입을 교육한다. 출혈증상이 있을시 손상을 피하도록 교육한다.

d. 제 4세대 제제

① Cefepime hydrochloride(Maxipime) (Gahart & Nazareno, 2003, pp.212~217)
- 적응증: 심각한 세균 감염
- 일반 용량: 12시간 간격으로 0.5~2g을 투여한다.
- 주입 방법: 밀어 넣기, 간헐적 주입
- 주요 부작용: 아나필락시스(anaphylaxis), 출혈, 주입부의 통증
- 간호 시 고려사항: 신장과 간기능을 관찰한다.
- 환자/보호자 교육: 모유수유를 피하도록 교육한다. 알레르기 반응의 증상을 가르친다.

3. Aminoglycosides

a. Amikacin sulfate(Amikin)

① 적응증: 그람 음성균

② 일반 용량: 최대 15mg/kg/day을 2~3회로 나누어서 투여한다.

③ 주입 방법: 간헐적 주입

④ 주요 부작용: 이독성, 신독성, 저혈압, 이상감각, 이명

⑤ 간호 시 고려사항: 최고 혈청 농도가 35μg/mL를 넘지 않고 최저 혈청 농도가 10μg/mL를 넘지 않도록 최고 & 최저 약물 농도를 모니터한다.

⑥ 환자/보호자 교육: 청각장애나 옆구리 통증이 있을 시 알리도록 교육한다.

b. Gentamicin sulfate(Garamycin)

① 적응증: *Escherichia coli*, *Klebsiella*, *Pseudomonas*, *Proteus*를 포함한 특정 그람 음성 및 그람 양성균 감염에 사용한다.

② 일반 용량: 3mg/kg/day을 3~4회로 나누어서 투여한다.

③ 주입 방법: 간헐적 주입

④ 주요 부작용: 이독성, 이명, 신독성, 저혈압, 발진

⑤ 간호 시 고려사항: 혈중 요소 질소, 혈청 크레아티닌(creatinine), 최고/최저 약물 농도를 관찰한다.

⑥ 환자/보호자 교육: 청각장애가 있을 시 알리도록 교육한다.

c. Kanamycin sulfate(Kantrex)

① 적응증: 그람 음성균 감염의 단기간 치료

② 일반 용량: 15mg/kg/day을 2~4회로 나누어서 투여한다.

③ 주입 방법: 간헐적 주입

④ 주요 부작용: 신독성, 이독성, 현기증, 이명, 이상감각, 피부 발진
⑤ 간호 시 고려사항: 신장애가 있을 시에는 일일 투여량을 감소시킨다; 소변배출량, 혈중 요소 질소, 혈청 크레아티닌 수치 및 크레아티닌 청소율을 모니터한다.
⑥ 환자/보호자교육: 약물의 모든 부작용을 인지하여 발생 시 알리도록 교육한다.

d. Netilmicin sulfate(Netromycin) (Gahart & Nazareno, 2003, pp.778~780)

① 적응증: *Escherichia coli, Klebsiella, Pseudomonas, Proteus*를 포함하여 특정 그람 음성 및 그람 양성균 감염의 단기간 치료에 사용한다. Staphylococcal 감염치료에 다른 항생제 치료가 금기이거나 비효과적일 경우에 사용한다.
② 일반 용량: 3.25mg/kg/day을 2~4회로 나누어서 투여한다.
③ 주입 방법: 간헐적 주입
④ 주요 부작용: 이독성, 이명, 현기증, 무감각, 저림, 오심, 구토, 신독성, 자반증, 통증, 주입 부위의 자극, 백혈병모양반응
⑤ 간호 시 고려사항: 혈중 요소 질소, 혈청 크레아티닌, 최고/최저 혈중농도를 모니터한다.
⑥ 환자/보호자 교육: 청각장애가 있을 시 알리도록 교육한다.

e. Tobramycin sulfate(Nebcin)

① 적응증: 그람 음성 및 그람 양성균
② 일반 용량: 3mg/kg/day을 3~4회로 나누어서 투여한다.
③ 주입 방법: 간헐적 주입
④ 주요 부작용: 혈소판 감소증, 과립구 감소증, 이독성, 신독성
⑤ 간호 시 고려사항: 신독성을 관찰한다; 신부전을 일으킬 수 있다; 주입 6~8시간 후 최고 약물농도를 채혈한다.
⑥ 환자/보호자 교육: 청각장애가 있을 시 알리도록 교육한다.

4. Tetracyclines

a. Doxycycline hyclate(Vibramycin IV)

① 적응증: 그람 음성 및 양성균에 적용되는 광범위 항생제
② 일반 용량: 1~2번째 주입시 200mg, 이후로 매 24시간마다 100~200mg 투여한다.
③ 주입 방법: 간헐적 주입
④ 주요 부작용: 식욕부진, 설사, 피부 발진, 혈액 질환, 광과민성, 혈전성 정맥염
⑤ 간호 사 고려사항: Digoxin의 효과를 강화시킬 수 있다; Doxycycline이 알칼리성 약물에 의해 억제되어 정맥염이 생길 수 있다.
⑥ 환자/보호자 교육: 이 약이 투여되는 동안 햇빛에 노출되는 것을 피하고 주입 부위의 경결이 있을 시 알리도록 교육한다.

5. Erythromycins

a. Erythromycin lactobionate(Erythrocin)

① 적응증: staphylococci, pneumococci, streptococci 감염
② 일반 용량: 매 24시간마다 15~20mg/kg을 투여한다.
③ 주입 방법: 간헐적 주입, 지속적 주입
④ 주요 부작용: 두드러기와 정맥을 따라 통증

⑤ 간호 시 고려사항: 정맥염 증상이 있는지 주입부위를 관찰한다; 주입 부위에 통증이 있을 경우 주입속도를 낮춘다.

⑥ 환자/보호자 교육: 주입 부위의 통증이나 경결이 있을 시 알리도록 교육한다.

6. Antifungals

a. Amphotericin B(Fungizone)

① 적응증: cryptococcosis, blastomycosis, moniliasis, coccidioidomycosis, histoplasmosis 등과 같은 전신적인 곰팡이균 감염증

② 일반 용량: 4시간 동안 10mg/250mL 투여한다.

③ 주입 방법: 0.1mg/mL의 농도로 천천히 주입한다.

④ 주요 부작용: 두통, 경련, 발열, 오한, 신독성, 식욕부진, 혈전성 정맥염, 심장 장애, 빈혈, 응고 결함

⑤ 간호 시 고려사항: 격일로 주입하는 것이 부작용의 발생을 줄일 수 있다; 주입 전에 1mg의 시험량 투여가 필요하다; 처음에 무방부제 멸균수 10mL로 준비를 하고, 이후에 5%DW로 희석한다; 1μm이나 그 이상의 필터를 이용한다; 약물은 빛에 민감하므로 주입하는 동안 차광하여야 한다.

⑥ 환자/보호자 교육: 출혈이 발생 시 알리도록 교육한다.

b. Fluconazole(Diflucan)(Gahart & Nazareno, 2003, pp.488~491)

① 적응증: candidiasis, cryptococcal 뇌막염, 전신 감염

② 일반 용량: 처음에 400mg을 투여, 이후 28일동안 200mg/day을 투여한다.

③ 주입 방법: 1일 용량은 시간당 200mg을 넘지 않도록 한다.

④ 주요 부작용: 복통, 설사, 입 마름, 입맛 왜곡, 균형 장애

⑤ 간호 시 고려사항: 신기능 장애가 있는 경우, 크레아티닌 청소율 및 간기능을 관찰한다.

⑥ 환자/보호자 교육: 구강 간호에 대해 교육한다.

c. Miconazole(Monistat IV)

① 적응증: *candida*, *cryptococcus neoformans*, *aspergillus fumigatus*의 치료

② 일반 용량: 200~3600mg/day를 3회로 나누어서 8시간마다 투여한다.

③ 주입 방법: 간헐적 주입

④ 주요 부작용: 주입부위의 정맥염, 오심, 발열, 오한, 소양증, 아나필락시스

⑤ 간호 시 고려사항: 시험량을 주입한다; 섭취 및 배설량을 관찰한다.

⑥ 환자/보호자 교육: 주입동안의 발열, 오한, 어지러움, 홍조가 생길 경우 알리도록 교육한다.

7. Antivirals

a. Acyclovir sodium(Zovirax)

① 적응증: 초기 또는 재발되는 점막 및 피부의 herpes simplex 감염

② 일반 용량: 7일 동안 8시간 간격으로 5mg/kg을 투여한다.

③ 주입 방법: 간헐적 주입

④ 주요 부작용: 초조, 혼돈, 두통, 저혈압, 급성 신부전, 정맥염, 오심

⑤ 간호 시 고려사항: 신기능 부전이 있는 경우 주의해서 사용한다; 주입 전이나 주입 동안 적절한 수분공급을 유지한다; 전자식 주입장치의 사용을 권장한다.

⑥ 환자/보호자 교육: 감각기관의 변화가 있을시 알리도록 교육한다.

b. Foscarnet sodium(Foscavir)

① 적응증: 거대세포바이러스 및 acyclovir에 내성이 있는 herpes에 의한 바이러스 감염

② 일반 용량: 14~21일 동안 8시간 간격으로 60mg/kg을 투여한다.

③ 주입 방법: 간헐적 주입

④ 주요 부작용: 신장 기능이상, 빈혈, 설사, 저칼슘혈증, 저마그네슘혈증, 저칼륨혈증

⑤ 간호 시 고려사항: 전기식주입장치의 사용을 권장한다; 신부전의 증상을 사정한다; 화학 검사수치를 모니터한다.

⑥ 환자/보호자 교육: 사전 수분공급(prehydration)의 중요성을 교육한다. 사지의 저림, 무감각이 있을 시 알리도록 교육한다.

c. Ganciclovir sodium(Cytovene, DHPG) (Gahart & Nazareno, 2003, pp.522~526)

① 적응증: 거대세포 바이러스 망막염, herpes 바이러스, Epstein-Barr 바이러스

② 일반 용량: 14~21일 동안 12시간 간격으로 5mg/kg을 투여한다.

③ 주입 방법: 간헐적 주입

④ 주요 부작용: 과립구 감소증, 정맥염

⑤ 간호 시 고려사항: 주입 전과 주입하는 동안 신장기능과 배설량을 사정한다; 간기능과 전혈구 계산수치를 관찰한다; 주입 전과 후에 0.9% 염화나트륨으로 주입 세트를 관류한다; 적절한 수분공급을 유지한다.

⑥ 환자/보호자 교육: 환자에게 정기적인 안과 검진을 받도록 교육하고, 선천적 결손증 (기형아 출산)을 피하기 위해 치료하는 동안 효과적으로 산아제한을 하도록 교육한다.

d. Zidovudine(AZT, Retrovir) (Gahart & Nazareno, 2003, pp.1082~1085)

① 적응증: HIV 감염

② 일반 용량: 4시간 간격으로 1~2mg/kg을 투여한다.

③ 주입 방법: 간헐적 주입

④ 주요 부작용: 아나필락시스, 식욕부진, 과립구 감소증, 위장관계 통증, 두통, 피로

⑤ 간호 시 고려사항: 중추신경계를 사정한다; 간과 신장 검사, 전혈구 계산수치를 관찰한다.

⑥ 환자/보호자 교육: 모유수유하지 않도록 교육한다 ; 과립구 감소증의 증상을 인지하고 발생시 알리도록 교육한다.

8. Antiprotozoals

a. Metronidazole hydrochloride(Flagyl I.V.)

① 적응증: 피부, 뼈, 관절의 심각한 감염

② 일반 용량: 15mg/kg의 부하용량(loading dose)을 투여하고, 이후 6시간 간격으로 7.5mg/kg 투여한다.

③ 주입 방법: 간헐적 주입, 지속적 주입

④ 주요 부작용: 설사, 구토, 오심, 호중구 감소증, 소양증, 혈전성 정맥염

⑤ 간호 시 고려사항: 보관 시 차광시킨다; 주입 부위를 관찰한다.

⑥ 환자/보호자 교육: 집에서 약을 저장하는 방법에 대해 교육한다. 적절한 수분 공급을 유지하도록 교육한다.

b. Pentamidine isethionate(Pentam 300)

① 적응증: *pneumocystis carinii* 폐렴; trypanosomiasis와 내장리슈만편모충증(visceral leishmaniasis의 치료를 위해 실험적으로 사용한다.

② 일반 용량: 14일 동안 매일 1회 4mg/kg을 투여한다.

③ 주입 방법: 매일 1회 60분 동안 투여한다.

④ 주요 부작용: 빈혈, 백혈구 감소증, 저혈소판증, 오심, 나쁜 미각, 고칼륨혈증, 저혈당, 저혈압

⑤ 간호 시 고려사항: 부작용이 심각해지면 생명을 위협할 수 있다; 주입 전·중·후 혈압을 관찰한다; 환자에게 앙와위를 유지하도록 한다; 화학 검사수치를 관찰한다.

⑥ 환자/보호자 교육: 출혈이 있을 시 알리도록 교육한다.

9. Sulfonamide combination

a. Co-trimoxazole(Bactrim IV infusion)

① 적응증: 심각한 요로 감염

② 일반 용량: 6시간, 8시간 또는 12시간 간격으로 8~10mg/kg을 투여한다.

③ 주입 방법: 간헐적 주입

④ 주요 부작용: 오심, 구토, 떨림

⑤ 간호 시 고려사항: 결정뇨와 결석 생성을 예방하기 위해서 적절한 수분공급을 유지한다.

⑥ 환자/보호자 교육: 수분공급에 대해서 교육한다.

10. Quinolone

a. Levofloxacin(Levaquin) (Gahart & Nazareno, 2003, pp.656~660)

① 적응증: 급성 상악동염, 만성 기관지염의 급성 세균성 악화 및 지역사회 폐렴을 포함한 경증, 중등도, 중증 감염의 치료를 위해 사용한다.

② 일반 용량: 매 24시간마다 250~750mg을 투여한다.

③ 주입 방법: 간헐적 주입

④ 주요 부작용: 과민반응; 복통, 식욕부진, 불안, 부종

⑤ 간호 시 고려사항: 결정뇨와 결석 형성을 예방하기 위해서 적절한 수분공급을 유지한다.

⑥ 환자/고려사항: 수분공급을 유지하도록 교육한다.

11. Miscellaneous antibiotics

a. Chloramphenicol sodium succinate(Chloromycetin)

① 적응증: 균혈증, 록키산 홍반열, 낭성 섬유증

② 일반 용량: 매 24시간마다 50mg/kg을 투여한다.

③ 주입 방법: 밀어 넣기, 간헐적 주입

④ 주요 부작용: 재생불량성 빈혈, 골수기능 억제, 과립구 감소증, 혈소판 감소증, 설사

⑤ 간호 시 고려사항: 치료기간 중 기초 전혈구 계산치를 측정하고 이후 2~3일마다 측정한다.

⑥ 환자/보호자 교육: 출혈이 있을 시 알리도록 교육한다.

b. Vancomycin hydrochloride(Vancocin HCL Intra Venous)

① 적응증: 그람 양성구균, 심내막염

② 일반 용량: 6시간 간격으로 500mg 또는 12시간 간격으로 1g을 투여한다.

③ 주입 방법: 간헐적 주입

④ 주요 부작용: 이독성, 신독성, 오한, 발열, 저혈압, 혈전성 정맥염, 이명, 주입부위의 통증 및 얼굴, 목, 가슴, 사지의 붉은 반점으로 특징 지어지는 "red man syndrome"

⑤ 간호 시 고려사항: 섭취 및 배설량을 관찰한다; 신기능이 손상되었다면 하루 총 주입량을 감소시킨다; 주입부위의 통증을 감소시키기 위해 희석액을 증량시키고 천천히 주입한다.

⑥ 환자/보호자 교육: 주입동안의 통증이나 청력장애가 있을 시 알리도록 교육한다.

c. Clindamycin phosphate(Cleocin Phosphate)

① 적응증: 혐기성 또는 호기성 세균 감염증

② 일반 용량: 매 24시간마다 600mg~2.7g을 2~4회로 나누어서 투여한다.

③ 주입 방법: 간헐적 주입

④ 주요 부작용: 복통, 설사, 혈전성 정맥염, 장염

⑤ 간호 시 고려사항: 치명적인 장염이 발생할 수 있으므로 설사를 관찰한다;
각 mL당 9.45mg의 benzyl alcohol이 포함되어 있어서 너무 빨리 주입할 경우 심각한 저혈압과 심장마비를 일으킬 수 있다; 주입속도와 주입부위를 관찰한다.

⑥ 환자/보호자 교육: 배변습관의 변화, 감각 변화, 주입부위의 통증이 있을 시 알리도록 교육한다.

12. Miscellaneous lactam antibiotics

a. Imipenem-cilastatin sodium(Primaxin)

① 적응증: 호흡기, 비뇨기, 뼈와 관절의 감염

② 일반 용량: 6~8시간 간격으로 250mg~1g을 투여한다.

③ 주입 방법: 간헐적 주입

④ 주요 부작용: 설사, 설염, 가슴 쓰림, 출혈성 장염, 이명

⑤ 간호 시 고려사항: 섭취 및 배설량을 관찰한다; 만약 오심이 발생하면 주입속도를 감소시킨다; 주입부위를 관찰한다.

⑥ 환자/보호자 교육: 소변량의 감소가 있을 시 알리도록 교육한다.

C. 중추 신경계 약물

1. 진통제

a. Dezocine(Dalgan) (Gahart & Nazareno, 2003, pp.344~345)

① 적응증: 마약성 진통제

② 일반 용량: 초기에 5mg을 투여한다.

③ 주입 방법: 밀어넣기

④ 주요 부작용: 어지럼증, 주입부위 반응, 복통, 우울증

⑤ 간호 시 고려사항: 호흡억제에 대해 주의한다; 자주 활력징후를 관찰한다; 환자를 앙와위로 취하게 하여 부작용을 최소화한다.

⑥ 환자/보호자 교육: 항히스타민제와 같은 다른 중추신경계 억제제나 알코올의 사용을 피하도록 교육한다.

b. Nalbuphine hydrochloride(Nubain)

① 적응증: 마약성 진통제

② 일반 용량: 통증 조절을 위해 10mg/70kg을 투여한다.

③ 주입 방법: 밀어 넣기, 지속적 주입

④ 주요 부작용: 아나필락시스, 흐릿한 시야, 서맥, 차고 축축한 피부, 어지럼증

⑤ 간호 시 고려사항: 활력징후를 관찰한다; 기립성 저혈압과 기절과 같은 부작용을 최소화하기 위해서 환자를 앙와위로 유지한다.

⑥ 환자/보호자 교육: 알코올이나 다른 중추신경계 억제제의 사용을 피하도록 교육한다.

c. Morphine sulfate

① 적응증: 심각한 급성 통증 또는 중등도~중증 만성 통증

② 일반 용량: 사용과 임상 반응에 따라 다양하다.

③ 주입 방법: 밀어 넣기, 지속적 주입

④ 주요 부작용: 호흡 억제, 순환 억제, 과민성

⑤ 간호 시 고려사항: 기관지 천식을 가진 환자에게는 투여하지 않는다; 머리 손상이 있거나 뇌내압이 상승하였을 경우 주의해서 사용한다; 전자식 주입 장치를 사용한다; 경막 내 주사의 용량은 경막 외 용량의 1/10이다; 호흡수와 의식수준을 관찰한다; naloxone hydrochloride (Narcan)을 즉시 사용할 수 있게 준비해야 한다.

⑥ 환자/보호자 교육: 호흡 곤란이 있을 시 알리도록 교육한다.

d. Buprenorphine hydrochloride(Buprenex Injection)

① 적응증: 중등도~중증 통증

② 일반 용량: 0.3mg/mL을 투여한다.

③ 주입 방법: 밀어넣기

④ 주요 부작용: 과다진정, 현기증

⑤ 간호 시 고려사항: 활력징후를 관찰한다.

⑥ 환자 교육: 감각의 변화를 알리도록 교육한다.

e. Hydromorphone hydrochloride(Dilaudid)

① 적응증: 중등도~중증 통증

② 일반 용량: 4~6시간 간격으로 1~4mg을 투여한다.

③ 주입 방법: 밀어 넣기, 지속적 주입

④ 주요 부작용: 오심, 구토, 현기증, 저혈압, 호흡 억제

⑤ 간호 시 고려사항: 자주 활력징후를 관찰한다; 환자를 앙와위로 유지한다; 기립성 저혈압과 기절이 발생할 수 있다; naloxone hydrochloride(Narcan)와 산소를 즉시 사용할 수 있게 준비해야 한다.

⑥ 환자/보호자 교육: 손상을 피하도록 교육한다.

f. Naloxone hydrochloride(Narcan)

① 적응증: 마약성 진통제로 인한 억제 상태

② 일반 용량: 0.4~2.0mg을 투여한다.

③ 주입 방법: 밀어 넣기

④ 주요 부작용: 오심, 구토, 저혈압 또는 고혈압, 진통제의 역효과

⑤ 간호 시 고려사항: 호흡수를 관찰한다. 마약 작용의 기간이 더 길어질 수 있다.

⑥ 환자/보호자 교육: 오심이 있을 시 알리도록 교육한다.

g. Meperidine hydrochloride(Demerol)

① 적응증: 중등도~중증 통증

② 일반 용량: 적응증과 임상 반응에 따라 다양하다.

③ 주입 방법: 밀어넣기, 간헐적 주입, 지속적 주입

④ 주요 부작용: 초조, 진정

⑤ 간호 시 고려사항: 혈압, 맥박, 호흡수, 의식수준을 관찰한다.

⑥ 환자/보호자 교육: 약에 의해 완화되지 않은 지속되는 통증이 있을 시 알리도록 교육한다.

h. Fentanyl citrate

① 적응증: 통증 조절

② 일반 용량: 적응증과 임상 반응에 따라 다양하다.

③ 주입 방법: 경막 외 또는 경막 내; 밀어넣기, 지속적 주입

④ 주요 부작용: 소양증, 요정체, 호흡 억제

⑤ 간호 시 고려사항: 약 준비시 반드시 방부제가 첨가되지 않아야 한다; naloxone hydrochloride(Narcan)를 즉시 사용할 수 있게 준비해야 한다.

⑥ 환자/보호자 교육: 감각의 변화가 있을 시 알리도록 교육한다.

2. 진정제, 수면제, 항불안제

a. Diazepam(Valium)

① 적응증: 중등도~중증 신경정신 반응, 급성 알코올 금단 증상, 급성 스트레스 반응

② 일반 용량: 3~4시간 간격으로 2~10mg을 투여한다. 1시간 내에 반복 투여할 수 있고 8시간 내에 최대 30mg까지 쓸 수 있다.

③ 주입 방법: 밀어 넣기

④ 주요 부작용: 무호흡, 서맥, 운동 실조, 흐릿한 시야, 혼돈, 우울증, 정맥 혈전증, 정맥염, 호흡 억제, 졸림

⑤ 간호 시 고려사항: 정맥으로 바로 주입한다; 작은 정맥은 피한다; 직접적으로 정맥내로 바로 주입이 힘든 경우에는 정맥과 연결된 가장 가까운 주입세트에만 주입한다; 주입 전·직후 0.9% 염화나트륨으로 관류한다.

⑥ 환자/보호자 교육: 주입부위의 통증이 있을 시 알리도록 교육한다.

b. Lorazepam(Ativan)

① 적응증: 마취전 약물; 항구토제

② 일반 용량: 2mg을 투여한다.

③ 주입 방법: 밀어 넣기

④ 주요 부작용: 무호흡, 혼돈, 섬망, 과도한 졸음

⑤ 간호 시 고려사항: 주입 후 3~5시간 동안 침상 안정시키고 적어도 8시간 동안은 도움이 필요할 수 있다; 주입 부위를 관찰한다.

⑥ 환자/보호자 교육: 손상을 피하도록 교육한다.

c. Chlordiazepoxide hydrochloride(Librium)

① 적응증: 급성 또는 중증 초조상태; 진전, 알코올 금단현상의 치료

② 일반 용량: 50~100mg을 투여한다.

③ 주입 방법: 밀어넣기

④ 주요 부작용: 혈액 장애, 피부 발진, 오심, 저혈압

⑤ 간호 시 고려사항: 새롭게 준비된 용액을 사용하고, 사용하고 남는 양은 폐기한다; 호흡기나 심장 합병증의 발생가능성 때문에 주입 후 적어도 3시간 동안 환자를 관찰한다.

⑥ 환자/보호자 교육: 피부 변화가 있을 시 알리도록 교육한다.

d. Phenobarbital sodium

① 적응증: 장기 진정 작용

② 일반 용량: 임상 적응증에 따라 다양하다. 100~325mg을 투여한다.

③ 주입 방법: 밀어넣기

④ 주요 부작용: 우울증, 피부염, 얼굴 부종, 저혈압

⑤ 간호 시 고려사항: 지속적으로 환자를 관찰한다; 기도 개방을 유지한다.

⑥ 환자/보호자 교육: 알코올이나 다른 충추신경계 억제제를 피하도록 교육한다.

e. Bupivacaine hydrochloride (Marcaine)

① 적응증: 통증 조절

② 일반 용량: 적응증이나 임상 반응, 필요한 마취의 정도에 따라 다양하다.

③ 주입 방법: 경막 외 또는 경막 내 투여

④ 주요 부작용: 중추 신경계와 심혈관계 반응

⑤ 간호 시 고려사항: 약 준비시 반드시 방부제가 첨가되지 않아야 한다; 부작용 발생 시 치료를 위해 필요할 수 있는 심폐소생 장비 및 약물을 즉시 사용할 수 있게 준비해야 한다.

⑥ 환자/보호자 교육: 약물에 의해 완화되지 않은 통증이 있을 시 알리도록 교육한다.

3. 항경련제

a. Fosphenytoin sodium(Cerebyx) (Gahart & Nazareno, 2003, pp.512~515)

① 적응증: 항경련제

② 일반 용량: 15~10mg PE(phenytoin sodium equivalents)/kg

③ 주입 방법: 밀어넣기

④ 주요 부작용: 일시적인 운동실조, 어지럼증, 두통, 안구진탕, 소양증

⑤ 간호 시 고려사항: 부하용량을 주입하는 동안과 주입 후 30분 동안 심전도, 혈압, 호흡을 관찰한다.

⑥ 환자/보호자 교육: 작열감, 가려움, 무감각, 통증, 발진이 있을 시 알리도록 교육한다.

D. 심혈관계 약물

1. Dopamine hydrochloride(Intropin)

a. 적응증: 저혈압

b. 일반 용량: 처음은 2~5μg/kg; 심각한 상태의 환자에게는 5~10μg/kg가 필요할 수도 있다. 최적의 반응을 얻을 때까지 10~30분 간격으로 5~10μg/kg/min씩 점차적으로 증가시킨다. 평균 용량은 20μg/kg이다.

c. 주입 방법: 지속적 주입

d. 주요 부작용: 이소성 박동, 고혈압, 저혈압, 혈관수축, 넓어진 QRS군, 이상전도, 일혈 후 조직 괴사

e. 간호 시 고려사항: 지속적으로 소변 배설량을 관찰한다; 혈압과 중심정맥압을 관찰한다; 정맥관을 확보한다; 약물이 적절하게 혈액에 희석되도록 하기 위해 큰 정맥을 사용한다; 일혈을 주의한다; 해독제는 5~10mg의 phentolamine mesylate(Regitine)를 10~15mL의 0.9% 염화나트륨에 희석하여 주입하는 것이다(Regitine 투여 후에 저혈압 증세가 있는지 계속적으로 관찰한다); 전자식 주입장치를 사용한다.

f. 환자/보호자 교육: 주입 부위의 통증이 있을 시 간호사에게 알리도록 교육한다.

2. Norepinephrine bitartrate(Levophed)

a. 적응증: 저혈압

b. 일반 용량: 초기 용량으로 8~12μg; 이후에는 혈압 유지에 맞춘다.

c. 주입 방법: 지속적 주입

d. 주요 부작용: 서맥, 흉통, 구토, 광선공포증, 창백, 일혈 후 조직 괴사

e. 간호 시 고려사항: 안정될 때까지 2분 간격으로 혈압을 관찰하고 이후에 매 5분 간격으로 채크한다; 주입 속도와 주입 부위를 주의 깊게 관찰한다; 일혈을 주의한다; 해독제는 5~10mg의 phentolamine mesylate(Regitine)를 10~15mL의 0.9% 염화나트륨에 희석하여 주입하는 것이다; 전자식 주입장치를 사용한다.

f. 환자/보호자 교육: 주입 부위의 통증이 있을 시 알리도록 교육한다.

3. Atropine sulfate

a. 적응증: 동성 서맥, 방실 차단

b. 일반 용량: 치료대상자의 상태에 따라 다르다.

c. 주입 방법: 밀어 넣기

d. 주요 부작용: 흐릿한 시야, 동공 확대, 체위성 저혈압, 뇨정체

e. 간호 시 고려사항: 매우 어리거나, 나이 든 환자에게는 주의깊게 사용한다.

f. 환자/보호자 교육: 시력 변화에 대해 교육한다.

4. Dobutamine hydrochloride(Dobutrex)

a. 적응증: 단기간의 심근 수축을 돕는다.

b. 일반 용량: 2.5~10μg/kg이며 최대 40μg/kg/min까지 투여한다.

c. 주입 방법: 지속적 주입

d. 주요 부작용: 협심증 통증, 흉통, 심계항진, 두통, 오심

e. 간호 시 고려사항: 심박동수, 혈압, 소변 배설량을 관찰한다. 전자식 주입장치를 사용한다.

f. 환자/보호자 교육: 소변 배설량의 변화, 두통, 오심이 있을 경우 알리도록 교육한다.

5. **Epinephrine hydrochloride**(Adrenalin chloride)

a. 적응증: 아나필락틱 쇼크의 치료, 히스타민 과잉투여 및 알러지 반응의 해독제

b. 일반 용량: 1 : 10,000 용액의 0.2~0.5mg을 투여한다.

c. 주입 방법: 밀어 넣기

d. 주요 부작용: 불안, 현기증, 심계항진

e. 간호 시 고려사항: 극도로 주의하여 주입한다; 1시간 동안 매 5분 간격으로 혈압을 측정한다.

f. 환자/보호자 교육: 감각 및 불안 수준의 변화가 있는 경우 알리도록 교육한다.

6. **Isoproterenol hydrochloride**(Isuprel Hydrochloride)

a. 적응증: 방실 차단과 심장 정지

b. 일반 용량: 주입 방법에 따라 다양하다.

c. 주입 방법: 밀어 넣기, 지속적 주입

d. 주요 부작용: 협심증, 홍조, 심계항진, 발한, 오심, 구토

e. 간호 시 고려사항: 주입 속도를 관찰하고 심박동수와 리듬을 적절히 유지한다; 만약 분홍색으로 변색되면 사용하지 않는다. 전자식 주입장치를 사용한다.

f. 환자/보호자 교육: 흉통이나 홍조 등의 증상이 있으면 알리도록 교육한다.

7. **Metaraminol bitartrate**(Aramine)

a. 적응증: 급성 저혈압 상태

b. 일반 용량: 응급 상황에서 0.5~5mg을 투여한다.

c. 주입 방법: 1분 동안 5mg을 주입한다.

d. 주요 부작용: 현기증, 초조, 고혈압

e. 간호 시 고려사항: 기대되는 혈압을 얻을 때까지 매 5분 간격으로 혈압을 측정한다; 주입 부위를 관찰한다.

f. 환자/보호자 교육: 현기증과 초조의 증상이 있을 시 알리도록 교육한다.

8. **Bretylium tosylate**(Bretylate)

a. 적응증: 난치성 심실성 빈맥(항부정맥제 역할)

b. 일반 용량: 심실성 빈맥인 경우 5mg/kg에서 10mg/kg까지 증량한다.
15~30분 간격으로 반복한다.

c. 주입 방법: 밀어 넣기, 간헐적 주입, 지속적 주입

d. 주요 부작용: 서맥, 저혈압, PVCs(premature ventricular contractions: 심실기외 수축) 빈도 증가, 오심, 구토, 현기증

e. 간호 시 고려사항: 체위성 저혈압을 관찰한다; 앙와위를 유지시킨다; 심장 상태를 관찰한다; 탈수 또는 저혈량증의 증상을 관찰한다; digitalis 독성이 증가될 수 있다.

f. 환자/보호자 교육: 환자를 앙와위로 유지하고 협심증 증상이 있을 시 알리도록 교육한다.

9. **Digoxin**(Lanoxin)

a. 적응증: 울혈성 심부전, 심방 세동, 심방 조동, 심인성 쇼크, 울혈성 심부전이 동반된 심실성 부정맥

b. 일반 용량: 초기 용량으로 0.25~0.5mg 투여하고, 이후 4~6시간 간격으로 0.25~0.5mg을 주입한다. 일일 유지 용량은 0.125~0.5mg이다.

c. 주입 방법: 밀어 넣기

d. 주요 부작용: 부분적인 방실 차단, 복부 불편감, 흐릿한 시야, 혼돈, 설사, 오심, 구토

e. 간호 시 고려사항: digitalis 독성인 경우 calcium gluconate는 금기이다; 심각한 중독에서는 고칼륨혈증이 생길 수 있다; 전해질과 digoxin 수치를 관찰한다; 희석되지 않은 상태로 주입이 가능하다.

f. 환자/보호자 교육: 손상을 피하도록 하고 출혈 증상이 있을 시 알리도록 교육한다.

10. **Lidocaine hydrochloride**(Xylocaine)

a. 적응증: 심실성 부정맥

b. 일반 용량: 50~100mg 일시 주사(bolus), 이후로 4mg/min로 주입한다.

c. 주입 방법: 밀어 넣기, 지속적 주입

d. 주요 부작용: 흐릿한 시야, 현기증, 연축, 구토, 저혈압, 서맥

e. 간호 시 고려사항: 심각한 신장이나 간 질환, 저혈량증, 쇼크, 심 차단이 있을 경우 주의해서 사용한다; 전자식 주입 장치를 사용한다.

f. 환자/보호자 교육: 시력 변화가 있을 시 알리도록 교육한다.

11. **Verapamil hydrochloride**(Isoptin)

a. 적응증: 심실상(上)성 빠른 부정맥

b. 일반 용량: 5~10mg; 필요하다면 30분 안에 반복 투여할 수 있다.

c. 주입 방법: 2분 동안 밀어 넣기

d. 주요 부작용: 복부 불편감, 오심, 심장 무수축, 저혈압, 현기증, 두통

e. 간호 시 고려사항: 주입 동안 혈압과 심전도를 관찰한다; 차광시킨다; 용액의 색깔이 변화되었으면 사용하지 않는다.

f. 환자/보호자 교육: 두통이 있을 시 알리도록 교육한다.

12. **Amrinone lactate**(Inocor Lactate)

a. 적응증: 울혈성 심부전(단기간 치료를 위해 사용)

b. 일반 용량: 0.75mg/kg; 30분마다 반복 투여할 수 있다. 유지용량은 5~10μg/kg/min이다.

c. 주입 방법: 밀어 넣기, 지속적 주입

d. 주요 부작용: 복통, 오심, 흉통, 호흡곤란, 주입부위의 통증과 타는 듯한 느낌, 저혈압

e. 간호 시 고려사항: 신장 또는 간기능 이상이 있으면 주의해서 사용한다; 혈압과 소변 배설량을 관찰한다.

f. 환자/보호자 교육: 주입 부위의 통증이 있을 시 알리도록 교육한다.

13. Esmolol hydrochloride(Brevibloc)

a. 적응증: 심실성 빈맥

b. 일반 용량: 적정량은 개인마다 다르다.

c. 주입 방법: 지속적 주입

d. 주요 부작용: 주입 부위의 경결, 혼돈, 언어 장애, 미각 장애, 일혈 후 조직괴사

e. 간호 시 고려사항: 혈압과 환자의 심혈관 상태를 관찰한다; 주입 부위를 관찰한다; 전자식 주입 장치를 사용한다.

f. 환자/보호자 교육: 주입 부위의 통증이 있을 시 알리도록 교육한다.

14. Labetalol hydrochloride(Normodyne)

a. 적응증: 심각한 고혈압

b. 일반 용량: 초기 용량으로 20~80mg; 지속적으로 50~200mg 주입, 총량 300mg을 넘지 않는다.

c. 주입 방법: 밀어 넣기, 지속적 주입

d. 주요 부작용: 발한, 현기증, 중등도 저혈압, 무감각, 심각한 체위성 저혈압

e. 간호 시 고려사항: 환자를 앙와위로 유지한다; 주입 전과 후의 5분, 10분의 혈압을 관찰한다.

f. 환자/보호자 교육: 어지럽거나 숨이 찬 경우 알리도록 교육한다.

15. Methydopate hydrochloride(Aldomet)

a. 적응증: 급성 고혈압성 위기

b. 일반 용량: 6시간 간격으로 250~500mg/kg 투여한다.

c. 주입 방법: 간헐적 주입

d. 주요 부작용: 현기증, 입 마름, 경한 체위성 저혈압

e. 간호 시 고려사항: 신장이나 간 질환을 가진 경우 주의해서 사용한다; 혈압과 소변 배설량을 관찰한다.

f. 환자/보호자 교육: 입이 마르는 경우 알리도록 교육한다.

16. Propranolol hydrochloride(Inderal)

a. 적응증: 발작성 심방성 빈맥, 동성 빈맥, 심방 조동과 심방 세동

b. 일반 용량: 1mg/min의 속도로 0.5~3mg을 투여하다.

c. 주입 방법: 밀어 넣기

d. 주요 부작용: 서맥, 심부전, 저혈압, 현기증, 시력 장애

e. 간호 시 고려사항: 지속적으로 심전도, 혈압, 폐 쐐기압(pulmonary wedge pressure)을 관찰한다.

f. 환자/보호자 교육: 시력이나 감각의 변화가 있을 시 알리도록 교육한다.

17. Quinidine gluconate

a. 적응증: 심장 부정맥의 치료

b. 일반 용량: 200mg; 1분 동안 1회 용량을 주입한다. 필요하면 반복한다.

c. 주입 방법: 1mL/min의 속도로 지속적으로 주입한다.

d. 주요 부작용: 경련, 오심, 긴박 뇨의/변의, 불안, 발한, 발진, 이명

e. 간호 시 고려사항: 심 차단(heart block) 및 간 기능 이상이 있을 경우 주의해서 사용한다; 전자식 주입 장치를 사용한다; 주입동안 지속적으로 혈압과 심장 리듬을 관찰한다.

f. 환자/보호자 교육: 복부 경련, 발진, 이명이 있을 시 알리도록 교육한다.

18. **Nitroprusside sodium**(Nipride)

a. 적응증: 고혈압성 응급상황, 심인성 쇼크(전부하와 후부하를 감소시킨다)

b. 일반 용량: 3μg/kg/min; 반응에 따라 용량을 달리한다.

c. 주입 방법: 지속적 주입

d. 주요 부작용: 저혈압, 일혈시 조직의 가피 형성, 산증

e. 간호 시 고려사항: 5% 포도당 수액이 유일하게 적합한 용매이다; 주입 부위를 관찰한다; 전자식 주입장치를 사용한다.

f. 환자/보호자 교육: 주입 부위의 통증이 있을 시 알리도록 교육한다.

19. **Nitroglycerin**(Tridil)

a. 적응증: 고혈압(수술 전): 급성 심근경색과 관련된 울혈성 심부전

b. 일반 용량: 초기 용량으로 5μg/min, 이후 반응에 따라 조절한다.

c. 주입 방법: 지속적 주입

d. 주요 부작용: 두통, 빈맥, 복통, 오심, 현기증

e. 간호 시 고려사항: 유리용기를 사용하고 PVC(polyvinyl chloride)로 만들어진 주입세트는 사용하지 않는다; 간 및 신질환이 있는 환자에게 사용시 주의한다; 혈압과 심장 리듬을 관찰한다; 전자식 주입장치를 사용한다.

f. 환자/보호자 교육: 두통, 어지럼증, 복통이 있을 시 알리도록 교육한다.

20. **Adenosine**(Adenocard)

a. 적응증: 비정상 동성 리듬(혈관확장제 역할을 한다)

b. 일반 용량: 임상 적응증과 사용에 따라 다양하다.

c. 주입 방법: 밀어넣기, 1~2초 안에 주입한다.

d. 주요 부작용: 숨참, 일시적인 안면홍조, 흉통, 저혈압, 심장 무수축

e. 간호 시 고려사항: 매 15~30초마다 심박동수를 관찰한다; 지속적으로 심전도를 관찰한다; 치료 기간동안 혈압을 관찰한다.

f. 환자/보호자 교육: 안면홍조, 숨참, 어지럼증이 있을 시 알리도록 교육한다.

21. **Ibutilide fumarate**(Corvert) (Gahart & Nazareno, 2003, pp.580~582)

a. 적응증: 심방 세동이나 조동

b. 일반 용량: 임상 적응증과 사용에 따라 다양하다.

c. 주입 방법: 밀어 넣기, 10분에 걸쳐 주입한다.

d. 주요 부작용: QT 간격의 연장, 고혈압, 오심, 구토, 심계항진

e. 간호 시 고려사항: 기초 심전도와 QT 간격을 사정한다; 투여용량을 결정하기 위해서 체중을 사정한다.

f. 환자/보호자 교육: 실신, 호흡곤란, 흉부 불편감이 있을 시 알리도록 교육한다.

22. **Procainamide hydrochloride**(Pronestyl)

a. 적응증: wide-complex 빈맥; 리도카인 사용이 금기일 때 사용한다.

b. 일반 용량: 임상 적응증과 사용에 따라 다양하다.

c. 주입 방법: 밀어넣기, 간헐적 주입, 지속적 주입

d. 주요 부작용: 약물로 유발된 전신적 루푸스 증후군, 저혈압, 심실성 부정맥, 심장 무수축

e. 간호 시 고려사항: 전자식 주입장치를 사용한다; 지속적으로 심전도를 관찰하고 활력징후를 자주 관찰한다; 신장 기능을 관찰한다.

f. 환자/보호자 교육: 어지럼증이 있을 시 알리도록 교육한다.

23. **Hydralazine hydrochloride**(Apresoline)

a. 적응증: 고혈압; 심인성 쇼크(혈관확장제 역할을 한다)

b. 일반 용량: 5~20mg

c. 주입 방법: 밀어 넣기

d. 주요 부작용: 두통, 빈맥, 나트륨 정체, 약물로 유발된 루푸스 증후군

e. 간호 시 고려사항: 신장과 간기능을 사정한다; 전혈구 계산치 및 화학적 검사를 관찰한다.

f. 환자/보호자 교육: 졸림, 근육이나 관절 통증, 흉통, 저림 증상이 있을시 알리도록 교육한다.

E. 혈액학적 약물

1. **Aminocaproic acid**(Amicar Intravenous)

a. 적응증: 과도한 섬유소 용해로 인한 출혈의 치료

b. 일반 용량: 초기 용량은 4~5g; 이후로 1~1.25g/hr 투여 또는 6~8시간 동안 1시간 간격으로 투여한다.

c. 주입 방법: 간헐적 주입, 지속적 주입

d. 주요 부작용: 설사, 오심, 이명, 현기증, 대발작, 발진

e. 간호 시 고려사항: 빠른 주입은 저혈압, 서맥, 부정맥을 일으킬 수 있으므로 주의 깊게 관찰한다.

f. 환자/보호자 교육: 어지럼증의 증상이 있으면 알리도록 교육한다.

2. **Antithrombin III**(AT-III, Thrombate III)

a. 적응증: 혈전성 증상에 사용한다.

b. 일반 용량: 임상 적응증과 사용에 따라 다양하다.

c. 주입 방법: 밀어 넣기, 간헐적 주입

d. 주요 부작용: 호흡곤란, 혈종 형성, 숨참

e. 간호 시 고려사항: 바이러스 감염을 사정한다; 폐와 호흡 양상을 사정한다; 불필요한 정맥천자를 피한다.

f. 환자/보호자 교육: 환자에게 멍, 잇몸 출혈, 혈뇨를 관찰하도록 교육하고, 처방전 없이 살 수 있는 아스피린 제제를 피하고 면도할 때 전기 면도기를 사용하도록 교육한다.

3. **Heparin sodium**(Gahart & Nazareno, 2003, pp.556~561)

a. 적응증: 혈전증과 색전증(예방과 치료); DIC(disseminated intravascular coagulation: 파종성 혈관내응고)의 진단에 도움; 혈관 카테터의 개방성 유지; 프로트롬빈이 트롬빈으로, 섬유소원이 섬유소로 전환하는 것을 막아서 항응고 효과를 낸다.

b. 일반 용량: 임상 적응증과 사용에 따라 다양하다.

c. 주입 방법: 밀어 넣기, 간헐적 주입, 지속적 주입

d. 주요 부작용: 출혈, 응고 시간의 연장, 멍, 코피, 혈뇨, 통증, 두통

e. 간호 시 고려사항: 전자식 주입장치를 사용한다; 용량을 조절하는 가장 중요한 임상검사는 PTT(부분 트롬보플라스틴 시간)이다; 정맥 혈전증인 경우 PTT는 조절값의 1.5~2배로 유지되어야 한다; 과용량일 경우 해독제는 protamine sulfate이다.

f. 환자/보호자 교육: 멍, 잇몸 출혈, 혈뇨를 관찰하고, 처방전 없이 살 수 있는 아스피린 제제를 피하고, 면도할 때 전기 면도기를 사용하도록 교육한다.

4. **Streptokinase**(Streptase)

a. 적응증: 폐 색전증, 급성 심근 경색(plasmin 활성제 역할을 한다)

b. 일반 용량: 부하용량은 25만IU; 유지 용량은 24~72시간 동안 10만IU/hr; 급성 심근 경색의 증상이 발생했을 때 6시간 내에 150만IU을 투여하거나 또는 증상 발생 후 3시간 내에 75만IU을 투여한다. 이후로 1시간 동안 2천IU/min으로 주입한다.

c. 주입 방법: 밀어 넣기, 지속적 주입

d. 주요 부작용: 과민반응, 발열, 출혈

e. 간호 시 고려사항: 출혈 지표와 활력징후를 관찰한다; 정맥 내 사용 전에 creatinine phosphokinase의 기본값을 측정한다; 정맥 내와 근육 내 주사 등의 침습적인 절차를 피하고, 지혈대를 감는 것 및 항혈전제 사용을 금한다; 전자식 주입 장치를 사용한다.

f. 환자/보호자 교육: 출혈 증상이 있을 시 알리도록 하고 면도칼과 아스피린의 사용을 피하도록 교육한다.

5. **Alteplase**(Activase)

a. 적응증: 급성 대량 폐 색전증; 급성 심근 경색; 혈관 접근 장치의 기능을 회복시킨다(혈전용해제 역할을 한다).

b. 일반 용량: 임상 적응증과 사용에 따라 다양하다.

c. 주입 방법: 밀어 넣기, 지속적 주입

d. 주요 부작용: 출혈, 오심, 구토, 부정맥

e. 간호 시 고려사항: 기본 심전도를 측정하고 지속적으로 심전도를 관찰한다; 출혈 지표와 활력징후를 관찰한다; 정맥내 주입 전에 creatinine phosphokinase를 측정한다; 정맥 내와 근육 내 주사 등의 침습적인 절차를 피하고, 지혈대를 감는 것 및 항혈전제 사용을 금한다; 전자식 주입 장치를 사용한다.

f. 환자/보호자 교육: 손상을 피하고 출혈 증상이 있을 시 알리도록 교육한다.

6. **Protamine sulfate**(heparin 길항제)

a. 적응증: 심각한 heparin sodium 과다 사용(heparin sodium의 작용을 중화시킨다)

b. 일반 용량: 투여된 heparin sodium 100USP 단위당 1mg 투여; 10~15분 간격으로 반복 투여 할 수 있다. 10분 내 투여 용량이 50mg을 넘기면 안된다. heparin sodium 주입 후 경과된 시간에 따라 투여용량이 급격히 감소된다.

c. 주입 방법: 밀어 넣기

d. 주요 부작용: 호흡곤란, 서맥, 고혈압 또는 저혈압, 따뜻한 느낌

e. 간호 시 고려사항: PTT를 관찰한다; 생선 알레르기를 가진 환자에서 과민반응이 있을 수도 있다.

f. 환자/보호자 교육: 출혈 증상이 있을 시 알리도록 교육한다.

7. **Darbepoetin Alfa**(Aranesp) (Gahart & Nazareno, 2003, pp.312~315)

a. 적응증: 빈혈

b. 일반 용량: 매주 한번 씩 체중 1kg당 0.45μg을 투여한다.

c. 주입 방법: 밀어 넣기, 1분 동안 주사

d. 주요 부작용: 심장 부정맥, 울혈성 심부전, 패혈증, 정맥관 내 혈전형성(vascular access thrombosis)

e. 간호 시 고려사항: 혈압을 관찰한다; 첫 시작 후 혹은 치료를 조정한 후에 주 단위로 혈색소 수치를 모니터한다.

f. 환자/보호자 교육: 운전하거나 기계를 다루지 않도록 교육하다. 식이요법 이행의 중요성을 강조한다.

8. **Epoetin alfa**(EPO, Epogen) (Gahart & Nazareno, 2003, pp.436~440)

a. 적응증: 빈혈

b. 일반 용량: 적혈구 용적률의 비율에 따라 환자마다 용량이 다르다.

c. 주입 방법: 밀어 넣기

d. 주요 부작용: 고혈압, 혈관 삽입 장치의 응결

e. 간호 시 고려사항: 혈압을 자주 관찰하고, 혈관 삽입 장치가 막혔는지 주입 부위를 관찰한다.

f. 환자/보호자 교육: 운전하거나 기계를 다루지 않도록 교육하고, 식이 요법을 이행하도록 한다.

9. **Antineutropenics**: Granulocyte Colony Stimulating Factor(G-CSF) (Gahart & Nazareno, 2003, pp.484-487)

a. 적응증: 감염 발생율을 감소시킨다. 호중구가 회복되는 시간을 감소시킨다. 호중구 감소증의 기간을 감소시킨다.

b. 일반 용량: 5μg/kg/24hr

c. 주입 방법: 간헐적 주입; 지속적 주입

d. 주요 부작용: 주입 부위의 가려움증, 발적, 주입 부위의 부종

e. 간호 시 고려사항: 항암요법을 시작하기 전에 전혈구계산 수치 및 혈소판 수치를 관찰하고 이후로 백혈구 증가증을 피하기 위해 주당 2회 관찰한다.

f. 환자/보호자 교육: 감염증상이나 알러지 반응이 있으면 알리도록 교육한다.

10. **Chelating agents**: Deferoxamine mesylate(Desferal) (Gahart & Nazareno, 2003, pp.320~322)

a. 적응증: 급성 철 중독증 또는 만성 철 과다증

b. 일반 용량: 15mg/kg/hr

c. 주입 방법: 근육 내 주입이 가장 선호된다. clysis(치료목적으로 주로 피하용으로 사용하는 수액)를 통해 피하로 주입될 수도 있다.

d. 주요 부작용: 복부 불편감, 아나필락시스, 흐릿한 시야, 빈맥

e. 간호 시 고려사항: 혈청 철단백질(ferritin) 또는 철 농도를 관찰한다; 혈액내 가스, 중심 정맥압, 신장 기능을 관찰한다.

f. 환자/보호자 교육: 청력이나 시력의 변화가 있을 시 알리도록 교육한다.

F. 전해질 및 수분균형 약물

1. **Calcium chloride**

   a. 적응증: 저칼슘혈증과 관련된 테타니

   b. 일반 용량: 임상 적응증에 따라 다양하다.

   c. 주입 방법: 밀어 넣기

   d. 주요 부작용: 서맥, 심장 정지, 저린느낌, 일혈 후 조직 괴사

   e. 간호 시 고려사항: 혈청 칼슘, 활력징후, 주입 부위의 통증과 경결을 관찰한다.

   f. 환자/보호자 교육: 주입 부위의 통증이 있을 시 알리도록 교육한다.

2. **Calcium gluconate**

   a. 적응증: 비타민 D 결핍과 관련된 칼슘 결핍; magnesium sulfate 독성; 전해질 불균형

   b. 일반 용량: 임상 적응증에 따라 다양하다.

   c. 주입 방법: 밀어 넣기, 지속적 주입

   d. 주요 부작용: 서맥, 심장 정지, 홍조, 저린 느낌, 일혈 후 조직 괴사

   e. 간호 시 고려사항: 혈청 칼슘, 활력징후, 주입 부위의 통증과 경결을 관찰한다.

   f. 환자/보호자 교육: 주입 부위의 통증이 있을 시 알리도록 교육한다.

3. **Ammonium chloride**

   a. 적응증: 염화물 손실에 의한 대사성 알칼리증

   b. 일반 용량: 환자 상태와 내성에 따라 다양하다.

   c. 주입 방법: 지속적 주입

   d. 주요 부작용: 서맥, 저칼륨혈증, 고혈당, 대사성 산증, 창백, 주입 부위의 통증

   e. 간호 시 고려사항: 호흡과 혈청 전해질 수치를 관찰한다.

   f. 환자/보호자 교육: 심계항진이 있을 시 알리도록 교육한다.

4. **Bumetanide**(Bumex)

   a. 적응증: 울혈성 심부전

   b. 일반 용량: 0.5~1.0mg

   c. 주입 방법: 밀어 넣기

   d. 주요 부작용: 과도한 이뇨, 전해질 불균형, 손상된 청력

e. 간호 시 고려사항: 혈청 전해질 수치와 섭취 및 배설량을 관찰한다.

f. 환자/보호자 교육: 청력 손실이 있을 시 알리도록 교육한다.

5. **Chlorothiazide sodium**(Diuril Sodium Intravenous)

a. 적응증: 부종, 임신중독증

b. 일반 용량: 하루에 1~2회로 500mg~1g을 투여한다.

c. 주입 방법: 밀어넣기

d. 주요 부작용: 설사, 오심, 현기증, 광선 과민증, 일혈 후 조직 괴사

e. 간호 시 고려사항: 주입 전에 정맥의 개방성을 확인한다; 혈압, 혈청 전해질 수치, 섭취 및 배설량, 주입 부위의 통증과 경결을 관찰한다.

f. 환자/보호자 교육: 손상을 피하도록 교육한다.

6. **Ethacrynate Sodium**(Edecrin Sodium Intravenous)

a. 적응증: 울혈성 심부전

b. 일반 용량: 0.5~1.0mg/kg

c. 주입 방법: 밀어 넣기, 간헐적 주입

d. 주요 부작용: 식욕부진, 갈증, 구토, 전해질 불균형

e. 간호 시 고려사항: 혈청 전해질 수치와 섭취 및 배설량을 관찰한다.

f. 환자/보호자 교육: 손상을 피하도록 교육한다.

7. **Furosemide**(Lasix)

a. 적응증: 부종, 고혈압

b. 일반 용량: 20~40mg

c. 주입 방법: 밀어넣기

d. 주요 부작용: 아나필락틱 쇼크, 혈량 감소, 순환 허탈

e. 간호 시 고려사항: 예정된 수술 적어도 2일 전 부터는 중지해야 한다; 혈압을 자주 관찰하되 특히 초기 투여시 자주 관찰한다.

f. 환자/보호자 교육: 저혈압이 어지럼증을 일으키기 때문에 보행 시 도움이 필요함을 교육한다. 경련 또는 어지럼증이 있을 시 알리도록 교육한다.

8. **Hetastarch**(Hespan)

a. 적응증: 쇼크(부가적 요법)

b. 일반 용량: 수분 손실의 정도에 달려 있다.

c. 주입 방법: 지속적 주입

d. 주요 부작용: 구토, 말초 부종

e. 간호 시 고려사항: 적절한 수분공급을 유지한다; 맥박, 혈압, 섭취 및 배설량, 전혈구 계산, 혈청 전해질 수치를 관찰한다; 출혈이 증가하는지 관찰한다.

f. 환자/보호자 교육: 피부 변화가 있을 시 알리도록 교육한다.

9. Sodium chloride

a. 적응증: 나트륨, 염화 이온 불균형

b. 일반 용량: 임상 적응증에 따라 다량하다.

c. 주입 방법: 지속적 주입

d. 주요 부작용: 식욕부진, 탈수, 지남력 장애, 팽만, 부종, 고혈압

e. 간호 시 고려사항: 섭취 및 배설량, 활력징후, 혈청 전해질 수치를 관찰한다.

f. 환자/보호자 교육: 감각의 변화가 있을 경우 알리도록 교육한다.

10. Dextran

a. 적응증: 쇼크(부가적 요법); 혈량 확장제로도 사용된다.

b. 일반 용량: 첫 24시간 동안 20mL/kg; 그 다음 매 24시간 동안 10mL/kg로 주입한다.

c. 주입 방법: 지속적 주입

d. 주요 부작용: 저혈압, 아나필락시스

e. 간호 시 고려사항: 처음 1시간 동안 5~15분 간격으로 혈압, 맥박, 소변량을 관찰하고 이후로 한 시간 간격으로 관찰한다.

f. 환자/보호자 교육: 감각의 변화가 있을 경우 알리도록 교육한다.

11. Mannitol(Osmitrol)

a. 적응증: 뇌 부종, 안구내압의 감소, 급성 신부전(핍뇨기)

b. 일반 용량: 임상 적응증에 따라 다양하다.

c. 주입 방법: 간헐적 주입; 200mg/kg를 주면 1시간 안에 소변 40mL를 생산한다.

d. 주요 부작용: 경련, 흐릿한 시야, 현기증, 두통, 뇨 정체, 다뇨 후 핍뇨, 오한, 흉통, 부종, 수분과 전해질 불균형

e. 간호 시 고려사항: 3~5분 안에 시험량을 주입한다; 증가된 소변량을 관찰한다; 혈청 전해질 수치와 주입 부위를 관찰한다; 수분공급을 유지한다; 크리스탈은 주입 전에 반드시 용해되어야 한다; 170μm in-line filter를 사용한다.

f. 환자/보호자 교육: 감각의 변화가 있을 시 알리도록 교육한다.

12. Sodium bicarbonate

a. 적응증: 천식 지속 상태, barbiturate 중독, 대사성 산증

b. 일반 용량: pH, 동맥혈 탄산가스분압, 측정된 염기 결핍, 수분 제한에 따라 조정한다.

c. 주입 방법: 밀어 넣기, 지속적 주입

d. 주요 부작용: 과다흥분성, 테타니, 두통, 팽만, 오심, 알칼리증, 일혈 후 조직괴사, 저칼륨혈증

e. 간호 시 고려사항: 주입 부위, 혈청 전해질, 동맥혈 가스를 관찰한다.

f. 환자/보호자 교육: 주입 부위의 통증이 있을 시 알리도록 교육한다.

13. Potassium chloride/acetate

a. 적응증: 칼륨 결핍(예방 또는 치료)

b. 일반 용량: 임상 상태에 따라 다양하다.

c. 주입 방법: 간헐적 주입, 지속적 주입

d. 주요 부작용: 서맥, 심전도 변화, 자발적 근육 마비, 허약, 주입부위의 통증

e. 간호 시 고려사항: 10mEq/hr 초과 용량 주입 시 심장 상태를 관찰한다; 혈청 칼륨을 관찰한다.

f. 환자/보호자 교육: 주입 주위의 통증이 있을시 알리도록 교육한다.

G. 위장관 약물

1. **Ranitidine**(Zantac)

a. 적응증: 병리적인 과다분비 상태

b. 일반 용량: 주입 방법과 임상 적응증에 따라 다양하다.

c. 주입 방법: 밀어 넣기, 간헐적 주입, 지속적 주입

d. 주요 부작용: 복부 불편감, 설사, 오심, 구토, 두통

e. 간호 시 고려사항: 빠른 주입은 서맥 또는 PVCs를 발생시킬 수 있다; 약물의 색깔이 약간 어두워진 것은 약효과에 영향을 주지 않는다; 통증 경감을 위해서 필요하면, 용량을 증가시키지 말고 투약 빈도를 증가시킨다.

f. 환자/보호자 교육: 복부 불편감이 있을 시 알리도록 교육한다.

2. **Cimetidine hydrochloride**(Tagamet)

a. 적응증: 궤양, 병리적 과다분비 상태

b. 일반 용량: 주입 방법과 임상 적응증에 따라 다양하다.

c. 주입 방법: 밀어넣기, 간헐적 주입, 지속적 주입

d. 주요 부작용: 서맥, 저혈압, 발열, 현기증, 섬망, 혼동

e. 간호 시 고려사항: 프로트롬빈 시간(PT)을 관찰한다; Warfarin 항응고제의 효과를 증가시킬 수 있다; 최대 용량은 2.4g/day이다.

f. 환자/보호자 교육: 손상을 피하도록 교육한다.

3. **Famotidine**(Pepcid I.V.)

a. 적응증: 궤양, 병리적인 과다분비 상태

b. 일반 용량: 매 12시간마다 20mg을 투여한다.

c. 주입 방법: 밀어 넣기, 간헐적 주입

d. 주요 부작용: 변비, 설사, 오심, 두통, 현기증

e. 간호 시 고려사항: 통증의 경감을 위해서 필요하면 용량을 증가하지 말고 빈도를 증가시킨다.

f. 환자/보호자 교육: 감각의 변화가 있을 시 알리도록 교육한다.

4. **Metoclopramide hydrochloride**(Reglan)

a. 적응증: 오심, 구토(예방)

b. 일반 용량: 2mg/kg/30분

c. 주입 방법: 간헐적 주입

d. 주요 부작용: 안절부절함, 졸림, 피로, 권태

e. 간호 시 고려사항: 너무 빠르게 투여하면 불안을 증가시킬 수 있다; 항암제 주입 전, 후 30분에 주입한다.

f. 환자/보호자 교육: 손상을 피하도록 교육한다.

5. **Ondansetron hydrochloride**(Zofran)

a. 적응증: 오심, 구토

b. 일반 용량: 임상 적응증에 따라 다양하다.

c. 주입 방법: 밀어넣기, 간헐적 주입

d. 주요 부작용: 두통, 설사, 변비

e. 간호 시 고려사항: 없다.

f. 환자/보호자 교육: 배변 습관의 변화가 있을 시 알리도록 교육한다.

6. **Droperidol**(Inapsine)

a. 적응증: 오심, 구토; 제제는 수술 전 진정제로도 사용된다.

b. 일반 용량: 임상 적응증에 따라 다양하다.

c. 주입 방법: 밀어넣기

d. 주요 부작용: 현기증, 떨림, 저혈압

e. 간호 시 고려사항: 활력징후와 치료에 대한 반응을 관찰한다; 의식수준을 관찰한다.

f. 환자/보호자 교육: 감각의 변화가 있을 시 알리도록 교육한다.

H. 호르몬 및 합성 대용 약물

1. **Insulin**(regular)

a. 적응증: 당뇨성 혼수, 케톤산증, 고칼륨혈증의 단기간 치료

b. 일반 용량: 혈청 포도당 수준에 기초한다.

c. 주입 방법: 밀어 넣기, 지속적 주입

d. 주요 부작용: 오심, 배고픔, 피로, 축축한 피부, 신경과민, 발한, 경련, 저칼륨혈증

e. 간호 시 고려사항: 속효성 인슐린(regular insulin, RI)은 정맥 내로 주입할 수 있는 유일한 인슐린이다; 혈청 포도당 수치를 관찰한다.

f. 환자/보호자 교육: 저혈당과 고혈당의 증상과 징후에 대해 교육한다.

2. **Glucagon hydrochloride**

a. 적응증: 저혈당

b. 일반 용량: 0.5~1mg

c. 주입 방법: 밀어 넣기

d. 주요 부작용: 오심, 구토, 아나필락시스

e. 간호 시 고려사항: 혈청 포도당 수치를 관찰한다.

f. 환자/보호자 교육: 저혈당의 예방에 대해 교육한다.

3. **Oxytocin**(Pitocin)
   - **a.** 적응증: 분만을 유도하거나 자극한다 ; 출혈을 멈추기 위해 분만 후 자궁 수축을 자극한다.
   - **b.** 일반 용량: 임상 적응증에 따라 다양하다.
   - **c.** 주입 방법: 지속적 주입
   - **d.** 주요 부작용
     - ① 산모: 자궁 파열, 수분 정체, 고혈압
     - ② 태아: 중추 신경계 또는 뇌 손상, 부정맥
   - **e.** 간호 시 고려사항: 혈압, 태아 심박동, 자궁 수축의 강도와 기간, 수분 섭취량을 관찰한다.
   - **f.** 환자/보호자 교육: 자궁 경련에 대해 교육한다.

I. 면역 조절 약물

1. **면역자극제**: Immune globulin IV(Sandoglobulin)
   - **a.** 적응증: immunoglobulin G 결핍
   - **b.** 일반 용량: 임상 적응증과 제조사의 권고사항에 따라 다양하다.
   - **c.** 주입방법: 지속적 주입
   - **d.** 주요 부작용: 혈관부종, 발열, 저혈압, 홍반, 두드러기
   - **e.** 간호 시 고려사항: 약물이 저혈압성 반응을 불러 일으킬 수 있으므로 활력징후를 관찰한다; 주입을 천천히 시작한다; 응급 장비를 즉시 쓸 수 있게 준비해야 한다.
   - **f.** 환자/보호자 교육: 가벼운 현기증의 느낌이 있을시 알리도록 교육한다.

2. **면역억제제**
   - **a.** Aldesleukin(Interleukin-2 Recombinant)
     - ① 적응증: 암, 면역 기능장애
     - ② 일반 용량: 고용량 치료법과 저용량 치료법이 있다. 환자 개개인에 따라 다르다.
     - ③ 주입 방법: 간헐적 주입, 지속적 주입
     - ④ 주요 부작용: 모세혈관 누출 증후군, 혈관 외 공간으로 혈장 단백질과 수분이 빠져나가 혈관 긴장도가 소실된다.
     - ⑤ 간호 시 고려사항: 정맥관 접근을 관찰한다; 적어도 2개의 정맥관이 필요하다(하나는 aldesleukin 주입용(keep vein open, KVO)주입선, 다른 하나는 수액과 약물용); 입원시 흉부 x-ray 촬영, 심전도, SMA-20, 감별 전혈구 계산, 혈소판 수, T 수치, 프로트롬빈 시간, 부분 트롬보플라스틴 시간, 요검사, 체중을 측정한다.
     - ⑥ 환자/보호자 교육: 호흡, 체온, 감정, 피로, 감각 변화가 있을 시 알리도록 교육한다.
   - **b.** Azathioprine sodium(Imuran)
     - ① 적응증: 면역억제제이다.
     - ② 일반 용량: 3~5mg/kg/24hr
     - ③ 주입 방법: 간헐적 주입
     - ④ 주요 부작용: 탈모증, 빈혈, 식욕부진, 관절통, 출혈, 설사, 발열, 황달
     - ⑤ 간호 시 고려사항: 혈소판, 적혈구, 백혈구, 혈중 요소질소 수치를 관찰한다; 감염증상을 관찰한다.

⑥ 환자/보호자 교육: 체온의 변화나 다른 감염증상을 알리도록 교육한다.

c. Cyclosporine(Sandimmune IV)

① 적응증: 면역억제제이다.

② 일반 용량: 이식수술 전 4~12시간 간격으로 5~6mg/kg을 투여한다.

③ 주입 방법: 밀어 넣기

④ 주요 부작용: 여드름, 발작, 경련, 설사, 잇몸 과형성, 두통, 고칼륨혈증, 감염, 마비, 피부 발진, 떨림

⑤ 간호 시 고려사항: 혈중요소질소, 전혈구계산수치, 혈청 크레아티닌, 빌리루빈, 간효소 수치를 관찰한다; 혈중 약물 수치를 측정한다; 감염 증상을 관찰한다.

⑥ 환자/보호자 교육: 체온의 변화나 다른 감염의 증상을 알리도록 교육한다.

3. 단클론 항체

a. Alemtuzumab(Campath)

① 적응증: 백혈병

② 일반 용량: 3mg/day으로 시작해서 10mg/day까지 증가시킨다.

③ 주입 방법: 간헐적 주입

④ 주요 부작용: 식욕부진, 부정맥, 쇠약, 자가면역성 용혈성 빈혈, 혈소판 감소증

⑤ 간호 시 고려사항: 감별 혈구계산 및 혈소판 수를 포함한 기초 전혈구 계산을 측정한다; 매주 또는 필요한 만큼 자주 관찰한다; 주입 반응을 관찰한다.

⑥ 환자/보호자 교육: 비정상적인 부작용이나 감염 증상이 있을 시 즉시 알리도록 교육한다.

J. 호흡 평활근 이완제

1. Aminophylline(Theophylline ethylenediamine)

a. 적응증: 기관지 천식, 만성 기관지염 또는 폐기종의 가역적인 기관지 경련

b. 일반 용량: 임상 적응증과 반응에 따라 다양하다.

c. 주입 방법: 밀어 넣기, 지속적 주입

d. 주요 부작용: 오심, 구토, 섬망, 현기증, 불안, 심실 세동, 심계항진, 두통

e. 간호 시 고려사항: 빠른 주입을 피한다; 혈청 수치를 관찰한다; 500mg aminophylline은 400mg theophylline과 동일하다; 호흡수를 관찰한다.

f. 환자/보호자 교육: 감각의 변화를 알리도록 하고 손상을 피하도록 교육한다.

K. 비타민

1. Folic acid(Folvite)

a. 적응증: 영양실조로 인한 거대 적아구성 빈혈

b. 일반 용량: 1mg/day

c. 주입 방법: 지속적 주입

d. 주요 부작용: 거의 없다.

e. 간호 시 고려사항: 없다.

f. 환자/보호자 교육: 없다.

2. **Multivitamins**(M.V.I-12)

a. 적응증: 비타민 결핍

b. 일반 용량: 24시간 간격으로 1회 주입시 5~10mL 투여한다. 제조사의 권고사항에 따라 다양하다.

c. 주입 방법: 지속적 주입

d. 주요 부작용: 거의 없다.

e. 간호 시 고려사항: 희석하지 않은 상태로는 절대 사용하지 않는다; 결정이 생기면 사용하지 않는다.

f. 환자/보호자 교육: 비타민 보충에 관해 교육한다.

3. **Pyridoxine hydrochloride**(Hexa Betalin)

a. 적응증: 비타민 B_6 결핍

b. 일반 용량: 24시간 간격으로 10~100mg을 주입한다.

c. 주입 방법: 밀어 넣기, 지속적 주입

d. 주요 부작용: 거의 없다.

e. 간호 시 고려사항: 과도한 열에 노출되면 약효가 떨어진다.

f. 환자/보호자 교육: 체온의 변화나 홍조가 있을 시 알리도록 교육한다.

4. **Thiamine hydrochloride**(Betalin S)

a. 적응증: 티아민 결핍 증후군

b. 일반 용량: 임상 적응증과 반응에 따라 다양하다.

c. 주입 방법: 5분 동안 100mg 혹은 그 만큼의 양을 함유한 용액을 주입한다. 지속적 주입

d. 주요 부작용: 과민성 반응

e. 간호 시 고려사항: 없다.

f. 환자/보호자 교육: 비정상적인 증상이 있을 시 알리도록 교육한다.

5. **Vitamin K1 또는 phytonadione**(Aquamephyton)

a. 적응증: 항응고제로 유발된 프로트롬빈 결핍; 신생아의 출혈성 질환; 폐색성 황달, 궤양성 대장염, 담관 질환으로부터 발생하는 저트롬빈혈증

b. 일반 용량: 2.5~25mg

c. 주입 방법: 1분 동안 1mg 혹은 그 만큼의 양을 함유한 용액을 주입한다. 지속적 주입

d. 주요 부작용: 청색증, 발한, 현기증, 저혈압, 미각 변화

e. 간호 시 고려사항: 프로트롬빈 시간을 관찰한다; 아나필락시스 반응의 위험성이 있으므로 주의해서 주입한다.

f. 환자/보호자 교육: 비정상적인 증상이 있을 시 알리도록 교육한다.

5 치료 시작

A. 혈관 주입 장치를 삽입한다.

B. 피하 주입 장치를 삽입한다.

C. 처방된 치료를 시작한다.

6 치료에 대한 환자의 반응을 관찰, 사정, 평가한다.

A. 환자의 반응에 영향을 주는 요소

1. **나이**: 소아와 노인의 투여량 지침과 그 밖의 변수
2. **체격**
3. **성별**
4. **유전**
5. **다른 질환의 유무**
6. **약물 주입 경로**
7. **약물 주입 속도**: 소아와 노인의 변수에 대해 고려한다.
8. **다른 치료 방침**
9. **약물간 상호작용**

B. 치료적인 반응(기대되는 임상 반응을 얻을 때 생긴다)

7 간호 중재 시작

A. 결과

1. **기대된 결과**
2. **예측하기 어려운 결과**

B. 합병증

1. **일혈**: 발포성 용액/약물이 주위 조직으로 의도하지 않게 주입되는 것을 의미한다.
   a. 발포제: 수포를 형성하거나 조직 파괴를 일으킬 수 있는 약물: 해독제에 관한 지식이 필요하다.

b. 자극제: 염증 증상을 동반하거나 동반하지 않으면서, 주입부위나 정맥벽을 따라서 정맥 통증을 유발할 수 있는 약물

2. **침윤**: 비발포성 용액/약물이 주위 조직으로 의도하지 않게 주입되는 것을 의미한다.

3. **치료적인 비적합성**(Weinstein, 2001, p.459): 함께 투여되었거나 연속적으로 투여된 두 가지 약물의 중복 작용으로부터 얻은 기대하지 않은 작용

a. 길항작용(antagonism): 어떤 약물의 작용이 다른 약물의 작용에 의해 방해받는 교차 작용

b. 상승작용(synergism): 한가지 약물 단독으로는 결코 만들 수 없는 효과를 생산하거나, 각각의 약물이 스스로 만들어내는 전체 효과보다 더 큰 효과를 생산하는 두 가지 약물의 조화작용

c. 강화작용(potentiation): 두 가지 물질의 각각의 효과를 더한 값보다 두 가지 약물의 전체 효과가 더 큰 상승작용

4. **아나필락시스**: 주입 초기 시점에 외부 단백질이나 약물에 대해 신체가 과민하게 반응하는 것을 말한다.

5. **Speed shock**: 혈류로 빠르게 주입된 물질에 대한 전신적 반응

6. **정맥염**: 정맥벽의 염증으로써 통증, 홍반, 부종, 만져지는 코드(cord)가 있다.

a. 세균성: 주입 장치, 약물 또는 주입제제, 주입 부위 관리 소홀 등으로 인한 오염 때문이다.

b. 화학적: 용액의 긴장도, pH, 약물의 입자 때문이다.

c. 기계적: 부적절한 주입부위 선택, 부적절한 카테터 및 고정장치 선택, 카테터 삽입 동안의 손상, 용액 내 미립자 때문이다.

C. 용량의 변화

D. 주입 속도

E. 치료의 중단

8 기록

A. 약물 주입 기록

B. 업무 기록지(flow sheet)

C. 전자 기록

D. 음성 녹음

참고문헌

Fischbach, F. T. (1999). *A manual of laboratory and diagnostic tests* (6th ed.). Philadelphia: Lippincott Williams & Wilkins.

Gahart, B. L., & Nazareno, A. R. (2003). *2003 Intravenous medications* (19th ed.). St. Louis: Mosby.

Infusion Nurses Society. (2001). *Infusion therapy in clinical practice* (2nd ed.). Philadelphia: W.B. Saunders.

Intravenous Nurses Society (INS). (2000). Infusion nursing standards of practice. *Journal of Intravenous Nursing, 23*(Suppl. 6).

Weinstein, S. M. (2001). *Plumer's principles & practice of intravenous therapy* (7th ed., Chap. 18). Philadelphia: Lippincott Williams & Wilkins.

감염관리
Infection Control

1 역학과 숙주방어

A. 개요

1. 역학과 숙주방어는 질병을 예방하고 관리하기 위해서 숙주, 병원체 그리고 환경의 상호관계를 정의하고 설명하는 것이다.
2. 감염 관리의 원칙은 정주 요법의 실행을 위한 근거를 제공한다.
3. 정맥주사의 삽입은 숙주의 첫 번째 방어선인 피부 장벽을 깨뜨린다.

B. 면역계

1. 면역계는 상호 의존하는 구성요소들의 복잡한 시스템을 통해 숙주방어를 제공한다.
2. 한가지 요소라도 없으면 면역계 전체의 효과가 없어질 수 있다.
3. 백혈구는 면역계의 중요한 구성요소이다. 정상 백혈구 수 4,500~11,000/mm^3 (Pagana & Pagana, 2002)
4. 감별 백혈구 수는 감염과 질병의 과정에 대해 더욱 상세한 정보를 제공한다.
   a. 과립구(Granulocytes)
      ① 호중구(Neutrophils) 또는 다형핵 백혈구(띠 호중구 & 분절 호중구)
      - 신체의 비특이성 면역 반응의 기초를 제공한다.
      - 순환 백혈구 중 그 수가 가장 많다.
      - 염증 부위와 조직손상 부위에 빠르게 반응한다.

      ② 호산구(Eosinophils)
      - 알레르기 반응과 기생충 감염 시 증가한다.
      - 스트레스나 비경구 투약으로 인한 스테로이드 호르몬 증가 시 감소한다.

      ③ 호염기구(Basophils)
      - 치유 과정 동안 증가한다.
      - 스트레스나 비경구 투약으로 인한 스테로이드 호르몬 증가 시 감소한다.

   b. 무과립구(Agranulocytes)
      ① 단핵구(Monocytes)
      ② 림프구(Lymphocytes)

C. 비특이성 면역 반응

1. 과립구와 단핵구에 의해 발생된다.
2. 호중구와 단핵구는 침입한 항원을 삼켜 부분적으로 소화시키거나 식균하는 것을 담당하는 대식세포이다.
   a. 호중구는 상처가 발생한 후 처음 몇시간 내에 눈에 띄게 증가한다.
      ① 분절 호중구(segments neutrophil)는 성숙한 호중구이다.
      ② 띠 호중구(bands neutrophil)는 급성 감염 동안에 빠르게 증가하는 미성숙한 호중구이다.
   b. 단핵구는 감염의 급성기에 늦게 반응한다.
      ① 호중구보다 더 강한 작용을 한다.
      ② 감염원의 더 큰 파편 조각들을 섭취할 수 있다.

D. 특이성 면역 반응

1. B임파구와 T임파구로 형성된다.
2. 임파구는 특정한 항원 인식기능을 가지고 있다.
   a. 세균 내독소를 중성화시킨다.
   b. 침입한 세균과 바이러스를 식균한다.
   c. 만성 감염 및 바이러스성 감염 발생 시 증가한다.

E. 혈관 내 카테터와 관련된 혈행성 감염에 대한 위험 요소

1. 면역억제와 면역결핍
2. 심각한 만성 기저질환
3. 여러 약제의 투약
4. 장기 입원
5. 백혈구 감소증(보통 5,000/mm^3 이하로 백혈구의 비정상적인 감소)
6. 현재 다른 감염이 있을 때
7. 연령(1세 미만의 영아나 60세 이상의 노인)
8. 화상

2 오염 경로

A. 외부적(Extrinsic) 경로

1. 제조과정 후 임상 사용기간 동안 발생한다.
2. 가장 흔한 오염경로이다.
3. 주된 원인
   a. 의료인의 부적절한 손 위생

b. 조제 시 오염
① 기류식 무균 덮개(laminar flow hood)의 부적절한 사용 시
② 고장난 기류식 무균 덮개의 사용 시
③ 주사바늘, 주사기 또는 교정장치 같은 조제기구의 잘못된 사용 시
④ 혼합된 수액을 냉장 보관하지 않았을 때

c. 정맥천자 과정
① 부적절한 주사부위 준비
② 카테터/장비의 접촉오염
③ 피부 준비 시 오염된 소독제의 사용
④ 부적절한 드레싱 적용
⑤ 카테터 삽입부위 교환이 제대로 되지 않았을 때

d. 주입 시스템
① 주입 세트의 교체 시
② 주입 세트로 피가 역류될 때
③ 임상검사를 위해 채혈할 때
④ 주입 세트가 뜻하지 않게 분리되었을 때
⑤ 무균, 밀폐 주입 시스템이 유지되지 않았을 때
⑥ 압력 모니터를 위해 외부장치를 사용할 때

e. 약물 투여
① 비경구 수액에 약물을 추가할 때
② 주입 세트의 포트를 통해 투여할 때
③ 간헐적인 약물 투여 시
④ 여러번 사용하는 바이알은 잠재적으로 오염의 가능성을 증가시킨다.

4. 주된 원인이 되는 미생물(이밖에도 여러가지가 있다)

a. Enterobacteriaceae(*Enterobacter cloacae*, *Enterobacter agglomerans*, *Serratia marcescens*, *Klebsiella* species)

b. *Staphylococcus aureus*

c. Coagulase-negative staphylococci

d. *Candida* species

e. *Corynebacterium* species

f. *Mycobacterium* species

g. *Malassezia furfur*

5. 예방법

a. 적절한 손 위생

b. 조제기구와 조제약물의 올바른 사용과 저장

c. 비경구 수액과 기구의 정밀 점검

d. 무균술의 유지
e. 카테터 삽입 부위의 주기적인 교환
f. 카테터 삽입 부위의 적절한 피부준비
g. 카테터, 드레싱 그리고 주입세트의 정규적인 교환
h. 카테터 삽입부위의 건조하고 손상되지 않은 드레싱 유지
i. 멸균, 밀폐된 주입 시스템의 유지

B. 내부적(Intrinsic) 경로

1. 제조과정 동안 발생한다.

a. 제조과정은 제조사측과 관리기관에 의해서 지속적으로 모니터된다.
b. 지속적인 문제점을 감지하기 위해 고안된 표본추출과정은 오염의 정도를 감소시킨다.
c. 생산 과정 모니터를 위한 순차적인 표본추출과정에서
① 허용 범위를 넘는 정도로 오염된 생산물은 폐기한다.
② 현재 무균 검사의 수용여부를 결정하기 위해 이전 검사결과를 고려한다.

2. 발생률이 낮다.

a. 주입과 관련된 균혈증의 전염은 다음과 관련되어 있을 가능성이 있다.
① 대용량 정맥 주입용액의 대량 생산
② 저장하는 동안 수액백 안에서의 미생물 증식
b. 대부분의 보고된 모든 패혈증은 호기성 그람 음성균에 의해 오염된 주입물과 관련이 있다(Maki, 1998).

3. 주된 원인이 되는 미생물(이외에 다른 종류도 있다)

a. Enterbacteriaceae(*Enterobacter cloacae*, *Enterobacter agglomerans*, *Serratia marcescens*, *Klebsiella* species)
b. *Pseudomonas*
c. *Xanthomonas maltophilia*
d. *Pseudomonas acidovorans*
e. *Pseudomonas pickettii*
f. *Citrobacter freundii*
g. *Flavobacterium* species
h. *Candida tropicalis*

4. 예방법

a. 제조과정 동안 질 관리(quality control)를 엄격하게 한다.
b. 사용 전 주입기구를 점검한다.
① 변색
② 찢긴 포장

③ 포트 커버가 분실되거나 부적절하게 조립되었는지의 여부
④ 유효 기간

c. 사용 전 비경구 수액을 점검한다.
① 투명도
② 미립물질
③ 보관용기의 뚫린 구멍이나 갈라진 금
④ 진공 유무
⑤ 병이나 수액백의 주입구 손상
⑥ 유효 기간

5. 오염에 대한 기록과 보고절차

a. 잠재적 오염이 의심된다면, 신속히 다음에게 보고한다.
① 정주치료 관리자
② 약사
③ 자재관리부
④ 위험 관리부(risk management)
⑤ 의사

b. 즉시 관리기관에 통지한다.
① 지역, 주 그리고 연방정부
② 미국 질병통제센타(Centers for Disease Control and Prevention, CDC)
③ 미국 연방식품의약국(Food and Drug Administration, FDA)

C. 외인성(Exogenous) 오염

1. 환자가 아닌 다른 원인으로부터 전파된 미생물에 의해 발생된다. 내부적 혹은 외부적 오염으로 인해 발생할 수도 있다.

2. 빈번하게 발생된다.

3. 주된 원인이 되는 미생물(이외에 다른 종류도 있다)

a. *Staphylococcus aureus*

b. Coagulase-negative staphylococci

4. 예방법

a. 적절한 손 위생

b. 무균술의 사용

D. 내인성(Endogenous) 오염

1. 환자 자신의 미생물에 의해 발생된다.

a. 면역력이 약한 환자에게 더 쉽게 발생된다.

b. 피부 상주균과 관련된 다양한 미생물이 일반적으로 연관된다.

c. 피부의 정상 미생물총은 항생제 치료에 의해 변화될 수 있다.

d. 정맥주사 카테터는 원위부 감염의 미생물에 의해서 오염될 수 있다.

e. 몇몇 미생물은 위장 통로를 통해 장간막의 림프절, 비장, 간 및 혈액과 같은 정상적인 무균조직으로 전파될 수 있다(O' Boyle et al., 1998).

2. 고위험, 중증 환자에게서 가장 빈번하게 발생한다.

3. 주된 원인이 되는 미생물(이외에 다른 종류도 있다)

a. *Staphylococcus aureus*

b. Coagulase-negative staphylococci

c. *Escherichia coli*

d. *Klebsiella pneumoniae*

e. *Pseudomonas aeruginosa*

f. *Candida albicans*

4. 예방법

a. 적절한 주사부위 준비

b. 무균술의 사용

c. 카테터 삽입 부위의 주기적인 교환

3 혈관 내 카테터와 관련된 감염의 주된 원인균

표 4-1. 정주관련 감염: 원인 및 미생물

원인	미생물
주입용액	Enterobacteriaceae, Enterobacter cloacae, Enterobacter agglomerans, Serratia marcescens, Klebsiella species, Candida albicans, Candida tropicalis
혈액 제제	Enterobacter cloacae, Serratia marcescens, Pseudomonas species
말초 정맥 카테터	Klebsiella species, Enterobacter species, Pseudomonas species, Staphylococcus aureus Staphylococcus epidermidis, Coagulase-negative staphylococcus, Candida albicans
중심 정맥 카테터	Klebsiella species, Enterobacter species, Staphylococcus aureus, Staphylococcus epidermidis, Coagulase-negative staphylococcus, Candida albicans

A. 그람음성 세균

TIP

그람염색법으로 염색하였을 때 자주색은 탈색되고 사프라닌으로 붉게 염색되는 세균으로 생존에 필요한 영양요구가 간단하여 단순한 구성의 배양액에서도 잘 자라며, 독소는 균 체내 독소(체내에 보유되어 균 체외로 분비되지 않는 독소)로 가열에 의해서도 잘 파괴되지 않는다.

1. 주입용액

a. Enterobacteriaceae

① *Enterobacter cloacae*

② *Enterobacter agglomerans*

③ *Serratia marcescens*

④ *Klebsiella* species

b. *Pseudomonas* species

2. 혈액제제

a. *Enterobacter cloacae*

b. *Serratia marcescens*

c. *Pseudomonas* species

3. 말초 정맥 카테터

a. *Klebsiella* species

b. *Enterobacter* species

c. *Pseudomonas* species

4. 중심 정맥 카테터

a. *Klebsiella* species

b. *Enterobacter* species

B. 그람 양성 세균

TIP

그람염색법에 의해 자주색으로 염색되는 세균으로 색소나 약제에 대한 감수성이 높으며, 대사작용에는 아미노산과 비타민을 필요로 한다. 균체외독소를 방출하며 독작용은 균종에는 강력하나 가열하게 되면 쉽게 파괴된다.

1. 말초 정맥 카테터

a. *Staphylococcus aureus*

b. Coagulase-negative staphylococci

2. 중심 정맥 카테터

a. *Staphylococcus aureus*

b. Coagulase-negative staphylococci

C. 곰팡이균

TIP

칸디다는 건강한 사람의 입 속이나 그 밖의 점막 등에 상주한다. 정상상태에서는 인체에 무해하나 항생물질을 장기간 사용하거나 면역에 대한 저항력이 약해졌을 때 이상 번식을 한다.

1. 주입용액

a. *Candida tropicalis*

b. *Candida albicans*

2. 말초 정맥 카테터(*Candida albicans*)

3. 중심 정맥 카테터(*Candida albicans*)

4 정맥주입 용액에서 미생물의 수명/증식(Maki, 1998)

A. 5% 포도당 수액에서 빠른 성장을 보이는 주된 미생물

1. Enterobacteriaceae 계열
   - a. *Enterobacter cloacae*
   - b. *Enterobacter agglomerans*
   - c. *Serratia marcescens*
   - d. *Klebsiella* species

2. *Pseudomonas cepacia*

B. 유산염 링거액에서 빠른 성장을 보이는 주된 미생물

1. *Pseudomonas aeruginosa*

2. *Enterobacter* species

3. *Serratia* species

C. 대부분의 박테리아는 0.9% 염화나트륨에서 성장할 수 있다.

D. 결정질 아미노산과 25% 포도당 용액

1. *Candida tropicalis*가 매우 느리게 성장한다.

2. 대부분의 세균의 성장이 억제된다.

E. 지질 유탁액

1. 대부분의 미생물이 빠르게 성장한다.

2. *Candida* species가 빠르게 증식한다.

5 카테터 관련 감염

A. 감염되기 쉬운 요인

1. 카테터 삽입 동안 부적절한 무균술 사용
   - a. 부적절한 피부 장벽 보호
   - b. 부주의로 인한 오염

2. 피하에 위치한 카테터 통로를 통한 세균의 이동

3. 주입 시스템의 오염

4. 현재 있는 다른 감염원으로부터의 혈행성 전파

B. 카테터 관련 감염을 발생시킬 수 있는 요인

1. 정맥 내로 삽입된 카테터에 세균막(Biofilm)이 부착되고 성장해서 세균의 유착, 복제 그리고 미생물의 박리를 촉진시킬 수 있다(Lappin-Scott & Bass, 2001).

> **TIP**
> 세균막(Biofilm): 미생물이 함유된 끈끈한 물질로 카테터 삽입 시 생성된 후, 카테터를 싸고 있어 폐색의 원인이 된다. 이 세균막에 미생물이 부착되어 점점 성장한 후, 나중에는 박리된다.

2. 카테터 삽입기간이 길어지면 미생물의 집락형성이 증가될 수 있다.

3. 여러개의 관내강이 있는 카테터의 경우 연결 시 조작의 횟수가 많아지므로, 결과적으로 오염의 위험성이 더 커질 수 있다.

4. 미생물이 카테터 허브에서 집락형성된다(Crnich & Maki, 2002).

5. 큰 규격의 카테터는 조직을 더 많이 손상시키며, 더불어 감염의 위험도 증가시킨다.

6. 장기간의 항생제 요법은 피부의 정상 상주균을 변화시킨다.

C. 카테터 관련 감염을 자주 유발시키는 미생물

1. **그람양성균**(대략 정맥 내 감염의 2/3를 차지한다: CDC, 2001)
   a. *Staphylococcus aureus*
   b. Coagulase-negative staphylococci
   c. *Enterococcus* species

2. **그람음성균**
   a. *Pseudomonas aeruginosa*
   b. *proteus*
   c. *Klebsiella* species
   d. *Escherichia coli*

3. **곰팡이균**
   a. *Candida albicans*

6 삽입 부위의 감염

A. 감염되기 쉬운 조건

1. 삽입 부위의 미생물 집락형성은 카테터 관련 감염의 가장 높은 발생 원인이다.

2. 종종 피부의 미생물과 관련된다.

3. 피부의 미생물은 상주균 또는 일과성 균으로 분류된다.

a. 상주균(resident flora)은 군체 세균총(colonizing flora)이라고도 지칭된다.

① 피부에 영구적으로 상주하는 균으로 간주된다.

② 기계적인 마찰에 의해 쉽사리 제거되지 않는다.

③ 관련된 미생물(이외에 다른 종류도 있다. CDC, 2002a)

- Coagulase-negative staphylococci
- *Corynebacterium*(보통 diphtheroids나 coryneforms로 불린다)
- *Propionibacterium*
- *Acinetobacter* species
- 대개 *Klebsiella-Enterobacter* 계열의 일종이다.

b. 일과성 균(transient flora)은 오염균 또는 비군체 세균총(noncolonizing flora)으로 지칭된다.

① 대부분의 사람에게 지속적으로 상주하지 않는 미생물이다.

② 날마다 변하면서, 피부에 느슨하게 붙어 있다.

③ 의료진의 손을 통해 쉽게 옮겨진다.

④ 비누와 물을 이용하여 기계적인 마찰로 제대로 씻으면 제거된다.

B. 삽입 부위와 관련된 위험요소

1. 말초

a. 전완에 평균 1×10^4CFUs(CFUs: colony-forming units: 집락형성단위)/cm^2가 있다(CDC, 2002a).

b. 말초는 심부 체온보다 더 차다.

c. 응급 상황에서 삽입된 카테터는 부적절한 삽입부위 준비와 부적절한 무균술을 사용하기 때문에 오염된 것으로 여겨진다.

① 환자가 안정된 상태가 되거나 또는 카테터 삽입 후 24시간 이내인 경우에 가능한 빨리 카테터를 제거해야 한다.

② 새로운 자리에 카테터를 삽입한다.

d. 혈관절개술(cutdown) 부위는 감염과 패혈증의 위험이 높은 부위이다.

2. 중심

a. 쇄골 부위

① 장기간 정주 요법을 받은 환자의 액와에서 5×10^5 CFUs/cm^2가 발견된다(CDC, 2002a).

② 몸의 몸통에서의 심부체온이 더 따뜻하기 때문에 미생물이 더 잘 자랄 위험성이 있다.

③ 멸균 폐쇄 드레싱의 유지가 쉽다.

b. 목 부위

① 멸균 폐쇄 드레싱 및 카테터 유지가 어렵다.

② 환자의 움직임과 편안함이 제한될 수 있다.

c. 대퇴 부위

① 멸균 폐쇄 드레싱의 유지가 어렵다.

② 피부에 훨씬 많은 양의 CFUs가 있다.

3. 동맥

a. 말초 동맥 카테터

① 삽입 부위의 염증

② 혈관절개술에 의한 카테터 삽입

b. 폐동맥 카테터 (Swan-Ganz catheter)

① 카테터 유지기간

② 유도침(introducer)과 동맥압 모니터 시스템의 유지기간

4. 척추강 내

a. 장기간 사용 카테터는 감염 위험성을 증가시킨다.

b. 멸균 폐쇄 드레싱 유지가 안되는 경우 감염 위험성이 증가된다.

5. 심실 내: 백혈구의 부재와 관련된 감염의 위험성이 증가된다.

6. 골강 내: 불충분한 무균술로 인해 종종 골수염의 위험이 증가된다. 골내경로는 적절한 정맥내 접근이 확보될 때까지 임시 수단으로 추천된다(Atkins et al., 2001).

7. 제대

a. 카테터의 군체형성과 혈행성 감염의 발생률은 제대정맥 카테터와 제대동맥 카테터에서 비슷하게 나타난다(CDC, 2002b).

b. 제대 카테터의 두가지 타입 모두에 있어서 삽입기간은 감염의 위험요소가 아니다(CDC, 2002b).

7 감염관리와 안전한 수행

A. 손 위생

1. 손이 눈에 띄게 더럽거나 단백질성 물질, 혈액 또는 다른 체액으로 오염 되었을 때는 비항균 비누와 물 또는 항균 비누와 물로 씻는다(CDC, 2002a).

2. 적어도 15~20초 동안 손과 손목을 거품내서 씻는다.

3. 재사용되는 수건보다 종이 타월이 더 선호된다.

4. 수도꼭지를 잠글 때는 타월을 사용한다(손의 재오염을 예방하기 위해).

5. 다음 임상적 상황에서 손이 눈에 띄게 더럽지 않다면 손 소독을 위해 알코올 손 소독제를 사용한다.

a. 환자와 직접적인 접촉을 하기 전

b. 중심정맥관 삽입 시 멸균장갑을 착용하기 전

c. 말초 정맥카테터 또는 다른 침습적 기구를 삽입하기 전

B. 표준주의지침

1. 표준주의지침은 혈액이나 체액에 노출될 잠재성이 있는 경우에 사용된다(CDC, 1996).

2. 개인 보호장비(personal protective equipment, PPE)**를 사용한다.**

a. 장갑

① 혈액매개 감염원이 피부 손상을 통해서 전염되지 않도록 장갑을 착용한다.

② 혈액 또는 체액을 접촉하게 되는 모든 업무 시 착용한다.

③ 비멸균장갑: 말초 카테터 삽입 시 착용한다.

④ 멸균장갑: 동맥관, 중심정맥관의 삽입 시와 삽입부위 간호 시 착용한다. 그리고 심각한 면역억제 환자의 말초 카테터 삽입 시에도 착용한다.

b. 안면 마스크

① 코와 입의 점막 보호를 위해서 사용된다.

② 혈액이나 체액이 튀거나 뿌려질 수 있는 상황일 때 착용한다.

③ 호흡 시 코의 세균이 멸균지역으로 이동되는 것을 막기 위해서 멸균지역에서 2~3피트(feet) 내에 있을 때 착용한다.

c. 긴소매 가운(일회용 가운)

① 전염성 물질이 튀거나 뿌려질 때 보호해 준다.

② 표피세포가 멸균 지역으로 떨어지는 것을 예방한다.

d. 안경류

① 눈의 점막을 보호한다.

② 분리 바늘(breakaway needle)을 사용할 때와 같이 혈액 또는 체액이 튀길 가능성이 있을 때 착용한다.

C. 혈액매개(Blood-Borne) 감염원 노출 관리

1. 혈액매개 감염원에 노출될 가능성이 있는 작업장의 고용주는 직업안전복지부(Occupational Safety and Health Administration, OSHA)**의 방침에 따른 안전대책을 수립해 두어야 한다** (OSHA, 2001).

2. 근로자에게 노출 종류와 관련된 교육과 훈련을 제공해야 한다.

3. '노출 측정 목록(Exposure determination list)' **은 근로자가 행해야 할 보호방법들을 나타내준다.**

4. 실무와 현장 관리

a. 일회용 바늘 수거함과 무침 시스템이 사용되어야 한다.

b. 직업적 노출을 없애거나 최소화하기 위해 고안된 안전장비에 대한 선택과정은 매년 기록되어야 한다. 그리고 이 과정은 장비에 대한 선택방법 및 평가 결과, 정당성 그리고 이 장비의 사용 과정을 포함한다.

c. 관리 후에라도 감염원 노출이 지속되는 상황에서는 개인보호장비를 사용해야 한다.

d. 노출된 사건은 기록되어야 한다.

5. 잠재적으로 감염원에 노출될 수 있는 직업을 가진 근로자에게는 무료로 B형 간염 백신을 투여해야 한다.

8 삽입 부위 준비

A. 체모 제거

1. 삽입 부위에 과도하게 털이 많을 때는 잘라야 한다.
2. 면도는 미세한 찰과상을 일으킬 수 있으며, 이는 감염의 위험을 증가시킨다.
3. 알레르기 반응의 위험 때문에 탈모제는 추천되지 않는다.
4. 교차감염 예방을 위해 일회용 head가 부착된 외과용 가위(clipper)를 사용한다. 가위의 head는 각 환자 사용 후 교환한다.

B. 삽입 부위 세척: 삽입하려는 부위가 지나치게 더럽다면 비누와 물로 씻는다.

9 권장 항균소독제

A. 70% 이소프로필 알코올(Isopropyl alcohol)

1. 저렴하다.
2. 미생물의 단백질을 변성시켜서 피부의 미생물 수를 빠르게 감소시킨다.
3. 적용한 알콜솜이 깨끗해질 때까지 또는 최소 30초 이상 문지르며 닦아 낸다.
4. 저자극성: 알레르기 또는 독성 반응이 낮다.

B. 클로로헥시딘 글루콘산염(Chlorhexidine Gluconate)

1. 세균의 세포벽에 있는 단백질에 화학적으로 결합한다.
2. 2% 클로로헥시딘 소독액이 선호된다(CDC, 2002b).
3. 적용 후 여러 시간 동안 지속적으로 항균 작용이 유지된다(Chaiyakunapruk, Veenstra, Lipsky, & Saint, 2002)
4. 클로르르헥시딘의 유기물에 의해 효과가 지속된다.
5. 전신적으로 흡수되지 않거나 혹은 흡수되는 양이 미미하다.

C. 포비돈-요오드액(Povidone-Iodine)

1. 요오드포(iodophors)는 요오드(iodine)와 운반 물질로 구성되어 있다. 피부 자극을 감소시키기 위해 유리 요오드(free iodine)의 양이 적게 포함되어 있다.
2. 요오드 팅크(Tincture of iodine)는 이소프로필 알코올과 요오드의 효과를 합성한 것으로 피부자극을 유발할 수 있다.

3. 요오드와 요오드포는 세포벽에 침투해서 미생물의 내용물을 유리 요오드로 대치시킨다.

4. 요오드포는 유리 요오드 방출을 위해 대략 2분간 피부 접촉이 요구된다.

a. 그람음성 및 그람양성 미생물, 곰팡이균, 그리고 효모를 죽일 수 있다.

b. 피, 혈장, 다른 고단백 물질 내에서 빠르게 중화된다.

5. 포비돈-요오드액 적용 후 70% 이소프로필 알코올을 사용하는 것은 요오드포의 효과를 무효화시킨다.

D. 아세톤(Acetone)

1. 아세톤으로 세척하는 것은 삽입부위의 국소적인 염증 가능성과 피부자극을 증가시킨다.

2. 카테터 관련 감염의 빈도가 감소되지는 않는다(Maki & McCormack, 1987).

10 항균소독제의 적용

A. 항균 용액

1. 1회용 용기가 추천된다.

2. 카테터 삽입 전 그리고 드레싱 교환 시에 피부를 소독한다.

a. 충분한 양을 사용한다.

b. 자연 건조시킨다.

c. 부채질하거나 입김으로 불거나 닦아내면 안 된다.

d. 마지막으로 사용한 소독솜이 육안으로 깨끗할 때까지 소독한다.

B. 항생제/항균 연고

1. 투명 반투과성 드레싱에는 권장되지 않는다.

2. 포비돈-요오드 연고는 혈액투석 카테터의 재질과 적합하다는 제조사의 권고가 있을 때에만 카테터 삽입 후 삽입 부위의 소독과 각 투석의 종료 시점에 사용될 수 있다(National Kidney Foundation, 2001).

11 카테터 간호

A. 일반적 고려사항

1. 카테터가 들락날락하는 움직임이 없도록 안전하게 고정시킨다.

2. 카테터 허브를 잘 고정하기 위해 멸균된 V자형 테이프가 사용될 수 있다.

3. 테이프로 카테터 허브를 안정되게 고정시키되 삽입 부위를 덮지 말아야 한다.

4. 피부와 카테터 삽입부위에 멸균 드레싱을 적용한다.

a. 멸균 투명 반투과성 드레싱이나 멸균 거즈를 사용한다.

b. 중심정맥관 드레싱은 정기적으로 혹은 필요에 따라 교환하며, 적어도 일주일마다 시행되어야 한다(정맥주사 간호사회, 2000).

5. 투명 반투과성 드레싱이 습기로 축축해지거나 더럽혀졌을 때 또는 더 이상 접착 유지가 안될 때는 즉시 교환한다.

6. 거즈 드레싱

a. 정기적으로 48시간마다 교환해야 한다.

b. 투명 반투과성 드레싱 밑에 거즈를 덧댄 경우는 거즈 드레싱으로 간주한다.

c. 카테터 삽입부위에 출혈, 삼출물이 있거나 환자가 땀이 많이 날 때는 거즈 드레싱이 추천된다.

d. 거즈의 모든 가장자리는 안전하게 고정한다.

e. 거즈의 가장자리가 더 이상 고정되지 않거나, 또는 거즈가 축축하게 젖거나 더럽혀지면 즉시 교환한다.

B. 드레싱 방침

1. 정맥 접근기구의 종류에 따라 드레싱 방침이 다르다.

2. 투명 반투과성 드레싱을 적용한 말초 단기 카테터의 드레싱은 정맥 삽입 부위 정규 교환 시 함께 교환한다.

3. 피하로 삽입된 중심 정맥관의 드레싱 교환 시에는 마스크와 멸균장갑을 사용해야 한다.

4. 심각한 면역억제 환자의 터널형 카테터는 멸균 드레싱으로 교환해야 한다.

a. 멸균 드레싱은 삽입부위가 치유될 때까지 적용한다.

b. 무균술은 삽입부위가 치유된 면역억제 환자에게도 사용될 수 있다.

5. 삽입 포트는 포트가 사용되는 동안만 드레싱 교환이 필요하다.

a. noncoring needle을 교환할 때 드레싱을 교환한다.

b. 드레싱이 더럽고 축축해지거나 더 이상 유지가 되지 않는다면 즉시 멸균술을 사용하여 교환한다.

6. 말초 동맥관은 카테터 교환 시 드레싱 교환이 필요하다. 드레싱이 더럽고 축축해지거나 더 이상 유지가 되지 않는다면 즉시 교환한다.

C. 삽입 부위 평가

1. 합병증의 잠재적 위험을 최소화한다.

2. 빈도

a. 드레싱을 교환할 때 평가한다.

b. 카테터 제거 전에 평가한다.

c. 기관의 정해진 정책과 절차에 따라 규칙적인 간격으로 평가한다.

3. 다음 사항에 따라 다양하게 평가한다.

a. 정맥 접근 기구의 종류
b. 시행되고 있는 치료
c. 환자의 나이와 상태
d. 업무 환경

4. 다음 사항을 포함한 사정 지표(단, 여기에만 한정되는 것은 아니다)

a. 침윤
b. 정맥염
c. 감염
d. 폐색

12 카테터 관련 감염 예방법

A. 권장사항

1. 다음의 특별한 권고에 따라 카테터의 관리정책과 절차를 확립한다.

a. 정주간호 실무표준(The *Infusion Nursing Standards of Parctice*(정맥주사 간호사회, 2000))

b. 혈관내 카테터 관련 감염 예방을 위한 지침(The Guideline for Prevention of Intravascular Catheter-Related Infections(CDC, 2002b))

2. 특화된 정맥주사 전담팀은 카테터 관련 감염의 발병률과 합병증 그리고 비용을 감소시키는 효과를 가진다(CDC, 2002b; Miller, Goetz, Squier, & Muder, 1996).

3. 카테터 관련 감염 예방을 위한 감염 관리방법, 혈관 주입기구의 삽입과 유지에 대한 올바른 절차 그리고 상황에 따른 적절한 혈관 접근기구의 선택에 대한 교육이 의료종사자들에게 제공되어야 한다(CDC, 2002b).

4. 잦은 관찰, 조기 발견, 그리고 시기 적절한 중재는 간호사 대 환자 비율이 높은 외과계 입원 환자에 대해 좋은 결과를 이끌어낸다(Aiken, Clarke, Sloane, Sochalski, & Silber, 2002).

B. 간호적 고려사항

1. 혈관 접근 기구를 만지거나 삽입하거나 드레싱하기 전·후로 항균 비누와 물을 사용하거나 물이 필요하지 않은 알코올 손소독제를 이용하여 손위생을 철저하게 한다.

2. 무균과 멸균 기술의 원칙을 반드시 지켜야 한다.

3. 장기간 사용해야 하는 카테터를 삽입할 때에는 최대한의 멸균 장비들(헤어캡, 마스크, 멸균 장갑, 가운, 넓은 멸균 덮개)**를 사용한다.**

4. 사용 전 모든 장비를 주의 깊게 확인한다.

5. 카테터 삽입 부위의 드레싱 교환은 정규 기간대로 하고 규칙적으로 관찰한다.

6. 카테터 삽입 부위에 멸균적으로 건조하고 손상없는 드레싱을 유지한다.

7. 말초 카테터 삽입 부위의 교환 시간을 명시한다.

8. 밀폐 무균 시스템을 유지한다.

a. 튜브 연결부를 최소화한다.

b. Luer-Lok 연결을 사용한다.

c. 시스템의 조작횟수를 줄인다.

9. 완전 비경구 영양의 투여를 위해서는 특수 고안된 주입 라인(line)을 사용한다.

10. 중심정맥 카테터의 끝을 대정맥의 원위부 끝에 위치하도록 유지한다.

11. 약국에서 직접 약을 혼합하는 프로그램을 따른다.

12. 약물과 용액의 유효기간은 다음의 상황에서만 24시간 이상 연장할 수 있다.

a. 초기 주입시스템 배치(setup) 동안에 엄격한 무균술을 사용했을 때

b. 주사 포트나 추가 장비를 사용하지 않고 밀폐 주입 시스템을 유지 했을 때

c. 주입 시스템이 오염되지 않았음이 입증된 경우

d. 처방된 약물과 용액이 예정된 주입 시간까지 안전할 때(정맥주사 간호사회, 2000)

13. 지방을 포함한 비경구 영양 용액은 약을 걸고 나서 24시간 안에 완전히 주입해야 한다. 혈액제제는 4시간 안에 완전히 주입해야 한다(CDC, 2002b).

14. 말초동맥 또는 폐동맥 카테터를 사용할 때 고려사항

a. 변환기(transducer)사용 시 재사용보다는 1회용으로 사용한다(CDC, 2002b).

b. 1회용 또는 재사용 변환기는 96시간 간격으로 교환한다.

c. 얇은 플라스틱 슬리브 내에 자체 포함되어 있는 카테터는 카테터 관련 혈행성 감염빈도를 감소시킨다(Cohen et al., 1998).

d. 조작의 횟수와 동맥압 모니터 시스템과 연결되는 투약 입구의 수를 최소화한다.

13 정주 요법의 합병증

A. 정맥염(phlebitis)

1. 통증, 홍반, 부종, 줄무늬 형성 또는 만져지는 코드 등이 동반된 정맥의 염증을 말한다.

2. 패혈증으로 이행될 가능성이 있다.

3. 정주간호실무표준의 '정맥염 측정 표준 지침(phlebitis scale)' 에 따라 측정한다(정맥주사 간호사회, 2000).

TIP

정맥염 측정 표준 지침(phlebitis scale)

등급	임상
0	증상 없음
1	삽입부위 발적(동통은 동반하거나 동반하지 않음)
2	발적을 동반한 삽입부위 동통(부종은 동반하거나 동반하지 않음)
3	발적을 동반한 삽입부위 동통(부종은 동반하거나 동반하지 않음) 줄무늬 형성(streak formation) 촉지 가능한 정맥 코드
4	발적을 동반한 삽입 부위 동통(부종은 동반하거나 동반하지 않음) 줄무늬 형성(streak formation) 1인치 이상의 촉지 가능한 정맥코드 화농성 배액

4. 분류

a. 화학적 분류

b. 기계적 분류

c. 세균성(혹은 감염성) 분류

5. 원인

a. 화학적

① 비경구 용액의 증가된 삼투질 농도

② 산성 또는 알카리성 비경구 용액

③ 특수한 물질

b. 기계적

① 카테터의 빈번한 조작

② 안정적이지 못한 카테터

③ 혈관에 비해 굵은 카테터의 삽입

④ 굴곡 부분에 삽입한 경우

c. 세균성 또는 감염성

① 부적절한 손 위생

② 용액 또는 약물 혼합 시의 오염

③ 부적절한 삽입부위 준비

④ 투약 전 주사 부위의 부적절한 소독

⑤ 주입 시스템의 빈번한 천자

⑥ 제조과정 동안의 오염

⑦ 용액 용기의 갈라짐이나 새는 부분을 점검하지 않음

⑧ 주입장비 교환과 관련해서 정해진 권장사항의 불이행

6. 예방책

a. 적절한 손 위생을 수행한다.

b. 접촉오염을 피하고 무균술에 충실한다.

c. 정해진 스케줄에 따라 말초 카테터를 교환한다.

d. 처방된 치료를 위해 가장 작은 규격과 가장 짧은 길이의 카테터를 사용한다.

e. 카테터가 들락날락 움직이는 것을 예방하기 위해 고정시킨다.

f. 약물을 주입하거나 또는 pH 변화를 위해 약물을 희석시키는 데 사용된 용액의 종류와 양을 알아야 한다.

g. 중성 용액이 정맥 자극을 덜 야기시킨다는 것을 이해한다.

h. 0.2㎛ 공기 제거 & 세균-보유 필터를 사용한다.

i. 권장된 주입속도에 따라 용액과 약물을 주입한다.

B. 혈전증(Thrombosis)

1. **목, 가슴 또는 팔의 정맥 내에 혈액 덩어리가 생성된 것을 말한다.**
2. **혈관벽의 손상 및 울혈은 카테터 관련 감염과 관계가 있다.**

C. 혈전성 정맥염(Thrombophlebitis)

1. **혈액 덩어리의 형성을 동반한 혈관 내 염증이다.**
2. **압통과 부종은 화농 형성 전 나타나는 증상이다.**
3. **화농성 배액은 치명적일 수도 있고 패혈증으로의 전구 증상이 될 수도 있다.**

D. 주입 부위의 국소적 염증(다음의 증상이 수반될 수 있다)

1. **발적**
2. **부종**
3. **압통**
4. **삽입 부위, 터널 또는 포트의 포켓에서의 화농성 배액**
5. **발열**
6. **백혈구 증가증**

E. 세균혈증(Bacteremia)

1. **세균이 카테터 삽입 부위의 피부에 집락을 형성하고, 카테터의 표면을 따라 이동하여 혈관 안으로 들어가 혈행성 감염을 일으킬 때 발생한다.**
2. **카테터 표면과 혈액에서 같은 미생물이 동정되었을 때 카테터 관련 감염으로 간주된다.**
3. **혈행성 감염은 혈액 배양 결과가 양성으로 나옴으로써 확인한다.**
   - a. 일차적 세균혈증
     - ① 기저 원인이 없다.
     - ② 보통 혈관접근기구와 관련이 있다.
   - b. 이차적 세균혈증
     - ① 폐렴 또는 요로감염증과 같은 감염이 있던 부위로부터 발생한다.
     - ② 화상, 심혈관계 감염 또는 복강 내 상처 감염을 가진 환자에게서 위험이 증가한다.
4. **임상 증상**
   - a. 발열
   - b. 오한
   - c. 저혈압

F. 패혈증(Septicemia)

1. 현재 존재하는 병적인 미생물이나 몸속에 있는 미생물의 독성에 의해 발생하는 순환 혈액 내의 전신적 감염이다.

2. 현재의 자료로 판단하기 힘들다.

a. 많은 경우의 패혈증이 보고되지 않는다.

b. 종종 혈액, 카테터 그리고 비경구 수액에 대해서 적절한 배양검사를 얻지 못하는 경우가 많다.

3. 감염의 원인이 삽입된 혈관 접근기구로 확인되었을 때는 카테터 관련 패혈증으로 간주한다.

4. 수액 오염으로 인한 패혈증일 경우, 다른 원인들로 인한 패혈증과 임상적으로 구분이 잘 되지 않을 수도 있다. 증상/징후로 확인이 용이하다.

a. 비경구 수액 주입 후 불과 몇 시간 내에 발생한다.

b. 기저질환이 없는 안정된 상태의 환자에게 발생한다.

5. 반정량적 배양검사에서 15CFUs 이상 양성으로 나오고, 똑같은 미생물에 대하여 양성의 혈액배양 검사 결과가 나올 때 카테터 관련 감염으로 정의한다.

6. 임상 증상(갑작스럽게 발생할 가능성이 있다.)

a. 발열과 오한

b. 빈맥

c. 빈호흡

d. 의식변화

e. 위장장애: 오심, 구토, 설사

f. 저혈압

g. 핍뇨

h. 호흡 부전

i. 쇼크

j. 혈관 허탈

k. 사망

14 진단 방법

A. 비경구 용액

1. 비경구 용액, 수액 용기, 주입세트 그리고 혈액에서의 균 배양검사

2. 수액 샘플은 주입세트에서 흡인하여 정량적으로 배양한다.

B. 카테터

1. 카테터 끝을 반정량적으로 균 배양한다.

2. 혈액 배양검사도 시행한다.

C. 삽입부위 배액

1. 배액물을 면봉 채취하여 배양한다.

2. 그람염색을 시행한다.

D. 혈액 배양

1. **일반적인 피부오염 병원균을 배양**(isolate)**한다.**

2. **미생물의 원인을 확인한다.**

3. **각각 다른 말초정맥에서 10cc씩 혈액을 뽑는다**(Read, 1998).

4. **혐기성과 호기성 배지에 혈액을 배양한다.**

5. **환자가 항생제 치료를 받고 있다면 일회 주입량이 다 투여되기 직전에 혈액 배양검사를 시행해야 혈액 배양검사 결과가 정확해질 수 있다.**

E. 그람염색 배양검사: 삽입 부위에 배액물이 있다면 시행한다.

F. 반정량적 배양 검사(Semiquantitative culture) (그림 4-1)

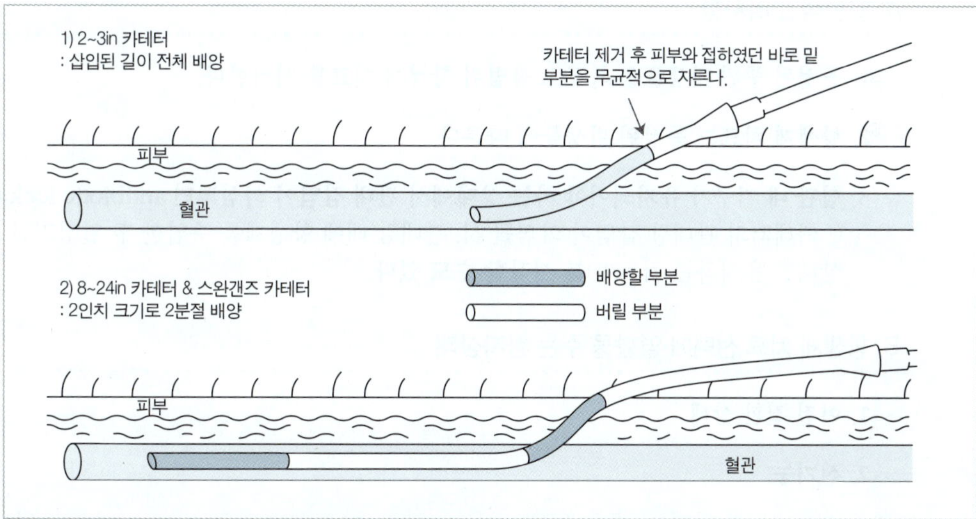

그림 4-1 반정량적 배양을 하는 카테터 분절

1. **카테터의 균집락이 확인된다.**

2. **카테터 삽입 부위는 70% 이소프로필 알코올**(요오드가 포함된 성분보다 더 선호된다)**로 소독하고 자연 건조시킨다**(정맥주사 간호사회, 2002).

3. **단기간 삽입 카테터는 피부 삽입지점에서부터 삽입된 카테터 길이 전체를 멸균가위로 잘라서 멸균배지통 안에 넣는다.**

4. **중심정맥관은 카테터 끝과 피하 내 부위 각 2인치씩 각각 멸균가위로 잘라 멸균배지통 안에 넣는다.**

5. **반정량적 배양 검사의 결과는 감염지표이다.**
   a. 15CFUs 보다 적게 동정되면 음성결과이다.
   b. 15CFUs 보다 많이 동정되면 혈관 내 카테터 관련 감염임을 나타낸다(Maki, 1998).

G. 정량적 배양검사(Quantitative culture)

1. **혈관 내 카테터 관련 감염을 결정하는데 유용하다.**
2. **혈액 배양 검사는 각각 다른 말초정맥에서 채취한다.**
3. **중심정맥관과 관련된 감염을 판별하는 경우에는 하나는 말초에서 채취하고, 다른 하나는 중심정맥관에서 채취한다.**
4. **카테터와 말초 혈액 미생물 동정 결과를 비교한다.**
5. **카테터에서 채취한 혈액의 미생물이 말초혈관에서 채취한 미생물보다 최소 5배에서 10배까지 많은 경우 카테터 관련 감염으로 간주한다. 이때, 카테터 제거가 필요하다**(Mermel et al., 2001).

15 혈관 내 카테터관련 염증에 대한 항생제 치료

A. 일반적 고려사항

1. **동정된 주된 미생물을 목표로 광범위 항생제 치료를 시작한다.**
2. **항생제 치료는 동정된 미생물에 따른다.**
3. **혈관 내 기구가 유지되어야 하는 상태에서 관내 감염이 의심되면 antibiotic lock therapy** (* 카테터의 관내강 감염이 의심될 시, 관내강 내에 항생제를 주입한 후 일정기간 locking 상태를 유지하는 치료법)**를 시작할 수도 있다.**

B. 항생제 치료 선택에 영향을 주는 환자상태

1. **이전 질환 상태**
2. **신기능**
3. **간기능**
4. **감염 부위**
5. **연령**
6. **면역 상태**

C. 항생제 치료 선택에 영향을 주는 약물 요소

1. **독성**
2. **약물 상호작용**
3. **약물 적합성**
4. **가격**

5. 약물 역동학

a. 투여량

b. 투여 경로

c. 빈도

① 간헐적인 약물 주입은 혈중약물의 농도를 오르내리게 한다.

② 혈액검사 결과로 혈중약물 농도를 관찰한다.

- 최고 농도(peak)는 약물 주입 직후에 확인한다.
- 최저 농도(trough)는 약물 주입 직전에 확인한다.

참고문헌

Aiken, L. H., Clarke, S. P., Sloane, D. M., Sochalski, J., & Silber, J. H. (2002). Hospital nurse staffing and patient mortality, nurse burnout, and job dissatisfaction. *Journal of the American Medical Association, 288,* 1987–1993.

Atkins, D. L., Chameides, L., Fallat, M. E., Hazinski, M. F., Phillips, B., Quan, L., Schleien, C. L., Terndrup, T. E., Tibballs, J., & Zideman, D. A. (2001). Resuscitation science of pediatrics. *Annals of Emergency Medicine, 37,* S41–S48.

Centers for Disease Control and Prevention. (2001). National Nosocomial Infections Surveillance (NNIS) System report, day summary from January 1995–June 2001. *American Journal of Infection Control, 29*(6), 404–421.

Centers for Disease Control and Prevention. (1996). Guidelines for isolation precautions in hospitals: Part II. Recommendations for isolation precautions in hospitals. *American Journal of Infection Control, 24*(1), 32–52.

Centers for Disease Control and Prevention. (2002a). Guideline for hand hygiene in health-care settings. *Morbidity and Mortality Weekly Report, 51*(No. RR-16), 1–44.

Centers for Disease Control and Prevention. (2002b). Guideline for prevention of intravascular catheter-related infections. *Morbidity and Mortality Weekly Report, 51*(No. RR-10), 1–44.

Chaiyakunapruk, N., Veenstra, D. L., Lipsky, B. A., & Saint, S. (2002). Chlorhexidine compared with povidone-iodine solution for vascular catheter-site care: A meta analysis. *Annals of Internal Medicine, 136,* 792–801.

Cohen, Y., Fosse, J. P., Karoubi, P., Reboul-Marty, J., Dreyfuss, D., Hoang, P., & Cupa, M. (1998). The 'hands-off' catheter and the prevention of systemic infections associated with pulmonary artery catheter: A prospective study. *American Journal of Respiratory and Critical Care Medicine, 157,* 284–287.

Crnich, C. J., & Maki, D. G. (2002). The promise of novel technology for the prevention of intravascular device-related bloodstream infection: II. Long-term devices. *Clinical Infectious Diseases,* 34, 1362–1368.

Infusion Nurses Society. (2002). *Policies and procedures for infusion nursing* (2nd ed.). Norwood, MA: Infusion Nurses Society.

Intravenous Nurses Society. (2000). Infusion nursing standards of practice. *Journal of Intravenous Nursing, 23*(Suppl. 6), S1–S81.

Lappin-Scott, H. M., & Bass, C. (2001). Biofilm formation: Attachment, growth, and detachment of microbes from surfaces. *American Journal of Infection Control, 29*(4), 250–251.

Maki, D. G. (1998). Infections due to infusion therapy. In J. V. Bennett & P. S. Brachman (Eds.), *Hospital infections* (4th ed., pp. 689–724). Philadelphia: Lippincott-Raven.

Maki, D. G., & McCormack, K. N. (1987). Defatting catheter insertion sites in total parenteral nutrition is of no value as an infection control measure. *American Journal of Medicine, 83,* 833–840.

Mermel, L. A., Farr, B. M., Sherertz, R. J., Raad, I. I., et al. (2001). Guidelines for the management of intravascular catheter-related infection. *Journal of Intravenous Nursing, 24,* 180–205.

Miller, J. M., Goetz, A. M., Squier, C., & Muder, R. R. (1996). Reduction in nosocomial intravenous device-related bacteremias after institution of an intravenous therapy team. *Journal of Intravenous Nursing, 19*(2), 103–106.

National Kidney Foundation. (2001). III. NKF-K/DOQI clinical practice guidelines for vascular access: Update 2000. *American Journal of Kidney Disease, 37*(Suppl.), S137–S181.

O'Boyle, C. J., MacFie, J., Mitchell, C. J., Johnstone, D., Sagar, P. M., & Sedman, P. C. (1998). Microbiology of bacterial translocations in humans. *Gut, 42*(1), 29–35.

Occupational Safety and Health Administration. (2001). Occupational exposure to bloodborne pathogens; needlesticks and other sharps injuries; final rule. *Federal Register, 66,* 5318–5325.

Pagana, K. D., & Pagana, T. J. (2002). *Mosby's manual of diagnostic and laboratory tests* (2nd ed., p. 477). St. Louis: Mosby.

Raad, I. (1998). Intravascular-catheter-related infections. *Lancet, 351,* 893–898.

Rasero, L., Degl'Innocenti, M., Mocali, M., Alberani, F., Boschi, S., Girandi, A., Arnaud, M. T., Zucchinali, R., Paris, M. G., Dallara, R., Thaler, S., Perobelli, G., Parfazi, S., de Lazzer, T., & Peron, G., for the Italian Nurse Bone Marrow Transplant Group (GITMO). (2000). Comparison of two different time interval protocols for central venous catheter dressing in bone marrow transplant patients: Results of a randomized, multicenter study. *Haematologica, 85,* 275–279.

소아
Pediatrics

1 성장과 발달

A. 생리적 발달

1. 미숙아(제태 기간 37주 이전에 태어난 경우, 조산아라고도 불린다)

a. 신체 수분 함량: 수분 전해질 균형을 조절하는 방식은 성인과 소아가 같으나 생리적인 측면에서 차이가 있다.

① 전신 수분량(Total body water, TBW)의 분포는 양적이나 질적으로 다르다.
: 출생 시 급속한 변화가 일어난다. 적절한 수분 전해질 균형을 유지하기 위해서는 특별한 간호가 필요하다.

② 제태 기간 24주까지는 전신 수분량이 86%에 이르고, 32주가 되면 80%가 된다.
- 전신 수분량과 세포외액은 제태 기간이 짧을수록 더 많다.
- 지속적인 태아의 성장, 발달과 함께 세포내액과 세포크기가 커지면서 세포외액의 비중이 줄어든다.

③ 수분 요구량은 출생 시 몸무게, 나이, 질병 과정에 따라 다양하다.

b. 체표면적(Body surface area, BSA)

① 대략 몸무게의 5배 정도이다.

② 체표면적이 클수록, 수분 균형에 영향을 미치는 불감성 수분 상실을 크게 일으킨다.

③ 이 연령대에는 위장관계가 상대적으로 커서 체표면적의 연장으로 간주되어 진다.

c. 산-염기 조절

① 특징적으로 큰 체표면적은 신장에서 배설되어야 하는 대사산물의 생산을 증가시킴으로써 대사의 경로에 영향을 미친다.

② 완충제는 수소이온을 제거하거나 배출해서 일정한 pH를 유지하도록 돕는다.

③ 완충제는 비정상적인 pH를 교정하기 위해서 즉각적으로 반응한다.
- 미숙아는 항상성 완충 기전이 부족하다.
- 미숙아에 있어서 중탄산염 부족(약간 낮은 pH 7.30~7.35)은 미성숙한 신장과 많은 산성 대사 물질 생산으로 인한 일반적인 현상이다(대사성 산증).

d. 신기능

① 기능적으로 미성숙하다.

② 수분 균형을 유지하는 능력, 대사산물을 분비하는 능력, 소변을 농축 또는 희석하는 능력, 나트륨을 배설하거나 보유하는 능력, 소변을 산성화시키는 능력이 비효율적이다.

e. 피부 통합성

① 표피의 각질층이 덜 발달되어 있으며, 피부가 얇고 연약하다.
- 상피를 통한 수분 손실이 현저하게 나타날 수 있다.
- 국소적으로 부착된 물질의 흡수와 투과성이 증가된다.
- 피부에 부착된 물질은 쉽게 흡수되고 중독될 수 있다. 용해제, 접착제의 사용을 피하고, 일단 처치가 끝나면 멸균 증류수나 식염수로 그 부위를 깨끗이 닦아 낸다.
- 미숙아에게 있어서 화학적 화상의 위험성 때문에 피부소독제로써 이소프로필 알코올(isopropyl alcohol)의 사용을 피한다.

② 진피의 불안정성(콜라겐이 적고, 탄력섬유 부족)은 수분의 축적과 부종을 일으킨다.

③ 진피와 표피 사이의 결합력이 감소되어 있다.
- 테이프 제거와 함께 표피가 같이 벗겨지므로 테이프를 최소한으로 사용한다.

f. 간기능

① 담즙을 분비하고 빌리루빈과 결합하는 능력이 부족하다.

② 약물과 비타민을 대사하는 능력, 혈장단백질과 케톤 형성, 글리코겐(당원) 저장, 아미노산을 분해하는 능력에 영향을 미친다.

g. 체온 조절 체계

① 체온 안정성을 유지하기가 힘들다.

② 열 생산 능력이 감소되어 있고, 에너지와 열의 저장능력이 제한되어 있다.

③ 체온에서의 변화는 생리적인 스트레스로 나타난다.

④ 고체온증/저체온증이 생명을 위협할 수도 있다.

⑤ 의료인들은 가온기, 미숙아 보육기, 가열등, 따뜻한 매트리스, 모자 등을 사용하여 적절한 중성 환경 온도를 유지해야 한다.

h. 전해질 균형

① 수분량과 용질 농도(전해질)의 조절은 서로 상관관계가 있다.

② 혈장 나트륨 농도는 출생 시부터 성장기까지 조금씩 변화한다.

③ 칼륨 농도는 혈장 내 염화물농도와 마찬가지로 그 어느 때보다도 생애 첫 몇 달 동안 더 높다.

④ 마그네슘과 칼슘 농도는 낮다.
- 미숙아는 칼슘 조절 능력의 부족과 함께 높은 농도의 혈청 인산염(6.5~7.5mg/dL)이 동반되어 저칼슘혈증으로 인한 테타니가 나타나기도 한다.
- 이 현상은 미숙한 부갑상선이나 비타민 D 부족 현상과 관련이 있기도 하다.

2. 신생아기(출생 시부터 생후 28일까지의 만삭아)

a. 신체 수분 함량

① 전신 수분량은 대체적으로 몸무게의 70~80% 정도로 추정된다.

② 신체 수분량의 40~50% 정도가 세포외액에 있다.

③ 순환하는 혈액량은 대체적으로 85~90ml/kg 정도된다.

b. 체표면적

① 성인보다 약 2~3배 정도 큰 것으로 추정된다.

② 위장관계 막은 성인에 비해 큰 비중을 차지한다.

c. 산-염기 조절: 미성숙한 신장기능과 높은 대사산물 생산은 경미한 산증(pH: 7.30~7.35)이 되는 경향이 있다.

d. 신기능: 미성숙하고 비효율적인 신장은 좀 더 나이든 소아보다 더 많은 양의 용질없는 수분(solute-free water)을 배설시킨다.

e. 피부 통합성: 만삭아의 피부 방어기능은 성숙되어 있다.

f. 간기능: 미숙아와 비슷하다.

g. 체온 조절

① 건강한 만삭아는 정상적인 열에너지 요구를 충족시키기 위해 열생산을 제한할 수 있다.

② 스트레스, 저산소증, 저혈당증, 패혈증, 몸무게 같은 특정요인은 자가체온 조절 능력을 제한할 수 있다.

③ 열 생산은 나이가 들어가고 수유를 시작함과 함께 점차 개선된다.

h. 전해질 균형: 미숙아와 비슷하다.

3. **영아기**(1달~1년)

a. 신체 수분 함량

① 전신 수분량은 대략 75% 정도이다.

② 처음 한해동안 세포외액의 비율이 45%에서 27%로 떨어진다.

③ 하루에 세포외액의 절반 정도가 소변 배출, 호흡, 열소실을 통해 교환되어 진다.

④ 3개월 정도에 혈액량이 75~80ml/kg 정도된다.

b. 체표면적

① 성인에 비해 비례적으로 크다.

② 수분 균형이 깨지기 쉽다.

c. 산-염기 조절: pH는 정상 범위 내에 있다(7.35~7.45).

d. 신기능

① 미숙하고 비효율적이다.

② 수분과 전해질을 조정하는 능력이 제한되어 있기 때문에 작은 변화에도 민감하다.

e. 간기능: 여전히 미숙하다.

f. 전해질 균형

① 혈청 인산염은 성인보다 약간 높다.

② 그 밖의 다른 전해질 농도는 성인과 비슷한 범위 내에 있다.

4. **유아기**(1~3세)

a. 신체 수분 함량

① 1세 이후에 전신 수분량은 대략 64% 정도 된다.
: 34%가 세포내액에 있고 30%가 세포외액에 있다.

② 2세 말 무렵까지 전신 수분량은 성인 비율인 60% 정도까지 도달한다.
: 36%는 세포내액에 있고 24%는 세포외액에 있다.

③ 혈액량은 70~75ml/kg이다(대략 성인과 비슷하게 된다).

b. 체표면적: 3세 말 무렵에 성인의 비율과 같게 도달한다.

c. 산-염기 조절: pH는 정상 범위 내에 있다(7.35~7.45).

d. 신기능: 2세 말쯤이면 완전히 성숙된 상태에 이른다.

e. 전해질 균형

① 혈청 인산염은 여전히 성인보다 약간 높다.

② 그 밖의 다른 전해질 농도는 성인과 비슷한 범위 내에 있다.

5. 학령 전기(3~6세)

a. 신체 수분 함량

① 전신 수분량은 60%로 성인과 동일하다.
: 36%는 세포내액에 있고, 24%는 세포외액에 존재한다.

② 혈액량은 대략 성인과 동일하다.

b. 체표면적: 비율적으로 성인과 동일하다.

c. 산-염기 조절: pH는 정상 범위 내에 있다(7.35~7.45).

d. 신기능: 신장의 기능이 성숙되어 있다.

e. 전해질 균형

① 5세가 될 때까지는 혈청 인산염이 성인보다 약간 상승되어 있다.

② 그 밖의 다른 전해질 농도는 정상 범위 내에 있다.

6. 학령기(6~12세)

a. 신체 수분 함량

① 전체 신체 수분량은 60%이고 사춘기까지는 남녀가 동등하다.

② 혈액량은 대략 성인과 동일하다.

b. 체표면적: 비율적으로 성인과 동일하다.

c. 산-염기 조절: pH는 정상범위 내에 있다.

d. 신기능: 신장 기능이 성숙되어 있다.

e. 전해질 균형: 정상범위 내에 있다.

7. 청소년기(12~18세)

a. 신체 수분 함량

① 청소년기부터 성인기까지 전신 수분량의 비율은 여성(52%)보다 남성(60%)이 다소 높다.

② 이러한 차이점은 아마도 신체구성 성분, 특히 지방과 근육층 때문으로 보여진다.

③ 성인에서와 마찬가지로, 세포내액은 총몸무게의 40~50%를 차지하고 세포외액은 몸무게의 20~30%를 차지한다.

④ 혈액량은 65~70ml/kg(성인과 동일하다)이다.

b. 체표면적: 성인과 같다.

c. 산-염기 조절: pH는 정상범위 내에 있다.

d. 신기능: 신장기능이 성숙되어 있다.

e. 전해질 균형: 정상범위 내에 있다.

B. 사회-심리적 발달

1. 미숙아/신생아

a. 사회, 심리적 욕구: 스트레스에 대한 반응

① 산소 소모량의 증가

② 무호흡/서맥

③ 고혈당/저혈당

④ 혈관 수축

⑤ 심박동, 혈압, 뇌혈류량의 변화

b. 치료 준비

① 스트레스를 최소화하기 위한 지지수단으로 발달 단계에 따라 공갈 젖꼭지, 포대기, 부드럽게 말하기, 갑작스러운 움직임을 피하기 등을 사용한다.

② 처치를 하기 위해서 부가적인 협조를 얻는다(자세 취하기, 안아 주기).

③ 체온 안정을 유지시키기 위한 수단을 사용한다.

④ 통증을 사정하고 관리한다.

⑤ 구토의 위험을 최소화하기 위해서 수유 전에 시행하거나, 수유 후에는 충분한 시간적 여유를 가진 다음에 처치를 시행한다.

2. 영아기

a. 사회, 심리적 욕구

① 신뢰감(또는 불신)이 생긴다.

② 주된 공포는 분리불안과 낯선 사람에 대한 불안(낯가림)이다.

③ 즐거움을 추구하고 가능하면 기분나쁜 상황은 피하려고 한다.

④ 통증에 대한 반응은 신생아와 비슷하다.

- 3~6개월 정도에 통증의 위치를 알고 의도적으로 사지를 뒤로 뺄 수 있다.
- 대략 6개월 정도에 통증에 대한 반응은 사물이나 사람과 관련하여 과거의 고통스러운 경험의 회상에 의해 영향을 받는다.

b. 치료 준비

① 신생아에게 사용한 것과 같은 방법으로 접근한다.

② 처치에 대한 반응은 "주된 보호자"와의 분리와 관련이 있다. 분리를 최소화한다.

③ 침습적이고 통증이 있는 처치는 독립된 "안전한" 방에서 시행하고 유아용 침대나 침상에서 실시하지 않는다.

④ 해로운 물건이 손에 닿지 않도록 한다.

⑤ 처치 후에는 영아를 안심시키고 꼭 껴안아 준다.

3. 유아기

a. 사회, 심리적 욕구

① 주된 공포는 부모나 주된 보호자와의 분리 불안과 통제력 상실이다.

② 자기 중심적이며(다른 사람의 관점을 인식하는 능력이 없다), 신비한 사고를 하고, 시간 개념이나 신체통합성에 대한 개념이 거의 없다.

③ 활동량이 증가하고 독립적으로 되려고 노력한다.

b. 치료 준비

① 이 시기의 아이들은 매우 힘이 세고 처치할 때 반항할 수 있다는 것을 알고 있어야 한다.

② 처치 시행 전에 아이들이 앞으로 보고, 듣고, 맛보고, 냄새 맡고, 느끼게 될 것들에 대해서 긍정적이고, 확고하고, 직접적인 접근법을 사용하여 간결하고 쉽게 설명한다.

③ 아이로 하여금 장비를 만져보게 하고 인형을 이용하여 역할극을 하게 한다.

④ 아이 스스로의 협조가 필요하게 될 부분에 대해서는 설명을 한다.

- 처치 도중에 주의를 다른 데로 돌리게 하거나, 관심을 전환시키는 방법을 사용한다.
- 처치가 언제 끝나는지 설명한다.

⑤ 말로 표현하거나 신체적 접촉을 통해 다시 한번 안심시킨다.

⑥ 울거나, 소리를 지르거나, 그 외 다른 방법으로 불편감을 표현할 수 있도록 허용한다.

⑦ 항상 정직하게 말하고, 처치가 시행될 때 아프지 않을 거라고 절대로 말하지 않는다.

⑧ 필요하면 억제하거나 보조자의 도움을 받는다.

⑨ 처치 후에는 칭찬을 하거나 치료를 마친것에 대한 놀라움을 긍정적으로 표시한다.

4. 학령 전기

a. 사회, 심리적 욕구

① 주된 공포는 신체적인 상해와 절단, 통제력 상실, 낯설음, 어두움, 혼자 남겨지는 것에 대한 공포이다.

② 창의성이 개발되고 다른 사람을 즐겁게 하려고 한다.

③ "좋은" 상처(치료, 처치)와 "나쁜" 상처(질병, 상해) 사이의 차이를 구별하기가 어렵다.

④ 자신을 부모로부터 독립된 개체로 보기 시작한다.

b. 치료 준비

① 영아기와 같은 접근으로 한다.

② 간호에 참여시키고, 가능하다면 선택권을 줄 수도 있지만 치료가 심하게 지연되는 것은 피하도록 한다.

③ 왜 처치가 행해져야 하는지에 대한 설명을 한다.

④ 아이가 무엇인가를 잘못하지 않았고, 그 벌로써 이런 처치를 하는 것이 아니라는 것을 직접적으로 말한다.

⑤ 미리 정주요법에 관해서 대화를 나눈다.

⑥ 가능하다면 보호자가 치료하는 동안 곁에 있도록 허락한다.

⑦ 명확하게 설명하고 다시금 안심시킨다.

5. 학령기(6~12세)

a. 사회, 심리적 욕구

① 주된 공포는 신체 상해, 절단, 통제력 상실, 중요한 사람들의 기대에 부응해서 살 수 없을 것 같은 생각, 죽음 등이다.

② 자존심이 생기고 도움과 즐거움에 관심을 갖는다.

③ 지시에 따를 수 있고 치료에 참여할 수 있게 한다.

④ 점진적으로 독립적으로 되고 좀 더 사생활을 추구하려 한다.

b. 치료 준비

① 이 연령대의 아이들은 좀 더 자세한 설명을 이해할 수 있다는 것을 기억한다.

② 올바른 과학적, 의학적 용어와 간단한 해부생리 도표, 장비 시범 등을 사용해서 처치를 설명한다.

③ 처치 시행 전·도중·후에 질문을 받고 토의를 할 수 있도록 한다.

④ 아이들이 부모로부터 독립적인 개체로 자신을 볼 수 있고 처치 동안에는 부모나 또래 집단으로부터 사생활이 보호되기를 바란다는 것을 기억한다.

⑤ 칭찬과 격려를 통해서 협조를 장려한다.

⑥ 처치 수행시간이나 선호하는 주사부위 선택과 같은 의사 결정에 참여시킨다.

6. 사춘기

a. 사회, 심리적 욕구

① 점진적으로 추상적 개념과 추론을 할 수 있다.

② 또래 집단과 다르게 보이게 되는 것을 두려워하고, 신체상과 외모에 매우 신경이 곤두서 있다.

③ 개인의 건강관리 욕구와 관련된 의사결정에 좀 더 많은 책임을 진다.

④ 대처기전으로 감정 기복과 퇴행을 경험할 수도 있다.

⑤ 독립적인 반면에 새로운 권위를 받아들이기 어렵고, 처치에 비협조적으로 될 수도 있다.

⑥ 개인활동을 선호한다.

b. 치료 준비

① 사생활을 제공하고 보호한다.

② 자신의 상태와 간호에 관한 토의에 참여하도록 격려한다.

③ 가끔 비협조적이거나 흥미를 잃을 수 있음을 고려한다.

④ 정직하게 질문에 대답하고 처치나 결정에 대하여 설명한다.

2 임상 사정

A. 환자 과거력: 아이가 대답할 수 있을 때까지는 부모나 보호자로부터의 보고를 사용한다.

1. 건강 인지도/건강 관리

a. 아이들에게 있어서 60% 정도의 의료적 상태는 과거력만으로도 진단되어질 수 있다는 연구들이 있다.

b. 면역상태와 전염병에의 노출

c. 병력: 만성 질환의 존재, 선천성 기형, 입원력, 수술력

d. 현재 치료의 이유

e. 증상의 시작과 빈도

f. 현 질병을 위한 치료(처방된 수액과 약물 뿐 아니라 시중 판매되는 약과 상비약들을 다 포함)

g. 2세 이하의 아이들에게서는 다음의 정보를 수집한다(그 밖에도 관련된 발달장애나 미숙아의 합병증이 있다면 아래 정보를 수집한다).

① 산전력: 복용약, 합병증, 치료

② 분만과 출산력, Apgar 점수, 합병증

③ 분만 시 제태 기간, 출생 시 몸무게와 신장

④ 선천적 기형, 신생아 질환

2. 영양 대사 양상

a. 현재의 식욕 상태

① 먹는 빈도

② 양

b. 영아기 수유 양상

① 방법(모유, 젖병, 컵, 수유튜브 등)

② 혼합조제유 형태

③ 고형식

④ 수액

c. 식이나 식습관으로 인지될 수 있는 어려움들

① 수유시 질식, 호흡 곤란: 식도기관누공을 의심한다.

② 수유시 청색증: 선천성 심장 기형을 의심한다.

d. 수유와 관련된 구토

① 빈도

② 양과 구토 양상

③ 분출성 구토(유문 협착증이나 장폐색 의심)

④ 수유와 관련된 구토 시간: 역류를 사정한다.

e. 음식물 제한, 알레르기, 특정 식이 내성

f. 그 밖의 건강문제, 종교 관습

g. 비타민, 영양 보충제

h. 1세 미만 아이들을 위한 정보: 새로운 음식물을 접하게 하는 방법

3. **약물력**: 최근 2달 동안 투여받았던 약물의 용량과 빈도

4. 알레르기

a. 음식물, 약물

b. 정맥으로 투여하는 약물이나 국소적 항균용액/연고, 테이프, 라텍스 등과 관련한 알레르기 반응 가능성

c. 신생아인 경우 모성 알레르기

5. 배변 양상

a. 빈도, 색깔, 양, 냄새, 경도

b. 설사(영아인 경우에는 급속하게 탈수가 생길 수 있다)

c. 배변 훈련과 훈련이 끝난 시기

d. 대장루/소장루(colostomy/ileostomy)의 유무

e. 배변 완화제, 관장, 좌약의 필요성

6. 배뇨 양상

a. 빈도, 색깔, 소변의 냄새

b. 배뇨와 관련된 문제들

① 야뇨증

② 작열감 또는 배뇨장애

③ 요실금

④ 핍뇨

⑤ 요정체

⑥ 다뇨증

⑦ 도뇨 필요성 혹은 방광루 유무

c. 배뇨 훈련(오전 중, 밤중)

d. 만약 배뇨 훈련이 안되어 있다면, 지난 24시간 내에 젖은 기저귀의 수와 빈도(정상적으로 영아는 하루에 적어도 6~7개의 기저귀를 쓴다)

7. 피부 통합성: 질환, 기형, 만성 상태

8. 활동-운동 양상

a. 대근육과 소근육 운동 기술

b. 환아의 연령대와 발달능력에 알맞은 자가운동 정보

c. 정상적인 반응

d. 활동양상에 대한 질환이나 증상의 결과

9. 인지-지각 양상: 감각 지각 결손(청각, 후각, 시각, 촉각)

10. 자가 지각 양상: 환아가 그 자신에 대해 어떻게 느끼는지에 대한 질병의 영향력

11. 역할 관계 양상

a. 아이의 연령대와 발달 상황에 알맞은 질문

b. 일차 언어

c. 언어 발달과 언어능력 특성

d. 의사소통과 관련하여 고려할 점

12. 대처/스트레스 조절

a. 스트레스에 대한 대처방안과 반응

b. 지난 수년동안 환아의 삶에서의 변화와 상실 경험

c. 안위를 주는 사람

13. 가족력

a. 유전적 특성과 가족력이 있는 질환을 알아내기 위해서 가까운 가족구성원의 특정 병력을 조사한다.

b. 환아의 건강에 영향을 줄 가능성이 있는 질환들

① 심장 질환 ② 당뇨병
③ 고혈압 ④ 비만
⑤ 선천적 기형(예: 심장 결함) ⑥ 암
⑦ 성장 장애 ⑧ 알레르기
⑨ 천식 ⑩ 결핵
⑪ 응고 장애 ⑫ 겸상 적혈구성 빈혈
⑬ 정신 지체 ⑭ 경련
⑮ 유전 질환(예: 낭성 섬유증) ⑯ 정신적 또는 정서적 문제
⑰ 매독 ⑱ 류마치스성 열

B. 신체 사정

1. 성장 측정: 체표면적 계산을 위해 차트에 기록한다.

a. 정수리부터 발끝까지 누운 길이(24개월 미만)

b. 서 있는 상태의 키/신장(24개월 이상)

c. 몸무게(질량): 성장 기록표에 그램/킬로그램(g/kg)으로 모든 측정치를 기록한다.

① 영아는 옷을 벗기고 앉은뱅이 저울로 10g 혹은 1/2oz(약 14g)까지 측정되도록 몸무게를 잰다.
- 똑같은 환경(식전, 식후, 하루 중 같은 시간대에 같은 체중계로)에서 매번 측정한다.
- 환아가 정주요법이나 투약 중이라면 킬로그램 무게에 기초를 두고 매일 체중을 잰다.

② 유아나 큰아이는 서서 재는 체중계로 측정한다. 무거운 옷이나 신발은 벗게 하고 1/4pound(113g 정도) 근접까지 측정한다.

③ 수분 결핍이나 과다를 알기 위해서 이전 몸무게와 현재 몸무게를 비교한다.

④ 주목할 만한 몸무게의 변화는 주의하여 관찰하고 의사에게 보고해야 한다.

⑤ 수분 결핍은 정상 몸무게로부터 몇 % 소실되었는가로 결정되어진다.
- 몸무게 감소 비율은 탈수 수준과 같다.
- 5% 이하 감소(경한 탈수)
- 5~10% 감소(중등도 탈수)
- 10% 감소(심한 탈수)
- 영아는 매일 몸무게를 측정하여 수분 손실의 비율을 결정하도록 한다.
- 수분 결핍에 의해 생긴 몸무게 감소는 분해대사(catabolism)에 의해 생긴 몸무게 감소보다 더 급속하게 생긴다.

2. 체온

a. 기초체온을 측정한다.

b. 체온 측정 도구

① 수은 체온계(수은은 독성 물질이다)

② 그밖의 도구

- 전자 체온계: 액와, 구강, 항문
- 고막 체온계는 감지 부위가 이도에 잘 맞게 들어 갔을 때 정확하게 나온다(보통 1세 이상 아이에게 사용한다).
- 일회용 스트립 체온계
- 디지털 체온계: 액와, 구강, 항문

c. 측정 부위

① 직장

- 직장 벽 천공의 위험이 있다.
- 안전한 방법으로 대체되고 있다.
- 정상 범위: 36.2~37.8℃

② 액와

- 4~6세까지 혹은 상황이 된다면 더 나이든 아이에게도 측정한다.
- 정상 범위: 36.5~37℃

③ 구강

- 인지 능력이 있는 2세 이상의 유아에게 사용한다.
- 정상: 37℃

d. 정상을 벗어난 경우

① 정상 이하의 체온은 신생아나 영아에게는 패혈증의 증상이 될 수도 있다.

② 소아들은 탈수 초기에는 체온 상승을 보이다가 상태가 더 악화되면 체온이 정상 이하가 될 수 있다.

③ 3세 이하 아이들은 급격한 체온 상승이 보여지고 열성 경련이 쉽게 생기기도 한다.

④ 체온의 상승과 하강은 모두 기초대사량을 증가시킨다.

⑤ 기초대사량의 증가는 유지 필요량보다 10~20%의 추가적인 수액과 칼로리가 요구된다.

3. 맥박

a. 횟수와 리듬 사정

① 심맥박이 가장 잘 들린다. 2세 이하의 아이들에게서는 말초맥박보다 심맥박이 좀 더 믿을 만하다. 또한 정확하게 1분간 횟수와 리듬을 측정해야만 한다.

② 2세 이상된 아이들에게는 요골맥박의 측정이 용이하다.

b. 정상 범위

① 신생아/영아기(120~160bpm)

② 유아기(90~140bpm)

③ 학령전기(80~110bpm)

④ 학령기(75~100bpm)

⑤ 사춘기(60~90bpm)

c. 정상에서 벗어난 경우

① 맥박 횟수와 리듬의 변화는 순환 혈액량이나 전해질 불균형을 나타낼 수 있다.

② 수분 결핍의 초기 증상은 빈맥이다. 점차 악화되면 맥박이 좀 더 빠르고 약해지고 가늘어진다.

d. 말초 맥박 사정

① 성인에게서 만져질 수 있는 맥박은 건강한 아이에게서도 만져진다.

② 맥박의 유무와 양상 평가

- 소아기에는 요골과 대퇴 맥박의 비교가 대동맥 축착증(하지 혈압이 상지 혈압보다 낮은 상태) 같은 순환계 이상을 감지하기 위해 적어도 한번은 시행되어져야 한다.
- 중심 맥박과 말초 맥박의 불일치는 혈관수축의 결과일 수 있다.
- 맥박 용적은 직접적으로 혈압과 연관이 있다.
- 좁은 맥압, 약하고 가는 맥박은 쇼크를 나타낼 수 있다.
- 넓은 맥압, 도약(bounding) 맥박은 패혈성 쇼크나 수액 과다, 동맥관 개존증의 존재를 나타낼 수 있다.

4. 호흡

a. 성인에서와 마찬가지로 횟수, 리듬, 깊이가 같은 방법으로 측정되어야 한다.

b. 정상범위(횟수/분)

① 영아: 30~60회

② 유아: 24~60회

③ 학령전기: 22~34회

④ 학령기: 18~30회

⑤ 사춘기: 12~16회

c. 정상에서 벗어난 경우

① 무호흡: 15~20초 동안 혹은 그 이상 호흡이 없는 상태

② 횟수의 변화는 부적절한 산소 공급이나 혹은 대사성 산염기 불균형을 보상하기 위한 시도로 인해 나타날 수 있다.

5. 혈압

a. 사정

① 알맞은 사이즈의 커프를 사용한다.

② 아이들은 조용하고 안정된 상태여야 한다.

③ 영아에게서는 상지 혹은 대퇴에서 측정한다.

④ 대동맥 축착증과 같은 비정상적인 상태가 한번이라도 감지된 적이 있는 소아 또는 상지에 높은 혈압을 가진 아이들에게서는 하지에서의 혈압도 측정해야 한다.

⑤ 혈액량의 감소에도 불구하고 혈관의 탄력성으로 인해(초기에는) 혈압을 안정되게 유지시킬 수 있기 때문에, 어린 소아에게서는 혈압이 수분 결핍의 항상 믿을 만한 증상은 아니다.

b. 정상 범위

① 영아

- 수축기: 74~100mmHg
- 이완기: 50~70mmHg

② 유아
- 수축기: 80~112mmHg
- 이완기: 50~80mmHg

③ 학령전기
- 수축기: 82~110mmHg
- 이완기: 50~78 mHg

④ 학령기
- 수축기: 84~120 mmHg
- 이완기: 54~80 mmHg

⑤ 사춘기
- 수축기: 94~140 mmHg
- 이완기: 62~88 mmHg

c. 정상에서 벗어난 경우

① 순환 혈액량의 변화를 나타낼 수 있다.

② 수분 결핍 시 혈압은 떨어질 수 있다.

③ 수분 과다 시 혈압은 올라갈 수 있다.

④ 순환계의 보상기전으로 인해 영아나 아동에게서 혈압은 쇼크의 정확한 지표가 되지 못한다.

⑤ 저혈압: 갑작스러운 발생은 심장의 대상부전의 증상이다. 이는 심폐순환계 정지가 올 수 있기 때문에 즉각적으로 치료되어여야 한다.

6. 피부

a. 피부 색깔

① 자연적인 일광이나 중간톤의 인공 조명 아래서 관찰되어야 한다.

② 색깔은 공막, 손·발톱 바닥, 귓불, 입술, 구강내점막, 손바닥, 발바닥에서 가장 잘 사정되어 진다.

③ 피부색에 영향을 주는 요인에는 인종(유전적), 멜라닌 생산, 부종, 개인 위생, 헤모글로빈 수치, 대기온도 등이 있다.
- 홍반(홍조되거나 붉은 피부)은 주변 환경 온도의 증가, 국소적인 염증, 감염 혹은 만성 저산소증에 대한 보상기전으로 인한 적혈구의 증가(다혈색-적혈구 과다증)로부터 올 수 있다.
- 창백함은 빈혈이나 만성 질환, 저체온증, 부종, 쇼크의 증상일 수 있다.
- 황달은 용혈성 혹은 간질환으로 빌리루빈이 증가되었을 때 볼 수 있다.

④ 청색증
- 중심 청색증은 피부색이 푸르스름하게 변하는 것이다.
- 순환 혈액 중 5g/100ml 미만의 헤모글로빈이 산소와 결합하기 못했을 때 발생한다.
- 저산소증을 나타낼 수도 있으나 헤모글로빈 농도가 더 정확한 지표이다.

⑤ 말초 청색증
- 말초 청색증은 사지가 푸르스름하게 변한다.
- 신생아들은 좁은 모세혈관을 통해 혈류의 흐름이 감소하기 때문에 자주 보일 수 있다.
- 신생아에게 있어서는 정상적인 현상이다.
- 중앙 청색증과의 감별이 필수적이다.

b. 피부 온도

① 신체의 각 부분을 만져보고, 상지와 하지를 비교하면서 대칭적으로 평가한다.

② 수분 결핍이 있는 아동은 감소된 말초의 혈류량 때문에 열이 나는 동안에도 차게 느껴질 수 있다.

c. 피부 긴장도

① 피부에서의 탄력성의 정도를 말하며, 적절한 수분과 영양상태를 나타내는 가장 좋은 지표 중의 하나이다.

② 가장 좋은 측정방법은 엄지와 검지를 이용하여 복부(혹은 대퇴 중간부)의 피부를 팽팽하게 집어올린 다음 재빠르게 놓는 것이다.

③ 정상적인 피부라면 부드럽게 집어 올렸다가 놓으면 원래 자리로 되돌아갈 것이다.

- 잠깐 동안 위로 올라와 있거나(떠올라 있거나) 주름이 잡혀지는 것은 일반적으로 3~5%의 수분 손실 후에 볼 수 있다.
- 고나트륨혈증 영아에서는 가끔 단단하고 두꺼운 느낌의 피부를 볼 수 있을 것이다.

d. 모세혈관 충혈시간: 심박출량이 낮으면 모세혈관이 충혈되는데 2초 이상 걸린다.

e. 부종

① 사지나 혹은 천골 부위가 붓는 것은 심부전, 신장질환, 패혈증, 단백질 결핍증과 같은 전신질환이나 혹은 수액과다의 증상을 나타내는 것이다.

② 안와 부종: 울었거나 자고 있었든지 알레르기를 가진 아이들에게서 정상적으로 나타날 수 있다.

7. 점막

a. 건조한 입은 수분량 결핍 혹은 구강 호흡에 의한 결과일 수 있다.

b. 잇몸과 볼 사이의 공간에서 건조함을 측정하는 것이 수분상태를 가장 정확하게 알려 주는 지표가 될 것이다.

c. 영아가 타액을 분비하거나 침을 흘리는 것은 수분 손실의 중대한 원인이 될 수도 있으며, 수분상태가 적절하다는 것을 나타내기도 한다. 또한 기관식도누공, 식도폐색증, 후두개염을 나타내는 지표이기도 하다.

d. 수분량이 결핍된 아동의 혀는 정상보다 작게 보일 것이다.

e. 눈물이 없는 것은 5% 혹은 그 이상의 수분 결핍 시에 나타나는 증세이다.

8. 천문

a. 사정

① 대천문은 영아에서는 쉽게 만져진다. 일반적으로 12~18개월 사이에 닫힌다.

② 영아가 조용하게 안정된 상태에서 사정한다.

③ 크기, 맥박, 긴장 상태를 사정한다.

b. 움푹 들어가 있거나 함몰한 천문은 탈수의 증상이다.

c. 영아가 안정된 상태일 때 돌출된 천문은 두개내압 상승, 뇌수종, 수액 과다를 나타내는 것일 수 있다.

9. 소변

a. 신생아의 적절한 소변량은 0.5~1.0ml/kg/hr이고, 영아에서는 1.0~2.0ml/kg/hr이다.

① 소변 가리기 훈련이 안 된 아동에게서 가장 정확한 소변량 측정 방법은 소변 보기 전과 소변 보고 난 후의 기저귀의 무게를 재는 것이다.

② 1ml의 소변은 1g의 무게와 같다.

③ 탈수된 아이들은 매시간 소변량을 측정해야 한다.

b. 뇨 비중은 보통 1.002~1.030으로, 수분 균형을 나타내는 지표이다.

① 높은 뇨 비중은 소변 내에 단백질이나 당이 있거나, 수분결핍으로 인해 소변이 농축되었을 때 보여진다.

② 영아나 유아의 신장기능은 미숙하기 때문에 뇨 비중은 수분 상태를 나타내는 믿을 만한 지표가 되지는 못한다.

10. 신경학적 증상

a. 행동 양상

① 영유아에게서 보이는 고나트륨혈증의 초기 증세로는 기면과 졸음이 있다.

② 수분 정체와 뇌부종은 불안정함과 흥분을 일으킬 수 있다.

b. 수분 상태와 관련된 감각의 변화로는 빛과 소리에 민감하게 반응하는 것을 들 수 있다.

c. 경련은 수액 과다와 결핍, 둘 다에서 보여질 수도 있다.

C. 임상 검사: 수분 전해질 균형을 사정하는데 사용되는 정상 검사 수치

1. 혈청 전해질

a. 나트륨

① 미숙아: 130~140mEq/L

② 만삭아: 135~145mEq/L(성인과 동일함)

b. 칼륨

① 출생 후 10일 이전: 3.5~5.0mEq/L

② 출생 후 10일 이후: 4.0~6.0mEq/L

c. 칼슘

① 출생 후 1주 이하의 미숙아: 6~10mg/dL

② 출생 후 1주 이하의 신생아: 7.0~12mg/dL

③ 출생 후 1주 이상의 신생아: 8.0~10.5mg/dL

④ 출생 후 7~28일: 8.7~10.3mg/dL로 성인과 같다.

d. 염소: 99~111mEq/L

e. 마그네슘: 1.3~2.1mEq/L로 성인과 같다.

f. 인/인산염

① 미숙아: 5.6~11.7mg/dL

② 신생아: 4.2~9.0mg/dL

③ 출생 후 28일~15세: 3.2~6.3mg/dL

④ 15세 이후 아이들: 2.5~4.5mg/dL로 성인과 같다.

g. 중탄산염

① 미숙아: 18~26mEq/L

② 2세 이하 아이들: 20~25mEq/L

③ 2세 이상 아이들: 22~26mEq/L

2. 혈색소(평균치)

a. 미숙아: 13.4~15g/dL

b. 신생아: 15~22g/dL

c. 2~6개월 사이 영아: 9~14g/dL

① 신생아의 헤모글로빈 수치는 3~6개월에 최소치로 떨어지는데, 이는 급속한 신체 성장과 더불어 혈액량의 확장이 일어나기 때문이다.

② 생리적 빈혈로 이 현상이 설명되기도 한다.

d. 6개월~12세 사이의 아이들: 11.5~15.5g/dL

e. 12세 이상 아이들

① 남아: 13.5~18.0g/dL

② 여아: 12.0~16.0g/dL

3. 적혈구 용적율

a. 신생아: 45~65%

b. 1달 영아: 44%

c. 6개월~2세 아이들: 36%

d. 2세~6세 아이들: 37%

e. 6세~12세 아이들: 40%

f. 청소년기(성인과 같다)

① 남자: 44~52%

② 여자: 39~47%

g. 탈수일 때는 적혈구 용적율이 올라간다.

4. 혈청 삼투압: 285~295mOsm/kg로 성인과 동일하다.

5. 혈중 요소질소(BUN)

a. 미숙아: 3~25mg/dL

b. 만삭아: 4~12mg/dL

c. 1~2세: 5~15mg/dL

d. 2세 이상: 10~20mg/dL

e. 혈중 요소질소는 수분 결핍이 있을 때 오를 가능성이 있다.

6. 혈청 포도당

a. 미숙아: 45~100mg/dL

b. 만삭아: 45~120mg/dL

c. 16세 이하: 60~105mg/dL

d. 16세 이상 아이들: 70~115mg/dL

7. 요당

a. 패혈증의 초기 증세일 수 있다.

b. 아이들은 당에 대한 신장 역치가 낮기 때문에 고농도로 농축된 포도당으로 인해 당뇨를 경험할 수도 있다.

8. 동맥혈 가스 분석(산-염기 균형 사정과 혈액의 산소공급의 질을 사정하는 최고의 방법이다)

a. pH: 혈액의 산성 혹은 알칼리성 정도를 나타낸다.

① 미숙아: 7.35~7.50

② 만삭아: 7.27~7.47

③ 1달 이상된 아이들: 7.35~7.45로 성인과 같다.

b. 동맥혈 산소분압(PaO_2): 폐가 얼마나 많은 산소를 혈액으로 전달하는지를 나타내는 수치이다(정상 평균수치).

① 출생 직후 신생아: 60mmHg

② 출생 후 24시간이 지난 신생아: 70mmHg

③ 1~24개월된 아이들: 90mmHg

④ 24개월 이상된 아이들: 80~110mmHg

c. 동맥혈 이산화탄소분압($PaCO_2$): 폐가 얼마나 효과적으로 이산화탄소를 배출하는지를 나타내는 수치이다(정상 평균수치).

① 출생 직후 신생아: 55mmHg

② 출생 후 24시간이 지난 신생아: 33mmHg

③ 1~24개월된 아이들: 34mmHg

④ 24개월 이상된 아이들: 35~45mmHg

d. 염기과다: +2mEq/L

e. 산소 포화도: 95~100%(혈색소가 충분히 산소로 포화되었을 때 산소와 결합된 혈색소의 정도를 말한다)

9. 빌리루빈: 혈색소의 대사 산물이다.

a. 2가지 형태: 직접(결합: 빌리루빈이 알부민과 결합하여 간에서 대사), 간접(비결합: 알부민과 결합하지 못하고, 독성이 강하여 체내에서 배출시켜야 한다) 형태가 있다.

b. 고빌리루빈혈증

① 출생 후 첫 3일 동안은 신생아의 50% 정도가 높은 혈장 빌리루빈으로 인한 생리적 황달을 경험한다.

② 정상적으로 생리적 황달은 첫 주에 최고치에 달하고 이후 간이 점진적으로 빌리루빈을 결합하고 배설할 수 있게 됨에 따라 떨어지게 된다.

③ 미숙아와 모유 수유 신생아에 있어서 증가된 빌리루빈 수치는 최장 6주까지 높게 유지될 수도 있다.

④ 첫 1달 후에는 비결합 빌리루빈이 0.1~0.7mg/dL가 되어야 한다.

c. 과도한 양의 비결합(간접)빌리루빈은 뇌에 쌓이게 되어 중추신경계에 영구적인 손상을 일으키는 데, 이 현상을 핵황달(kernicterus[뇌병증: encephalopathy])이라고 부른다.

① 고빌리루빈혈증은 혈청 빌리루빈 수치가 12~12.9mg/dL를 넘게 되면 광선치료로 치료되어진다.

② 광선치료 동안에는 불감수성 수분 손실이 증가되기 때문에 수분섭취를 25% 정도 늘려야 한다.

③ 20mg/dL가 넘는 고빌리루빈혈증은 교환수혈의 적응증이 된다.

3 질병 상태와 조건

A. 수분 요구량의 유지 및 보충

1. 일반적인 목표

a. 생명유지 기능, 건강유지, 적절한 성장도모를 위해서 신체는 수분, 전해질, 영양소, 비타민들이 충족되어져야 한다(유지 요구량).

b. 불감수성 수분 손실(피부, 호흡기계, 발한, 위장관계, 소변)을 통한 수분이나 전해질 손실을 보충하는 것이다.

2. 24시간 동안 요구되는 수분 유지량 계산

a. 아이들의 몸무게(mL/kg)에 기초를 둔 계산은 다음의 순서대로 한다(체중법).

① kg으로 아이의 몸무게를 산출한다(2.2lb/kg).

② 100mL/kg(처음 1~10kg의 몸무게)

③ 50mL/kg(그 다음 11~20kg까지의 몸무게)

④ 20mL/kg(20kg 초과 몸무게)

⑤ 총 양을 24시간으로 나누어서 시간당 들어갈 수액량을 얻는다(mL/hr).

b. 체표면적 혹은 mL/m^2에 기초를 둔 계산

① 10kg 이상의 몸무게를 지닌 아이들에게 권장한다.

② 체표면적을 결정하기 위해서 계산 도표상에서 몸무게와 키의 좌표를 정한다.

③ 체표면적에 기초를 둔 수분 유지량은 다음과 같다.

- 하루동안 1200~1500mL/m^2가 필요하다.

c. 대사율에 기초를 둔 계산(열량법)

① 매 100cal가 소모될 때마다 100ml의 수분이 필요하다.

② 몸무게와 관련된 열량 소모는 다음과 같다.

- 2~10kg: 10cal/kg
- 10~20kg: 50cal/kg(10kg 이상되는 매 kg마다)
- 20kg 이상: 20cal/kg

d. 수분 요구량을 증가시키는 변수

① 미숙아는 제태 기간, 임상상태, 사정자료에 따라서 60~140mL/kg/day가 요구된다.

② 체온 상승: 체온의 1℃ 상승은 수분 요구량을 12% 증가시킨다.

③ 스트레스

④ 화상

⑤ 수술

3. **보충(결핍) 치료**: 3단계

a. 1단계: 초기 관리

① 수분 결핍에서 혈류량을 보충하는 것이 필수적이다.

② 즉각적인 치료와 신속한 수액관리가 요구된다.

③ 결정질액 주입: 20분 동안에 20ml/kg가 주입되어야 한다.

④ 포도당 용액은 고혈당증을 예방하기 위하여 배제해야 한다.

⑤ 유산염 링거액(하트만 용액)은 선호되는 수액이다.
(유산염 링거액: 전해질 농도가 세포외액의 전해지 농도와 비슷하므로 안정적이다. 그러나 많은 양이 투여 시 알칼리혈증을 유발할 수 있고, 유산염은 간에서 중탄산염으로 대사되므로 간 질환자에게는 금기이다).

⑥ 초기 용량 확장을 위한 수액의 종류에는 논쟁의 여지가 있다.

⑦ 추가적인 일시 주사(bolus)는 치료에 따른 반응을 사정하고 나서 투여되어질 수 있다.

- 저혈량성 쇼크 시에는 보통 처음 1시간 동안에 40~60ml/kg가 필요하다.
- 패혈 쇼크에는 처음 1시간 동안에 60~80ml/kg가 필요하다.

b. 2단계: 수액 보충 및 치료 유지

① 손실 후 2~24시간 동안이다.

② 보충 요법은 수액 유지요법과 함께 시행된다.

③ 산-염기, 전해질 불균형이 부분적으로 치료된다.

④ 1단계에 투여되었던 수액의 양을 빼고 현재 진행 중인 수액 손실을 더해서 계산되어져야 한다.

c. 3단계: 초기 회복단계

① 24~96시간 동안 지속된다.

② 목표는 고장성 탈수증에서 남은 손실된 부분을 교정하는 것이다.

③ 전해질 불균형은 신경계 장애를 초래하지 않도록 천천히 교정되어야 한다.

④ 구강으로 수분을 재보충하는 것은 상태가 허락된다면 실시되어야 한다.

B. 수분 불균형

1. **소아 환자는 몸 크기에 비해서 상대적으로 많은 세포 외액량, 큰 체표면적, 대사율이 높고, 신장이 미성숙되어 있고, 항상성 완충기전이 적기 때문에 성인보다 불균형되기 쉽다.**

2. **수분 결핍은 수액과 몸무게 감소의 비율로 나타낸다.**

a. 경미한 결핍: <5%

b. 중등도 결핍: 5~10%

c. 심한 결핍: 10~15%

3. **저혈량성 쇼크를 유발할 수 있는 몸무게의 15% 정도의 급격한 감소는 소아에서는 응급 처치를 요하는 흔한 문제이다.**

4. **수분 결핍은 나트륨의 수치에 따라 분류되어 진다.**

C. 수분 결핍: 등장성 탈수(물과 전해질이 세포내액과 세포외액에서 동일한 비율로 손실된다)

1. 원인 요소: 탈수의 가장 흔한 형태이다.

a. 많은 양의 묽은 변 배출

① 위장관 염증이 가장 흔한 원인이다.

② 심한 설사로 인한 수분 결핍을 가진 소아의 약 70%가 등장성 탈수를 경험한다.

b. 열

c. 심한 구토, 위장관 흡입, 누공 배액

d. 출혈

e. 화상: 순환계 내에서의 수분과 전해질 이동은 쇼크를 유발할 수도 있다.

f. 수분 섭취량 감소

g. 다뇨

2. 임상 증상

a. 갈증

b. 급격한 몸무게 감소

c. 피부와 점막의 건조, 피부 긴장도의 감소, 회색 혹은 창백한 피부, 저하된 말초 혈액관류로 인한 차가운 사지

d. 정상 이하의 체온(감염이 없는 상태에서)

e. 기면

f. 요비중의 상승을 동반한 핍뇨

g. 안압의 감소로 인해 푹 들어간 눈

h. 눈물의 감소(총 몸무게의 5% 이상의 수분 손실 시 볼 수 있다)

i. 약하고 빠른 맥박

j. 신생아와 영아에서 천문 함몰

k. 혀에 세로로 된 주름들이 보인다.

l. 혈액량 감소의 증상

m. 혈청나트륨 수치는 정상 범위 내에 있다.

3. 치료

a. 수액 보충치료의 지침을 따른다.

b. 경미한 등장성 탈수인 경우에는 구강으로 수분을 보충하여 치료한다.

c. 자주 활력징후를 관찰하고, 섭취와 배설량을 정확하게 기록하고 매일 체중을 측정한다.

D. 수분 결핍: 고장성(고나트륨성) 탈수(전해질보다 많은 양의 수분 손실로 생긴다. 염분이 과다한 상태에서 수분의 손실이나 혹은 과도한 용질의 섭취로 인해서 올 수 있다)

1. 원인 요소

a. 설사: 대체적으로 20% 정도의 소아가 전해질보다 많은 양의 수분 손실을 경험한다.

b. 신생아나 영아는 농축된 혼합 조제유(물이 너무 적게 섞인 혼합 조제유)나 고용질 수액요법을 받기 때문에 생길 수 있다.

c. 과호흡이 동반된 발열(특히 작은 영아인 경우)

d. 당뇨

① 혈액 내에 포도당 농도가 높은 상태로 나트륨 과다 증상과 유사한 효과(고삼투성 탈수)를 나타내며 물이 세포에서 세포외액으로 빠져 나가게 한다.

② 삼투성 이뇨는 과다한 수분 손실과 혈청 나트륨의 상승을 유발할 수도 있다.

e. 요붕증

① 항이뇨호르몬(ADH)의 부족 혹은 항이뇨호르몬에 반응하는 신장의 기능 부전으로 인한 수분 불균형과 관련된 질환이다.

② 다량의 수분 손실과 소량의 전해질 손실(예: 다뇨)

f. 수분 섭취가 부족한 과거력

2. 임상 증상

a. 많은 양의 묽은 변을 배출한 경험이 있다.

b. 심한 갈증(세포로부터 고장성인 세포외액으로 수분이 빠져나와 탈수를 유발한다)

c. 혈청 전해질

① 혈중 요소질소 상승

② 칼륨은 정상 수치 중 낮은 편에 속한다.

③ 나트륨은 145mEq/L 이상이다.

④ 염소 수치는 상승한다

d. 중추 신경계의 변화

① 뚜렷한 기면, 자극 시에 심한 과다 흥분

② 고나트륨혈증으로 인해 뇌세포가 수축되면 떨림, 경련, 혼수상태가 올 가능성이 있다.

③ 10%의 영아나 어린 소아에게서는 두개내 출혈이 발생할 가능성이 있으나 어른에게는 드물다.

e. 근육 강직

f. 목의 경직(등이나 목의 통증, 경직)

g. 핍뇨

h. 적당한 피부 긴장도(차갑고, 두껍고, 단단한 느낌의 피부)

i. 몸무게 감소

j. 뇨비중 증가

3. 치료

a. 희석된 나트륨 용액(5% 포도당 용액과 염화칼륨이 함유된 0.225% 염화나트륨 용액 : 저장성 용액)으로 48시간 동안 점진적으로 수분 손실을 보충한다.

b. 너무 빠른 보충은 뇌부종을 유발하고, 경련이나 혼수상태로 빠지기도 한다.

c. 염화칼륨은 적절한 신장기능이 확인될 때까지는 주지 않는다.

E. 수분 손실: 저장성(저나트륨성) 탈수(수분보다 많은 양의 전해질 손실로 발생한다)

1. 원인 요소

a. 설사, 특히 수액보충을 위해 전해질 없는 수액으로 치료했을 때 보여진다.

b. 항이뇨호르몬 부적절 분비 증후군(Syndrome of inappropriate antidiuretic hormone, SIADH)

① 항이뇨호르몬이나 그와 유사한 물질의 과도한 분비
- 과도한 항이뇨호르몬 분비는 수분의 배설을 감소시킨다.
- 그 결과로 혈청 내 나트륨과 삼투압은 감소된다.
- 수액량 증가의 결과로 신사구체 여과가 증가하고, 알도스테론 분비가 감소한다.
- 그 결과로 나트륨 배출이 증가한다.
- 세포내액의 농도가 더 높아져서 세포외액이 세포 내로 들어온다.

② 유발 요인
- 약물: 비스테로이드성 항염증약제를 포함한다.
- 종양: 특히 귀리세포암종(oat cell carcinoma)
- 중추신경계 질환

c. 이뇨 치료

d. 염분이 적은 용액의 과도한 주입

e. 신생아와 영아에게 물에 너무 희석된 혼합 조제유 수유

f. 수분 중독증

2. 임상 증상

a. 혈청 전해질

① 혈중 요소질소 상승

② 칼륨 수치는 정상 수치 중 높은 편에 속한다.

③ 나트륨은 130mEq/L보다 낮다.

b. 뇌부종에 의한 근신경계 증상

① 기면

② 경련

③ 혼수

c. 건조하고 끈끈한 점막

d. 몸무게 감소

e. 정상 이하의 체온

f. 좋지 않은 피부 긴장도: 차고 축축하고, 거무스름한 피부

g. 만지면 차가운 사지

h. 저혈압

i. 빠르고 약한 맥박

j. 심혈관계 기능부전과 부적절한 조직 관류(수액량 결핍)로 인해서 심한 경우에는 저혈량성 쇼크가 온다.

3. 치료

a. 수분과 전해질 손실의 심각성에 따라서 치료를 한다.

b. 세포외액의 주요 전해질인 나트륨: 동반된 부족 현상은 증상의 주된 요인이다.

① 나트륨 수치가 낮고 신경학적인 변화가 있다면 고장성 나트륨 용액(5% 포도당이 함유된 0.3% 또는 0.45% 염화나트륨 용액: 고장성 용액)의 투여가 필요하다.

② 뇌조직의 수축을 막기 위해서 급속한 투여는 피해야 한다.

③ 고장성 용액은 세포내액에서 세포외액으로의 수액의 환류를 증진한다.

F. 수분 과다(수분과 나트륨의 비정상적인 정체로 인해 생긴다: 과다혈량)

1. 원인 요소

a. 수액 과다(너무 급속하게 투여되었거나, 많은 양을 줄 때)

b. 수분 균형을 조절하는 항상성 기전의 기능부전이나 미성숙

① 울혈성 심부전

② 신부전

③ 과도한 스테로이드 사용

④ 간경화증

c. 과다한 나트륨 섭취

2. 임상 증상

a. 말초 부종(간질액의 과다로 인해서)

b. 목이나 말초 정맥의 확장

c. 혈중 요소질소와 적혈구 용적율의 감소(혈장액의 희석으로 인해)

d. 충만(full), 도약(bounding) 맥박과 함께 맥박수가 감소한다(영아는 증가된 혈액량을 조절하기 힘들어서 그 결과로 빈맥이 올 수도 있다).

e. 폐부종(심한 경우)

f. 폐 청진 시에 수포음(crackles)이 들린다.

g. 뇨비중의 감소(소변 희석으로 인해)

h. 고혈압

i. 다뇨(신장의 기능이 정상일 때)

j. 몸무게 증가

k. 간비대(만성적으로 수액 과다인 아이들에게서 볼 수 있다)

3. 치료

a. 활력 징후, 섭취와 배설량, 뇨비중을 자주 관찰하고 매일 몸무게를 측정한다.

b. 나트륨과 수분 섭취 제한

c. 투석(신장이 손상받은 경우)

d. 이뇨제

4. 예방

a. 전자식 주입 조절기구를 사용한다.

b. 주입중인 수액의 양을 제한한다.

c. 용량 조절 세트(metered chamber set)나 미세점적 투여세트를 사용한다.

G. 유문 협착증(유문의 윤상근육의 비대로, 위의 출구를 폐쇄하여 위의 팽창과 구토를 일으킨다)

1. 원인 요소

a. 비대를 일으키는 기전의 원인은 불분명하다.

b. 유전적인 요인은 중요한 역할을 한다.

c. 유문협착증은 2~4주된 신생아들이 구토 증상을 보이는 주된 요인이고 여자보다는 남자에게서 5배 이상 높다.

d. 유문협착증이 진행되면 탈수, 체중 감소, 영양실조, 전해질 불균형 등의 합병증이 동반된다.

2. 임상 증상

a. 초기: 신생아는 의식이 명료하고 매우 허기진 상태이나 약간의 탈수와 영양실조를 보인다.

b. 진행

① 유문 덩어리가 만져진다. 보통 올리브 같다.

② 연동 운동(왼쪽에서 오른쪽으로 유문을 향하여): 식후, 구토 전에 보인다.

③ 분출성 구토: 장기적이고 잦은 구토는 수분 전해질 불균형을 일으킨다.

④ 대사성 알칼리증: pH 7.45 이상

⑤ 칼륨 결핍: 3.5mEq/dL 이하

⑥ 수분 부족은 저장성이다(저나트륨혈증).

⑦ 짜증내고 무감동하다.

⑧ 피부 탄력성의 저하

⑨ 건조한 점막

3. 치료

a. 금식

b. 수분과 전해질 불균형을 교정하기 위한 정맥내 수액 주입

c. 포도당 교정

d. 만약 아동이 심하게 탈수되어 있다면, 교정은 24~48시간이 걸릴 것이다.

e. 유문근층 절개술(비정상인 수분과 전해질, 포도당의 교정이 이루어진 다음에 할 수 있는 최선의 치료 방법 중 하나): 비대해진 근육층으로 인한 폐색을 완화시켜 주는 외과적 시술이다.

H. 신생아의 용혈성 질환-Rh 부적합(동종면역)

1. 원인 요소

a. Rh 음성 산모가 Rh 양성 항원을 가진 태아의 적혈구에 대해서 항 Rh 항체를 생성하는 것이다.

b. 산모의 면역 글로불린 G(IgG)군의 항체가 태반을 통과하여 태아에게 용혈성 반응을 일으킨다.

2. 임상 증상

a. 출생 후 첫 24시간 내에 고빌리루빈혈증과 황달이 나타난다.

b. 용혈로 인한 빈혈이 나타난다.

c. 태아적모구증(미성숙한 적혈구[적혈구모세포]가 태아 순환계에 돌아다니는 것)

d. 태아 수종

① 태아적모구증의 가장 심각한 상태

② 진행되는 용혈반응으로 태아 저산소증, 심부전, 전신 부종이 생긴다.

③ 상태가 악화되면 자궁내 태아 수혈도 고려해 볼 수 있다.

④ 심낭, 늑막간, 복막간 공간내 삼출물과 호흡부전이 생긴다.

3. 치료

a. 모체 RhoGAM(RhIG): 다음 분만에 대비하여 매 분만 때마다 72시간 내에 근육주사 한다.

b. 광선 치료: 집중적인 치료로 4~6시간 내에 혈청내 총빌리루빈(total serum bilirubin, TSB)이 1~2mg/dL까지 떨어지게 한다. 혈청내 총빌리루빈 수치는 계속적으로 떨어지다가 교환수혈의 역치(Threshold)보다 낮은 수치를 유지해야 하는데, 이러한 상태가 되지 않는다면 치료는 실패한 것으로 간주한다.

c. 교환수혈은 빈혈을 교정하거나, 혈청 빌리루빈 수치를 낮추거나, 감작된 적혈구를 제거하기 위해 다음 사항에서 적용된다.

① 직접 쿰즈 검사(direct Coomb's test) 양성 반응 시

② 탯줄 헤모글로빈이 12g/dL 미만일 때

③ 만삭아에서 빌리루빈 수치가 20mg/dL를 초과할 때

④ 광선치료를 하고 있음에도 불구하고 빌리루빈 수치가 1mg/dL/hr 이상 증가될 때

⑤ 조산아의 경우 빌리루빈 수치가 15~16mg/dL 이상 시

⑥ 광선치료 실패 시

I. 신생아의 용혈성 질환-ABO 부적합

1. 원인 요소

a. 대부분의 신생아 혈액형 부적합은 산모가 O형이고 태아가 A나 B형일 때이다.

b. 산모의 항A 또는 항B 항체가 태반을 통과하여 태아의 적혈구 용혈을 일으킨다.

2. 임상 증상

a. 출생 후 첫 24시간 동안 황달이 나타난다. 용혈된 유착 세포가 말초혈관 내에 갇혀있다.

b. 출생 후 비결합 빌리루빈의 혈청 농도가 급격히 상승한다. 15~20mg/dL 또는 1mg/dL/hr 이상 상승한다.

c. 적혈구 용혈로 인한 빈혈: 심할 경우 창백하고 저혈량성 쇼크가 일어날 수 있다.

d. 간비장 비대증

3. 치료

a. 광선치료와 교환수혈의 적응증은 Rh 부적합일 때와 같다.

b. 일반적으로 교환수혈을 할 정도로 심하지 않고, 광선치료나 적혈구 수혈만으로 치료한다.

J. 저혈당증(혈당이 비정상적으로 낮은 수치)

1. 원인 요소

a. 포도당의 부적절한 섭취

b. 랑게르한스섬에서의 인슐린 과잉생산 또는 외인성 인슐린 과량 투여

c. 정맥내 포도당 용액 투여의 갑작스런 중단

d. 높은 포도당 요구와 낮은 포도당 저장: 대체로 급성 질환을 가진 영아에게서 발생한다.

2. 임상 증상

a. 혈당치: 40~45mg/dL 미만

b. 신경과민, 떨림, 단일수축

c. 기면

d. 무감동

e. 수유 또는 흡인(포유) 능력이 떨어지고 수유하기를 거부한다. 저혈당인 영아는 입으로 먹을 힘이 부족하다.

f. 저긴장성: 힘이 떨어지고 축 쳐져있다.

g. 과민성

h. 두통

i. 정신착란

j. 환각

k. 약하거나 고음의 울음소리

l. 오래되거나 심한 저혈당증(40mg/dL 이하)일 경우 경련이나 발작을 일으킨다.

m. 에피네프린의 분비 증가로 빈맥, 혈압 상승, 발한, 불안이 보여진다.

n. 신생아나 영아에 있어서는 저체온증이 나타난다.

o. 영아에서는 자기제어가 가능한 빠르고 불규칙적인 호흡 또는 무호흡을 보일 수 있다.

p. 발한, 청색증, 창백, 울혈성 심부전, 눈돌리기가 나타난다.

3. 치료

a. 출생 후 1시간 이내와 그 후 매 2~3시간마다 경구용 포도당을 주는데, 설탕보다는 분유나 모유의 형태로 준다.

b. 포도당 정맥 주입(보통 10% 용액을 주며 50%까지 줄 수도 있다)

① 보통 일시 주사로 먼저 주고, 그 후에 지속적 정맥주입을 한다.

② 혈당을 모니터한다.

③ 혈청내 포도당 농도의 생리적 요구량을 유지시키기 위해 필요하다.

④ 일혈을 예방하고 혈액 희석을 증가시키기 위해 중심 정맥관이나 큰 말초 혈관에 투여한다.

⑤ 고농축 포도당(완전 비경구 영양법[TPN])은 반드시 점차적으로 줄여나가야 한다.

⑥ 포도당 용액 주입의 갑작스런 중단을 최소화한다.

- 말초정맥 카테터를 적절한 시기에 다시 삽입한다(특히 신생아나 영아에서)
- 포도당 용액 주입 중단의 영향을 평가한다.
- 만약 필요하다면, 포도당 용액과 약물 주입 또는 수혈을 동시에 할 수 있도록 다른 정맥 주입경로를 확보한다.
- 영아의 스트레스를 최소화하기 위해 적절한 중성 환경 온도를 유지한다.

K. 살리실산염 중독(salicylism)

1. 원인 요소

a. 독성 수치의 혈청 살리실산염의 농도(원인으로는 aspirin, methyl salicylate, 서방정약, 장용피복 제제, 도포제가 있다)

b. 산모가 치명적인 양을 섭취한 경우

c. methyl salicylate(oil of wintergreen-노루말풀)의 과도한 국소 투여

d. 치료적 약물 오용: salicylate를 너무 자주 투여하거나 또는 잘못된 용량을 투여하거나 국소 도포제를 섭취한 경우

2. 임상 증상

a. 위장관계: 오심, 구토, 위장관 장애(과량의 살리실산염은 위장운동을 저하시킨다)

b. 대사: 고체온증, 저혈당증(소아에게서 더 흔함), 저칼륨혈증; 산-염기 균형이 깨져 호흡성 알칼리증과 대사성 산증이 단독으로 또는 동반되어 나타난다.

c. 호흡기계: 과다호흡, 과도환기, 폐부종

d. 탈수: 과도환기로 인해서 나타난다.

e. 신경계: 이명, 혼돈, 혼수, 경련

f. 신장계: 핍뇨

g. 간장계: 간염, 간기능 수치 변화

h. 혈액계: 저프로트롬빈 혈증, 출혈성(응고) 질환

i. 발한

j. 혈청 살리실산염 농도는 150mg/kg 보다 높다.

3. 치료

a. 위세척이나 구토 유발(활성탄(activated charcoal)이나 구토시럽의 투여) 또는 생리식염수 하제를 이용하여 더 이상의 살리실산염의 흡수를 막는다.

b. Acetaminophen의 해독제로 N-acetylcystein[NAC, Mucomyst]을 투여한다.

c. 등장성 수액을 20mL/kg/hr로 투여함으로써 적절한 순환 혈액량을 유지한다. 소아의 경우 대사성 산증을 교정하고 소변 알칼리화와 배설을 촉진하기 위해 유산염 링거액이나 중탄산염 나트륨이 필요하다.

d. 전해질 결핍을 교정하고 소변 알칼리화를 위해서 적어도 25mEq/L의 칼륨을 투여한다. 살리실산염 배설을 촉진하기 위해 소변의 pH는 7.5 이상 유지되도록 한다.

e. 신장기능이 케톤증을 교정하는데 적절하다면 포도당(5g/dL)도 투여한다.

f. 테타니 치료를 위해 글루콘산 칼슘을 투여한다.

g. 과다출혈을 예방하기 위해 비타민 K를 투여한다.

h. 소변 배출량을 늘이기 위해 삼투성 이뇨제를 투여한다(수분결핍을 관찰한다).

i. 적절한 정맥내 수액의 종류와 약물, 주입 속도를 결정하기 위해 혈액량과 나트륨, 칼륨, 중탄산염, 소변 pH, 동맥혈액가스분석을 모니터한다.

j. 중독 상태가 심할 경우에 혈액투석을 준비한다.

L. 낭포성 섬유증

1. 개요

a. 일종의 유전적 질환으로 지나치게 진하고 끈끈한 점막과 땀과 침의 비정상적인 분비가 특징적으로 나타나는 질환이다.

b. 분비물이 침전 혹은 응고되어 관이나 샘에서 응결을 형성해서 췌장이나 세기관지가 차츰 막히게 된다.

c. 박테리아 균체는 점막에 붙어서 감염을 일으킨다.

d. 이 질환의 수많은 이차적인 합병증은 실제적으로 신체의 모든 기관에 영향을 미치기 때문에 백인 소아, 청소년, 성인에게서 가장 흔하게 볼 수 있는, 치명적인 유전 질환이라 할 수 있다.

2. 원인 요소: 열성 유전 질환이며, 이 질환에 걸릴 경우에 췌장 결함과 폐질환을 보인다.

3. 임상 증상

a. 비정상적인 땀

① 나트륨과 염화물의 농도가 60mEq/L 이상일 경우 진단이 필요하다.

② 나트륨과 염화물을 재흡수하지 못하게 되면서 비정상적 염분소실과 탈수, 저염산혈증과 저나트륨혈성 알칼리증에 빠질 위험성이 증가한다(특히 주변온도가 상승하거나 열성경련이 있을 경우).

③ 영아는 수분 저장량이 제한되어 있고 상업적으로 판매하는 조제혼합유를 섭취함으로써 염분 섭취도 제한될 가능성이 커서 특히 더 위험하다.

b. 폐(진행성 만성 폐쇄성 폐질환): 대부분의 호흡기계 증상은 3세 무렵 나타나기 시작한다.

① 쌕쌕거리는 호흡, 호흡곤란

② 건조하고 객담 없는 기침

③ 세기관지와 폐포기관지의 폐쇄는 이차 감염과 재발성 폐렴을 유발시킨다.

④ 원통형 가슴: 폐포의 과도환기

⑤ 가스 교환 장애로 청색증과 곤봉형 손, 발가락이 생긴다.

⑥ 만성적인 부비동염, 코의 폴립(polyps)

⑦ 만성적 저산소증은 폐고혈압과 폐심장증으로 진전된다.

⑧ 피로

c. 위장관계

①분변 매복: 낭포성 섬유증에 걸린 신생아의 7~10%에서 끈끈한 분변이 소장에서 덩어리를 형성하여 장폐색을 유발한다.

②끈끈한 장분비물로 인해 통증과 복부팽만감과 구토 등의 증상을 경험하게 된다.

③ 췌장의 효소들이 막혀서 분비되지 않으므로 크고, 거품이 일고, 악취나는 대변(지방변)을 보게 된다.

④ 식욕이 왕성하고 식사를 함에도 불구하고 체중이 줄고 제대로 성장하지 못한다.

⑤지용성 비타민의 결핍으로 멍이 쉽게 생긴다.

⑥빈혈

⑦ 직장 탈출증: 가장 흔한 위장관계 합병증으로, 영아나 어린 소아들은 직장 주변을 지지해주는 지방층이 부족한데다 부피가 큰 변을 보기 때문에 자주 발생한다.

4. 치료

a. 흡입형 약은 수분과 나트륨의 재흡수를 막고 염화물이 분비되는 것을 촉진한다.

b. 흉부 물리요법: 체위 배액과 진동요법으로 객담 배출을 촉진시킨다.

c. 진단과 동시에 예방적인 경구 항생제를 투여한다.

d. 정맥 항생제 치료는 객담 배양검사나 민감성 검사 후에 급성 감염 증상이 있을 때 사용한다. 가장 흔한 원인균으로는 *Pseudomonas aeruginosa*, *Pseudomonas cepacia*, *Staphylococcus aureus*, *Haemophilus influenzae* 등이 있다.

e. 경구용 췌장 효소제를 투여한다.

f. 고단백, 고열량 식사, 수용성 비타민을 섭취한다.

g. 체중 증가가 불가능하다면 비경구 영양섭취를 한다.

h. 더운 날씨나 육체노동을 하고 있는 동안에는 전해질 보충 요법이 필요하다.

i. 폐 이식: 대체로 진전된 폐혈관 질환이 있거나 저산소증이 있는 소아에게 시행된다.

j. 유전자 치료 요법

M. 수막염

1. 개요

a. 뇌척수액을 포함하여 뇌막과 지주막하 공간에 다양한 정도의 조직 손상과 함께 염증, 삼출물, 백혈구 증가를 동반한다.

b. 1개월에서 5살 사이의 소아가 호발 연령이다.

2. 원인 요소

a. 감염의 가장 흔한 경로는 혈관을 통한 전염이다(예: 비강인두에서 대뇌에 혈액을 공급하는 바로 아래에 있는 혈관 쪽으로 퍼진다).

b. 개방된 상처를 통해 직접적으로 감염이 될 수 있다(예: 두개골 골절 또는 요골 천자).

c. 세균이나 화농균: 가장 흔한 원인균으로는 *Haemophilus influenzae*, *Streptococcus pneumoniae*, 또는 *Neisseria meningitidis*이 있고 그 외에 다른 세균도 원인균이다.

d. 무균적 감염(비세균성 혹은 바이러스성): 다양한 종류의 바이러스에 의해 감염된다.

e. 결핵성: tuberculin bacillus는 뇌막에서 좀 더 만성적인 감염을 일으킨다.

3. **임상 증상**(소아의 나이에 따라 다르다)

a. 갑작스런 발열, 오한, 두통, 구토

① 결핵과 뇌막염일 경우 증상은 점차적으로 발전하여 1~2주가 되면 증상들이 나타나기 시작한다.

② 초기 증상: 인후통, 전신 통증, 붉은 반점성 발진

b. 감각의 변화: 불안정, 불안, 권태감, 광선공포, 경련, 섬망, 환각, 공격적이거나 정신병적 행동, 기면, 혼미, 혼수

c. 설사, 체중 감소

d. 때때로 호흡기계나 위장관계 증상들이 선행되어 천천히 나타날 수 있다.

e. 목의 경직이 눈에 띄게 나타난다. 머리를 극도로 후굴시켰을 때 명확하게 나타난다(활모양 강직).

f. 말초 혈액순환이 잘 되지 않아서 차갑고 창백한 피부가 만져진다.

g. meningococcemia(수막 구균성 균혈증)일 때는 점상출혈과 자반이 나타난다.

h. meningococci나 *Haemophilus influenzae*에 의한 관절 침범이 생긴다.

i. 폐렴구균성 수막염(pneumococcal meningitis)에 의해 만성적으로 귀에서 배액이 된다.

j. *Escherichia coli*는 대개 지주막하 공간과 연결된 선천적인 피부굴(피부동)과 관련있다.

k. 신생아 황달이 보인다.

l. 영아와 어린 소아에 있어서 꽉 차있고 팽팽하게 돌출된 천문이 보인다(신생아에 있어서는 뇌막염의 후기 증상으로 나타날 수도 있고, 안 나타날 수도 있다).

m. 고음 또는 약한 울음소리

n. 식욕 저하 또는 약한 흡인력

o. 합병증이 동반되거나 증상들을 치료하지 않으면 심혈관계 허탈, 경련, 무호흡, 청신경 손상, 실명, 머리나 목, 얼굴 근육의 근력저하나 마비로 진행될 수 있다. 수막구균 패혈증은 심각한 패혈성 쇼크, 파종성 혈관내응고(disseminated intravascular coagulation, DIC), 다량의 양측성 부신 출혈로 특징지어진다.

p. 요추천자는 원인균에 대하여 양성으로 나온다(단백질 농도가 대개 증가된다).

q. 백혈구 수치가 증가한다.

r. 때때로 뇌척수액 배양검사에서 음성으로 나오더라도 혈액 배양검사에서 양성으로 나오기도 한다.

4. **치료**(비세균성 수막염은 주로 증상 치료 위주로 하고, 세균성 수막염은 응급상황으로 대처한다)

a. 감염 관리와 격리를 한다(세균성 수막염일 경우).

b. 근육통과 두통에 대해 Acetaminophen을 투여한다.

c. 수분 결핍을 교정하기 위해 적절한 수분공급을 해주되 뇌부종 예방을 위해 최소량의 수분으로 공급을 유지한다.

d. 환경적인 자극을 최소화한다(소음을 줄이고, 밝은 조명과 외부자극을 피한다).

e. 정맥으로 항생제를 투여한다. 원인균이 동정됨에 따라 항생제가 선택된다 (일반적으로 cephalosporins를 10일 동안 사용한다).

f. 상승된 두개내압을 줄인다.

g. Corticosteroid는 *Haemophilus influenzae*로 오는 수막염과 관련된 청력 상실을 줄이기 위해 사용한다.

h. 정주 치료는 항생제와 전해질, 항경련제를 투여하고 파종성 혈관내응고(DIC) 치료를 위한 Heparin 투여 뿐 아니라 저혈량성 쇼크를 관리하기 위해 되도록 빨리 시작한다.

i. 사지의 체온을 유지한다.

j. 빈혈을 교정(수혈)한다.

N. 겸상 적혈구 빈혈

1. 원인 요소

a. 정상 성인의 헤모글로빈(hemoglobin A[HbA])이 부분적으로나 전체적으로 비정상적인 겸상 헤모글로빈(hemoglobin S[HbS])으로 대체된 것이다.

b. 상염색체 열성 유전으로 주로 흑인에게서 발견된다(지중해 연안 지역에서는 드물게 백인에게서 보이기도 한다).

c. 탈수, 산증, 저산소증, 체온상승의 상황에서는 적혈구가 초승달이나 낫모양으로 찌부러진다.

d. 태아 적혈구가 오래 남아 있을수록 낫모양으로의 변화는 일어나지 않는다.

e. 출생 후 첫 해 동안 태아 헤모글로빈이 줄어들면서 겸상 적혈구와 연관된 합병증이 발생할 위험에 놓이게 된다.

2. 임상 증상

a. 합병증과 임상 증상은 주로 적혈구의 파괴가 증가되고 겸상 적혈구가 미세순환을 폐쇄시키면서 나타나는 결과이다.

b. 초기에 겸상 적혈구의 울혈로 인해 비장이 비대해진다.

c. 기능적 무비증: 5살 정도에 비장세포가 섬유 조직으로 대체된다. 비장의 세균 여과 기능과 포식세포를 분비하는 기능이 없어짐으로써 소아는 감염의 위험성이 높아진다.

d. 빈혈과 모세혈관 폐쇄로 인해 간의 부전과 괴사가 일어나고 결국에는 간경화가 된다.

e. 신장 허혈(사구체 울혈의 결과로 생긴다)로 혈뇨, 소변 농축 기능의 상실, 야뇨증 때로는 신증후군 같은 증상들이 나타난다.

f. 뼈의 만성적인 허혈로 골다공증, 골수염, 때때로 대퇴골두의 무균성 괴사가 나타난다.

g. 뇌졸중 또는 뇌혈관 사고는 주된 합병증이다.

① 그 외 신경학적인 증세로는 두통, 실어증, 전신쇠약, 경련 등이 있다.

② 혈액점성의 증가로 대뇌 혈전이 형성되면 시력장애나 마비가 올 수 있다.

h. 심근병증, 대상부전, 심부전

i. 운동능력 부족, 식욕부진, 공막황달, 담석증

j. 청소년기에는 혈관 폐색과 조직 허혈로 인해 만성적인 다리 궤양이 있다.

k. 전신적인 영향
① 발육 부전(키, 몸무게)
② 성 발달 지연
③ 생식력 저하
④ 소아가 성인기에 도달하면 성기능 발달과 키가 정상에 도달한다.

l. 초기 아동기에는 열과 팔, 다리, 배의 통증이 자주 재발할 수 있다.

3. 치료

a. 알려진 감염의 원인을 피한다.

b. 접촉이 많은 스포츠를 피한다(비장에 상처를 입는 것은 심한 내출혈의 원인이 된다).

c. 세포 대사를 감소시키기 위해 휴식을 취한다(에너지 소비와 산소 소모량을 최소화한다).

d. 혈액 희석을 위해 수분공급을 한다(경구 또는 정맥 주입).

e. 저산소증에 의한 대사성 산증을 교정하기 위해 전해질을 보충한다.

f. 복부와 관절 통증에 대해 진통제를 투여한다.

g. 빈혈을 치료하고 겸상 적혈구의 점성을 낮추기 위해 수혈을 한다.

h. 감염에 대해 적절한 항생제를 투여한다.

i. 심각한 위기 상황일 때는 산소요법을 한다. 지속적인 산소요법은 골수 활동을 떨어뜨려 빈혈을 더 악화시킬 수 있다.

j. 골수 이식과 적혈구 생성인자(erythropoietin) 투여도 고려할 수 있다.

O. 괴사성 장염(장의 급성 염증 질환으로 미숙아가 주된 위험요인이다)

1. 원인 요소

a. 정확한 발병기전은 알 수 없지만 대체로 조산아에게서 많다.

b. 신생아에서는 위장관계의 혈관 이상과 함께 장벽을 보호하는 점막 윤활제를 생산하지 못해 장관벽이 단백질 분해 효소에 의해 공격을 받는 경우 발생한다.

c. 원인불명의 장허혈이 있다.

d. 위장관계 방어기전이 미성숙하다.

e. 고장성 용액의 경구섭취로 인해 발생할 수 있다(예: 분유, 고삼투성 약).

f. 위장관계 세균이 증식한다.

2. 임상 증상

a. 대체적으로 처음 수유를 시작한지 4~10일 사이에 시작되지만, 증상이 발견되는 것은 빠르면 4시간이고 늦으면 30일이다. 만삭아들에 있어서 괴사성 장염은 대체로 생후 10일경 발생한다.

b. 팽만된(가끔 광택이 나는) 복부

c. 위정체

d. 혈변

e. 기면

f. 잘 먹지 못함

g. 저혈압

h. 무호흡

i. 구토(때때로 담즙이 포함됨)

j. 소변량 저하

k. 저체온증

l. 혈액검사 결과

① 빈혈

② 백혈구 감소증

③ 백혈구 증가증

④ 대사성 산증

⑤ 전해질 불균형

⑥ 심한 경우, DIC 또는 저혈소판증

3. 치료

a. 통증은 약한 정도에서부터 장이 천공되면서 오는 아주 심한 정도까지 여러 단계가 있다.

b. 경구 수유 중단: 금식

c. 비위 흡인으로 복부 감압

d. 복부를 사정하고, 복부 둘레를 측정, 기록한다.

e. 정맥으로 항생제를 투여한다.

f. 혈관 외액량 감소, 전해질 불균형, 산-염기 불균형, 저산소증을 교정한다.

g. 상태가 급격히 악화될 수 있으므로 활력징후를 자주 모니터한다.

h. 장벽내 기종과 장천공의 유무를 확인하기 위해 복부 X-ray를 자주 모니터한다.

i. 필요하다면 기계적 환기장치를 제공한다.

j. 장천공시에는 외과적 교정이 필요하다(절개와 문합술 또는 인공항문 성형술).

P. 사람면역결핍 바이러스(human immunodeficiency virus, HIV)와 후천적면역결핍 증후군(acquired immunodeficiency syndrome, AIDS)

1. 원인 요소

a. HIV type I은 후천적면역결핍증후군의 원인균이다.

b. 감염 경로는 성적 접촉과 비경구적으로 혈액에 노출 되었을 때(HIV에 감염된 사람과 직접적으로 혈액에서 혈액으로 접촉했을 때) 또는 HIV에 감염된 산모에게서 태어난 아기(자궁 내에서나 수유를 통해서)이다.

c. 면역억제는 CD4 T-세포의 감소로 인해 생긴다.

d. B-세포의 비정상적인 기능은 소아 HIV 감염의 초기에 명백하게 나타난다.

2. 임상 증상

a. 분만 전후 AIDS에 걸린 대부분의 소아들은 태어났을 때는 건강해 보이지만, 생후 18개월 이상이 되면 증상들이 나타난다.

b. 림프절병증

c. 재발되는 세균성 감염

d. 이차적인 암: 카포시 육종은 감염된 소아들 중 1% 미만에서 발견된다.

e. 혈액이나 조직검사를 통해 HIV로 확진된다.

f. CD4 T-임파구 수는 200cells/μL 미만이다.

g. 간비장 비대

h. 주폐포자충 폐렴(*Pneumocystis carinii* pneumonia(PCP)), 림프구성 간질성 폐렴(lymphocytic interstitial pneumonitis), 폐 림프구 증식 그리고 결핵을 포함한 재발되는 폐질환

i. 성장장애(HIV에 걸린 영아)

j. 만성 설사(HIV에 의해서 일차적으로 오거나 혹은 위장관계의 기회감염에 의해서 이차적으로 올 수 있다)

k. HIV에 걸린 소아의 75~90%에서 신경학적 증상이 나타난다.

① 발달 지연이나 운동기능 상실

② 뇌발육 저하(소뇌증이나 비정상적인 신경학 검사 결과)

l. 만성 칸디다증

3. 치료

a. 바이러스의 진행이 늦추어지도록 한다: 예방, 관리, 기회감염의 치료, 영양 보충

b. B-임파구 결핍에 대해 정맥으로 감마글로불린을 투여한다.

c. 주폐포자충 폐렴(*Pneumocystis carinii* pneumonia, PCP)에 대한 치료를 한다.

① Trimethoprim/sulfamethoxazole(Bactrim, Septra)

② Pentamidine isethionate

③ IV pentamidine: Bactrim에 민감하거나 부작용이 있다면 사용한다.

d. 영양 보충: 경구적 또는 완전 비경구 영양액으로 보충한다.

Q. 혈우병

1. 개요

a. 혈우병은 유전적이고 선천적인 혈액질환으로 혈액응고 인자가 없거나 기능부전으로 인해 혈액응고가 잘 안되고 쉽게 출혈이 되는 질환이다.

b. 인자 Ⅷ의 결핍으로 인한 것(hemophilia A, classic hemophilia)이 전체 혈우병 75%를 차지한다.

c. 혈우병 B(Christmas disease)는 인자 IX(혈장 트롬보플라스틴 성분)의 결핍으로 생긴다.

d. 혈우병 C는 인자 XI(혈장 트롬보플라스틴 전구물질)의 결핍으로 생긴다.

2. 원인 요소

a. X염색체 관련 열성 유전질환이다.

b. 질환의 1/3은 유전자 돌연변이에 의해 생긴다.

c. 대개 남자에게서 발병한다. 여자로부터 유전된다.

3. 임상 증상: 임상적 중증도는 다양하며, 혈장내 포함된 응고 인자의 정도에 따라 다르다.

a. 경한 경우(환자의 응고 인자는 정상 수치의 25~50%): 심한 외상이나 수술 시 출혈이 생기지만 자연적인 출혈은 일어나지 않는다.

b. 중등도의 경우(환자의 응고 인자는 정상수치의 5~25%): 중증도의 외상에 출혈이 발생한다.

c. 심한 경우(환자의 응고 인자는 정상수치의 1% 이하): 자연적인 출혈이 생길 수도 있고, 경미한 외상으로 인해 피하조직이나 관절(혈관절증), 근육으로 출혈이 생길 수 있다.

4. 치료

a. 출혈이 생긴 곳을 상승시키고 부동을 유지한다.

b. 응고 덩어리가 형성되도록 출혈 부위에 국소적인 압력을 준다.

c. 환자에게 부족한 혈액응고 성분을 보충해준다.

d. 특정 출혈을 집중적으로 관리하는 이차 예방법을 실시한다.

e. 일차 예방법

① 어린 소아를 위해 선택되어지는 치료 방법이다.

② 출혈을 예방하기 위해 일주일에 2~3회 관리를 함으로써 근육과 관절의 손상을 예방한다.

③ 집중 치료를 위해 이식 포트와 같은 혈관 접근 기구가 필요하다.

④ 가족들로 하여금 집에서 응고인자를 주사하는 방법을 배우도록 한다.

f. 최신 약물

① 인자 VIII와 IX의 재조합 상품

② 대부분의 인자 VIII 제품은 인체 알부민에 의해 안정화되었지만 궁극적인 목표는 인간으로부터 얻는 농축품을 쓰지 않는 것이다.

③ 약물 요법

- Desmopressin acetate: 인자 VIII 분비를 자극한다.
- Amicar: 경구 출혈에 쓰이는 항섬유소용해제이다.

R. 백혈병

1. 개요

a. 골수, 비장, 림프조직에서 미성숙한 백혈구가 자유롭게 증식되는 악성 질환이다.

b. 소아들은 일반적으로 두 가지 형태의 급성 림프성 백혈병과 급성 골수성 백혈병으로 나뉜다.

c. 급성(미성숙 세포) 백혈병의 임상적 진행 과정은 다른 모든 타입과 비슷하다.

2. 원인 요소: 발병의 증가에 여러 가지 요인이 관련되어 있지만 병리적 원인은 알려져 있지 않다.

a. 방사선 노출

b. 감염성 요인(예: 세균)

c. 화학적 요인(예: 벤젠)

d. 가족적 경향과 유전학적 영향(다운 증후군일 때 위험성이 높다)

e. 항암요법 약제(예: 알킬화 약물)

f. 골수 증식성 질환(예: 진성 적혈구 증가증, 골수 섬유증)

3. 임상 증상

a. 피로를 동반한 빈혈, 전신허약감, 창백

b. 열 또는 감염(과립백혈구 감소증, 호중성 백혈구 감소증에 의한 이차적인 증상)

c. 관절과 뼈의 통증(뼈 속에서 골수의 급속한 확산이 일어남으로 인해)

d. 림프절, 비장, 간의 부종

e. 혈소판 감소증(혈소판 수 감소)으로 인한 출혈 또는 점상 출혈

f. 식욕부진, 체중 감소

g. 막연한 복통(위장관계 염증 반응)

h. 신경학적 합병증으로 인한 두개내압 상승(백혈구 세포가 중추신경계 침범 시)

i. 빈맥, 더위를 못 견딤, 운동 시 호흡곤란(대사의 증가로 인해)

4. 치료

a. 항암요법, 여러 번의 채혈, 수혈, 항생제 투여를 위한 혈관 접근을 용이하게 하기 위해 중심정맥관을 삽입한다.

b. 고용량의 항암요법

c. 골수 이식

d. 전신 방사선 요법

e. 몸무게, 활력징후, 전혈구계산, 화학적 수치(정상치와 비교)를 측정한다.

f. 약물 부작용(항암요법의 잠재적인 독성 부작용)을 관찰한다.

g. 감염 치료와 예방(과립구 관찰)

h. 출혈을 조절하고 예방한다(혈소판 관찰).

i. 통증 감소를 위해 마취제나 진통제를 투약한다.

j. 적절한 영양공급(경구적 또는 비경구적)

S. 윌림즈 종양(Wilms' Tumor)

1. 개요

a. 일반적으로 신장 실질 조직에서 단독으로 발생하는 종양이다.

b. 막으로 된 주머니에 의해 신장으로부터 분리되어 구분된다.

c. 신장 실질에 위치한 신장 모세포로부터 시작된다.

d. 큰 종양은 몸의 중심선을 가로질러 주변 구조물까지 뻗쳐나가 장이나 하대정맥의 폐쇄를 일으킨다.

e. 선천적 기형과 연관이 있다.

f. 종양은 급격하게 자라나며 조직의 종류는 병리학적 상황에 따라 "호의적인 것(favorable)" 과 "비호의적인 것(unfavorable)" 으로 나뉜다.

g. 전이는 혈류를 통해 폐나 간으로 일어난다.

h. 종양은 림프관을 통해 후복막의 림프절로 퍼지기도 한다.

i. 종양이 다른 곳으로 퍼지거나 폐 색전을 일으킬 수 있으므로, 종양을 촉진하면 안된다.

2. 원인 요소

a. 소아암의 6%를 차지한다.

b. 3~4세가 최고의 호발 연령이다.

c. 예후는 질병의 단계와 세포의 조직학적 소견에 따라 다양하다.

d. 전체 생존률은 조직학적 소견이 "호의적인 형태" 이고 비전이성일 때 90%이다.

3. 임상 증상(처음 세가지 증상이 현저하게 나타난다)

a. 옆구리의 덩어리

b. 통증

c. 혈뇨

d. 고혈압

e. 열

f. 권태감

4. 치료

a. 수술(신장 절제술이나 발병된 쪽의 신장 제거)

b. 국립 윌림즈 종양연구 그룹 병기분류 시스템(National Wilms' Tumor Study Group staging system): 5단계로 질병의 정도를 나눈다.

c. 수술 후 항암이나 방사선 요법이 시작된다.

d. 장기간 혈관 접근기구가 필요한지를 사정한다.

e. 치료는 질병의 단계에 따라 시행한다.

f. 부모와 가족에게 교육과 지지를 제공한다.

T. 신경모세포종

1. 개요

a. 신경능선세포로부터 시작된 부드러운 고형종양이다.

b. 부신수질과 교감신경계의 전구물질이다.

c. 교감신경 조직이 발견되는 곳이면 어디든지 생길 수 있다.

d. 일반적으로 주로 종양이 생기는 곳은 복부, 부신 또는 척수 주위의 기저핵이다.

e. 일반적으로 주머니에 싸여 있고, 때때로 인접한 조직이나 기관에 침범한다.

2. 원인 요소

a. 잘 알려져 있지 않다.

b. 소아기의 가장 흔한 두개외 고형 종양이며, 가장 흔한 영아기의 종양이다.

c. 자연적인 종양 퇴화와 양성 종양으로 변해가는 특이한 현상 때문에 대다수는 발견되지 않는다.

d. 생후 12개월 전에 진단되고 초기에 발견되면 예후는 양호하다.

3. **임상 증상**(증상은 종양의 위치에 따라 다르다)

a. 만져지는 덩어리

b. 장이나 방광기능의 변화

c. 하지의 부종과 혈관 압박

d. 하지의 통증과 허약감

e. 감각 상실

f. 괄약근 조절 능력 상실

g. 목과 가슴의 덩어리와 관련된 증상은 다양하다.

4. **치료**

a. 신경모세포종의 국제적인 병기분류시스템(The International Staging System for Neuroblastoma)은 진단과 단계 분류, 치료에 대한 개념을 표준화 하였다.

b. 예후가 양호한 소아의 경우, 치료를 하지 않거나 최소한의 치료만 하거나 외과적으로 제거하기만 한다.

c. 치료는 질병 단계에 따라 단순 외과적 절제에서 부터 항암요법, 방사선 요법, 수술, 골수이식, 면역요법 등을 포함한 집중적 치료까지 단계에 맞춰서 나누어질 수 있다.

d. 약물요법은 다제제 화학요법을 동시에 또는 바꿔가며 사용하는 방법이 있다.

e. 장기간 사용가능한 혈관접근 기구의 필요성을 사정한다.

U. 담도 폐쇄증

1. **개요**

a. 간외 담관의 섬유화로 인해 담즙 흐름이 완전히 막힌 것이다.

b. 도관 담즙정체의 가장 흔한 형태로써 발병율은 출생아 중 1/10,000이며, 여아가 주류를 이룬다.

c. 폐쇄로 인해 담즙이 십이지장으로 가는 것을 막는다.

d. 소화와 지방 흡수가 잘 되지 않고, 이로 인해 지용성 비타민과 비타민 K가 결핍이 되고 출혈 경향이 생긴다.

e. 담즙이 관이나 담낭 내에 축적되고 간내의 관까지 진행되어, 만약 담즙의 흐름이 제대로 되지 않는 상태가 지속되면 담도 경화증과 결국에는 사망까지 간다.

2. **원인 요소**

a. 잘 알려져 있지 않다.

b. 여러 가지 이론이 있다.

c. 담관의 손상으로 인한 폐쇄로 담도 폐쇄증으로 된다.

d. 염증반응에 의해 발생될 수 있다.

e. 자궁 내 환경적인 요인에 의한 손상이거나 선천적으로 담관이 잘 생성되지 않음으로 인해 발생할 수 있다.

3. 임상 증상

a. 출생 시에는 정상적으로 보이지만, 미세한 임상적 증상을 보인다.

b. 생후 첫 주에 지속적인 황달이 나타난다.

c. 직접 빌리루빈의 점진적인 증가로 피부색이 초록빛을 띤 청동색이 된다.

d. 대변색은 점토색에서 창백해진 다음 노랗게 햇볕에 그을린 색으로 점차 변한다.

e. 담즙의 분비로 인해 소변색은 어두워진다.

f. 2~3개월 동안 간은 경화되고 다른 합병증과 함께 간문맥고혈압으로 진전된다.

g. 응고능력의 변화로 출혈과 빈혈이 생길 수 있다.

4. 치료

a. 치료받지 않은 상태로 살 수 있는 기간은 2년 이하이다.

b. 간외 담도관을 절제해 내거나 간 문맥 창자연결술을 포함한 외과적인 중재가 필요하다.

c. 담즙 배액이 잘 되어 외과적 중재가 성공하는 비율은 45~85%이다.

d. 예후는 생후 2개월 전에 외과적 중재를 시행했을 때가 가장 좋다.

e. 외과적 중재가 실패했을 때의 다른 치료 방법으로는 간이식이 있다.

f. 가족에게 전반적인 지지와 교육이 필요하다.

g. 영양 요구

① 대사 때문에 정상 칼로리의 1.5~2배의 칼로리가 필요하다.

② 위에 가해지는 압력과 복수로 인해 먹기가 힘들다.

③ 적절한 칼로리 요구량을 충족시키기 위해 비경구적 영양법이 필요할 수도 있다.

4 약리학

A. 약물 투여: 특이 고려사항

1. 신생아/영아는 성장과 기관의 성숙 등의 이유로 약물동태학이나 약물 효력, 약물 부작용이 역동적이다.

2. 발달에 따른 약리학과 관련된 지식의 결핍으로 인해 두 가지 타입의 독성작용으로 나타나는 치료적 실패가 올 수도 있다.

a. 약물 대사나 배출 과정의 미숙으로 인한 독성

b. 피하조직으로 흡수되어 생기는 독성

3. 약물 동태학과 약물역학에 연령이 어떤 효과를 주는지에 대해 고려해야 한다.

a. 흡수(위장계, 근육, 피하)는 연령에 따라 다양하다.

b. 분포: 신체수분량의 비율(%)과 체표면적은 약물 분포에 영향을 준다.

c. 단백질 결합: 신생아는 성인에 비해 결합력이 떨어진다.

d. 대사: 신생아는 성인보다 더 낮은 속도로 약물을 대사한다.

e. 배설: 신장 기능은 나이에 따라 증가한다.

4. 환아에 있어 몸무게 변화는 흔하게 일어나는 일이며 이는 약물 분포에 영향을 준다.

a. 몸무게가 10~20%정도 변하게 되면 약물 투여량을 다시 계산해야 될 수도 있다.

b. 체액이 균형을 이룰 때까지 생후 1주 동안은 매일 측정하는 체중보다 태어났을 때의 몸무게를 기준으로 주입될 약물과 수액을 계산하는 것을 권장한다.

c. 부종이 심하거나 심하게 아픈 영아나 소아는 건조중량(dry weight)을 추정하여 약물 계산을 한다.

5. 소아에게 약물을 투여할 경우에는 대개 몸무게(kg)나 체표면적(nomogram)을 기준으로 계산한다.

a. 주입량은 보통 몸무게를 나타내는 단위인 mg/kg 혹은 μg/kg를 사용하기를 권장한다.

b. 체표면적(BSA)는 평방 제곱으로 나타낸다(m^2): 소아 항암요법을 할 때 가장 많이 쓰는 계산 방법이다.

c. 의사는 주입 속도를 계산할 때 투여량이 μg/kg/min 인지 mg/kg/min인지 알아야 한다.

d. 신생아나 영아에게 주입되는 용량은 보통 0.1mm나 0.1mg을 쓴다.

e. 제조된 약물의 농도는 때때로 성인 투약용으로 제조되어 너무 고농도이기 때문에 적은 용량을 주기에는 정확한 농도를 측정하기 힘들므로 희석해서 쓰는 것이 좋다.

① 약물 용량이 0.1mL 이하면 1 : 10으로 희석한다.

② 약물 용량이 0.01mL 이하면 1 : 100으로 희석한다.

③ 부주의한 과용량 주입을 방지하기 위해서 주사기에 사강을 만들어 주는 두개의 주사기를 이용한 희석 방법(A two-syringe dilution technique)을 사용한다.

6. 소아 사용으로 승인된 약물만 사용한다. 2세 이하의 소아는 방부제 없는 약을 사용한다.

B. 소아 약물 투여 방법

1. **정맥주사 밀어넣기/일시주사 방법**: 정맥에 약물을 직접 투여한다(1~5분간).

2. 라인 안에 눈금이 있는 챔버(뷰렛) 사용 방법

a. 약물은 뷰렛 안에 있는 적합한 용액에 섞여서 주입된다.

b. 주로 소아과용 세트를 사용한다.

c. 일반적으로 신생아와 영아에게는 주입 속도가 너무 느리기 때문에 권장되지 않는다.

d. 약물은 일차 수액에 적합해야 한다.

3. 주사기용 펌프 사용방법

a. 약물을 넣은 1~60mL의 주사기가 환자에게 가깝게 연결된 저용량 튜브에 부착되어서 처방된 속도대로 약물이 주입된다.

b. 약물 주입을 조절하기 쉽고 저용량이나 과용량 투여의 위험성을 줄이기 때문에 가장 선호하고 정확한 방법이다.

c. 다음 경우에 권장된다.

① 약물을 지속적으로 주입할 경우

② 5mL 이상의 용량을 주입할 경우

③ 처방된 시간 이상으로 주입해야 할 경우

4. 역행방법

a. 보통 1ml 이하이며 끝에 있는 stopcock(마개)이 일차주입세트와 연결되어 있는 특수 역행 튜브를 사용한다.

b. 약물을 투여하기 위해서는

① 환자에게 가장 가까운 포트에 약물이 들어있는 주사기를 연결한다.

② 빈 주사기는 환자에게서 먼 포트에 연결한다.

③ 환자와 가까이 있는 포트 사이의 튜브를 잠근다.

④ 약물을 환자에게서 먼 쪽의 튜브로 주입하면 그만큼의 수액량이 빈 주사기로 역행해서 들어간다.

⑤ 2개의 주사기를 모두 제거하고, 튜브를 열고, 약이 원래의 주입속도 대로 들어가게 한다.

c. 이 방법은 약을 주입할 때 마다 추가로 수액이 주입되면서 수액이 과용량 투여가 되는 위험성을 줄이기 위해 영아에게 자주 사용된다.

5 정맥주사 용품과 장비

A. 주입 장비

1. 주입 조절 장치: 전자식 주입 장치

a. 펌프

① 0.1mL까지 주입 속도나 용량을 조절할 수 있다.

② 조작 방지 기능이 있다. 소아가 함부로 조작하는 것을 막는다.

③ 소아 환자를 위해 다양한 압력 제한 장치와 알람 기능이 있다.

④ 안전한계선 이하로 떨어지면 폐쇄 알람이 울리도록 되어 있다.

⑤ 중력에 의한 자유로운 흐름이 되는 것을 차단하도록 설계되었다.

⑥ 주사기 펌프는 소아의 간헐적 또는 지속적 주입을 위해 자주 사용되는 대중적인 용량 펌프이다.

b. 기계적인 제어 장치는 소아나 영아에게 주입 시 정확도가 확실히 보장되지 못하므로 사용을 권장하지 않는다.

c. Elastomeric(탄성) 주입장치는 움직임이 많은 소아와 가족이 사용하기에 편리하다.

2. 수액 용기

a. 소아의 연령과 신체 크기에 기초를 두고 24시간 동안 필요로 하는 용량 이상이 포함되지 않게 한다.

b. 손상 위험성을 줄이기 위해 유리보다는 플라스틱으로 된 것을 사용하는 것이 좋다.

3. 주입 세트

a. 주입 속도가 100mL/hr 이하로 주입되는 소아의 경우, 만약 전자주입 장치나 다른 용량 조절 방법이 없다면, 용량 조절 세트(50-,100-,150-mL 크기)를 사용하는 것이 좋다.

b. 주입방울

① 미세 점적장치(Microdrip: 60 gtt/mL)와 미세구멍 튜브는 영아나 소아에게 권장된다.

② 거대 점적장치(Macrodrip)는 많은 용량이나 빠른 주입을 해야 할 때 필요하다.

4. 필터(성인과 동일하다. 1장 [기술과 임상적용] 참조)

5. 부수적인 연결 장치(성인과 동일하다. 1장 [기술과 임상적용] 참조)

6. 고려사항

a. 라텍스 없는 환경을 제공하기 위해 주의를 해야 한다.

b. Di(2-ethylhexyl) phthalate(DEHP)가 포함되어 있지 않은 PVC로 된 장치(수액용기, 주입세트, 제대 카테터 등)를 사용함으로써 DEHP에 노출될 위험성을 줄이게 한다. DEHP는 의료장비로부터 수액 속으로 빠져 나와 소아 환자는 고농도의 DEHP의 유해한 농도에 노출될 수 있다.

c. 가능하다면 연결관을 안전하게 하기 위해 Luer-Lok 연결장치를 사용한다.

B. 혈관 접근 기구(Vascular Access Devices, VADs)

1. 말초(짧은) 카테터: 다음의 사항을 제외하고 성인과 유사하다.

a. 하지와 두피도 유용한 삽입 위치로 사용된다(1장 [기술과 임상적용] 참조).

b. 스틸로 된 나비 바늘 세트는 쉽게 이탈되고, 이로 인해 소아가 다칠 수 있으므로 사용을 피해야 한다.

2. 말초정맥 카테터: midline, 성인과 동일하다(1장 [기술과 임상적용] 참조).

3. 중심정맥 카테터: 성인과 동일하다(1장 [기술과 임상적용] 참조)

a. 장기간 치료하는 동안 영아와 소아는 성장을 하게 되면서 카테터 끝의 위치가 달라질 수 있으므로 주기적인 재확인이 필요하다.

b. 말초삽입 중심정맥관(peripherally inserted central catheters, PICC): 부가적인 삽입 부위가 이용 가능하다.

4. 골수 내

a. 큰구멍의 골수 내 바늘이 허탈되지 않는 정맥인 장골의 골수강(성장판으로부터 1inch 떨어진 곳)에 삽입된다.

b. 6세 이하의 소아에게 정맥 확보가 어려운 응급 시에 접근 부위로 사용된다.

c. 골수 내 삽입 바늘은 단기간 사용하고 24시간 이상 유지하면 안된다.

d. 일단 적절한 혈관확보가 되면 골수 내 삽입 바늘은 제거해야 한다.

5. 제대 카테터

a. 3.5, 5.0 또는 8.0 FR.의 유연하고 단단한 내벽을 가진 방사선 불투과성의 제대 카테터로 단독 또는 여러 개가 제대 동맥이나 정맥으로 삽입된다.

b. 중환자 신생아에게 혈관 확보와 혈압, 동맥혈 가스분석을 제공한다. 교환수혈 시 사용할 수도 있다.

c. 삽입하는 것은 의학적 행위로 의사나 교육받고 기술이 유능한 공인된 자격을 지닌 간호사(RN)에 의해 시행되어져야 한다.

d. 제대 정맥 카테터(UVC): 한개의 제대 정맥에 삽입한다.

① 카테터의 위치는 정맥관과 간정맥의 위쪽이고 좌심방 아래쪽에 있는 하대 정맥이다.

② 카테터 크기는 몸무게와 임상적인 상태에 따라 결정된다.

③ 약물이나 주사 용액을 주입할 때는 주의하여 투여한다. 만약 카테터 끝의 위치가 잘못되어 있다면 약물이나 수액은 바로 간으로 가서, 잠재적으로 괴사를 생기게 할 수도 있다.

④ 제대정맥 카테터는 되도록 빨리 제거되어야 하지만 무균적으로 잘 관리한다면 14일까지 사용할 수 있다.

⑤ 합병증으로는 출혈, 감염, 공기 색전증, 부정맥 등이 있다.

e. 제대 동맥 카테터(UAC): 두 개의 제대 동맥에 삽입한다.

① 제대동맥 카테터는 하행 대동맥에 위치하는데, 카테터의 끝이 T_6~T_9에 있는 상행 카테터가 L_3~L_4 사이에 위치한 하행 카테터보다 더 선호된다.

② 투약 시에는 약이 바로 주요 동맥(예: 신동맥)으로 주입될 수 있기 때문에 많은 주의를 기울여야 한다.

- 혈관 수축을 일으키거나 화학적으로 자극적이거나, 아주 고삼투성인 약은 제대 동맥 카테터로 주입하는 것을 권장하지 않는다.
- 잠재적인 위험성 때문에 약물주입이나 비경구 용액의 주입경로로 제대 동맥 카테터는 최후에 선택할 수 있는 곳이다.

③ 제대 동맥 카테터의 최적 사용기간은 5일이다.

④ 합병으로는 출혈, 색전, 감염, 허혈, 부정맥 등이 있다.

f. 간호와 유지

① 삽입 길이는 표준화된 그래프나 회귀공식에 의해 결정된다.

② 모든 약물이나 용액을 주입하기 전에 반드시 카테터 끝의 위치를 확인해야 한다.

③ 위치가 확인되면 카테터는 봉합이나 테이프 연결에 의해 고정되어야 한다.

④ 제대 카테터는 카테터 관련 혈행성 감염이나, 정맥의 기능 부전, 색전의 증상이 보이면, 주입을 중단하고 제거해야 한다.

⑤ 정맥 기능 부전이나 혈전증을 나타내는 하지와 둔부의 색깔 변화와 청색증이 있는지를 자주 관찰해야 한다.

⑥ 제대 부위에 출혈이나 원래의 삽입 부위에서 빠져나와 길이의 변화가 있거나 감염 등이 있는지 자주 모니터한다.

⑦ 색전 형성을 나타내는 부종이나 말초맥박, 호흡상태를 모니터한다.

⑧ 카테터로부터 혈류 귀환이 잘 되는지와 모니터상의 파형을 잘 관찰한다. 약하고 느린 혈류 귀환은 혈전을 나타내는 것일 수 있다.

C. 특정 고려사항

1. 정맥혈관 접근 기구는 건강관리팀, 가족, 보호자, 소아(경우에 따라)를 모두 포함한 여러 전문 분야의 과정을 통해 선택되어져야 한다.

2. 안전하고 효과적인 주입 치료를 위해서는 신체적인 사정 뿐만 아니라 소아의 활동 상태와 발달과정도 중요하게 고려되어져야 한다.

3. 소아의 해부학적 혈관 위치는 성인과 거의 같다. 비록 소아의 신체와 혈관의 크기로 인해 접근하는 것이 어려울 수도 있지만 더 어린 소아에 있어서는 부가적으로 하지와 두피정맥도 이용할 수 있다는 장점이 있다.

4. 신생아(만삭이나 조산아 모두)에서 삽입부위와 장치를 선택할때는 특별히 더 신중해야 한다. 혈관이 작고, 미성숙하고, 터지기 쉽고, 연약하고, 접근하는데 제한되어 있기 때문이다. 만약 치료 기간이 6일 이상이면 midline이나 PICC의 사용을 고려해야 한다.

6 정맥천자

A. 부위 선택

1. **말초(상지)**: 성인과 동일하다.
   a. 손: 손등정맥그물
      ① 영아에 있어서는 과도한 피하 조직으로 인해 삽입이 힘들 수도 있다.
      ② 손가락 정맥: 다른 부위에 삽입하기 힘들면 사용하기도 하지만 쉽게 침윤된다. 영아일 경우는 너무 작다.
   b. 전완: 유아의 경우 이 혈관은 피하조직 때문에 잘 보이지 않고 접근하기 힘들다.
   c. 전주와(팔오금): 부요측피정맥; 소아에게 쉽게 촉지되지 않을 수 있다.
   d. 상완(액와 아래)
      ① 척측피정맥: 상완에 있는 가장 큰 혈관이며, 흉부 혈관으로 가는 곧은 통로이다.
      ② 요측피정맥: 척측 피정맥보다 작다; 상완과 흉부의 여러 가지 다양한 혈관으로 간다.
      ③ 상완정맥: 척측 피정맥 근처에 있다; 중심 정맥관을 삽입하기 위해 혈관외과의사가 선호하는 부위이다.

2. **말초(하지)**: 걷는 나이가 되기 전에 사용한다; 큰 혈관으로 촉지하기 쉽다.
   a. 대복재정맥: 다리의 심부정맥과 연결된 분기점 가까이에 위치한다.
   b. 소복재정맥
   c. 발(중족정맥)
      ① 발등정맥그물
      - 연령이나 질병과 관련된 변화로 인해 쉽게 촉지되지 않을 수 있다.
      - 순환 부전과 관련된 합병증이 생길 수 있고, 관절부위는 고정하기 힘들다.
      ② 발의 내측과 외측 모서리
      - 혈관이 클 수도 있다.
      - 쉽게 보이고 만져진다.
   d. 오금정맥

3. **두피 정맥**: 18개월 전에 사용된다.
   a. 단점
      ① 항암요법이나 그 밖의 발포제를 투여할 수 없다.
      ② 종종 고정하기 힘들고, 만약 머리카락이 있다면 제거하여야 한다.
      ③ 쉽게 침윤된다.
      ④ 안전하지 못하다.
      ⑤ 가족의 불안이 증가된다.

b. 장점

① 혈관이 쉽게 팽창된다.

② 아주 잘 보이고, 판막이 없으며, 삽입 시 혈관 손상 위험성이 적다.

c. 이용 가능한 부위

① 얕은 관자 정맥: 귀 앞에 위치한다.

② 뒤통수정맥

③ 전두 또는 이마정맥: 이마 중간에 위치한다.

④ 뒤귓바퀴정맥(후이개)

⑤ 눈확위정맥(안와상)

⑥ 후안면 정맥

4. 제대

a. 제대혈관은 3개이다: 2개의 동맥과 1개의 정맥이 있다.

b. 제대동맥: 두꺼운 벽으로 된 작은 지름의 관이다.

c. 제대정맥: 얇은 벽으로 된 큰 지름의 관으로 카테터를 삽입하기 쉽다.

d. 일반적으로 생후 4일까지 삽입이 가능하다.

5. 중심: 카테터 끝의 위치는 상대정맥이나 하대정맥에 있다.

a. 경정맥(두개의 내경정맥과 외경정맥이 있다)

① 영아에게는 외경정맥을 더 많이 사용한다.

② 목이 굵고 짧아서 접근하기가 힘들 수 있다.

③ 목의 움직임과 고정의 어려움으로 합병증이 증가한다.

b. 신생아, 영아, 어린 소아에게 있어서 말초삽입 중심정맥관 삽입부위로 유용한 부가적인 부위는 다음과 같다.

① 카테터 끝의 위치가 하대정맥인 경우

- 대, 소 복재 정맥
- 대퇴정맥
- 하지의 오금정맥

② 카테터 끝의 위치가 상대정맥인 경우

- 액와정맥
- 표재성 측두정맥(얕은 관자정맥)
- 외경정맥
- 후이개정맥

6. 골내(1장 [기술과 임상적용] 참조)

B. 시술로 인한 통증 관리

1. 사정

a. 통증은 시술하는 동안과 시술 후에 규칙적인 간격으로 사정되어야 한다.

b. 발달 연령을 고려한다.

c. 육체적, 행동적인 신호가 통증의 객관적이고 유용한 지표이다.

d. 심박동수의 변화와 산소 포화도의 감소를 포함하여 통증에 대한 일반적인 신체 반응을 사정한다.

e. 통증을 느낀다고 할 수 있는 일반적인 행동반응으로는 얼굴 움직임과 울음, 몸의 움직임 등이 있다.

f. 의사 표현을 하지 않는것이 환아가 통증을 느끼지 않는다는 것을 의미하지는 않는다.

g. 비록 행동이나 신체적 증상이 없더라도 성인에게 일반적으로 통증을 유발한다고 여겨지는 상황은 환아에게도 통증을 유발한다고 가정할 수 있다.

h. 통증을 사정할 때는 유용하고 신용할 만한 다양한 도구를 사용해야 한다.

i. 약물과 중재는 처치 후에 예상되는 통증의 기간과 소아, 처치의 종류에 따라 특별하게 맞추어져야 한다.

2. 통증 관리 기술

a. 비약물적: 발달단계에 맞추어 적용한다.

① 신생아와 영아기: 포대기, 억제대, 감싸 안기, 안정감을 위한 빨기, 조명을 어둡게 하고 소음을 줄이는 등의 환경적 변화

② 유아: 말로써 안심시키기, 부모들은 아동을 차분하고 부드러운 어조로 지지해 줄 수 있다.

③ 학령전기: 기분전환(오락이 되는 활동), 부모들의 지지

④ 학령기: 주의 환기, 기분 전환, 오락, 부모들의 지지

b. 약물적

① 아편유사약물: 중증도나 심한 정도의 통증이나 지연되는 통증이 있을 시 사용한다.

② 국소 마취

- 정규적으로 사용하는 것은 아니다: 국소마취에 알러지가 있거나 민감할 경우 금기이다.
- 의사의 처방이 필요하다.
- 국소마취가 처방되거나 요구되면 병원에서는 최소한으로 침습적이고 위험성을 줄이는 방법을 우선적으로 고려해야 한다.

③ 주사 마취

- 리도카인
- 중화 리도카인: 2% 리도카인이 중탄산 나트륨에 중화된 형태

④ 경피 마취 크림

- EMLA(리도카인과 프리리도카인 마취제의 공정화합물): 말초 혈관 접근 기구나 포트 삽입 전에 쓸 수 있다. 시술 60분 전에 미리 발라야 한다. 제태 기간이 36주 이상된 영아에게서 사용한다.
- 이온삼투요법: 약물 전달 방법은 진피에 마취를 유도하기 위해서 충전된 약물 (Iontocaine-리도카인 2%와 에피네프린을 1 : 100,000으로 혼합한 외용액)을 외부의 작은 전류를 사용해 물에 녹여 피부에 전달하는 방법이다.
- ELA Max(4% 리도카인): 국소마취크림이다.

C. 삽입 기술

1. 정맥천자의 실제적인 방법은 성인과 같지만 특정 기술은 성공적인 정맥천자에 도움을 준다.

2. 정맥내 처치를 하는 동안에는 항상 도와줄 다른 사람이 필요하다.
3. 시술동안 체온유지를 하는 방법에는 열램프, 보육기, 방사 온열장치, 모자, 덮개 등이 있다.
4. 찾기 힘든 혈관의 위치를 찾기 위해 따뜻한 물수건이나 Cold light(냉광), 섬유 광학 투과조명 장치를 사용한다. 소아의 피부에 화상을 일으키지 않도록 아주 조심한다.
5. 신생아나 영아에 있어 토니켓 사용의 필요성을 평가한다; 연약한 혈관이 터지는 것을 막기 위해 토니켓 대신 손가락으로 부드럽게 압력을 줄 수도 있다.
6. 만약 토니켓이 필요하다면, 고무 밴드 한 개 또는 라텍스 없는 튜브를 작게 잘라 사용한다.
7. 피부 통합성을 유지한다. 신생아들의 경우 더 중요하다.
   a. 테이프 같은 접착제제는 최소한으로 사용한다.
   b. 표피가 벗겨지는 것을 방지하기 위해 테이프는 부드럽게 제거한다.
   c. 용제와 접착제의 사용을 피한다.
   d. 피부에 흡수되는 것을 막기 위해 일단 처치가 완전히 끝난 뒤에는 멸균 증류수나 식염수를 사용하여 소독액을 완전히 닦아야 한다.
   e. 요오드 팅크는 갑상선 기능에 영향을 줄 수도 있으므로 사용을 제한한다.
   f. 알코올 사용은 조산아에게 있어서 피부를 건조하게 하고 화학적인 화상을 일으키므로 사용을 피한다.
8. 정맥주사 부위를 많이 건드리지 않는 것이 중요하다는 것을 아는 정도의 인지력을 갖지 못하는 어린 소아들의 경우에는 특히 안전하게 고정하는 것이 중요하다.
9. 정맥천자 시술은 부모에게 충분히 설명되어져야 한다; 특히 두피정맥을 천자할 때 더 중요하다. 천자를 위해 자른 머리카락을 간직할 수 있도록 준다.
10. 두피정맥 삽입 시 심장으로 향하게 아래로 삽입한다.
11. 정상 관절 자세를 유지하면서 사지에 단단히 고정하며, 꼭 필요할 때만 정맥주사 패드부목을 사용한다.
12. 소아가 주변환경을 깨달을 수 있는 발달 상태가 되면 정맥내 처치는 치료실에서 시행하도록 하여, 소아의 병실이나 침대가 침습적인 처치를 하지 않는 "안전한" 장소로 남아 있도록 한다.
13. 혈관 막힘을 방지 하기 위해 혈관 접근 기구를 안전하게 고정한다.

D. 간호와 유지

1. 합병증 발생 가능성을 줄이기 위해 자주 사정하고 관찰한다(신체적 상태, 주입 부위, 기구).
2. 수액 주입량이 과부하 되지 않도록 주입 속도를 자주 관찰한다.
3. 중심정맥관 삽입 후 성장으로 인해 카테터 끝의 위치나 카테터의 교체가 필요한지 주기적인 재확인이 필요할 수 있다.
4. 주입 부위는 쉽게 볼 수 있어야 하며 감는 붕대로 삽입 부위 주위를 절대 감으면 안된다.
5. 합병증(예: 정맥염과 침윤)이 없다면 말초 정맥 카테터는 정맥주입 치료가 완전히 끝날 때까지 유지해야 한다.

6. **삽입 부위의 상태나 교환하지 않은 이유를 챠트에 기록해야 한다.**

7. **카테터 부위 소독 방법**: 드레싱을 교환했을 때의 이점보다 카테터가 빠질 위험성이 더 큰 환아들을 제외하고는 투명한 드레싱 교환은 적어도 7일마다 시행해야 한다(질병통제센터-Centers for Disease Control, 2002)

8. **혈관 접근 기구의 추가 고정장치는 안전한 수단으로 고려되어져야 한다.**

9. **정맥주사 부위의 테이프를 자르기 위해 가위를 사용해서는 절대 안된다.**

10. **보호자와 소아에게 소아의 발달단계에 맞는 가정 정맥주입 치료를 위한 교육이 제공되어져야 한다.**

참고문헌

Betz, C. L., & Snowden, L. A. (Eds.). (1996). *Mosby's pediatric nursing reference* (3rd ed.). St. Louis: Mosby.

Centers for Disease Control and Prevention. (2002). Guidelines for prevention of intravascular catheter-related infections. *Morbidity and Mortality Weekly Report,* 51(No. RR-10), 1–29.

Coleman, M., Kolawole, S., & Smith, C. (2002). Assessment and management of pain and distress in the neonate. *Advances in Neonatal Care, 2*(3), 123–139.

Damiano, M. L. (2002). Biotechnology in the treatment of hemophilia. *INS Newsline, 24*(5), 10–11.

Frey, A. M. (2001). Intravenous therapy in children. In J. Hankins, R. A. Lonsway, C. Hedrick, & M. B. Perdue (Eds.), *Infusion therapy in clinical practice* (2nd ed., pp. 561–591). Philadelphia: W. B. Saunders.

Gunderson, L. P., & Kenner, C. (Eds.). (1995). *Care of the 24–25-week gestational age infant:* Small baby protocol. Petaluma, CA: NICU Ink.

Intravenous Nurses Society. (2000). Infusion nursing standards of practice. *Journal of Intravenous Nursing, 23*(Suppl. 6), S1–S88.

Kenner, C., Wright Lott, J., & Applewhite Flandermeyer, A. (Eds.). (1998). *Comprehensive neonatal nursing: A physiologic perspective* (2nd ed.). Philadelphia: W. B. Saunders.

Petit, J., & Mason Wycoff, M. (2001). Peripherally inserted central catheters: Guideline for practice. Document 1221. Glenview, IL: The National Association of Neonatal Nurses.

Siberry, G. K., & Iannone, R. (Eds.). (2000). *The Harriet Lane handbook: A manual for pediatric house officers* (15th ed.). The John Hopkins Hospital. St. Louis: Mosby.

U. S. Environmental Protection Agency. (2000). Frequently asked questions about mercury thermometers. [Retrieved online 10/24/02]. Available: http://www.epa.gov/glnpo/bnsdocs/hg/thermfaq.html

Walden, M. (2001). *Pain assessment and management: Guideline for practice.* Document 1222. Glenview, IL: The National Association of Neonatal Nurses.

Whaley, L. F., & Wong, D. L. (1995). *Nursing care of infants and children* (5th ed.). St. Louis: C. V. Mosby.

Wright, A. (1996). Reducing infusion failure: A pharmacologic approach—a review. *Journal of Intravenous Nursing, 19*(2), 89–97.

Zenk, K. E., Sills, J., & Koeppel, R. M. (1999). *Neonatal medications and nutrition: A comprehensive guide.* Santa Rosa, CA: NICU Ink.

수혈요법
Transfusion Therapy

1 면역혈액학

A. 정의: 혈액에서 발견되는 항원, 항체와 관련된 면역 체계와 면역반응에 대한 연구이다.

1. 항원

a. 항원은 적혈구의 표면에서 발견된다.

b. 항원은 유전된다.

c. 항원은 당단백이나 당지질이다.

d. 항원은 면역 체계 반응을 불러 일으킬 수 있다.

2. 항체

a. 항체는 응집소라고 불리기도 한다.

b. 항체는 혈장에 있는 단백질이다.

c. 항체는 적혈구에 있는 특별한 항원에 반응한다.

d. 항체는 자연적(유전적)으로 생성되거나 예방접종(획득)의 결과로 얻어질 수 있다.

e. 항체는 적혈구에 있는 응집원과 반응하여 응집반응을 일으킬 수도 있다.

B. ABO 시스템

1. 4개의 혈액 그룹으로 분류된다: A, B, AB, O

a. A형: 적혈구에 A항원과 혈장에 B항체를 가진다. 따라서 A형과 O형으로부터 적혈구를 수혈받을 수 있다.

b. B형: 적혈구에 B항원과 혈장에 A항체를 가진다. 따라서 B형과 O형으로부터 적혈구를 수혈받을 수 있다.

c. AB형: 적혈구에 A항원과 B항원을 모두 가진다. 그리고 대응하는 어떤 항체도 가지지 않는다.

① 결과적으로 AB형은 A형, B형, AB형, O형 모두로 부터 적혈구를 수혈받을 수 있다.

② AB형은 적혈구 수혈에 있어서 '만능 수혈자' 로 여겨진다.

d. O형: 적혈구에 어떤 항원도 가지지 않지만 혈장에 A항체와 B항체를 모두 가진다.

① 반드시 O형으로 부터 적혈구를 수혈받아야 한다.

② 응급상황에서 ABO혈액형이 확인될 때까지 O형은 다른 모든 혈액형에게 수혈될 수 있다(표 6-1 참조).

표 6-1. 혈액형 항원: ABO 시스템

ABO 그룹	항원	항체
A형	A	B
B형	B	A
AB형	A&B	없음
O형	없음	A&B

e. Rh 인자: Rh 항원은 대략 50가지가 알려져 있다. D항원이 수혈요법에서 고려되는 인자이다.

① Rh 양성: 적혈구에서 D항원이 발견된다.

② Rh 음성: 적혈구에서 D항원이 발견되지 않는다.

③ Rh 음성 혈액은 Rh 양성 혈액형에게 수혈될 수 있다.

④ Rh 양성 혈액을 Rh 음성 혈액형에게 수혈했을 때 항체가 형성된다.

⑤ Rh 적합성은 출산기 여성에게 매우 중요한데, 임신동안의 잠재적인 합병증을 감소시키기 위해서이다.

2 혈액과 혈액성분

A. 전혈(혈액성분의 이용이 증가되면서 제한적으로 사용된다)

1. 구성: 적혈구, 백혈구, 혈소판, 혈장을 포함한다.

2. 용량: 채혈된 한 단위는 대략 450~500mL/unit이며 항응고 성분과 방부제가 첨가되어 있다.

3. 적응증

a. 저혈압, 숨참, 빈맥, 창백, 낮은 혈색소/적혈구용적률 등의 증상과 징후가 나타나는 급성 대량 실혈

b. 체액량의 증량이 필요할 때

c. 쇼크가 일어날 정도의 저혈량과 동반되어 증상으로 나타날 정도로 산소운반 능력이 결핍된 상태

4. 실혈이 혈액 성분과 결정질(crystalloid) 또는 교질(colloid) 용액으로 회복될 수 있을 때는 전혈을 주입하지 않는다.

5. 단점

a. 잠재적으로 체액량 과다를 일으킬 수 있다.

b. 저장 시 주의사항

① 미세 응집체 형성

② 세포의 파괴로 혈청 칼륨의 농도가 증가됨

③ 응고 인자의 소실

c. 과도한 전혈 수혈은 심하게 간이 손상된 환자에게서 칼슘 결핍을 일으킬 수 있다.

6. 주입 시 고려사항

a. 주입 전에 환자의 혈청 칼륨을 확인한다.

b. 주입될 혈액 단위의 수는 임상상태에 따라 결정된다.

c. 전혈을 단독으로 한 단위만 주입하는 것은 적절치 않다.

d. 혈역학적 상태를 안정화시키기 위해 가능한 빨리 주입한다.

e. 소아환자에서는 처음에 20mL/kg를 주고, 이후에는 혈역학적 안정을 위해 요구되는 용량을 준다.

7. 기대되는 결과

a. 혈역학적인 상태가 나아지고 저혈량 쇼크의 증상이 해결된다.

b. 확동성 출혈기 동안 체액의 빠른 이동으로 인해 검사 수치가 잘못 나와서 적혈구 용적율과 혈색소 결과가 변동될 수 있다.

8. 적합성: ABO식 혈액형이 반드시 적합해야 한다.

9. 자가 수혈

a. 수술 전에 채혈되며, 마지막 단위의 채혈은 수술하기 72시간 전에 마쳐야 한다.

b. 적혈구 동종면역을 제공한다.

c. 동종항체를 가진 이들에게 적합한 혈액을 제공한다.

d. 수혈 시작 후 4시간 안에 반드시 수혈되어야 한다.

e. 원심분리기로 분리할 수 있고 오직 적혈구만 주입한다.

10. 수술 중 자가수혈

a. 3단위 혈액이 재수혈될 수 있을 때에만 비용효과적이다.

b. 심한 박테리아 오염이나 악성종양이 파종되어 있을 수 있는 경우는 금기이다.

c. 환자의 이름, 병록 번호, 수집 시작 날짜와 시간, 폐기 시간이 반드시 라벨로 붙어 있어야 하고, 라벨에는 "오직 자가 이용(For Autologous Use Only)" 이라고 명시되어야 한다.

d. 반드시 8시간 내에 무균술을 이용하여 재주입해야 한다.

e. 수집된 양과 재주입된 양은 수술과정 기록지에 기록되어야 한다.

11. 수술 후 혈액 회수

a. 수술장에서 봉합하는 시간부터 수집할 수 있다.

b. 수집 후 반드시 6시간 내에 무균술을 이용하여 재주입해야 한다.

c. 환자의 이름, 병록 번호, 수집 시작 날짜와 시간, 폐기 시간이 반드시 라벨로 붙어 있어야 하고, 라벨에는 "오직 자가 이용(For Autologous Use Only)" 이라고 명시되어야 한다.

d. 재주입에 권고되는 최대 용량은 1400mL이다.

e. 수혈 지침과 수혈요법에 대한 기관의 정책 및 절차를 반드시 따라야 한다.

B. **적혈구**(전혈의 세포 부분에서 혈장을 분리하여 만든다)

1. 구성: 적혈구를 포함하고 전혈과 동일한 양의 세포를 가진다.

2. **용량**: 250~350mL/unit이며, 사용된 항응고제와 방부제에 따라 달라진다.

3. **적응증**

a. 체액량의 확장이 필요하지 않을 때 적혈구 용량만 증가시킨다.

b. 혈액의 산소 운반 능력을 회복하거나 유지할 때 필요하다.

c. 다른 치료에 반응하지 않으면서 빈혈의 증상이 있을 때

d. 적혈구나 결정질 또는 교질 용액의 투여로 치료될 수 있는 저혈량성 쇼크

e. 빈맥, 숨참, 창백, 피로, 낮은 혈색소/적혈구 용적률 등의 증상이 있는 급성 또는 만성 실혈

4. **주입 시 고려사항**

a. 주입되는 단위의 수는 임상상태에 따라 결정된다.

b. 각 단위는 1~2시간 동안 주입할 수 있으며, 반드시 4시간 안에는 모두 주입되어야 한다.

c. 항응고제/방부제가 포함된 적혈구는 점성이 높을 수 있으므로 0.9% 염화 나트륨으로 희석이 필요할 수도 있다.

d. 소아 환자

① 10mL/kg 를 주입한다.

② 대량 수혈 시 또는 심각하게 아픈 소아나 영아 환자에게는 첨가물과 함께 저장된 적혈구의 이용이 권고되지 않는다.

③ 한 단위를 주입을 위해 필요한 만큼의 적은 양으로 분할할 수 있다.

④ 2~5mL/kg/hr의 속도로 주입한다.

5. **기대되는 결과**

a. 빈혈의 증상 해결

b. 단위당 3%의 적혈구용적률 상승과 1g/dL의 혈색소 상승

6. **적합성**

a. ABO식 혈액형이 반드시 적합해야 한다.

b. ABO식 혈액형을 모르는 사람일 경우 ABO형이 확인될 때까지 O형을 수혈받을 수 있다.

7. **변형된 형태**: 백혈구를 감소시킨 형태

a. 한 단위에는 5×10^8개 보다 적은 백혈구가 들어 있다.

b. 적응증

① 공혈자의 백혈구 항원과 수혈자의 백혈구 항체간의 반응으로 인해 열성, 비용혈성 수혈 반응이 있었던 경우

② 두드러기와 아나필락틱 반응의 발생을 줄이기 위해

③ 거대세포 바이러스의 전파 또는 인간 백혈구 항원의 동종면역을 예방하기 위해

④ 면역이 저하된 환자의 경우

c. 감소 방법: 수혈 전이나 수혈하는 동안 수행될 수 있다.

① 여과: 가공과정이나 병상에서 할 수 있다. 99% 정도의 백혈구를 제거한다.

② 세척 적혈구(Washed RBCs): 수혈 전에 한다. 적혈구의 수가 20%까지 감소될 수 있다. 준비 후 24시간 내에 사용해야 한다. 보다 비싸고 시간이 소요되는 방법이다.

C. 신선 냉동혈장(세포로부터 혈장을 분리하여 만든다)

1. **구성**: 알부민, 글로불린, 항체, 응고 인자를 함유한다.

2. **용량**: 200~250mL/unit

3. **적응증**

   a. 응고인자의 결핍이 확실한 환자에서 응고인자의 수준을 올려야 할 경우

   b. warfarin (coumadin)요법에 대해 길항작용

4. **체액량 확장용 또는 영양을 위한 단백질 공급용으로 사용되서는 안된다.**

5. **주입 시 고려사항**

   a. 주입될 단위의 수는 임상상태와 기저 질환에 따라 결정된다.

   b. 순환 과부하를 줄 위험이 있으므로 200mL/hr나 혹은 보다 천천히 주입한다.

   c. 소아환자에서 일반적인 용량은 10~15mL/kg이며 속도는 1~2mL/min이다.

   d. 응고인자 V와 VIII의 손실을 피하기 위해서 해동 후 24시간 내에 수혈한다.

6. **기대되는 효과**: 응고 기능의 향상

7. **적합성**: ABO식 혈액형이 반드시 적합해야 한다.

D. 혈소판(혈장으로부터 분리되어 얻어진 성분)

1. **적응증**: 혈소판 감소증 또는 비정상적인 혈소판 기능

2. **주입 시 고려사항**

   a. 주입될 단위의 수는 임상상태에 따라 결정된다.

      ① 무작위 공혈자: 여러 공혈자들로부터 4~8단위를 얻는다.

      ② 혈소판 성분채집: 한 공혈자로부터 무작위 공혈자들에게서 얻는 4~8단위와 같은 양을 얻는다.

   b. 용량 내성에 따라 주입속도가 결정된다. 최대한 빠르게 30분 만에 주입할 수도 있으며, 4시간 안에는 반드시 모두 주입되어야 한다.

   c. 소아 환자에서 일반적인 용량은 체중 7~10kg마다 1단위(50~70mL)이다.

3. **기대되는 결과**

   a. 출혈의 예방이나 중단

   b. 혈소판 수를 증가시킨다.

4. **적합성**

   a. ABO식 혈액형 적합성은 필요하지 않다.

   b. ABO식 분류는 잠재적인 혈소판 내성을 감소시키기 위해 추천된다.

5. **특이 사항**

   a. 5일 동안은 상온에서 천천히 흔들면서 보관한다.

b. 무작위 공혈자로부터 얻은 단위는 혈액은행에서 방출되기 전에 하나의 용기에 담을 수 있다.

c. 혈소판 성분채집술(plateletpheresis)로 얻은 단위는 수혈로 전염되는 질병 및 HLA(human leukocyte antigen: 인체 백혈구 항원/인체 조직적합 항원)의 항체 형성의 위험성을 낮출 수 있다.

6. 변형된 형태

a. HLA-일치 혈소판

① 항원은 백혈구에서 발견된다.

② 수혈자와 HLA가 적합한 공혈자로부터 성분채집술을 통해 모은다.

③ 수혈된 혈소판이 HLA 항체에 의해 조기 파괴되는 것을 감소시킨다.

④ 조직/장기 이식을 준비하는 환자에게서 자주 이용된다.

⑤ 일반적으로 가까운 가족으로부터 얻어졌을 때 알맞게 일치된다.
친족 관계가 아닌 공혈자와의 덜 완벽한 일치로도 충분히 사용할 수 있다.

b. 백혈구 감소 혈소판

① 여과에 의해 감소시킬 수 있는데, 거의 99%의 백혈구가 제거된다.

② 가공 과정 중이나 병상 옆에서 백혈구 감소 필터를 이용해 감소시킬 수 있다.

③ 열성 반응의 발생을 감소시키는데 이용된다. 장기간 혈소판을 공급받아야 하거나 이식이 요구되는 환자에게서 HLA 동종면역을 예방한다.

E. 동결 침전물(신선 냉동혈장 한 단위로부터 얻어진 성분)

1. 구성: 인자 VIII(항혈우병 인자), von Willebrand's 인자, 인자 XIII

2. 용량: 10~20mL/unit

3. 적응증

a. 인자 XIII과 섬유소원 결핍증의 치료

b. 인자 XIII농축액 이용이 불가능한 경우, von Willebrand 질병의 치료에 이용될 수 있다.

4. 주입 시 고려사항

a. 주입할 단위의 수는 임상상태에 따라 결정된다.

① 매 8~12시간마다 반복되어 주입될 수 있다.

② 치료의 효과를 사정하기 위해 임상적 검사가 필요하다.

b. 성인과 소아 모두에게서 주입속도는 1~2mL/min이다.

c. 각 단위들은 해동 후 6시간 내에 반드시 주입되어야 한다. 모아진 단위들은 모아진 후 4시간 내에 주입되어야 한다.

d. 주입을 쉽게 하기 위해서 0.9% 염화 나트륨이 첨가될 수 있다.

5. 기대되는 결과

a. 결핍의 교정

b. 출혈의 중단

6. **적합성**: 가능하다면 ABO와 Rh 혈액형을 일치시키는 것이 좋다. 혈장 적합성 또한 맞추는 것이 좋지만 반드시 필요하지는 않다.

F. 인자 VIII 농축액(여러 공혈자의 혈장에서 대량 추출되어 상업적으로 준비된 제제)

1. **많은 양의 인자 VIII을 포함한다.**
2. **적응증**: 인자 VIII결핍(혈우병 A)
3. **주입 시 고려사항**
   a. 주입될 양은 예방적으로 사용될 것인지, 인자 VIII의 계산식에 따른 진행성 출혈의 치료를 위해서인지에 따라 달라진다.
   b. 재구성을 위해 희석이 필요하고 재구성 후 3시간 내에 반드시 주입되어야 한다(*재구성(reconstitution); 건조한 상태로 보관된 혈청, 혈장을 액상으로 되돌리는 것).
   c. von Willebrand 질병을 치료하기 위해 몇 가지 새로운 제제를 사용할 수도 있다.
   d. 수혈에 대한 반응을 사정하기 위해 적절한 간격을 두고 인자에 대한 평가를 해야 한다.
4. **기대되는 결과**: 인자 VIII 또는 von Willebrand' s 인자의 활동 수치 증가로 지혈이 일어난다.
5. **적합성**: 필요하지 않다.

G. 인자 IX 농축액(공혈자 혈장에서 얻은 상업적으로 준비된 제제; 적은 양의 인자 II, VII, X를 포함할 수 있다)

1. **적응증**: 인자 IX 결핍(혈우병 B), 또는 Christmas 질병으로 알려져 있다.
2. **주입 시 고려사항**
   a. 주입될 양은 임상상태에 따라 결정되고, 인자 VIII 주입량을 위한 계산식을 이용하여 계산할 수 있다.
   b. 주입될 단위는 반드시 두 배가 되어야 하는데 왜냐하면 주입되는 인자 IX의 절반이 주입 후 즉시 사라지기 때문이다.
   c. 권장되는 용량과 치료 스케쥴은 출혈의 중증도와 종류에 따라 다르다.
   d. 인자가 재구성될 수 있도록 희석액을 사용한다.
   e. 수혈에 대한 반응을 사정하기 위해서 간격을 두고 인자에 대한 평가를 수행해야 한다.
3. **기대되는 결과**: 인자 IX 활동수치의 증가로 지혈
4. **적합성**: 필요하지 않다.

H. 교질 용액

1. **알부민**: 통상적으로 혈장으로부터 추출한다. 수혈로 전파되는 바이러스의 위험을 제거한다. 응고인자를 함유하지 않는다.
   a. 적응증
      ① 결정질 용액이 적절하지 않은 경우 체액량 확장 시
      ② 저단백질혈증의 치료
      ③ 저혈량성 쇼크와 과다 출혈의 치료를 위해 혈장 대용으로 사용될 수 있다.

b. 주입 시 고려사항

① 주입되는 양은 임상상태에 따라 결정된다.

- 5% 용액: 등장성 용액으로 혈장과 삼투압 평형을 이룬다. 250mL로 이용가능하다.
- 25% 용액: 25g의 알부민/100mL; 50mL 또는 100mL로 이용가능하다.

② 주입 속도는 적응증, 현재 혈액량, 환자의 반응에 따라 다양하다. 알부민이 너무 빨리 주입될 경우 순환 과부하가 발생할 수 있다.

c. 기대되는 결과

① 혈량을 확장시킨다.

② 현저한 혈액농축을 예방한다.

③ 부종을 감소시킨다.

④ 혈청 단백질 농도를 향상시킨다.

2. **혈장단백 분획**(Plasma Protein Fraction): 통상적으로 혈장으로부터 추출한다. 고농도의 혈장 생성물을 포함하고 있고 응고인자는 없다.

a. 적응증: 쇼크의 치료나 순환 혈량 결핍이 있는 상태에서 혈장 용량 확장

b. 주입 시 고려사항

① 속도와 주입량은 환자의 상태와 치료에 대한 반응에 달려 있다. 그러나, 저혈압성 상황 발생의 잠재성을 감소시키기 위해서 10mL/min을 넘지 않아야 한다.

② 5% 용액이 이용가능하다.

c. 기대되는 결과

① 혈장 용량을 확장시킨다.

② 현저한 혈액농축을 예방한다.

③ 부종을 감소시킨다.

④ 혈청 단백질 농도를 증가시킬 수 있다.

3 부작용

A. 급성(주입 후 몇 분 내지 몇 시간 안에 발생한다)

1. **용혈성**

a. 혈관 내: 공혈자의 적혈구가 수혈자의 혈장과 부적합하여 발생한다. 부적합혈액 10~15mL 정도의 적은 양이 주입되기만 해도 잠재적으로 사망까지 이를 수 있다.

① 원인: 표기가 잘못되거나 부정확한 확인으로 인해 잘못된 ABO 혈액형의 피가 주입되는 경우

② 증상과 징후

- 오한을 동반하거나 동반하지 않는 열
- 저혈압
- 요통
- 혈색소혈증
- 혈색소뇨증

- 호흡곤란
- 쇼크
- 핍뇨 또는 무뇨증
- 비정상 출혈

③ 중재

- 수혈 중단
- 주입세트를 바꾸고 0.9% 염화 나트륨을 주입하여 혈관을 확보한다.
- 즉시 의사와 혈액은행에 연락한다.
- 수혈 반응 보고서를 작성한다.
- 부작용 반응에 대한 치료를 시작한다.

④ 예방법

- 정확한 환자 확인
- 정확한 혈액 샘플의 표시
- 주입 전 공혈자와 수혈자간의 ABO/Rh 적합성을 확인한다.

b. 혈관 외: 공혈자의 혈장과 수혈자의 적혈구 사이의 부적합성으로 발생한다.

① 원인: 부정확한 혈액 샘플, 혈액 단위 또는 환자

② 증상과 징후

- 오한
- 열(보통 수혈 후 여러 시간이 지난 다음 나타난다)
- 직접 항글로불린검사: 양성

③ 중재

- 수혈 중단
- 주입세트를 바꾸고 혈관 개방성이 유지될 만한 속도로 0.9% 염화 나트륨을 주입한다.
- 즉시 의사와 혈액은행에 연락한다.
- 수혈 반응 보고서를 작성한다.
- 증상완화를 위한 치료를 시작한다.

④ 예방 방법

- 정확한 환자 확인
- 정확한 혈액 샘플의 표시

2. 열성 비용혈성

a. 원인: 백혈구의 항원-항체 반응

b. 증상과 징후

① 어떤 다른 임상적인 이유도 없이 체온이 1℃ 또는 2°F 또는 그 이상 상승한다; 수혈 초기에 시작될 수도 있고 수혈 종료 후 몇 시간 후에 나타날 수도 있다.

② 오한

③ 한기

④ 전신적 권태감

c. 중재

① 수혈 중단

②주입세트를 바꾸고 혈관 개방성의 유지될 만한 속도로 0.9% 염화나트륨을 주입한다.
③즉시 의사와 혈액은행에 연락한다.
④수혈 반응 보고서를 작성한다.
⑤열을 치료하기 위해 해열제를 투여한다.

d. 예방법
①수혈력을 조사한다.
②처방대로 전처치 투약을 한다.
③백혈구를 감소시킨 혈액제제를 이용한다.

3. 알레르기

a. 원인: 수혈제제 안에 있는 외부 혈장 단백질에 대한 민감성 반응

b. 증상과 징후
①두드러기
②발진
③국소적인 홍반

c. 중재: 반응의 심각성에 근거해서 시행한다.
①중증
- 수혈 중단
- 의사에게 연락한다.
- 증상 완화를 위한 치료를 시작한다.

②경증
- 수혈을 일시적으로 중단한다.
- 처방대로 항히스타민제를 투여한다.
- 증상 해결 후 수혈을 진행한다.

d. 예방법
①수혈력을 조사한다.
②항히스타민제를 전투약하는 것이 처방될 수 있다.

4. 아나필락시스: 단지 몇 mL의 혈액과 혈장을 주입한 후에도 발생할 수 있다.

a. 원인: 일반적으로 원인 불명으로 알려져 있지만, 외부 단백질에 대한 민감성과 관련되어 있을 것으로 생각된다.

b. 증상과 징후
①호흡곤란
②기관지 경련
③복부의 심한 통증
④오심, 구토, 설사
⑤쇼크
⑥의식 불명
⑦죽음

c. 중재

① 수혈 중단

② 혈관 주입 상태를 개방적으로 유지한다.

③ 의사와 혈액 은행에 연락한다.

④ 증상을 완화시키기 위한 치료를 시작한다.

c. 예방법

① 수혈력을 조사한다.

② 다음 수혈 시에는 글리세롤을 없앤 적혈구를 이용하거나 자가 혈액을 이용한다.

5. 순환 과부하

a. 원인: 심폐 상태가 손상된 환자에게 빠르게 주입할 경우

b. 증상과 징후

① 폐부종

② 호흡곤란

③ 청색증

④ 심한 두통

⑤ 고혈압

⑥ 울혈성 심부전

c. 중재

① 수혈 중단

② 환자를 앉힌다.

③ 처방대로 이뇨제와 산소를 준다.

d. 예방 방법: 혈액 및 혈액 성분을 환자의 상태, 나이, 치료에 대한 내성에 맞게 적당한 속도로 주입한다.

6. 세균 오염

a. 원인: 헌혈 시 또는 혈액성분 준비 시에 세균이 유입되는 것; 그람 음성균이 가장 많이 유입된다. 거의 발생하지 않는다.

b. 증상과 징후

① 고열

② 저혈압

③ 피부의 홍조

④ 쇼크

⑤ 심부전

⑥ DIC(disseminated intravascular coagulation; 파종성 혈관내응고)

c. 중재

① 수혈 중단

② 주입세트를 바꾸고 혈관 개방성이 유지될 만한 속도로 0.9% 염화 나트륨을 주입한다.

③ 쇼크를 예방하기 위한 처치를 시작한다.

④ 의사와 혈액은행에 연락한다.

⑤ 환자의 혈액, 의심되는 혈액성분, 주입 세트, 필터, 0.9% 염화 나트륨을 세균 배양한다.

d. 예방법: 혈액을 모으고 처리하고 주입할 때, 무균술과 멸균된 장비를 이용한다.

7. 저체온증

a. 원인: 냉각된 혈액이나 혈액 성분의 빠른 주입

b. 증상과 징후

① 오한 전율

② 저혈압

③ 심부정맥

c. 중재

① 혈액을 따뜻하게 한다.

② 증상을 완화시키기 위한 치료를 시작한다.

d. 예방법: 수액/혈액을 데우는 장치를 이용하여 혈액을 데운다.

8. 구연산 독성

a. 원인: 간 손상이 있는 환자에게 많은 양의 혈액을 수혈할 경우; 간은 구연산을 대사시킬 수 없다.

b. 증상과 징후

① 저칼슘혈증

② 입주위 저림

③ 저혈압

④ 오심, 구토

⑤ 저칼륨혈증

⑥ 심부정맥

c. 중재

① 수혈 속도를 늦추거나 중단시킨다.

② 혈청 칼슘과 칼륨 수치를 관찰한다.

d. 예방 방법: 간질환의 병력을 확인한다.

B. 지연된 부작용(수일에서 수년 후에 발생한다)

1. 일차 동종면역

a. 원인: ABO식 혈액시스템에서 발견되지 않는 외부의 적혈구 항원에 대한 감작반응; 예를 들어 Rh, Kell, Duffy, Kidd 항원이 포함된다.

b. 증상과 징후

① 원인불명의 열

② 지속되는 빈혈

③ 혈색소 감소

④ 약한 황달

⑤ 혈색소뇨증

c. 중재: 신기능을 관찰한다.

2. 이차 동종면역

a. 원인: 항원에 재노출되어 항체 생성이 증가한다.

b. 증상과 징후

① 열

② 갑작스런 혈색소의 저하

③ 약한 황달

④ 혈색소뇨증

c. 중재: 신기능을 관찰한다.

d. 예방 방법: 다음 수혈 시에는 대응하는 항원을 포함하지 않는 혈액을 주입한다.

3. 철 과부하

a. 원인: 만성적인 수혈의 결과로 철의 축적이 점진적으로 지속될 때, 특히 혈색소병증 환자에게서 나타난다(각 적혈구 단위는 대략 200mg의 철을 포함한다).

b. 증상과 징후

① 간 부전

② 심장 독성

c. 중재

① 순환 혈색소의 감소 없이 철을 제거한다.

② deferoxamine mesylate(Desferal)을 주입한다.

4. 이식편대 숙주질환

a. 원인: 심하게 면역이 억제된 수혈자에게 면역반응을 일으키는 림프구가 주입된 경우

b. 증상과 징후

① 열

② 피부 발진

③ 간염

④ 설사

⑤ 골수 억제

⑥ 죽음으로 진행될 수 있는 극도의 감염

c. 중재: 증상에 대한 치료를 시작한다. 발생한 케이스의 75~90%의 경우 치명적인 상태이다.

d. 예방 방법: 림프구를 포함하는 모든 혈액성분에 대해 수혈 전 방사선 조사

5. 간염: 수혈과 관련된 간염 바이러스는 B형 간염과 C형 간염이다.

a. 원인: 공혈자에서 수혈자로 간염 바이러스의 전파

b. 증상과 징후: 수혈 후 2주에서 6개월 사이에 발생할 수 있다.

① 비정상적인 간기능 검사

② 간 효소 수치의 증가

③ 피로

④ 오심

⑤ 황달

c. 중재: 증상의 치료를 시작한다.

d. 예방 방법: 공혈자에 대한 주의 깊은 선별검사와 철저한 병력조사가 발생률을 감소시킨다.

6. **HTLV**(Human T-cell lymphotropic virus; 사람 T림프구 친화성 바이러스)

a. 원인: 공혈자로부터 수혈자로의 HTLV의 전파

① 4가지 형태의 HTLV가 있다.

② HTLV-Ⅲ는 후천성면역결핍증(AIDS)을 일으키는 형태이다.

b. 증상과 징후

① 열

② 야간 발한

③ 체중 감소

④ 피부 병변

⑤ 선병증(adenopathy)

⑥ 기회 감염

c. 중재: 증상에 대한 치료를 시작한다.

d. 예방 방법: 주의 깊은 선별검사와 철저한 병력조사가 발생률을 감소시킨다.

7. **거대세포 바이러스**(Cytomegalovirus): 면역기능이 저하된 환자에게는 수혈로 전파된 거대세포 바이러스와 관련된 이환률과 사망률의 위험성이 보다 높다.

a. 원인: 포진성 바이러스의 일원; 수혈로 가장 빈번하게 전파되는 감염원의 하나로 알려져 있다.

b. 증상과 징후

① 대부분 증상이 없다.

② 단핵구증(mononucleosis)과 유사한 증상을 가질 수 있다.

d. 예방법: 주의 깊은 선별검사와 철저한 병력조사가 발생률을 감소시킨다.

4 환자 사정

A. 병력

1. **관련 병력**: 현재를 포함해 만성적인 건강상태와 복용약물을 포함한다.

2. **수혈력**: 이전에 수혈을 받는 동안 경험한 어떠한 반응과 부작용이라도 포함한다.

3. **사회력**: 종교적이고 문화적인 신념을 포함한다.

B. 임상

1. **치료의 적절성을 위한 임상 검사결과를 검토한다.**
   a. 적혈구 용적률
   b. 혈색소
   c. 혈소판
   d. 전해질, 특히 칼슘과 칼륨
   e. 간기능 검사
   f. 알부민
   g. 응고인자 분석
   h. 혈청 철 결합
2. **활력 징후**: 수혈 시작 전의 비정상적인 결과는 수혈과 관련된 반응을 인식하는 것을 늦출 수 있다.
3. **신장의 상태**: 기능을 측정한다.
4. **정맥의 상태**: 적절한 혈관삽입이 가능한지를 결정하기 위함이다.
5. **정신적 상태**: 수혈 전이나 수혈동안 이해하거나 협조할 수 있는 능력을 사정한다.

5 주입

A. 의사의 처방

1. **주입될 혈액 성분의 종류와 단위의 수**
2. **필요하다면 전 투약 처방**
3. **백혈구 감소 성분, 혈액 온열기와 같은 특별한 고려사항**

B. 사전 동의

1. **혈액과 혈액성분 주입 전에 반드시 환자로부터 서명을 받아야 한다.**
2. **의사는 환자에게 수혈을 함으로써 얻는 이익, 위험, 대체요법 및 예후에 대한 정보를 제공할 책임이 있다.**

C. ABO, Rh 확인

혈액형과 교차 적합검사는 반드시 적합하게 시행되어야 한다.

D. 환자 교육

수혈의 목적, 이익, 관련된 위험사항 등에 대해 이야기한다.

E. 환자 확인(Identification)

1. **혈액은행/수혈 기관으로 부터 혈액 또는 혈액성분을 가져온다**: 환자 신원에 대한 확인과 ABO와 Rh 적합성에 대한 결과는 혈액은행/수혈 센터로부터 혈액 제제를 가져오기 전에 필수적으로 시행해야 한다.

2. **환자 신원을 확인한다**: 수혈을 시작하기 전에 해야 하고, 다음의 정보는 반드시 침대 옆에서 확인되어야 한다.
   a. 환자의 이름
   b. 환자 등록번호
   c. 혈액 성분의 종류
   d. 공혈자와 수혈자의 ABO 와 Rh 형
   e. 혈액 단위의 유효기간
   f. 적합성 결과
   g. 혈액 성분 번호

F. 장비

1. **혈관 접근 기구**
   a. 일반적으로 혈액/혈액성분은 18~20G 카테터를 통해 수혈되도록 권장된다.
   b. 큰 혈관의 확보가 불가능한 소아나 성인 환자는 더 작은 규격의 카테터를 사용한다; 작은 규격의 카테터를 통해서 수혈을 하기 위해 외부적인 압력을 주는 것은 적혈구에 손상을 줄 수 있다.

2. **필터**
   a. 혈액/혈액성분으로부터 응고덩어리와 이물질을 모으도록 고안되어 그것들이 환자에게 주입되는 것을 막는다.
   b. 이용 가능한 다양한 사이즈가 있다(μm로 측정된다).
      ① 표준: 170~260μm
      ② 미세 응집: 20~40μm: 5일 또는 그 이상 저장했던 전혈이나 농축적혈구의 주입 시와 심폐 우회로 수술을 하는 경우에 추천된다; 빠른 수혈이 필요할 때 주입속도를 방해할 수 있다.
      ③ 백혈구 제거: 적혈구나 혈소판을 위해 특별히 고안되었다; 혈액 성분으로부터 적어도 99%의 백혈구를 제거한다.
   c. 효과를 최대화하기 위해, 필터의 전체 면이 사용되는 것이 중요하다.
   d. 혈액 주입세트에 통합되어 사용될 수도 있고, 공기배출구가 없는 주입세트에 추가되어 사용되기도 한다.

3. **혈액 주입 세트**
   a. 직선세트: 한 단위만을 주입하도록 설계되어 많은 단위를 주입할 때는 추천되지 않는다.
   b. Y세트: 많은 단위를 주입하도록 설계; Y 세트의 한 쪽은 0.9% 염화나트륨을 주입하도록 설계되었고, 다른 쪽은 혈액 주입을 위해 설계되었다.

c. 성분 수령(recipient)세트: 혈소판과 동결침전물의 주입을 위해 설계; 일반적으로 주입세트의 필터와 벽으로부터 성분이 용해되는 것을 감소시키기 위해 더 작은 길이와 더 작은 필터 면을 가진다.

d. 성분 주입(infusion) 세트: 정맥 내로의 직접적인 밀어넣기에 의해 성분 주입을 하도록 설계되었다.

4. 전자식 주입 장치

a. 혈액/혈액성분을 주입 시 사용방법에 대한 제조사의 권고를 따른다.

b. 세포 손상의 위험을 최소화하기 위해서 압력의 psi(제곱인치당 파운드; pound per square inch)와 펌핑 기계장치의 설정에 대해 고려해야 한다.

5. 외부압력 커프

a. 동일한 압력을 혈액백에 가함으로써 혈액의 주입을 돕도록 설계되었다.

b. 커프는 압력을 나타내주는 측정기가 있어야 하고, 압력은 300mmHg을 넘어서는 안된다.

c. 일상적으로 사용되면 안된다 ; 급속 주입이 요구되는 상황에서 사용되어야 한다.

6. 혈액/수액 온열기

a. 혈액/적혈구의 온도를 상승시키는 장치

b. 적응증

① 냉동혈액의 급속한 다량주입 시

② 신생아에 있어서 교환수혈 시

③ 잠재적으로 냉응집소를 갖고 있다고 알려진 환자

c. 종류

① 온수조(warm water bath): 혈액이 나선형의 플라스틱 관을 통과하여, 모니터되는 온수조에 들어간다.

② 전기 가열판(electric heated plates): 혈액이 전자 가열 판들 사이에 위치해 있는 플라스틱 주머니를 통과한다.

d. 모든 혈액 온열기들은 온도 측정기를 가지고 있어야 한다. 권장 온도는 32~37℃이다. 온도가 42℃를 넘으면 용혈이 발생한다.

e. 온열기는 청취가 가능한 알람 시스템을 갖추어야 한다.

f. 온열기의 사용은 유입 속도를 감소시키고, 필요한 초기 수액의 양을 증가시킬 수 있다.

G. 특이 고려사항

1. 0.9% 염화 나트륨은 혈액주입 시 권장되는 수액이다. 다른 수액들은 혈액과 함께 사용되면 응집 또는 용혈이 될 수도 있다.

2. 공기오염의 가능성을 줄이기 위해 공기배출구가 없는 혈액주입 세트가 사용되어야 한다.

3. 혈액은 혈액은행에서 승인된 온도 조절 냉장 장치 내에 보관되어야 한다.

4. 혈액은 수혈이 시작될 수 없으면 30분 이내에 혈액은행으로 반납해야 한다.

5. 필요하다면 혈액은 특별하게 설계된 혈액 온열기를 사용해서 데워져야 한다.

6. 혈액은 4시간 이내에 주입되어야 한다. 환자의 상태 또는 나이 때문에 혈액이 주입되는 시간이 더 오래 필요하다면, 한 단위를 분할할 수도 있다.

7. 혈액에 어떤 약도 추가되어선 안된다.

8. 혈액은 반드시 여과되어야 한다.

9. 혈액은 반드시 0.9%의 염화 나트륨 외의 다른 용액이 주입된 세트 내로 혼합되어서는 안 된다.

6 기록

혈액 주입은 구성 성분의 명칭을 포함하여 반드시 기록되어야 한다. 시작하고 완료된 날짜와 시간; 수혈 전·중·후 활력징후; 환자의 반응과 시행된 간호중재를 기록한다.

참고문헌

American Association of Blood Banks. (2002). *Technical manual* (14th ed.). Bethesda, MD: Author.

American Hospital Formulary Service (AHFS). (2002). *AHFS drug information 2002.* Bethesda, MD: Author.

Dailey, J. F. (1998). *Blood.* Arlington, MA: Medical Consulting Group.

Gahart, B. L., & Nazareno, A. R. (2003). *Intravenous medications.* (19th ed.). St. Louis: Mosby Year-Book.

Infusion Nurses Society. (2001). *Infusion therapy in clinical practice* (2nd ed.). Philadelphia: W.B. Saunders.

Intravenous Nurses Society. (2000). Infusion nursing standards of practice. *Journal of Intravenous Nursing, 23*(Suppl. 6), S1–S88.

항암치료

Antineoplastic Therapy

1 세포 주기

A. 개요

1. 항암치료를 이해하려면 세포주기에 대한 지식이 필요하다.

2. 세포주기는 정상세포와 암세포 성장의 일련의 단계를 말한다.

3. 세포 성장과 세포 분열에 대한 지식은 항암치료의 작용기전과 부작용의 이해를 돕는다.

B. 정상세포의 세포주기

1. 세포 분열 후 세포는 비증식기(세포가 성숙세포로써의 기능을 하는 시기)**나 휴식기에 들어간다.**

2. 휴식기의 정상세포는 다시 세포주기에 들어가고 필요할 때 증식한다.

3. 조절기전은 세포가 손상이나 괴사로 인해 대치될 필요가 없다면 세포 복제를 막는다.

4. 세포주기는 5단계로 이루어져 있다.

a. G_0: 휴식기(세포는 분열하지 않고 복제를 위해 다시 세포주기로 들어갈 것이다)

b. G_1: RNA(ribonucleic acid)와 단백질의 합성기

c. S: DNA(deoxyribonucleic acid) 합성기

d. G_2: 유사분열전기(유사분열 방추(mitotic spindle)를 생성한다)

e. M: 분열기(실세포(actual cell) 분열)

5. 세포주기의 시간이란 세포가 복제하는 동안 필요한 시간을 말한다.

C. 암세포의 발달

1. 암세포는 억제되지 않은 세포분열의 결과로 세포덩어리가 증식되는 특성을 가진다.

a. 암세포는 필요에 관계없이 계속 분열한다.

b. 세포분열은 종종 미성숙한 세포를 만들어낸다(분화되어 있지 않다).

c. 암세포는 주변 공간과 조직 안으로 침투하여 전이된다.

2. 암세포 덩어리는 분열, 휴식 또는 미성숙한 세포로 구성되어 있다.

a. 분열된 암세포의 비율은 "증식분획(growth fraction)"이라고 불린다.

b. "종양 크기(tumor burden)"이란 용어는 암에서 세포의 수를 나타낸다.

2 약물 특이성

A. 개요

1. 항암제는 일반적으로 세포주기의 활동기에 효과적이다.

a. 같은 시기동안 정상 세포는 항암 치료에 동일한 영향을 받기 쉽다.

① 끊임없이 죽은 세포로 대치되거나 활동적으로 증식하는 정상세포로는 혈액, 상피, 위장계 및 생식 세포들이 있다.

② 골수억제, 탈모증, 오심, 구토, 구내염 및 생식계의 변화와 같은 부작용은 정상세포 파괴의 결과로 온다.

2. 암세포를 없애는 것의 목표는 암세포의 일관된 분화를 파괴하는데 효과적인 용량을 결정하는 것이다. 항암치료는 단지 암세포의 일부만 죽인다. 그래서 반복적인 투여가 필요하다.

a. 이상적인 항암제는 정상세포가 적절하게 재생되는 걸 허용하면서 암세포를 죽이는 것이다.

b. 암세포를 가장 효과적으로 근절하기 위해서는 암세포 개체수가 적을 때나, 환자가 최대 효율 용량을 견딜 수 있을 때 치료를 시작해야 한다.

c. 암세포 유형은 종종 암이 어떻게 항암치료에 반응할 것인지를 결정한다.

① 호지킨병(Hodgkin' s disease)은 분열하는 세포의 수가 많기 때문에 치료에 높은 반응을 나타낸다.

② 악성 흑생종은 G_0 주기의 세포수가 많기 때문에 치료에 대한 반응이 나쁘다.

d. 용량의 강도(dose intensity)는 특정 주기에 투여된 약물의 용량이다; 치료가 지연되면 용량의 강도는 감소되고 세포를 파괴하는 것도 약해진다.

3. 항암치료의 일차적 활동은 암세포 분열을 중단시키는 것이다.

a. 세포 복제가 가장 많이 일어나는 동안 치료하는 것이 바람직하다.

b. 몇몇 항암제는 세포주기와 관계 없이 효과적이다; 그러한 제제를 "세포주기 비특이성 약물"이라고 부르고 "세포주기 특이성 약물"과는 반대이다.

B. 세포주기 특이성 약물(Cell Cycle-Specific Agents)

1. 예를 들어 유사분열을 억제하거나(vinca alkaloids), DNA 합성을 방해하거나, 세포 재생을 막는(대사 억제제)등 세포 주기의 다양한 단계의 세포에 작용한다.

2. 많은 수의 세포가 분열할 때 가장 효과적이다.

C. 세포주기 비특이성 약물(Cell Cycle-Nonspecific Agents)

1. 분열기를 거치지 않는 세포에 작용한다.

2. 염색체 파괴와 새로운 세포 DNA 생성을 통해 세포분열을 막는다(알킬화 약물).

3. 완성된 DNA 파괴와 RNA 전사 억제로 세포분열을 방해한다(항종양 항생제).

4. 암세포에 비선택적으로 작용한다(nitrosoureas).

3 약리학적 분류

A. 알킬화 제제(Alkylating Agent)

1. 약물 특이성: 세포주기 비특이성 약물

2. 작용: DNA 복제를 방해한다.

3. 독성: 혈액, 위장, 신장, 생식기

4. 약물

a. Carboplatin(Paraplatin)

b. Cisplatin(Platinol)

c. Cyclophosphamide(Cytoxan)

d. Dacarbazine(DTIC)

e. Ifosfamide(Ifex)

f. Mechlorethamine hydrochloride(Mustargen)

g. Thiotepa(Thioplex)

B. 항종양 항생제(Antitumor Antibiotics)

1. 약물 특이성: 세포주기 비특이성 약물

2. 작용: RNA 합성 방해, DNA와 결합하거나 반응하여 DNA 합성을 억제(일부 항염 작용) 한다.

3. 독성: 혈액, 위장, 생식기, 심장(용량이 축적된 경우)

4. 약물

a. Bleomycin(Blenoxane)

b. Dactinomycin(Cosmegen)

c. Daunorubicin hydrochloride(Cerubidine)

d. Doxorubicin hydrochloride(Adriamycin)

e. Doxorubicin liposome injection(Doxil)

f. Mitomycin C(Mutamycin)

g. Mitoxantrone hydrochloride(Novantrone)

h. Plicamycin(Mithracin)

C. 대사 억제제(Antimetabolites)

1. 약물 특이성: 세포주기 특이성 약물: S 주기

2. 작용: DNA 합성 및 단백질 합성을 억제한다.

3. **독성**: 혈액, 위장

4. **약물**

a. Cytarabine(Cytosar-U)

b. Fludarabine(Fludara)

c. Fluorouracil(5-FU)

d. Gemcitabine(Gemzar)

e. Methotrexate(Mexate-AQ)

D. Nitrosoureas

1. **약물 특이성**: 세포주기 비특이성 약물

2. **작용**: DNA 복제와 재생을 방해한다.

3. **독성**: 혈액, 위장

4. **약물**

a. Carmustine(BCNU)

b. Streptozocin(Zanosar)

E. Vinca Alkaloids(식물성 알카로이드 계열)

1. **약물 특이성**: 세포주기 특이성 약물: G_1, S, G_2, M 주기

2. **작용**: DNA와 RNA 생산 차단, 세관(tubules)에 결합하여 세포분열을 막는다.

3. **독성**: 신경

4. **약물**

a. Vinblastine(Velban)

b. Vincristine(Oncovin)

c. Vinorelbine(Navelbine)

F. 기타 약물(Miscellaneous)

1. **약물 특이성, 작용, 독성은 다양하다.**

2. **약물**

a. Asparaginase(Elspar)

b. Camptothecins

① Irinotecan(Camptosar)

② Topotecan(Hycamtin)

c. Epipodophyllotoxins

① Etoposide(VP-16, VePesid)

d. Taxanes

① Docetaxel(Taxotere)

② Paclitaxel(Taxol)

G. 생물학적 제제(Biologic Agents)

1. 약물 특이성, 작용, 독성은 그룹에 따라 다양하다.

2. 그룹 및 특수약물: (a) 조혈성장인자 (b) 인터페론(interferons)과 인터루킨(interleukins) (c) 단클론 항체(monoclonalantibodies)로 분류할 수 있으나, 본문에서는 인터루킨과 단클론 항체에 대해서만 언급할 것이다.

a. 인터루킨(Interleukins)

① 약물 특이성: 항바이러스성, 항증식성, 면역조절성, 항혈관 형성

② 작용: 면역 시스템을 증대시키거나 조절하고 종양세포의 분화와 전이를 방해한다.

- Interleukin-2(aldesleukin, Proleukin)

b. 단클론 항체

① 약물 특이성 및 작용: 종양에 관련된 항원을 인지하고 반응하는 특이성이 높은 면역글로블린이다.

② 독성: 과민 반응, 오한, 혈액

- Rituximab(Rituxan)
- Trastuzumab(Herceptin)

4 발포제와 자극제의 분류

A. 개요

1. 약물이 조직에 침윤되어 발생된 자극이나 조직 손상의 정도에 의해 분류된다.

2. 발포제와 자극제로 분류된다; 두가지에 포함되지 않은 약물은 침윤되어도 손상을 주지 않는 걸로 추정된다.

3. 주입동안 빈번한 사정과 함께 주의깊게 정맥과 장비를 선택해야 한다.

B. 발포제(Vesicants)

1. 일혈이 발생한 경우, 조직의 괴사를 포함해 연조직까지 독성을 끼친다.

2. 중재

a. 투약 전에 항암제가 자극제인지 발포제인지 확인한다.

b. 발포제가 주입되는 동안 주입부위를 관찰한다.

c. 일혈이 실제로 일어나거나 의심된다면, 약과 수액의 주입을 멈추고 일혈 시 방침을 시행한다.

d. 조직 손상을 평가하기 위한 적절한 추후검사와 성형외과에 의뢰되어질 수 있음을 환자에게 알린다.

3. 약물

a. Dactinomycin(Cosmegen)

b. Daunorubicin hydrochloride(Cerubidine)

c. Doxorubicin hydrochloride(Adriamycin)

d. Mechlorethamine hydrochloride(Mustargen)

e. Mitomycin C(Mutamycin)

f. Mitoxantrone hydrochloride(Novantrone)

g. Vinblastine(Velban)

h. Vincristine(Oncovine)

i. Vinorelbine(Navelbine)

C. 자극제(Irritants)

1. 연조직의 괴사 없이 화끈거림, 통증, 부종, 발적이 있다.

2. 약물

a. Carmustine(BCNU)

b. Cisplatin(Platinol)

c. Dacarbazine(DTIC)

d. Doxorubicin liposome injection(Doxil)

e. Etoposide(VP-16, VePesid)

f. Paclitaxel(Taxol)

g. Plicamycin(Mithracin)

h. Streptozocin(Zanosar)

i. Topotecan(Hycamtin)

5 임상연구용 약물 및 방침

A. 개요

1. 새로운 항암제에 대한 임상적인 연구는 4단계로 이루어진다.

2. 약물은 성공적으로 3단계까지 도달한 후에 상업적으로 사용할 수 있게 된다.

3. 모든 시기동안의 간호중재는 환자를 관찰하고 사정하고, 엄격한 척도에 따라 독성을 기록하고, 치료에 대한 반응을 기록하는 것이다; 자료는 명확하고 완전해야 한다.

B. 1단계

1. **목적**: 용량 제한적 독성을 정의 내리고, 최대 내성 용량을 결정하고, 제제의 약물학을 설명한다.

2. **분석**: 서술적이고 비교의 여지가 없다.

C. 2단계

1. **목적**: 종양 유형에 따른 특정 용량 및 스케쥴에서 항암활동을 결정하고 약물의 독성을 더욱 명확히 정의한다.

2. **분석**: 특정 암의 크기를 줄이거나, 성장속도를 늦추는 약물의 기능

D. 3단계

1. **목적**: 기존의 처방계획과 비교하여 가치를 결정한다.

2. **분석**: 반응 기준에 대한 기록

E. 4단계

1. **목적**: 약물의 장기적인 사용에 관해 더 알기 위해 시판 후 임상 시험을 행한다.

2. **분석**: 약물의 부적당한 효과와 반응에 대한 기록

F. 연구 계획서(임상적 연구에 대한 설명)

1. **연구에 대한 배경 지식**
2. **목적**
3. **환자 선택 기준**
4. **도식화(연구의 목적과 테스트되어진 항암요법을 확인한다)**
5. **독성 정보**
6. **실험과 진단 과정이 필요하다.**
7. **매개변수 평가**
8. **동의서**
9. **참고 문헌**
10. **자문가와 연락처 정보**

G. 기관 시험심의 위원회(Institutional Review Boards, IRBs)

1. **모든 조사 자료, 연구 및 방침(프로토콜)은 IRB의 허가가 반드시 필요하다.**

2. **IRB의 목적은 참여한 사람을 보호하고 동의 과정에 근거했는지를 감시하는 것이다.**

3. **IRB의 회원자격과 활동은 연방정부 규정에 의해 결정되고 모니터된다.**

H. 동의서(연구계획에 참여하거나 연구제제를 투여받는 환자는 반드시 동의서에 서명해야 한다)

I. 정책 및 절차

1. 병원의 정책 및 절차를 반드시 따라야 한다.

2. 국제 표준화 지침은 절차를 개발하는데 참조된다.

6 주입 전 고려사항

A. 환자 사정, 과거력, 질환이 국소적인지 전신적인 것인지와 진단과 관련된 정보

1. 음식과 약물에 대한 알레르기

2. 최근 사용한 약물

3. 이전 항암치료 여부(부작용과 유독성 포함)

4. 이전 생물학적 요법 치료 여부(부작용과 유독성 포함)

5. 이전 방사선 치료 여부

6. 심장, 간, 폐 혹은 신장질환이나 신부전에 대한 과거력

7. 사회심리적 상태, 문화적 고려사항, 질환과 치료에 대한 이해 정도

8. 교육에 대한 방해요소

B. 임상 사정 시스템(처방된 치료 전, 치료 중 그리고 치료 후 시행된다)

1. 특정약물에 의해 가장 영향을 받는 신체기관에 중점을 둔다.

2. 심혈관

a. 기초 지표: 심전도, MUGA(multiple gated acquisition) 스캔

b. 혈압

c. 맥박

3. 위장관

a. 변비
b. 설사
c. 황달
d. 구내염
e. 오심
f. 미각 변화
g. 구토
h. 체중 감소

4. 비뇨생식기

a. 신장기능
b. 소변색, 양과 빈도

5. 피부

a. 탈모증
b. 봉와직염
c. 표피탈락
d. 홍반
e. 안면홍조
f. 과색소 침착

g. 손톱 융기
h. 통증
i. 정맥염
j. 소양증
k. 방사선 과민증

6. **신경**
a. 감각의 변화
b. 운동 실조증
c. 청력 손실
d. 감각 이상
e. 이명

7. **폐**
a. 기초 지표: 폐기능 검사
b. 호흡음
c. 부종
d. 호흡

8. **간**
a. 기초 지표: 간기능 검사
b. 황달
c. 복수

C. 치료계획에 중요한 현재 임상검사 및 진단 검사에 대한 평가

1. **전혈구 수치(CBC), 혈소판 수와 감별혈구 수치**

2. **혈중 요소질소(BUN), 크레아티닌**

3. **간기능 검사**

4. **심전도, MUGA 스캔**

5. **폐기능 검사**

D. 계산

1. **체표면적(BSA: Body surface area): m^2로 측정한다.**
a. 기본적으로 환자의 몸무게와 키를 측정한다.
b. 환자의 몸무게에서 키로 선을 그림으로써 나타나는 계산도표(Nomogram chart)를 사용한다(그림 7-1).
c. 성인과 소아의 계산도표(Nomogram chart)는 다르다(그림 7-2).

2. **치료 용량**
a. 체표면적(BSA)을 이용하여 결정한다.
b. 공식: 체표면적×mg/m^2=치료용량

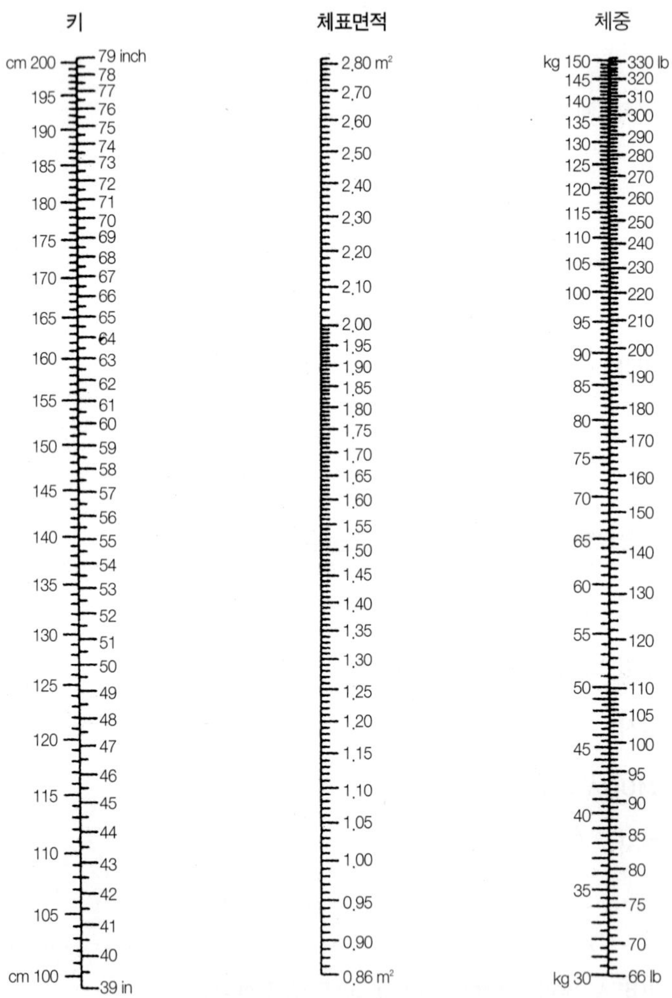

그림 7-1

성인 Nomogram 방법

(1) 키를 표시한다.
(2) 체중을 표시한다.
(3) 키와 체중을 잇는 직선을 긋는다.
(4) 직선이 체표면적 기둥과 만나는 지점이 체표면적을 나타낸다.

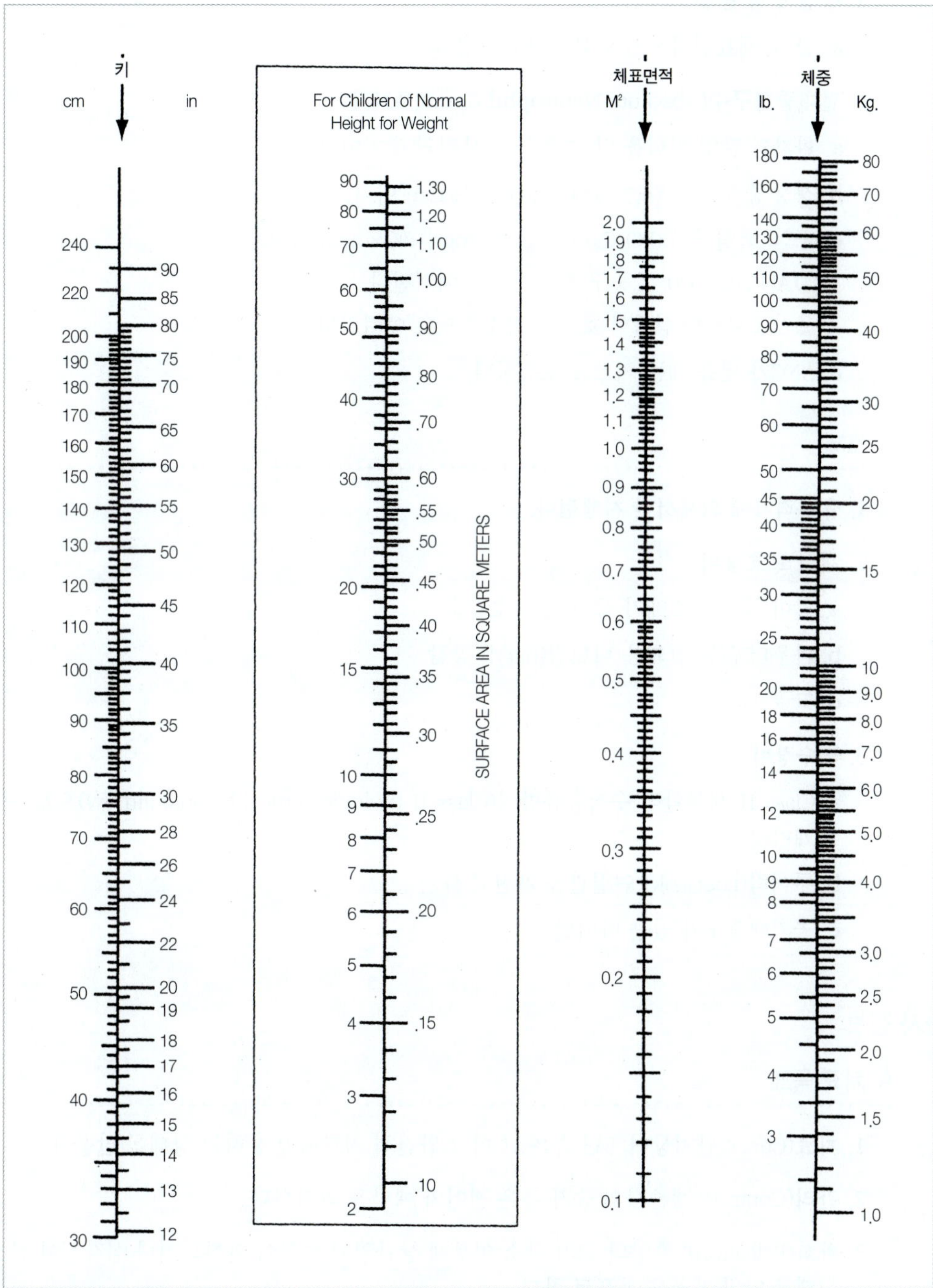

그림 7-2

소아와 영아의 Nomogram 방법 (1) 키를 표시한다.

(2) 체중을 표시한다.

(3) 키와 체중을 잇는 직선을 긋는다.

(4) 직선이 체표면적 기둥과 만나는 지점이 체표면적을 나타낸다.

3. 평생 누적 용량

a. 공식: 체표면적×권장 한도량 = 평생 용량

4. 절대중성구수(Absolute Neutrophil Count, ANC)

a. 환자의 감염 위험을 알 수 있는 기본적인 수치이다.

b. 정상 중성구 범위는 3,000~7,000cells/mm^3이다.

c. 공식: 백혈구 수(WBCs)×(%polys[segs])+%bands)=ANC

① ANC ≤2000: 호중구 감소증으로 여겨진다.

② ANC<500: 심각한 호중구 감소증으로 여겨진다.

d. ANC가 낮을 때는 치료를 보류한다.

E. 조제

1. 유자격자에 의해서만 시행된다.

2. 개인 보호장비

a. 앞이 막히고 소매가 꼭 맞는 보호가운

b. 파우더 없는 일회용 니트릴(nitryl) 장갑

c. 고글

3. 특수장비

a. Class II 생물학적 수직층류방식(Class II biologic vertical laminar airflow)으로 된 안전한 캐비닛

b. 루어락(Luer-Lok) 연결관을 가진 주사기

c. 공기배출구가 있는 바이알

7 환자 정보

A. 치료 목표

1. **치료**(Cure): 완치상태; 5년 혹은 그 이상 완전히 치료에 반응하는 상태를 말한다.

2. **관리**(Control): 생존률의 증가 혹은 전이의 예방을 의미한다.

3. **완화**(Palliation): 종양의 크기 감소 여부에 상관없이 증상이 완화되거나 심각성이 감소된 상태로 안위 제공을 목표로 한다.

B. 약물

1. 약명

2. 투여 경로

3. 작용

4. 부작용

a. 관련 합병증 및 독성

b. 부작용의 발생을 예방하거나 최소화하는 방법

5. 약물을 투여받는 동안의 특별 교육 사항

a. 감염과 출혈 주의

b. 구강간호

c. 햇빛에 노출 피하기

d. 아스피린이나 아스피린이 함유된 약제 사용 금하기

e. 충분한 수분 섭취: 영양적 지지와 권장

f. 지지서비스 활용

g. 에너지 보존 방법

h. 항구토제와 지사제를 가정에서 사용하기

i. 언제 의료진과 연락해야 하는지 알기

6. 항암치료 요법

a. 단일 약제 항암요법: 하나의 약제를 사용한다.

b. 복합 항암요법: 효과를 증가시키기 위해 하나 이상의 약물을 사용한다; 상승작용과 관련해 다양한 작용 기전을 가지고 있고, 약물내성을 피할 수 있게 한다.

7. 치료 계획 및 스케쥴

a. 대략적인 주기의 횟수, 치료일수, 치료사이의 기간

b. 대략적인 치료기간

c. 독성으로 인한 치료지연의 가능성

d. 필요하다면 방사선 치료를 함께 하는 것을 고려한다.

8. 관찰

a. 치료 전 기본검사

b. 치료에 대한 반응을 결정하고 독성의 정도 및 질병단계를 재결정하기 위해서 임상혈액 검사, 방사선 검사 및 다른 검사가 요구된다.

9. 환자권리: 치료를 거부할 수 있다.

10. 추후 관리

C. 부작용

1. 급성 부작용

a. 알레르기

b. 일혈

c. 위장관

d. 정맥염

e. 사회심리적 변화

2. 만성 부작용

a. 탈모
b. 골수 억제
c. 설사
d. 피곤
e. 구내염
f. 오심, 구토
g. 사회심리적 변화
h. 생식기 및 성
i. 이차적 암
j. 미각 변화

3. 잠재적 위험성

a. 골수 독성
b. 심장 독성
c. 신장, 방광의 독성
d. 간 독성
e. 신경학적 독성
f. 폐 독성

8 주입

A. 직원

1. 약물 치료 전 특수 교육 및 훈련이 필요하다.

2. 항암제의 취급, 주입 및 처리는 관련된 정책과 절차에 따라서 적절한 직원에 의해 수행되어야 한다.

B. 정맥 선택

1. 순환부전이 있는 곳은 피한다.

2. 이전에 천자된 부위 아래에 있는 정맥은 피한다.

3. 관절이나 손 부위는 피한다.

a. 팔오금 부위의 사용은 권하지 않는다.

b. 병원의 정책 또는 승인된 실무표준에 따라 시행한다.

4. 유방절제술, 액와 림프절 절제술, 방사선 치료를 받은 상체와 상지는 사용을 피한다.

5. 멍든 곳, 감염된 곳, 정맥염이 있는 곳은 사용을 피한다.

6. 가능하면 팔은 교대로 사용한다.

C. 혈관 확보

1. 말초

a. 단기간 동안 비발포성 약물을 사용할 때만 사용된다.

b. 발포성 약물을 정맥 내로 밀어 넣을 경우(IV push)에 사용될 수 있다.

2. 단기간 카테터

a. 단기간 치료로 보통 30~60일 동안 사용되어 진다.

b. 쇄골하 또는 경정맥 카테터: 카테터의 끝은 상대정맥(SVC)에 위치한다.

c. 말초 삽입 중심정맥관(peripherally inserted central catheter, PICC): 팔오금 부위에 있는 척측피정맥 혹은 요측피정맥에 삽입하고 카테터의 끝은 상대정맥에 위치한다.

3. 장기간 카테터

a. 장기간 치료가 예상될 때 사용된다.

b. 감염을 예방하고 카테터의 안정성을 증진시키도록 설계되었다.

c. 터널형 카테터: 경피적으로 삽입되며 상대정맥에 카테터의 끝이 위치한다.

① Dacron cuff는 감염을 예방하고 카테터가 터널 안에 잘 위치하도록 돕는다.

② 한 개, 두 개, 세 개의 관내강을 가진 종류로 나뉜다.

③ 정맥을 확보하기 어려운 환자, 장기간 치료가 예상될 경우, 또한 발포제나 자극적인 항암 치료를 받을 경우 적합한 카테터이다.

d. 이식 카테터 및 포트: 경피적으로 삽입되며 상대정맥에 카테터의 끝이 위치한다.

① 재봉합되는 중격을 가진 약물저장소(reservoir)가 부착되어 있다.

② 포켓은 약물저장소를 싸기 위해 피하조직 내에서 만들어지고 봉합된다.

③ noncoring 바늘로 피부를 통해 중격 안으로 삽입한다.

④ 한 개 및 두 개의 관내강을 가진 종류로 나뉜다.

⑤ 정맥을 확보하기 어려운 환자, 장기간 치료가 예상될 경우, 체외로 드러난 카테터 종류를 관리할 수 없는 사람에게 적합하다.

⑥ 약물 저장소에 삽입된 바늘의 위치가 이탈될 가능성이 있으므로, 발포제 투여 시 주의를 요한다.

D. 주입방법

1. 빈도

a. 간헐적 주입: 처방된 간격에 따라 약물을 투여하는 방법

b. 지속적 주입: 처방된 기간동안 계속적으로 약물을 투여하는 방법

2. 정맥 내 밀어넣기(IV push)

a. 직접적 주입: 손의 압력에 의해 약물을 주입한다.

b. Side-arm free-flow: 주입세트의 포트를 통해 손의 압력으로 약물을 주입한다.

3. 다른 투여 경로

a. 항암제는 거의 대부분 구강섭취 혹은 정맥주사로 투여된다.

b. 그 외 고농도의 약물이 종양부위에 주입되게 하기 위한 여러 방법이 있다.

① 동맥 내 주입

- 약물을 동맥 내 카테터 혹은 간동맥에 삽입된 카테터와 연결된 이식펌프로 주입한다.
- 주로 전이된 간질환을 치료하기 위해 사용된다.

② 경막 내 주입(뇌실 내 주입)

- 의사에 의한 요추천자 혹은 뇌척수액 저장소를 통해 주입한다.

- 뇌실에 위치된 카테터와 연결된 뇌척수액 저장소는 외과적으로 두피를 통해 삽입된다.
- 뇌척수액 저장소를 사용하고 있다면 요추천자 처치는 제한된다.

E. 주입 시 특수 고려사항

1. 의사 처방

a. 약물, 용량, 투여경로 그리고 환자 확인하기

b. 다른 간호사 혹은 약사와 함께 처방 및 약물을 중복 확인한다.

2. 항암제 투여 시 권장사항

a. 잠재적 위험을 최소화하기 위해 안전하고 보호적인 방법을 사용한다.

b. 항암제 취급 시 직업안전 위생관리국[미](Occupational Safety and Health Administration (OSHA))의 지침서를 따른다.

① 일회용이고, 파우더 없는 nitryl 장갑을 사용한다.

② 장갑은 규칙적 간격으로 교환하거나 혹은 오염되었을 때 교환한다.

③ 저투과성 천으로 만들어진, 길고 꼭 맞는 소매가 있고 앞이 막힌 가운을 입는다.

3. 무균술 유지

4. 혈관 접근기구의 개방성을 확인한다.

a. 항암제 투여 전에 0.9% 염화나트륨을 주입하여 침윤의 증상을 관찰한다.

b. 투여 중에 일어나는 통증이나 화끈거리는 감각이 있을 때 알리도록 환자를 교육한다.

c. 주기적인 혈액 역류 확인으로 개방성을 확인한다.

F. 종료

1. 혈관 주입 부위를 관찰한다.

2. 혈관 접근기구를 적절하게 제거한다.

3. 혈관 천자부위에 멸균드레싱을 한다.

4. 환자 사정

a. 잠재적인 문제를 확인할 수 있도록 환자 및 보호자를 교육한다.

b. 문제 발생 시 간호사나 의사와 연락하도록 환자를 교육한다.

5. 항암치료 동안 및 치료 종결 시의 기록

a. 치료 초기, 중기, 후기 동안 혈관 주입부위의 양상

b. 카테터의 크기와 종류

c. 주입 전, 사이, 후에 0.9% 염화나트륨으로 관류

d. 치료 동안이나 후의 부작용이나 증상

e. 치료 동안이나 후의 환자의 반응

f. 항암제 주입 전에 부작용을 완화하기 위해 준 약

9 합병증

A. 호중구 감소증(혈액)

1. 호중구 감소를 동반한 백혈구의 감소로, 환자는 감염의 위험성에 쉽게 노출될 수 있다.

2. 중재

a. 고열(38℃ 이상 혹은 100.4°F 이상), 오한, 인후통, 기침, 호흡곤란, 빈뇨, 긴박뇨, 부종 혹은 피부손상 부위에서의 화농성 배액을 사정한다.

b. 백혈구 및 절대중성구 수치(ANC)를 관찰한다.

c. 백혈구수 3000/mm^3 미만 혹은 절대중성구 수치(ANC) 2,000/mm^3 미만인 경우 의사에게 알린다.

d. 배양검사 및 흉부 X-ray 검사를 하고 처방에 따라 항생제를 투여한다.

B. 혈소판 감소증(혈액)

1. 혈소판 수의 감소

2. 중재

a. 비강 및 잇몸출혈, 혈뇨, 혈변이 있는지, 쉽게 멍이 드는지, 두통, 저혈압, 빈맥 혹은 비장과 간 비대가 있는지를 사정한다.

b. 혈소판 수치를 관찰하고, 혈소판 수가 50,000/mm^3 미만인 경우 의사에게 알린다.

c. 전기 면도기 및 부드러운 칫솔을 사용하고, 코풀기를 금하게 하는 등의 출혈 방지법을 교육한다.

d. 멍이 들거나 베이기 쉽거나 상처를 줄 수 있는 활동을 금하도록 주의를 준다.

e. 출혈부위는 지혈하고 출혈이 지속될 시 의사에게 알린다.

C. 빈혈(혈액)

1. 혈액의 산소 운반능력 저하와 함께 적혈구 수가 감소한다.

2. 중재

a. 피곤, 호흡곤란, 창백, 이명, 빈맥, 심계항진, 실신, 두통 그리고 과민성을 사정한다.

b. 혈색소와 적혈구 용적율을 관찰하고 비정상적인 결과가 있을 시에는 의사에게 알린다.

c. 처방에 따른 산소공급과 적혈구 수혈 혹은 적혈구 생성인자(Erythropoietin[Epogen])를 투여한다.

d. 휴식의 필요성과 에너지를 최대화할 수 있는 활동계획을 환자에게 교육한다.

D. 오심 및 구토(위장관)

1. 탈수 및 부적절한 영양상태의 위험성이 증가한다.

2. 중재

a. 구강 섭취량을 관찰한다.

b. 항암치료의 구토유발 특성에 따른 적절한 항구토 치료를 제공한다.

c. 영양정보와 영양보충제를 제공한다.

d. 항구토제 투여

① Dexamethasone(Decadron)

- 항암제 투여 전에 20mg을 1분 이상 걸쳐서 정맥내 밀어넣기로 투여한다.
- 다른 약제와 함께 투여한다.

② Lorazepam(Ativan)

- 1~3mg을 구강투여 혹은 0.5~2.5mg을 정맥내 투여한다(1분 이상 걸쳐서 정맥내 밀어 넣기 또는 side-arm으로 투여한다).
- 다른 약제와 함께 투여한다.

③ Metoclopramide(Reglan)

- 항암제 투여 전 최소 15분 간에 걸쳐 2~3mg/kg을 정맥으로 주입한다.
- 다른 약제와 함께 투여한다.

④ Ondansetron(Zofran)

- 항암제 투여 전에 15분 이상 걸쳐서 8~32mg를 단독 정맥 투여한다.

⑤ Granisetron(Kytril)

- 항암제 투여 30분 전에 0.01mg/kg를 5분 이상 걸쳐서 정맥 투여한다.

E. 식욕 부진(위장관)

1. 부적절한 영양상태의 위험성이 증가한다.

2. 중재

a. 환자 체중을 관찰한다.

b. 임상수치를 관찰한다(혈청 알부민, 질소 균형, 포도당, transferrin, 전해질).

c. 고열량 고단백질 식사를 하고, 영양보충제를 사용하고, 소량씩 자주 먹도록 환자를 교육한다.

d. 구강간호의 중요성을 강조하고 입맛과 식욕을 자극하는 방법을 교육한다.

e. 위장관 기능이 저하된 경우에는 완전 비경구 영양법 및 식욕 촉진제(예: Megace)를 고려한다.

F. 변비(위장관)

1. 배변이 저하된다.

2. 중재

a. 배변의 양상, 식이와 수액 섭취 및 약제 사용을 사정한다.

b. 건조한 피부와 점막, 피부긴장도 저하 및 장음을 사정한다.

c. 수분 섭취 증가, 고용량식 및 고섬유식 그리고 적응증이 된다면 적절한 지사제 및 변완화제 사용법을 교육한다.

G. 설사(위장관)

1. 탈수, 수분 및 전해질 불균형의 위험성이 증가한다.

2. 중재

a. 대변의 횟수와 양상을 사정한다.

b. 체중을 관찰한다.

c. 혈청 전해질을 관찰한다.

d. 의사에게 알리고 처방에 따른 지사제를 투여한다.

e. 저잔류식, 고단백질 식사 그리고 소량씩 자주 먹되 수분을 많이 섭취하도록 교육한다.

f. 카페인과 담배를 금지시킨다.

H. 탈모증(피부)

1. 자존감 저하로 인해 우울증의 위험성이 증가한다.

2. 중재

a. 가발과 두건의 사용을 고려한다.

b. 심리적 안정을 제공하고 감정을 표현하도록 격려한다.

c. 경~중간 정도의 탈모에는 저자극 샴푸를 사용하고, 부드럽게 빗질하고, 헤어 드라이나 컬 고데 및 파마는 피하도록 한다.

I. 구내염(피부)

1. 부적절한 영양상태와 패혈증과 통증의 위험성이 증가한다.

2. 중재

a. 출혈, 홍반, 궤양 및 하얗거나 노란 반점이 있는지 구강 점막을 사정한다.

b. 식염수로 입을 헹구고 식후 부드러운 칫솔 및 면봉으로 양치하는 구강간호를 교육한다.

c. 시판 구강 청결제, 전기적 치과치료나 술, 담배는 피한다.

d. 부드럽고 자극성 적고 중간온도의 음식과 음료 섭취를 장려한다.

e. 의사에게 보고한다 ; 구강 국소마취제 및 삼키는 약제 사용에 대해 환자에게 교육한다.

f. 심각한 구내염일 때는 통증 경감을 위해 적절한 진통제를 제공한다.

J. 심독성(심장)

1. 심근 손상의 위험, 감소된 심박출량과 조직 관류로 인한 울혈성 심부전, 부정맥, 심근병증이 올 수 있다.

2. 중재

a. 발목 부종, 기침, 청색증, 호흡곤란, 감소된 말초 맥박, 확장된 경정맥, 수포음과 빈맥을 사정한다.

b. 심전도, 심장효소, 전해질, 활력징후, 심첨맥박을 관찰한다.

c. 불규칙할 때는 의사에게 알리고 처방에 따른 약을 투여한다.

K. 신경독성(신경)

1. 말초 혹은 중추신경에서 일어난다.

2. 중재

a. 이상감각, 심부 건 반사, 턱 근육 통증, 장음, 사지의 무감각, 뒤꿈치로 걸을 수 없음, 혼돈, 명료치 않은 말투가 있는지를 사정한다.

b. 충분한 수액섭취와 변 완화제 사용에 대해 교육한다.

c. 움직임이나 운동 및 신체적 보조를 돕기 위해서 필요하다면 물리치료를 병행한다.

L. 이독성(신경)

1. 청력 감소 및 손실의 위험이 있다.

2. 중재

a. 청력, 조정 감각의 변화 및 이명을 사정한다.

b. 청력손실은 소아환자에서 더 흔히 볼 수 있다.

c. 청력손실이 있는 경우 대화를 하기 위한 방법을 제공한다.

M. 신독성(신장)

1. 손상된 신장기능의 위험성이 있다.

2. 중재

a. 투약 전후에 정맥내로 충분한 수액을 준다; 수분 섭취를 격려한다.

b. 배뇨 시의 어려움, 빈뇨, 긴박뇨를 사정한다.

c. 혈중요소질소, 혈청 크레아티닌, 크레아티닌 청소율, 요검사 그리고 요산 수치를 모니터한다.

d. 비정상적인 결과가 있을 시에 의사에게 알린다.

e. 4시간마다 특히, 밤에 소변을 보도록 격려한다.

f. 환자가 고용량의 methotrexate 치료를 받는 경우는 소변의 pH를 관찰한다.

N. 폐

1. 폐 기능 감소의 위험이 있다.

2. 중재

a. 호흡음을 사정한다; 마른 기침 및 호흡곤란의 증상을 관찰한다.

b. 비정상적인 결과가 있을 시에 의사에게 알리고 처방에 따른 산소를 투여한다.

O. 변화된 성/생식기능

1. 감소된 성욕 및 삶의 질의 저하, 불임

2. 중재

a. 성적 기능을 사정하고 필요 시 협진 의뢰한다.

b. 항암치료 전에 생식 기능장애 및 불임의 가능성에 대해 논의한다(예: 정자은행).

c. 항암치료 시기에는 피임이 필요함을 논의한다.

P. 눈의 독성

1. 시력 손상, 감염, 염증, 과민증

2. 중재

a. 눈 증상을 사정한다(예: 홍반, 부종, 삼출물, 안검하수, 광선공포증, 통증, 건조, 증가된 눈물, 시력의 변화).

b. 매년 또는 독성의 증상이 있을 시 마다 안과전문의에게 협진 의뢰한다.

c. 염증, 건조 혹은 감염 감소를 위해 점안약이나 윤활제가 처방될 수 있다.

10 항암제

* **용량(Dosing)**: 만약 특정적인 것이 아니라면, 약물은 단독으로 쓰이거나 다른 약물과 병행해 쓰일 수 있다; 용량은 개별적이고 약물 내성 및 약물에 대한 반응에 기초하며, 공포된 방침 또는 문헌을 따른다.

A. Asparaginase(Elspar)

1. 분류

a. 약리학적 분류: 기타 약물

b. 약물 특이성: 세포주기 특이성 약물

c. 분류: 비발포제

2. 적응증: 급성 림프구성 백혈병

3. 주입방법: 근육 주사, 정맥 내 밀어넣기, 지속적 주입

4. 합병증

a. 공통: 오심, 구토, 아나필락시스를 포함한 과민반응, 경미한 면역억제, 간기능 이상, 고혈당, 고지혈증, 어린이에게서 췌장염이 발병한다.

b. 신체기관 특이성: 신경계(무기력, 졸림)

c. 용량 제한 효과: 없다.

5. 고려사항

a. 치료 시작 전에 피내검사를 시행한다.

b. 아나필락시스 반응 등을 포함한 응급상황을 대비한다.

B. Bleomycin(Blenoxane)

1. 분류

a. 약리학적 분류: 항종양성 항생제

b. 약물 특이성: 세포주기 비특이성 약물

c. 분류: 비발포제

2. 적응증: 호지킨병(Hodgkin' s disease); 비 호지킨(non-Hodgkin' s) 림프종; 목과 머리의 편평상피 세포암; 음경, 자궁경부, 외음부, 고환의 암

3. 용량: 매주 혹은 주 2회 10~20 units/m^2

4. 주입방법: 정맥 내 밀어넣기, 피하, 근육, 흉막 내 주사

5. 합병증

a. 공통: 발열, 오한, 구내염, 오심, 구토, 과색소 침착, 탈모, 과민반응, 홍반, 발적, 광과민성, 신독성, 간독성

b. 신체기관 특이성: 폐(마른 기침 및 호흡곤란), 신독성, 간독성

c. 용량 제한 효과: 폐섬유증, 폐렴

6. 고려사항

a. 특히 림프종을 가진 환자에게는 권장사항에 따라 시험용량을 주입한다.

b. 아나필락시스 반응에 대비한다.

c. 평생 누적 용량이 400units을 초과해서는 안된다.

C. Carboplatin(Paraplatin)

1. 분류

a. 약리학적 분류: 알킬화 제제

b. 약물 특이성: 세포 주기 비특이성 약물

c. 분류: 비발포제

2. 적응증: 난소, 고환, 머리와 목, 자궁경부 및 폐의 암, 고형종양(뇌종양 포함), 골수이식 준비 시

3. 용량: AUC(area under the curve)용량 계산법을 이용하여 신장기능에 기초를 두고 계산한다.

4. 주입방법: 지속적 주입, 정맥 내 일시주사, 간헐적 주입

5. 합병증

a. 공통: 빈혈, 혈소판 감소증, 호중구 감소증, 경미한 오심 및 구토, 이상 감각

b. 신체기관 특이성: 없다.

c. 용량 제한 효과: 골수 억제

6. 고려사항

a. 환자의 전혈구계산 수치, 혈소판, 크레아티닌을 관찰한다.

b. 방침에 따라서 용량을 줄인다.

D. Carmustine(BCNU)

1. 분류

a. 약리학적 분류: nitrosourea

b. 약물 특이성: 세포 주기 비특이성 약물

c. 분류: 자극제

2. 적응증: 호지킨병, 비 호지킨 림프종, 중추신경계 종양, 흑색종, 골수종, 골수이식 준비 시 사용한다.

3. 주입방법: 지속적 주입

4. 합병증

a. 공통: 골수 억제 지연(4주 안에 최하점에 도달), 오심, 구토, 신독성, 간독성

b. 신체기관 특이성: 폐(마른 기침 및 호흡곤란), 신독성, 간독성

c. 용량 제한 효과: 지연된 백혈구 감소증, 혈소판 감소증

5. 고려사항

a. 혈중요소질소, SGOT(serum glutamic-oxaloacetic transaminase), SGPT(serum glutamic-pyruvic transaminase), LDH(lactic dehydrogenase), 크레아티닌, 전혈구 계산 수치, 혈소판 수치를 관찰하고 결과가 정상 지표 밖으로 떨어질 경우 의사에게 알린다.

b. 빠른 정맥 주입은 정맥을 따라 화끈거리는 감각을 유발하고 피부의 홍조를 일으킬 수 있다.

E. Cisplatin(Platinol)

1. 분류

a. 약리학적 분류: 알킬화 제제

b. 약물 특이성: 세포 주기 비특이성 약물

c. 분류: 자극제; 고농도일 때 발포제

2. 적응증: 신경모세포종; 고환, 방광, 머리와 목, 난소, 전립선, 폐의 암; 윌름즈종양(Wilms' tumor); 백혈병; 다발성 골수종; 림프종

3. 주입방법: 지속적 주입, 간헐적 주입

4. 합병증

a. 공통: 골수 억제, 심각한 오심 및 구토, 고요산혈증, 저칼륨혈증

b. 신체기관 특이성: 신경, 이독성, 신독성(보통 가역적임)

c. 용량 제한 효과: 혈뇨, 크레아티닌 수치가 1.5mg/dL를 초과할 경우에는 투약을 중지한다.

5. 고려사항

a. 신기능 손상을 최소화하기 위해 투약 전후로 충분한 수분공급이 이루어져야 한다; 삼투성 이뇨제로 mannitol이 사용된다.

b. 혈중요소질소 및 크레아티닌을 면밀히 관찰한다 ; 결과가 정상 지표 밖으로 떨어질 경우 의사에게 알린다.

c. 오심, 구토를 감소 또는 제거하기 위해 항구토제를 투약 전에 투여한다.

d. Amifostine을 신장보호제로 사용한다.

F. Cyclophosphamide(Cytoxan)

1. **분류**

a. 약리학적 분류: 알킬화 제제

b. 약물 특이성: 세포 주기 비특이성 약물

c. 분류: 비발포제

2. **적응증**: 유잉육종(Ewing' s sarcoma); 버킷종양(Burkitt' s tumor); 호지킨병; 비 호지킨 림프종; 균상식육종; 림프구성 백혈병; 만성 림프구성 백혈병; 골수종; 신경모세포종; 윌름즈종양; 유방, 폐, 난소의 암; 골수 이식 준비 시 사용한다.

3. **주입방법**: 정맥 내 밀어 넣기, 지속적 주입

4. **합병증**

a. 공통: 골수 억제, 오심, 탈모, 불임, 피부염, 출혈성 방광염

b. 신체기관 특이성: 신장(빈뇨 또는 배뇨시 화끈거림, 혈뇨), 출혈성 방광염

c. 용량 제한 효과: 골수 억제

d. 고용량에서 급성 심근병증과 항이뇨호르몬 분비이상증후군(SIADH)이 올 수 있다.

e. 만기 효과: 이차성 암

5. **고려사항**

a. 출혈성 방광염의 가능성을 줄이기 위해 수분공급이 필수적이다.

b. 출혈성 방광염을 예방하기 위해 소변을 자주 보고 자주 방광을 비우도록 한다.

c. 신장기능을 관찰한다.

G. Cytarabine(cytosine arabinoside, Cytosar-U)

1. **분류**

a. 약리학적 분류: 대사억제제

b. 약물 특이성: 세포주기 특이성 약물

c. 분류: 비발포제

2. **적응증**: 급성 골수성 백혈병, 급성 림프구성 백혈병, 만성 골수성 백혈병의 모구성 발증(blast crisis), 호지킨병, 비 호지킨 림프종, 중추신경계 백혈병

3. **주입방법**: 정맥내 밀어 넣기, 간헐적 주입, 지속적 주입, 경막내 주입

4. **합병증**

a. 공통: 오심, 구토, 식욕부진, 점막염, 설사, 골수 억제, 발열, 권태감, 근육통, 광선공포증, 소양증

b. 신체기관 특이성: 신독성, 간독성

c. 용량 제한 효과: 골수 억제

d. 정맥 천자 부위의 혈전성 정맥염과 국소적 통증

e. 고용량에서: 소뇌 독성, 결막염

5. 고려사항

a. 약물 투여 중에 방사선 치료를 받는 환자에게 피부가 벗겨질 수 있음을 주의시킨다.

b. 결막염(dexamethasone 점안제로 치료한다)

c. 전혈구 계산수치, 정신상태의 변화를 관찰한다.

H. Dacarbazine(DTIC)

1. 분류

a. 약리학적 분류: 알킬화 제제

b. 약물 특이성: 세포주기 비특이성 약물

c. 분류: 자극제

2. 적응증: 흑색종, 연조직 육종, 호지킨병, 신경 모세포종

3. 주입방법: 지속적 주입

4. 합병증

a. 공통: 심각한 오심 및 구토(12시간 동안), 골수억제(2~3주 또는 그 이후에 최하점), 탈모, 발진, 독감유사 증후군(투여 이후 7일 동안 발생)

b. 신체기관 특이성: 간독성, 과민반응(흔하지 않다)

c. 용량 제한 효과: 골수 억제

5. 고려사항

a. 주입부와 혈관을 따라 생기는 동통과 작열감을 최소화하기 위해서 약물희석을 높이고, 주입속도를 줄이고, 주입부 및 혈관을 따라 차가운 찜질을 한다.

b. 약물 주입동안 햇빛에 노출되는 것을 피하고 햇빛에 대해 보호장구를 사용하도록 교육한다.

c. 차광한다(약물색깔이 상아색에서 분홍색으로 바뀌면 변질된 것이다).

d. 전혈구 계산수치, 신기능, 간기능을 관찰한다.

I. Dactinomycin(Cosmegen)

1. 분류

a. 약리학적 분류: 항종양성 항생제

b. 약물 특이성: 세포주기 비특이성 약물

c. 분류: 발포제

2. **적응증**: 윌름즈종양; 융모암; 고환종양; 유잉육종; 횡문근육종

3. **주입방법**: 정맥 내 밀어 넣기, 지속적 주입

4. **합병증**

a. 공통: 오심, 구토, 발열, 탈모, 골수억제, 홍반, 과색소 침착, 여드름 모양 피부 발현, 방사선 기억(radiation recall), 설사, 점막염

*방사선 기억(radiation recall)이란, 항암제 치료를 받기 전에 방사선 치료를 받은 경우 항암제가 들어가는 동안 혹은 직후에 방사선 치료를 받은 부위가 붉어지며 가려움과 화끈거림을 동반하는 증상이다.

b. 신체기관 특이성: 생식기

c. 용량 제한 효과: 점막염, 골수억제, 동시 방사선 치료

5. **고려사항**

a. 전혈구 계산수치를 관찰한다.

b. 구강 자극으로 인한 불편감이 있을 시 알리도록 교육한다.

J. Daunorubicin hydrochloride(Cerubidine)

1. **분류**

a. 약리학적 분류: 항종양성 항생제

b. 약물 특이성: 세포주기 비특이성 약물

c. 분류: 발포제

2. **적응증**: 급성 비림프구성 백혈병, 비 호지킨 림프종, 소아에게서 급성 림프구성 백혈병

3. **주입방법**: 정맥 내 밀어 넣기

4. **합병증**

a. 공통: 골수억제, 오심, 구토, 탈모, 방사선 기억, 고요산혈증, 심독성

b. 신체기관 특이성: 심장(심전도 변화와 심근병증), 생식기

c. 용량 제한 효과: 골수억제, 심독성

5. **고려사항**

a. 심장 박출율에 대한 기본 MUGA 스캔을 측정해 놓는다.

b. 임상 수치를 관찰한다.

c. 총누적용량이 550mg/m^2를 초과하지 않도록 한다.

d. 약물 투여 후 소변색이 불그스름하게 변화함을 알려준다.

K. Docetaxel(Taxotere)

1. **분류**

a. 약리학적 분류: taxanes(식물성 알카로이드 계열)

b. 약물 특이성: 세포주기 비특이성 약물

c. 분류: 자극제

2. **적응증**: 유방암, 비-소세포 폐암, 목과 머리의 암, 전이성 난소암

3. **주입방법**: 지속적 주입

4. **합병증**

a. 공통: 골수억제, 수분정체, 탈모, 피부/손톱 변화, 점막염, 오심, 구토, 이상감각

b. 신체기관 특이성: 신경 독성

c. 용량 제한 효과: 골수 억제, 말초 신경병증

5. **고려사항**

a. 수분정체와 과민 반응을 감소시키기 위해 사전투약을 한다.

b. PVC(polyvinyl chloride)로 된 수액백이나 주입세트를 사용하지 않는다.

L. Doxorubicin hydrochloride(Adriamycin)

1. **분류**

a. 약리학적 분류: 항종양성 항생제

b. 약물 특이성: 세포주기 비특이성 약물

c. 분류: 발포제

2. **적응증**: 급성 골수성 백혈병, 급성 림프구성 백혈병, 호지킨병, 림프종, 유방, 갑상선, 난소, 전립선, 위, 자궁경부, 간, 머리와 목의 암, 폐의 소세포암; 다발성 골수종

3. **주입방법**: 정맥 내 밀어 넣기, 지속적 주입

4. **합병증**

a. 공통: 골수 억제, 탈모, 점막염, 오심, 구토, 발열, 손톱바닥의 과색소침착, 방사선 기억

b. 신체기관 특이성: 심장 독성(심전도상에서 T파가 평평해지고, ST파가 강하된다)

c. 용량 제한 효과: 골수 억제, 심장 독성

5. **고려사항**

a. 심장 박출율에 대한 기본 MUGA 스캔을 측정해 놓는다.

b. 약물 투여 후 처음 몇 번의 배뇨 이후 소변색이 불그스름하게 변화됨을 교육한다.

c. 총 누적용량이 550mg/m^{2}를 초과하지 않도록 한다(만약 이전에 흉부 방사선 조사를 받았거나, 동시에 cyclophosphamide 치료를 받는 경우에는 450mg/m^{2}를 투여한다).

d. 심박동수의 상태(guality)와 리듬에 대해 사정한다.

e. 누적용량이 300mg/m^{2}에 달하거나 혹은 소아환자에게서 심장을 보호하기 위해 Dexrazoxane(Zinecard)를 사용할 수 있다.

f. 약물주입 동안 발적 반응(flare reaction)을 일으킬 수 있다.

M. Doxorubicin Liposome Injection(Doxil)

1. **분류**

a. 약리학적 분류: 항종양성 항생제

b. 약물 특이성: 세포주기 비특이성 약물

c. 분류: 자극제

2. **적응증**: 카포시육종(Kaposi' s sarcoma), 난소암

3. **용량**: 약물 용량은 약물에 대한 내성 및 반응에 기초를 두고, 또한 공포된 방침 및 문헌에 따른다.

4. **주입방법**: 간헐적 주입

5. **합병증**

   a. 공통: 호중구 감소증, 빈혈, 오심, 구토, 설사, 점막염, 탈모, 홍조, 손발바닥 피부 발진, 방사선 기억, 심근 독성, 발열

   b. 신체기관 특이성: 혈액, 피부

   c. 용량 제한 효과: 골수 억제

6. **고려사항**

   a. 5% 포도당 수액만 사용할 수 있다; 0.9% 염화나트륨 수액과는 적합하지 않다.

   b. 약물 투여 후 처음 몇 번의 배뇨 이후 소변색이 불그스름하게 변화됨을 교육한다.

   c. 주입세트 내(in-line) 필터를 사용하지 않는다.

   d. 총 누적용량이 550mg/m^2를 초과해서는 안된다.

N. Etoposide(VP-16, VePesid)

1. **분류**

   a. 약리학적 분류: epipodophyllotoxin(식물성 알카로이드 계열)

   b. 약물 특이성: 세포주기 특이성 약물

   c. 분류: 자극제

2. **적응증**: 급성 림프구성 백혈병, 폐의 소세포암, 호지킨병, 유방 및 고환의 암, 비 호지킨 림프종, 다발성 골수종

3. **주입방법**: 지속적 주입, 간헐적 주입

4. **합병증**

   a. 공통: 골수 억제, 오심, 구토, 탈모, 식욕부진, 기립성 저혈압(주입시간이 15분 이내일 때)

   b. 신체기관 특이성: 신장

   c. 용량 제한 효과: 골수 억제, 과민 반응

   d. 이차적 암

5. **고려사항**

   a. 주입하는 동안 혈압을 관찰한다.

   b. 주입하는 동안 약물 내 결정생성 유무를 관찰한다.

   c. 비록 아나필락시스 반응은 드물지만 응급약물 및 산소는 준비되어야 한다.

d. 만약 환자가 알레르기 반응을 나타냈다면, diphenhydramine hydrochloride(Benadryl)를 미리 투여한다.

e. 전혈구 계산 수치와 요산을 관찰한다.

O. Fludarabine(Fludara)

1. 분류

a. 약리학적 분류: 대사억제제

b. 약물 특이성: 세포주기 특이성 약물

c. 분류: 비발포제

2. 적응증: 만성 림프구성 백혈병, 경도의 림프종, 골수이식 전 준비

3. 주입방법: 30분 이상 정맥 내 주입

4. 합병증

a. 공통: 골수 억제, 오심, 구토, 설사, 발진, 간질성 폐렴

b. 신체기관 특이성: 신독성

c. 용량 제한 효과: 골수 억제

5. 고려사항: 폐기능 검사를 관찰한다.

P. Fluorouracil(5-FU)

1. 분류

a. 약리학적 분류: 대사억제제

b. 약물 특이성: 세포주기 특이성 약물

c. 분류: 비발포제

2. 적응증: 유방, 난소, 위장관, 간과 췌장의 암

3. 주입방법: 정맥 내 밀어 넣기, 지속적 주입

4. 합병증

a. 공통: 점막염, 오심, 구토, 설사, 골수억제, 탈모, 피부 증상(거무스름하게 된 정맥), 광과민성, 소뇌 운동 실조

b. 신체기관 특이성: 없다.

c. 용량 제한 효과: 점막염, 위장관의 궤양, 설사, 골수 억제

5. 고려사항

a. 태양에 노출되는 것을 피하고, 노출 시 보호장구를 사용하도록 한다.

b. 구강 자극으로 인한 불편감이 있을 시 알리도록 한다.

c. 전혈구 계산 수치 및 전해질 수치를 관찰한다.

Q. Gemcitabine(Gemzar)

1. 분류

a. 약리학적 분류: 대사억제제

b. 약물 특이성: 세포주기 특이성 약물

c. 분류: 비발포제

2. 적응증: 췌장, 유방, 난소, 폐의 암

3. 주입방법: 지속적 혹은 간헐적 주입

4. 합병증

a. 공통: 오심, 구토, 발열, 발진, 수분 정체, 독감과 비슷한 증상, 골수 억제

b. 용량 제한 효과: 골수 억제

5. 고려사항

a. 전혈구 계산 수치를 관찰한다.

R. Ifosfamide(Ifex)

1. 분류

a. 약리학적 분류: 알킬화 제제

b. 약물 특이성: 세포주기 특이성 약물

c. 분류: 비발포제

2. 적응증: 폐, 고환, 유방 및 난소의 암; 육종; 비 호지킨 림프종

3. 주입방법: 지속적 혹은 간헐적 주입

4. 합병증

a. 공통: 혈소판 감소증, 오심, 구토, 탈모, 피로, 출혈성 방광염, 신독성

b. 신체기관 특이성: 신장(혈뇨)

c. 용량 제한 효과: 골수 억제 및 출혈성 방광염

5. 고려사항

a. 방광 독성을 예방하기 위해 최소 2리터의 물을 정맥주입 혹은 구강 섭취하도록 한다.

b. 요로계를 보호하기 위해 항상 mesna(Mesnex)를 같이 주입하도록 한다.

S. Irinotecan(Camptosar)

1. 분류

a. 약리학적 분류: 기타 약물

b. 약물 특이성: 세포주기 특이성 약물

c. 분류: 비발포제

2. **적응증**: 대장 및 직장의 암

3. **주입 방법**: 지속적 혹은 간헐적 주입

4. **합병증**

   a. 공통: 설사, 오심, 구토, 탈모, 골수 억제

   b. 용량 제한 효과: 호중구 감소증, 설사

5. **고려사항**

   a. 오심과 구토의 경감 또는 제거를 위해서 항구토제를 처방받도록 한다.

   b. 전혈구 계산수치(CBC)를 관찰한다.

   c. 필요 시 지사제를 처방받는다.

T. Mechlorethamine hydrochloride(Mustargen)

1. **분류**

   a. 약리학적 분류: 알킬화 제제

   b. 약물 특이성: 세포주기 비특이성 약물

   c. 분류: 발포제

2. **적응증**: 호지킨병, 만성 림프구성 백혈병, 만성 골수성 백혈병

3. **주입방법**: 정맥 내 밀어 넣기, 강내 주입(intracavitary)

4. **합병증**

   a. 공통: 심각한 오심 및 구토, 골수 억제, 탈모, 국소적 봉와직염, 오한, 발열, 불임

   b. 신체기관 특이성: 없다.

   c. 용량 제한 효과: 골수 억제

5. **고려사항**

   a. 안정기가 짧다(15~30분).

   b. 주입 전에 바로 섞는다. 어떤 다른 약물과도 섞어서는 안 된다.

   c. 약을 다룰 때 피부나 눈의 접촉을 피해야 한다.

U. Methotrexate(Mexate-AQ)

1. **분류**

   a. 약리학적 분류: 대사억제제

   b. 약물 특이성: 세포주기 특이성 약물

   c. 분류: 비발포제

2. **적응증**: 유방, 자궁경부, 폐, 머리 및 목의 암; 골원성 육종; 호지킨병; 림프종; 백혈병; 급성 림프구성 백혈병의 중추신경계 전이; 임신성 영양모세포종

3. **고용량 투여 시 leucovorin 칼슘(citrovorum 인자) 치료를 요한다.**

4. 주입 방법: 정맥 내 밀어 넣기, 경막내 투여

5. 합병증

a. 공통: 골수 억제, 오심, 구토, 점막염(고용량 투여 시 심각함), 광과민성, 고용량 투여 시 신독성

b. 신체기관 특이성: 간, 신장(고용량 투여 시)

c. 용량 제한 효과: 구강 및 위장관의 궤양, 골수 억제, 폐의 침윤물 생성 및 섬유화

6. 고려사항

a. 전혈구 계산치, SGOT, LDH, 빌리루빈, 간기능 검사, 크레아티닌을 검사하고 비정상적인 수치일 경우 의사에게 알린다.

b. 고용량 주입 시

① 혈청 methotrexate 수치를 0~1mmol까지 관찰한다.

② 약물 주입 전과 후에 적절한 수분공급을 한다.

③ 고용량 주입 후 24시간 내에 leucovorin 칼슘(citrovorum 인자)을 투여한다.

c. 태양에 노출되는 것을 피하고, 노출 시 보호장구를 사용하도록 한다.

d. 구강 간호가 필요하다.

V. Mitomycin(Mutamycin)

1. 분류

a. 약리학적 분류: 항종양성 항생제

b. 약물 특이성: 세포주기 비특이성 약물

c. 분류: 발포제

2. 적응증: 유방, 머리 및 목, 폐, 위, 췌장, 식도, 대장, 방광의 암

3. 용량: 6~8주 마다 한번씩 20mg/m^{2}를 정맥 내 투여한다.

4. 주입 방법: 정맥 내 밀어 넣기, 방광내 점적 주입

5. 합병증

a. 공통: 골수 억제(특히 혈소판 감소증일 때), 탈모, 점막염

b. 신체기관 특이성: 폐(호흡곤란 및 마른 기침), 신장(소변 배설량 감소)

c. 용량 제한 효과: 골수 억제

6. 고려사항

a. 혈중요소질소, 소변 배설량, 크레아티닌 청소율을 관찰한다.

b. 투약 4~8주 후에 최하점에 이른다.

c. vinca alkaloid와 함께 투여했을 때 갑작스런 호흡곤란과 기관지 경련이 생기는지 주의 깊게 관찰한다.

W. Mitoxantrone hydrochloride(Novantrone)

1. 분류

a. 약리학적 분류: 항종양성 항생제

b. 약물 특이성: 세포주기 비특이성 약물

c. 분류군: 발포제

2. 적응증: 유방암, 림프종, 급성 비림프구성 백혈병

3. 주입방법: 정맥 내 밀어넣기, 지속적 주입

4. 합병증

a. 공통: 골수 억제, 오심, 구토, 탈모, 점막염

b. 신체기관 특이성: 심독성(이전에 doxorubicin을 투여받았던 경우 부정맥이 발생할 수 있다)

c. 용량 제한 효과: 골수 억제, 심독성(doxorubicin과 연관된 경우보다는 덜하다)

5. 고려사항

a. 심독성 위험은 이전에 anthracycline을 사용했거나, 흉부 방사선 조사를 받았거나, 기존 심질환이 있는 경우에 증가한다.

b. 약 주입 후 소변이 청록색으로 바뀌고 공막이 푸른색으로 바뀔 수 있음을 교육한다.

c. 전혈구 계산 수치를 관찰한다.

d. 심박동수의 상태와 리듬을 사정한다.

X. Paclitaxel(Taxol)

1. 분류

a. 약리학적 분류: 기타 약물

b. 약물 특이성: 세포주기 특이성 약물

c. 분류: 자극제

2. 적응증: 난소, 유방, 폐의 비-소세포, 머리 및 목의 전이성 암; 카포시 육종

3. 주입 방법: 지속적 또는 간헐적 주입

4. 합병증

a. 공통: 말초 신경병증, 탈모, 빈혈, 골수 억제, 안면 홍조, 권태감, 피로

b. 신체기관 특이성: 신경, 과민성

c. 용량 제한 효과: 골수 억제 및 말초 신경병증

5. 고려사항

a. PVC로 된 수액백이나 주입 세트를 사용하지 않는다.

b. 0.2㎛ 필터를 사용한다.

c. 과민반응의 발생을 줄이기 위해 사전투약을 한다.

d. 일혈 시 주입 부위에 국소적 통증, 부종, 홍반이 나타날 수 있다.

Y. Plicamycin(Mithracin)

1. 분류

a. 약리학적 분류: 항종양성 항생제

b. 약물 특이성: 세포주기 비특이성 약물

c. 분류: 자극제

2. 적응증: 고환의 암; 악성 질병과 관련된 고칼슘혈증

3. 용량

a. 고환암: 8~10일 동안 25~30 μg/kg/day

b. 고칼슘혈증: 3~4일 동안 25 μg/kg/day; 필요에 따라 매주 반복한다.

c. 공포된 방침 및 문헌에서 자문을 구한다.

4. **주입 방법**: 지속적 또는 간헐적 주입

5. 합병증

a. 공통: 골수 억제, 오심, 구토, 설사, 점막염, 저칼륨혈증, 저칼슘혈증

b. 신체기관 특이성: 신장 독성, 간독성

c. 용량 제한 효과: 골수 억제

6. 고려사항

a. 약 투여 시 안면 홍조 및 정맥염이 생길 수 있다.

b. 위장관 독성을 감소시키기 위해 30분 이상 투여한다.

c. 출혈 전구증상이 되는 코피 같은 출혈 증상을 관찰한다.

d. 저칼슘혈증을 사정한다: 근육 경련, 쇠약, 사지 저림

e. 전혈구 계산 수치와 전해질 수치를 관찰한다.

Z. Streptozocin(Zanosar)

1. 분류

a. 약리학적 분류: nitrosourea

b. 약물 특이성: 세포주기 비특이성 약물

c. 분류: 자극제

2. **적응증**: 췌장의 전이성 섬세포암종, 카르시노이드(carcinoid) 종양

3. **주입방법**: 정맥 내 밀어 넣기, 지속적 주입

4. 합병증

a. 공통: 골수 억제, 오심, 구토, 설사, 고혈당증

b. 신체기관 특이성: 신장

c. 용량 제한 효과: 신독성

5. 고려사항

a. 혈중요소질소, 크레아티닌, SGOT, LDH, 전혈구계산, 혈당을 주의깊게 관찰하고, 비정상적인 수치일 경우 의사에게 알린다.

b. 오심과 구토 발생을 줄이기 위해 항구토제를 미리 투여한다.

c. 적절한 수분공급을 한다.

d. 단백뇨를 관찰한다.

e. 빠른 주입은 정맥을 따라 화끈거리는 느낌을 일으킬 수 있다.

AA. Thiotepa(Thioplex)

1. 분류

a. 약리학적 분류: 알킬화 제재

b. 약물 특이성: 세포주기 비특이성 약물

c. 분류: 비발포제

2. 적응증: 뇌, 유방, 난소, 방광의 암; 호지킨병; 림프종; 골수이식 준비 시 사용한다.

3. 주입 방법: 정맥 내 밀어 넣기, 지속적 주입, 강내요법(방광)

4. 합병증

a. 공통: 골수억제, 경증의 오심 및 구토, 각막 비후증, 발진, 발열

b. 신체기관 특이성: 생식기

c. 용량 제한 효과: 골수 억제

5. 고려사항

a. 전혈구 계산수치, 신기능 수치를 관찰한다.

b. 여성과 남성 모두에게 불임증을 유발할 수 있다.

c. 주입 부위의 통증을 유발할 수 있다.

BB. Topotecan(Hycamtin)

1. 분류

a. 약리학적 분류: camptothecins

b. 약물 특이성: 세포주기 특이성 약물

c. 분류: 자극제

2. 적응증: 급성 림프구성 백혈병, 전이성 난소암, 폐의 비-소세포암, 고형 종양

3. 주입방법: 간헐적 주입

4. 합병증

a. 공통: 골수 억제, 설사, 탈모

b. 신체기관 특이성: 없다.

c. 용량 제한 효과: 골수 억제

5. 고려사항

a. 전혈구 계산수치, 감별혈구 계산수치, 혈소판 수치를 관찰한다.

CC. Vinblastine(Velban)

1. 분류

a. 약리학적 분류: vinca alkaloid

b. 약물 특이성: 세포주기 특이성 약물

c. 분류: 발포제

2. 적용: 호지킨병, 조직구증, 카포시 육종; 고환의 암; 머리와 목의 편평세포암

3. 주입 방법: 정맥 내 밀어 넣기

4. 합병증

a. 공통: 골수 억제, 식욕부진, 변비, 탈모, 턱의 통증, 이상감각

b. 신체기관 특이성: 신경

c. 용량 제한 효과: 골수 억제, 손발가락의 무감각함 또는 저림, 심부 건 반사 소실, 마비성 궤양

5. 고려사항

a. 주입 전에 신경계 상태를 사정한다.

DD. Vincristine(Oncovin)

1. 분류

a. 약리학적 분류: vinca alkaloid

b. 약물 특이성: 세포주기 특이성 약물

c. 분류: 발포제

2. 적응증: 급성 림프구성 백혈병, 만성 골수성 백혈병, 호지킨병, 비 호지킨 림프종, 흑색종, 육종, 윌름즈 종양, 유방암, 폐의 소세포암, 다발성 골수종, 신경아세포종

3. 주입 방법: 정맥 내 밀어 넣기, 지속적 주입

4. 합병증

a. 공통: 탈모, 변비, 오심, 구토

b. 신체기관 특이성: 신경

c. 용량 제한 효과: 말초 신경병증, 심부 건 반사 소실, 턱의 통증, 발 처짐, 마비성 궤양

5. 고려사항

a. 주입 전에 신경계 상태를 사정한다.

b. 장 기능을 관찰한다.

c. 현저한 간 질환이 있을 때 용량을 감소시킨다.

EE. Vinorelbine(Navelbine)

1. 분류

a. 약리학적 분류: vinca alkaloid

b. 약물 특이성: 세포주기 특이성

c. 분류: 발포제

2. 적응증: 폐의 비-소세포암, 유방암

3. 용량: 매주 30mg/m^2 정맥 주입한다.

4. 주입방법: 투여되고 있는 정맥 주입세트의 side arm으로 밀어 넣기

5. 합병증

a. 공통: 골수 억제, 오심, 구토, 탈모, 점막염

b. 신체기관 특이성: 신경독성, 말초 신경병증

c. 용량 제한 효과: 골수 억제

6. 고려사항

a. 일반적으로 정맥을 따라 정맥염이 나타난다; 주입동안 적절하게 관류한다.

11 생물학적 제제

A. 개요

1. 생물요법은 생물학적 자원에서 유도된 제제를 사용한다.

2. 면역요법은 인체의 면역 반응을 이용한 치료의 형태이다.

3. 이 방법은 인체의 면역 반응 기능의 방법을 바꾸어 종양이나 암세포 주기에 직접 작용한다.

4. 생물학적 제제는 다음처럼 분류할 수 있다.
: (a) 조혈성장인자 (b) 인터페론(interferons) 및 인터루킨(interleukins)
(c) 단클론 항체; 본문에서는 interleukins과 단클론 항체만 거론한다.

B. Interleukin-2(aldesleukin, Proleukin)

1. 분류

a. 약리학적 분류: interleukin

b. 작용: 면역 조절

2. 적응증: 신세포암, 전이성 흑색종

3. 주입 방법: 15분 이상 정맥 내 주입한다.

4. 합병증

a. 발열, 경직, 독감 유사 증상

b. 빈맥, 저혈압, 호흡곤란, 발진, 소양증, 오심, 구토, 설사, 식욕부진, 주입부위의 작은 결절, 골수 억제, 모세혈관 누출 증후군, 기면, 우울증, 핍뇨

5. 고려사항

a. 주입세트 내(in-line) 필터를 사용하지 않는다.

b. 멸균수로 조제한다.

c. 독감 유사증상이나 오한, 경직이 있을 시 필요하다면 acetaminophen이나 meperidine hydrochloride(Demerol), 또는 둘 다를 치료 전에 미리 투약한다.

d. 고용량은 집중치료 환경에서 주입한다.

C. Rituximab(Rituxan)

1. 분류

a. 약리학적 분류: 단클론 항체

b. 작용: 종양과 연관된 항원에 반응하는 면역 글로불린

2. 적응증: CD20+(B cell) 비 호지킨 림프종

3. 용량: 매주 375mg/m^{2}씩 3~4주간 투여한다.

4. 주입방법: 지속적 주입

a. 정맥 내 밀어 넣기나 일시주사로 주입하면 안된다.

b. 처음에는 50mg/hr로 주입하고 매 30분마다 50mg/hr씩 증가하여 최대 400mg/hr로 주입한다.

5. 합병증

a. 발열, 오한, 경직, 오심, 두통, 소양증, 발진, 근육통, 관절통

b. 골수 억제: 지연된 백혈구 감소증, 혈소판 감소증, 호중구 감소증, 빈혈

6. 고려 사항

a. 과민반응을 관찰한다.

b. 독감 유사증상이나 오한, 경직이 있을 시 필요하다면 acetaminophen이나 meperidine hydrochloride(Demerol), 또는 둘 다를 치료 전에 미리 투약한다.

D. Trastuzumab(Herceptin)

1. 분류

a. 약리학적 분류: 단클론 항체

b. 작용: 종양과 연관된 항원을 인지하고 반응하는 면역 글로불린

2. 적응증: HER2 단백질의 과도발현이 있는 전이성 유방암

3. 용량 및 초기 부하 용량: 4mg/kg를 90분 동안 정맥 내 주입하고, 이후 매주 2mg/kg를 30분동안 정맥 내 주입한다.

4. **주입방법**: 지속적 정맥 내 주입; 정맥 내 밀어넣기나 일시주사로 투여하면 안된다.

5. **합병증**: 오한, 발열, 오심, 구토, 종양부위의 통증, 심독성

6. **고려사항**

   a. 약 주입 전에 심장상태를 사정한다.

참고문헌

Baquiran, D. & Gallagher, J. (2001). *Lippincott's cancer chemotherapy handbook* (2nd ed.). Philadelphia: Lippincott Williams & Wilkins.

Brown, K., Esper, P., Kelleher, L., O'Neill, J., Polovich, M., & White, J. (Eds.). (2001). *Chemotherapy and biotherapy: Guidelines and recommendations for practice.* Pittsburgh: Oncology Nursing Society.

Burke, M., Wilkes, G., & Ingwersen, K. (1998). *Cancer chemotherapy care plans* (2nd ed.). Boston: Jones and Bartlett.

Camp-Sorrell, D. (Ed.). (2003). *Access device guidelines: Recommendations for nursing practice and education* (2nd ed.). Pittsburgh: Oncology Nursing Society.

DeVita, V., Hellman, S., & Rosenberg, S. (2001). *Cancer: Principles and practice of oncology* (6th ed.). Philadelphia: Lippincott Williams & Wilkins.

Infusion Nurses Society. (2001). *Infusion therapy in clinical practice* (2nd ed.). Philadelphia: W. B. Saunders.

Intravenous Nurses Society. (2000). Infusion nursing standards of practice. *Journal of Intravenous Nursing, 23*(Suppl. 6), S1–S88.

Itano, J., & Taoka, K. (1998). *Core curriculum for oncology nursing* (3rd ed.). Philadelphia: W. B. Saunders.

Weinstein, S. M. (2001). *Plumer's principles and practice of intravenous therapy* (7th ed.). Philadelphia: Lippincott Williams & Wilkins.

Yarbro, C., Frogge, M., Goodman, M., & Groenwald, S. (2000). *Cancer nursing: Principles and practice* (5th ed.). Boston: Jones and Bartlett.

CHAPTER 08

비경구 영양

Parenteral Nutrition

1 개요

A. 정의

1. 정맥을 통해 이루어지는 부분적 혹은 완전 영양공급을 말한다.

B. 목표

1. 구강이나 장을 통한 영양 공급이 불가능하거나 환자의 영양요구를 충족시키지 못할 경우, 영양의 균형을 유지하기 위해 적정량의 모든 필수 영양분을 공급하는 것이다.

2. 단백질 혹은 칼로리 부족 현상을 예방하고, 체내 단백질 대사를 유지하거나 회복시키는 것이다.

3. 영양 결핍을 회복하는 것이다.

C. 종류

1. 말초 비경구 영양(peripheral parenteral nutrition, PPN)

a. 말초 정맥을 통해 저삼투성 포도당, 아미노산, 지방, 전해질, 비타민, 미량의 원소들을 주입하는 부분적 영양공급 수액이다.

b. 이러한 형태의 영양요법은 단지 부분적인 영양요구만 만족시켜 주기 때문에 단기적 혹은 보충적 영양공급에 사용된다.

2. 완전 비경구 영양(total parenteral nutrition, TPN)

a. 중심 정맥을 통해 고농도의 포도당, 아미노산, 지방, 전해질, 비타민, 미량의 원소를 주입하는 것을 말한다.

b. 이러한 형태의 영양요법은 총 영양 요구를 만족시킬 수 있는 충분한 영양을 공급해 준다.

D. 고려 사항(비경구 영양의 평가는 다양한 객관적인 요인을 토대로 한다)

1. 비경구 영양 공급의 대상 환자들은 영양 축적을 유지하기 위한 적절한 섭취를 할 수 없거나, 해서는 안되거나, 하지 않으려는 환자이다. 이러한 환자들은 이미, 혹은 잠재적인 영양 실조의 상태이다.

2. 위장관을 통해 충분한 영양을 소화하지 못하는 환자는 비경구 영양 공급의 잠재적 대상자이다.

3. 환자의 영양 상태를 유지하기 위해 최소한으로 침습적이고 최대한 저렴한 방법이 고려되어야 한다.

4. 가능하다면 위장관을 사용하는 것이 좋다.

a. 위장관이 제대로 활동하지 않을 때에는 심각한 부작용이 올 수 있다.

b. 장을 통한 영양공급은 정맥을 통한 영양공급보다 호르몬 기능, 소화효소 기능, 면역기능이 더 나을 뿐만 아니라 장의 부피와 구조를 더 잘 유지시킨다.

5. 영양 위험 혹은 결핍은 환자의 비경구 영양 상태를 평가할 때 정의되어져야 한다.

6. 일반적으로 7~10일 정도 먹을 수 없는 환자들은 비경구 영양을 필요로 하지 않는다. 그러나 위장관 섭취가 부족한 상태로 5~7일 정도 경과되면 비경구 영양 공급이 고려되어져야 한다는 사실이 일반적인 규정이다.

7. 비경구 영양이 명확하게 적합한 적응증과 질병상태는 지속적으로 확립되고 재평가되어지고 있다.

2 적응증

A. 완전 비경구 영양/말초 비경구 영양: 완전 비경구 영양 혹은 말초 비경구 영양의 선택은 비경구 영양을 시작하기 전 영양결핍의 정도, 질병 기간, 임상적 상태에 따라 결정된다.

B. 말초 비경구 영양

1. 적응증

a. 구강 혹은 장관 튜브를 통해 섭취되는 영양을 흡수하거나 소화하지 못하거나 중심 정맥을 통한 비경구 영양이 불가능한 환자에게 2주 내의 치료기간 동안 부분적 혹은 완전 영양공급을 위해 사용한다.

b. 구강 혹은 장관을 통한 섭취를 할 수 없는 상태에서 7~10일 정도 예상되는 치료 기간동안 비경구 영양공급을 요구하는 환자에게 사용한다.

c. 구강이나 장관영양에 대해 보충적 영양 공급을 할 때 혹은 장관 영양으로 전환할 때 사용한다.

d. 완전 비경구 영양을 처음 혹은 다시 시작할 수 있을 때까지 전환적 영양 공급의 단계에서 사용한다.

e. 중심정맥관을 통한 영양 공급이 불가능하거나 금기인 환자에게 사용한다.

2. 소아 적응증

a. 적응증은 어른의 적응증과 유사하다.

① 말초 비경구 영양은 소아의 종합적인 성장과 발달이 주 목적이 아닐 때 사용하는 단기간 유지 요법으로써 비스트레스 상황에서의 유아에게 권해진다.

② 완전 비경구 영양은 정상적인 성장을 지지하고 신체 구성분을 유지하기 위한 좀 더 적절한 선택이다.

b. 일반적으로 말초 정맥의 제한된 접근성 때문에 단기간(2주 이내) 영양공급을 위해 사용된다. 수분제한을 요하는 환자를 제외하고는 좀 더 성장한 유아, 아동 그리고 성인에게 영양보충 및 적극적인 영양공급을 위해 이러한 방법이 사용될 수 있다.

3. 금기증

a. 장기간 영양 공급이 필요한 경우

b. 말초정맥의 접근성이 나쁘거나 불가능한 경우

c. 심각한 영양실조 상태

d. 다량의 수액을 견디지 못할 경우

e. 영양요구가 말초 비경구 영양을 통해 안전하게 공급될 수 있는 것보다 클 때

f. 위장관이 기능을 하는 경우

C. 완전 비경구 영양

1. 적응증

a. 비경구 영양이 2주 이상 요구될 때, 말초정맥의 접근성이 제한될 때, 영양요구가 클 때, 수액제한이 요구될 때, 완전 비경구 영양의 효과가 위험성보다 클 때 필요하다.

b. 근본적 혹은 보조적 치료 요법으로써 정맥 내 영양 공급을 요구하는 환자들에게 사용한다.

① 영양적 요구를 만족시키기에 충분한 양의 영양을 구강이나 장을 통해 소화시키지 못하는 질환을 가진 환자들에게 종종 사용된다.

c. 완전 비경구 영양공급이 근본적 치료로써 사용되는 질환에 사용한다.

① 단장 증후군

② 장내 누공

③ 동종 골수이식, 크론씨병의 급성악화, 심각한 괴사성 췌장염, 구토를 동반한 심각한 오심에 대해 선택적 적용

d. 완전 비경구 영양이 보조적 치료로써 적용되거나 혹은 비경구 영양의 효능이 명확하게 증명되지 않은 상태의 여러 질병들도 있다(예 : 염증성 장질환, 신경성 무식욕증).

e. 암치료의 지지, 패혈증, 외상, 일반적 수술 전 처치를 위해 완전 비경구 영양이 선택적으로 사용될 수 있다.

2. 소아 적응증

a. 성인에게 요약된 것처럼 소아집단에 영향을 미치는 질환

b. 극소 미숙아

c. 호흡기계 장애

d. 위장기관 장애

① 선천적 기형

② 외과적인 상태들

③ 유아기의 치료가 힘든 설사

④ 염증 상태

⑤ 신경근의 장애

e. 과다한 이화 작용의 상태

3. 금기증

a. 위장기관이 기능을 하는 경우

b. 완전 비경구 영양에 대한 독점적 의존성이 5일 미만일 때

c. 중심 정맥관 접근이 불가능할 때

d. 예후가 적극적인 영양 보충을 보장하지 않을 때

e. 환자나 법적인 보호자가 완전 비경구 영양을 거부할 때

f. 완전 비경구 영양의 이로움보다 위험성이 더 클 때

g. 예상 회복기간이 짧고 위장관이 7~10일 이내에 사용될 것으로 예상되어질 경우, 영양상태가 좋은 환자의 극소의 스트레스와 외상, 수술 직후, 스트레스 후 기간

h. 치료적 혹은 고식적 요법에 효과가 없는 빠른 진행성 질환으로 인한 영양부족: 치료가 불가능하다는 것이 증명되거나 의심이 가는 질병

i. 칸디다균 패혈증(고장성 포도당 치료법과 함께)

3 영양균형과 영양실조

A. 영양 균형

1. 영양소

a. 음식에 들어 있는 성분들은 몸에 필수적인 요소들을 공급한다. 어떤 영양소들(탄수화물, 지방, 단백질, 알콜)은 에너지를 공급하고 또 다른 영양소들(물, 전해질, 무기질, 비타민)은 대사과정에 필수적이다.

2. 영양 상태

a. 체내 이용 가능한 필수 영양소의 작용으로 기인된 몸의 상태를 말한다.

b. 영양 상태는 소비되는 영양소의 양과 질, 영양소에 대한 상대적 요구, 영양소를 사용할 수 있는 신체의 능력에 의해 결정되어진다.

3. 영양 결핍

a. 적절한 기능을 위해 요구되는 적당한 양의 필수 영양소가 신체조직에 제공되어지지 않을 때 일어난다; 근본적 혹은 부가적으로 생길 수 있다.

b. 근본적인 영양결핍은 음식 내의 특수 영양소들이 결핍될 때 일어난다.

c. 부가적인 영양결핍은 정상적인 소화, 흡수, 필수영양소의 사용에 있어 장애가 있을 때 발생하는 것으로, 대사 장애가 있거나 혹은 적절한 섭취에도 불구하고 발생할 수 있다.

B. 영양 실조

1. 분류

a. 만약 부적절한 영양섭취가 7일 이상 지속되거나 혹은 질병을 앓기 전보다 몸무게가 10% 이상 줄었을 경우, 환자들은 영양실조나 혹은 영양실조의 위험성이 있다고 고려되어진다.

b. 가장 일반적인 영양실조의 원인은 단백질과 칼로리의 결핍이다.

c. 단백질-칼로리 결핍의 3가지 유형이 규명되어 왔다: marasmus(소모증), kwashiorkor (단백열량 부족증), marasmus-kwashiorkor; 적절한 영양공급이 주어지기 위해서는 단백질-칼로리 결핍의 본질과 심각성을 결정하는 것이 매우 중요하다.

2. Marasmus(소모증)

a. 특징

① 내장 단백질의 저장과 함께 지방과 근육의 점진적 소모: 환자는 cachexia(악액질: 여러 원인으로 인해 영양분 섭취량의 감소로 현저하게 야위고 수척해진 상태)의 상태이다.

② 기초대사율이 감소된 만성적 상태이다. 지방이 주된 에너지 물질이며 내장 단백질은 축적된다.

③ 몸무게 감소, 지방과 골격근의 위축, 인체측정학적 수치의 감소, 면역기능부전이 나타나며 이것은 림프구 총량과 피부측정 에너지의 감소를 수반한다.

b. 원인

① 단백질-칼로리의 섭취 비율은 적절하나 총체적인 식이 섭취가 부적절할 때 발생한다.

② 지연된 기아상태, 식욕 감퇴, 만성질환, 고령에서 나타난다.

c. 치료목표 : 지연된 기간 이상으로 지방과 단백질의 저장을 회복시킨다.

3. Kwashiorkor(단백열량 부족증)

a. 특징

① 세포 밖 수분 공간의 증가로 요흔성 부종, 나트륨 정체, 경우에 따라서 복수, 전신부종을 나타낸다.

② 혈청 알부민, 트랜스페린(음식물의 철분을 간장, 비장, 골수에 보내는 혈장속의 당단백질), 티록신 결합 프리 알부민, 레티놀 결합 단백질의 농도가 감소되며 내장 단백질의 저장이 감소된다.

③ 면역능력이 손상되어 감염되기 쉽다.

b. 원인

① 칼로리 섭취는 적절하거나 혹은 과도하나, 식이가 거의 탄수화물로 구성되어 있고 단백질이 소량 혹은 전혀 포함되어 있지 않을 때 나타난다.

② 탄수화물 섭취는 증가하고, 단백질 섭취는 감소하는 기간에 나타난다(예: 유동식, 지방식이, 장기간 정맥을 통해서 포도당이 함유된 수액을 공급 받을 때)

c. 치료목표: 남아 있는 단백질의 저장을 유지하는 것이다.

4. Marasmus-Kwashiorkor

a. 특징

① 골격근과 내장 단백질의 소모, 지방 저장이 감소되고 면역 기능 부전이 나타난다. 환자는 악액질의 상태를 보이며 일반적으로 급성 이화작용을 겪는다. 역시 비타민과 무기질 결핍이 나타날 수 있다.

② 질병이환율 및 사망률의 가장 높은 위험과 연관되어 있다.

b. 원인

① Marasmus와 kwashiorkor의 두가지 모두의 일부 특징을 보인다.

② 2단계의 비정상적인 식이 섭취가 일어난다. 초기에 단백질 섭취가 감소되고, 곧이어 총 섭취량의 감소가 수반된다. 혹은 반대로 초기에 총섭취량이 감소되고 이후 단백질 섭취의 감소가 수반된다.

③ Marasmus 상태인 입원 환자가 정맥을 통해 포도당액을 투여받거나, 혹은 이미 영양실조인 상태로 대사성 스트레스로 인해 압박을 받았을 때 병원 관련성 kwashiorkor가 합병증으로 수반되서 발생한다.

4 영양 요구

A. 영양요구의 결정

1. 영양요구는 정상적인 기능이나 건강을 유지할 수 있는 최소한의 섭취를 말한다.

2. 영양섭취를 결정하고 식이에 대해 계획하고 평가하는 미국의 표준을 "영양권장량 (Recommended Dietary Allowance, RDA)"이라 한다.

a. RDAs는 영양 요구를 맞추기에 적절하다고 생각되는 필수 영양소의 섭취수준을 의미한다.

b. RDAs는 모든 영양소에 대해 확립되어 있지는 않다.

c. 육체적 활동, 기후, 나이, 약물 치료, 혹은 질환에 변화가 있으면 RDA를 조절할 수도 있다.

3. 영양 섭취 기준(Dietary Reference Intake, DRI)이 확립되어 있다: 신체의 적절성을 유지하는 영양소에 대해 최소한의 지속적인 섭취 수준으로 정의된다. 만성·급성 질환에서는 적용하지 않는다.

B. 에너지 균형

1. 음식물 섭취가 에너지 소비량보다 많을 때는 양성 균형이 일어난다: 초과 에너지는 주로 지방으로 저장되고 몸무게 증가의 결과를 가져온다.

2. 에너지 소비가 음식물 섭취보다 많을 때 음성 균형이 일어난다: 신체가 영양 요구에 부합하기 위해 저장된 에너지를 사용함으로써 몸무게 감소가 나타난다.

3. 음식물 섭취가 에너지 소비와 같을 때 평형이 일어난다: 몸무게는 일정하다.

C. 에너지 요구

1. 에너지 요구는 체표면적(키와 몸무게로부터 얻어진다), 연령, 성별을 포함한 많은 요소들에 의해 결정된다. 보통 일람표 혹은 단순한 공식을 통해 측정된다.

2. 에너지 소비량

a. 일일 총 에너지 소비량(Total Daily Energy Expenditure, TDEE)은 다음 세가지 요소를 포함한다.

① 기초 에너지 소비량(Basal Energy Expenditure, BEE) 혹은 기초 대사율(BMR)

② 활동과 관련된 에너지 소비량

③ 음식의 특수한 기능적 작용

b. 에너지 요구는 BEE 혹은 안정 시 대사율(Resting Metabolic Expenditure, RME)을 통해 결정할 수 있다.

: BEE는 "기본" 상태에서 단위 시간당 생산되는 에너지의 양이다.

: RME는 환자가 "기본" 상태일 때를 제외하고 열중립 상태동안 어느 때라도 소비되어지는 에너지의 양을 의미한다.

① BEE와 RME와는 종종 상호 교환적으로 사용될 수 있다. 그러나 건강한 사람에서는 대개 RME가 BEE보다 약 10% 정도 더 높다.

② BEE는 에너지 소비량의 65~75% 정도를 차지하며, 측정되거나 계산될 수 있다.

③ BEE를 계산하는 전통적인 방법은 Harris-Benedict 공식이다. 이것은 킬로그램상 몸무게, 센티미터상 키, 나이, 연령을 고려하여 계산한다.

- 남자: BEE(kcal/day) = 66 + (13.7 × 몸무게(kg)) + (5.0 × 키(cm)) - (6.8 × 나이)
- 여자: BEE(kcal/day) = 65.5 + (9.6 × 몸무게(kg)) + (1.8 × 키(cm)) - (4.7 × 나이)

④ 활동요소(Activity Factors, AF)와 손상요소(Injury Factors, IF)에 따라 변경될 수 있다.

- 일일 총 에너지(TDE) = (BEE) (AF) (IF)
- 활동 요소(AF): 침상 내 = 1.2, 침상밖 = 1.3
- 손상 요소(IF): 수술 = 1.1~1.2, 감염 = 1.2~1.6, 외상 = 1.35~1.6, 화상 = 1.5~1.9

⑤ 하루 성인 칼로리 요구량을 계산하기 위해 더 간단히 널리 사용되어지는 방법은 kg당 30~35kcal를 사용하는 것이다.

⑥ 기초 대사율 (BMR)을 측정하기 위한 2가지 방법: 직접적 혹은 간접적 열량 측정법

- 열량 측정법이라는 말은 열 대사 작용으로부터 기인한 것이다.
- 직접적 열량측정법은 몸에 의해 생산되는 열을 직접적으로 측정하는 것이다. 이러한 측정법은 급성 질환이나 상해를 입은 환자들에게 적용하기 어렵고 비경제적이고 번거롭다.
- 간접적 열량측정법은 산소 소비와 이산화탄소 생산 측정을 통해 몸의 열 생산량을 간접적으로 측정하는 것이다. 이 방법이 칼로리 요구량을 측정하는 가장 정확한 방법이다.

c. 활동 에너지 소비량: 일일 총 에너지 소비량의 2번째로 큰 구성요소이다.

① 에너지 요구량은 활동의 종류에 따라 1.1~10.3kcal/kg/hr까지 다양하다.

d. 음식물의 특수 동적 작용(Specific Dynamic Action, SDA): 음식의 소화 혹은 비경구적 영양 주입과 함께 열 생산이 증가된다.

① 특수 동적 작용(SDA)을 계산하기 위해서는 BMR에 활동에너지 소비량을 합한 후 여기에 합한 양의 10%를 더하면 된다.

D. 단백질

1. 분류

a. 아미노산은 단백질의 기본 단위이다. 필수 아미노산과 불필수 아미노산이 있다.

① 필수 아미노산은 몸에서 합성될 수 없고 음식물을 통해서 섭취되어야 한다.

② 필수아미노산은 정상적인 상황에서는 불필요하나 소비가 합성을 초과하는 특정 질병 상태에서는 음식으로 섭취되어져야 한다.

b. 아미노산은 Aromatic Amino Acids(AAA) 혹은 Branched-Chain Amino Acids(BCAA)로 분류되어 진다.

① BCAA는 주로 골격근에 의해 산화된다.

② 근육내 BCAA의 산화율은 스트레스, 근육단백질의 소비와 관련된 단식 상태 그리고 음성질소균형, 이 세가지에 의해 자극을 받는다.

c. 필수 아미노산: isoleucine(BCAA), leucine(BCAA), lysine(AAA), methionine(AAA), phenylalanine(AAA), threonine(AAA), tryptophan(AAA), valine(BCAA)

d. 조건적인 필수 아미노산: histidine, cysteine, tyrosin arginine, glutamine

e. 불필수 아미노산: alanine, aspartic acid, asparagine, glutamic acid, glycine, proline, serine

2. 기능

a. 단백질의 주기능은 조직의 성장, 회복 및 모든 신체 세포를 재생시키는 것이다.

b. 단백질은 신체 방어기전 요소이며 항체, 흉터조직, 응고덩어리에서 찾을 수 있다. 신체의 기능적 분자(효소, 호르몬, 이동물질)는 성장을 위해 단백질이 필요하다.

c. 비록 단백질이 에너지 요구에 기여할 수 있으나(약 4kcal/g), 이것이 주된 기능은 아니다.

3. 대사

a. 체내 단백질은 항상 합성, 이화 과정을 통해 변화된다. 대체적으로 휴식기 에너지 소모량의 약 40%가 이러한 과정에서 사용된다.

① 불충분한 영양섭취 기간에는 체내 단백질 성분이 이동되고 포도당 성분으로 분해되어 에너지를 제공한다.

② 칼로리와 질소의 양성 균형은 물질의 합성 대사를 증진시키기 위해 필요하다.

b. 신체 근육 이외에는 아미노산의 저장 형태가 없다.

c. 골격근 분해대사의 결과로 유리된 아미노산은 질소의 주된 원천이다. 이것은 요소 형태로 소변을 통해 방출된다.

d. 극심한 환경적 스트레스, 감염, 고열, 외상 그리고 외과적 시술과 같이 대사율을 조절하는 요인들은 소변을 통한 질소의 손실을 일으킬 수 있다.

① 질병 혹은 심각한 단백질 소모를 일으키는 외상으로 인해 손상된 조직의 회복을 위해 단백질의 요구는 증가된다. 이는 빠른 성장시기에 유아나 소아에게서 일어나는 과정과 비슷하다.

② 스트레스 정도, 과도한 이화작용, 신부전, 간기능 부전과 같은 특정 임상 질환은 단백질 요구와 내성에 영향을 준다.

4. 단백질의 분포: 신체의 단백질은 2가지 분포를 갖는다.

a. 신체(somatic) 구획: 골격근, 골격, 피부지지 구조를 포함한다.

b. 내장(visceral) 구획 : 고형 내장과 분비 단백질을 포함한다.

5. 요구량

a. 단백질 요구량은 질소균형 연구의 결과에 따라 결정되어진다.

① 예상되는 단백질 요구량은 건강 유지와 질소 균형을 위해 필요로 하는 최소한의 단백질의 양과 일치한다.

② 주된 목적은 양성 질소 균형을 유지하는 것이다.

b. 단백질 요구량은 이전의 영양상태, 영양결핍의 정도, 비단백질 에너지의 공급, 예상되는 충원율과 같은 많은 대사요소에 의해 영향을 받는다.

① 단백질 요구량은 운동, 성장, 임신과 같은 상황에서 증가한다. 혹은 스트레스, 외상과 같은 이화작용의 상태에서 증가한다.

c. 더 많은 칼로리를 제공할수록 더 많은 질소를 보유하게 된다. 질소 보유는 칼로리 대 질소 비율에 의해 달라진다.

① 영양보충을 필요로 하는 환자에게 있어 최적의 칼로리 대 질소의 비율은 개개인마다 다르다.

② 최근 사용되어지는 칼로리 대 질소의 비율은 100~200 : 1(아미노산 용액에 있는 질소 1g 당 비단백 칼로리)이다.

d. 질소 1g은 단백질 6.25g과 같다.

e. 활동이 제한된 환자가 완전 비경구 영양을 받는 동안 효과적인 질소 보충은 스트레스의 정도를 토대로 해서 다음과 같다.

① 스트레스 없을 시: 0.5~0.8g/kg/day

② 경한 스트레스: 0.8~1.0g/kg/day

③ 중간 정도의 스트레스: 1.0~1.5g/kg/day

④ 심한 스트레스: 1.5~2.0g/kg/day

⑤ 화상 환자: 2.5g/kg/day

- 단백질 보충과 관련된 부작용을 관찰해야 한다(신장의 용질부하, 호흡욕구 증가, 약동학적 변화).

f. 소아

① 12개월 이상의 소아: 1.0~1.6g/kg/day

② 유아: 1.6~2.2g/kg/day

E. 탄수화물

1. 유형

a. 포도당(dextrose/glucose)

① 비경구 영양 용액에서 탄수화물 칼로리의 주된 원천이다.

② 생리적 기질로써, 정맥 내 주입 시 쉽게 순화되고 경제적이며 고농도로 제공할 수 있다.

③ 1g의 포도당이 대략 3.4kcal를 제공한다.

b. 과당(fructose)

① 탄수화물 칼로리의 원천으로 포도당을 제공하는 자연 발생적인 단당류이다.

② 과당은 포도당으로 전환되기 위해 인슐린을 필요로 하지 않는다. 그러나 대부분의 성인 조직은 과당을 직접적으로 사용할 수 없고 간에서 포도당으로의 전환을 필요로 한다.

③ 같은 양의 포도당보다 과당 사용 시 고혈당이나 당뇨가 덜 일어난다.

④ 과당의 빠른 주입은 유산증, 저인산염혈증, 혈청 빌리루빈과 요산 수치의 증가, 간의 아데닌핵산의 고갈을 일으킨다.

c. 소르비톨과 크실리톨(sorbitol and xylitol)

① 부분적으로 인슐린에 비의존성을 가진 당 알코올이다.

② 두가지 모두 간에서 포도당으로 전환이 필요하고 유산증, 간부전, 고요산혈증과 같은 수많은 독성 작용과 관련이 있다.

d. 글리세롤

① 자연적으로 발생하는 당 알코올로써 4.3kcal/g을 제공한다.

② 독립적인 에너지원으로써 글리세롤의 사용은 상대적으로 최근에 사용된 것이며 좀 더 임상연구를 요한다.

2. 기능

a. 주기능은 에너지 제공 영양소이다.

b. 탄수화물은 단백질을 절약시킨다: 몸이 충분한 에너지 칼로리를 받지 못했을 때 탄수화물이 단백질과 지방의 저장형태로 변환해서 에너지를 낸다.

3. 대사

a. 포도당이 영양소로 제공될 때, 즉각적으로 에너지 칼로리로 사용되지 않는 양은 글리코겐 형태로 간과 근육에 저장된다.

① 글리코겐은 포도당의 저장형태이다.

② 글리코겐 저장 용적이 초과되면 과도한 탄수화물은 지방형태로 저장된다.

b. 모든 형태의 대사과정처럼 탄수화물의 대사도 "동화작용"이라 불리는 구성 단계와 "이화작용"이라 불리는 분해 단계를 갖는다.

① 탄수화물 이화작용의 주된 과정은 glycolysis(sugar를 좀더 간단한 구조로 분해하는 초기 단계), Krebs cycle(탄수화물 이화작용의 완성단계), glycogenolysis(저장된 글리코겐이 포도당으로 변환되는 단계)의 세단계의 과정을 거친다.

② 탄수화물 동화작용의 2가지 주된 과정은 glycogenesis(포도당이 글리코겐으로 변환되는 단계)와 gluconeogenesis(세포가 연료로 사용하기 위해 지방과 단백질을 포도당이나 글리코겐으로 변환하는 과정)이다.

c. 당대사율은 0.4~1.4g/kg/hr 사이로 다양하다: 최고 포도당 사용율은 대략 5mg/kg/min이다.

① 이 속도를 초과한 당에 의한 과다 공급은 더 이상 질소를 축적하지 않고 지방간이나 이산화탄소 증가와 같은 부작용을 일으키는데, 이것은 이전에 존재했던 호흡부전을 더 증가시킨다.

4. 요구량

a. 탄수화물에 대한 특정 요구량은 없다. 개별적인 요구량은 측정된 에너지 요구량에 의해 결정된다.

① 탄수화물의 직접적인 섭취가 더 선호되기는 하지만, gluconeogenesis에 의해 아미노산과 글리세롤로부터 합성될 수도 있다.

b. 탄수화물은 일반적으로 총 칼로리의 최소 50%를 제공하는데 사용되어진다.

F. 지방

1. 유형

a. 필수 지방산

① 리놀레산(Linoleic acid)은 성장을 위해 필요한 필수 지방산이다.

② 리놀레산은 성인에게 필수적이지 않을 수 있으나, 어떤 특정 질병상태에서나 혹은 시력과 신경 발달을 위해 필수적이다.

b. 신체의 주된 지질물질에는 triglycerides, 인지질, 콜레스테롤, 지방산이 포함된다.

2. 기능

a. 광범위한 대사적, 구조적 기능을 담당한다.

b. 세포막의 구조적 통합성에 필수적이고 지용성 비타민의 흡수를 위해 필요하다.

c. 비경구 영양에서 지질은 주된 대사 원료이며 필수지방산의 원천이다.

3. 대사

a. 열과 에너지의 가장 농축된 자원이며 단백질과 탄수화물에 비해 2배 이상의 에너지 칼로리인 9kcal/g를 제공한다. 지방은 필요할 때 사용되어질 수 있는 신체 에너지로 저장된다.

b. 지질은 등장성이고 말초정맥으로 주입될 수 있다.

c. 중환자에게 다량의 포도당 축적과 관련된 합병증을 줄이고, 동시에 주입되는 포도당의 양을 줄일 수 있다.

d. 간의 지방 침착은 포도당이 주된 성분인 비경구 영양에 비해 지방을 함유한 비경구 영양에서 현저하게 감소된다.

e. 지방을 함유한 비경구 영양은 순환하는 인슐린 수치를 낮춘다.

4. 요구량

a. 지방을 정맥 주입하는 주된 목적은 피부염, 용혈성 빈혈, 혈소판 감소증, 상처치유 장애, 간기능 장애로 인해 발생하는 지방간을 증상으로 나타내는 필수지방산의 결핍(EFAD)을 예방하는 것이다.

b. 영양소로써 지방의 권장 식사허용량은 없다. 필수지방산 결핍(essential fatty acid deficiency, EFAD)은 지방공급이 없으면 5일 이내에 발생할 수 있다.

c. EFAD 예방을 위한 최소 지방요구량은 총 칼로리 섭취의 2~4%여야만 한다.

d. 칼로리 공급을 위한 최적의 지방 용량은 알려져 있지 않다.

① 대부분의 환자들은 하루 칼로리 섭취의 10~40%를, 성인의 경우 2.5g/kg를, 소아의 경우 4g/kg를 공급받는다.

② 최대 안전용량은 총칼로리 섭취량의 60%를 넘지 않는 것이다.

G. 수액

1. 요구량

a. 유지량: 처음 20kg까지는 30~35ml/kg/day 혹은 1500ml을 주입하고, 20kg 초과 체중에 대해서는 20ml/kg을 더한다.

b. 요구량을 증가시키는 요인: 예상하지 못한 외인성 손실(예 : 누공, 설사, 비위장관 배액)

2. 기아로 인한 수분 변화

a. 세포외액

① 공복상태에서 대부분의 초기 수분손실은 세포 외액에서 일어난다.

② 만약 공복상태가 계속되면 세포 외액의 손실은 뚜렷하게 감소된다.

③ 수분과 나트륨이 정체되고 세포의 이화작용이 일어나면서, 상대적으로 세포외액의 수분함량은 높아진다.

b. 세포내액

① 세포기질의 산화는 유리수(free water)를 생산물로 만들어낸다.

② 수분은 정상적으로 글리코겐과 단백질같은 거대 분자에 붙어서 세포 외액으로 확산된다.

3. 급성 상해로 인한 수분 변화

a. 급성 상해는 혈장량과 조직 관류를 유지하기 위해 특정 수액과 전해질의 재배열을 가져온다.

b. 상해 부위나 혹은 위장관계에서 제3 공간의 형성과 함께 나트륨과 수분 정체가 일어난다.

4. 비경구 영양 공급으로 인한 수분 변화

a. 주입량을 고려하지 않고, 미리 계산된 칼로리대로만 비경구 영양을 주입한다면 수분 과잉이 발생될 수 있다.

b. 수분 과잉을 예방하기 위해서 포도당 칼로리의 농축을 증가시키거나 지방을 칼로리원으로써 추가하는 것이 필요하다.

H. 필수 다량 영양소(전해질)

1. 고려사항

a. 아래의 3가지 요소들은 비경구 영양을 받는 환자들에게 필요한 전해질을 결정할 때 고려되어야 한다.

① 이전에 존재했던 전해질 결핍

② 과도한 수분과 전해질 손실

③ 1일 전해질 요구량

b. 단백질 칼로리의 영양 결핍 시 세포내 나트륨과 수분이 증가되고 칼륨, 마그네슘, 인 이온의 손실이 발생한다.

c. 적절한 질소 축적을 위해서 칼륨, 마그네슘, 인, 아연의 공급이 필요하다.

2. 나트륨

a. 권장량/요구량

① 1일 요구량은 100~150mEq이다.

② 비정상적인 손실을 회복하기 위해서 공급한다.

b. 비경구 영양과 관련한 고려사항

① 나트륨의 비정상은 일반적으로 수액주입과 관련이 있다.

② 초기에는 나트륨 균형이 현저하게 양성이 될 수 있고, 이는 재공급되는 동안 부종을 유발할 수 있다.

③ 신장이나 심혈관 질환을 가진 환자에게는 소량의 나트륨이 제공되어야 한다.

3. 칼륨

a. 권장량/요구량: 1일 요구량은 80~100mEq이다. 동화작용을 하는 환자는 150~200mEq/day가 요구된다.

b. 비경구 영양과 관련한 고려사항: 포도당의 주입은 칼륨의 필요를 증가시킬 것이다. 대략적으로 질소 1g당 칼륨 3mEq가 보유된다.

4. 염화물

a. 권장량/요구량: 더해지는 양은 총 나트륨 함량과 비슷하다.

b. 비경구 영양과 관련한 고려사항

① 고염화 대사산증을 예방하기 위해서, 아세테이트를 음이온으로 대체함으로써 결정질 아미노산 제제의 아세테이트의 균형을 유지하고, 염화물은 나트륨과 1 : 1 비율로 유지되어진다.

② 저염화 대사산증은 지속적으로 위감압을 하고 있는 환자에게 위험하다.

5. 인

a. 권장량/요구량

① 15~45mmol/day

② 포도당이 단독 에너지원으로 주어졌을 때 증가한다: 이는 부분적으로 지질유액이 인의 추가적인 공급원으로 작용하는 인지질을 가지고 있고, 포도당 체계와 관련된 인슐린 수치의 증가는 세포 내로의 인의 흡수를 증가시키기 때문이다.

b. 비경구 영양과 관련된 고려 사항

① 저인산혈증은 이미 쇠약하고 영양이 부족한 환자에게 영양 공급을 시작하는 초기에 주로 발생한다.

② 재공급 시, 근육으로 인산염이 재 분포되어 저인산혈증을 유발시킬 수 있다: 증상과 징후로는 진전, 감각이상, 운동실조, 혈소판 및 적혈구 수명 감소, 백혈구 기능 부전, 쇠약 등이 있다.

6. 칼슘

a. 권장량/요구량: 5~15mEq/day

b. 비경구 영양과 관련된 고려 사항

① 다량의 인산염 주입은 혈청 칼슘 수치를 낮출 수 있다.

② 대조적으로 정맥내로 인산염과 아세테이트 평형 용액을 주입하면 고칼슘뇨증을 감소시키는 것으로 밝혀졌고, 장기간 완전 비경구 영양을 받는 환자에서 칼슘 보유를 유지하는데 유익할 수 있다.

③ 영양결핍 환자에서 혈청 칼슘 수치가 낮을 수 있는데, 이것은 칼슘의 반 정도와 결합한 알부민 수치가 감소했기 때문이다. 반면에 이온화된 칼슘은 정상으로 남아 있다.

7. 마그네슘

a. 권장량/요구량

① 8~30mEq/day

② 위장관 분비로 인한 손실을 채우기 위해 추가적인 용량이 필요할 수도 있다.

b. 비경구 영양과 관련된 고려사항

① 과다 손실로 인해 보충이 부적절할 때에는 저마그네슘혈증의 임상 징후를 유발할 수 있다.

② 저마그네슘혈증은 신장에서의 칼륨과 인의 손실을 증가시킬 수 있다.

I. 필수 미량영양소(미량원소)

1. 정의

a. 미량 원소는 체내에서 매우 소량 발견된다; 기초 요구량에 부합하는 용량 지표는 보통 매우 작다(in milligrams).

b. 각각의 미량 원소는 단일 화학물질로써 이와 관련된 결핍 상태가 나타난다; 미량 원소들의 기능은 다양하고 때때로 상승작용을 한다.

2. 철

a. 사용/기능

① 주된 기능은 산소운반이다.

② 영양부족 환자에서 보여지는 낮은 혈청 철 수치는 신체 내 전체 저장량 저하보다는 철을 운반하는 능력의 결함으로부터 발생되는 이차적인 문제일 수 있다.

③ 신체는 이용 가능한 영양 비축물로 철을 저장하는 수용력은 큰 반면, 과잉되는 양을 배설하는 잠재력은 제한적이다.

④ 비경구 영양 용액의 주입, 적합성, 생물학적 이용 가능성과 관련된 잠재적인 문제점들이 있다.

b. 결핍 증상/징후

① 창백, 피로, 운동 시 호흡곤란, 빈맥, 두통, 나른함, 이상감각, 설염, 구내염, 변화된 주의력 환기, 비정상적인 피부와 손톱 형성, 소적혈구 빈혈

c. 권장량/요구량

① 철-덱스트란은 비경구 용액에 반드시 주입되지는 않는다. 그러나 필요하면 1일 1mg/mL가 추가될 수 있다.

3. 요오드

a. 사용/기능: 갑상선호르몬 합성

b. 결핍 증상/징후: 갑상샘종, 갑상선기능 저하증

c. 권장량/요구량: 0.07~0.5mg/day을 정맥내 주입한다.

4. 아연

a. 사용/기능

① 모든 미량 원소 중에서 가장 풍부하다: 많은 효소의 필수 구성요소이며 효소보조인자이다. RNA, DNA, 단백질 합성을 위해 필요하다.

b. 결핍 증상/징후

① 원형 탈모증, 농포성 발진과 각화, 설사, 우울증/무감동, 포도당 내성, 야맹증, 미각 기능부전, 상처치유 기능장애, T-림프구 기능부전, 피부에너지 변화

c. 권장량/요구량

① 2.5~4mg/day을 정맥내 주입한다.

- 급성 이화 단계 : 2mg 추가
- 소장액 손실 : 12mg/L 추가
- 배변 혹은 회장조루술(ileostomy)배액 시: 17.1mg/kg 추가

5. 구리

a. 사용/기능

① 정상적인 적혈구 생성에 필수적이다.

② ceruloplasmin, cytochrome oxidase, monoamine oxidase, tyrosinase와 같은 산화효소의 구성요소이다.

- ceruloplasmin은 조직내 저장된 산화제일철(ferrous iron)을 transferrin에 의해 수송 가능한 철의 형태로의 산화를 돕는다.
- 구리 결핍은 철 결핍 시 나타나는 형태의 빈혈을 가져온다.

b. 결핍 증상/징후: 소적혈구성 빈혈, 백혈병, 호중구 감소증, 피부와 머리카락 탈색, 골격의 무기질 감소, 저체온

c. 권장량/요구량: 0.5~1.5mg/day를 정맥내 주입한다(황달이 있는 환자나 간기능부전 환자에게는 금기).

6. 크롬

a. 사용/기능: 조직 수용체에 인슐린 반응을 강화시킨다. 크롬의 결핍 시 완전 비경구 영양을 받는 경우, 인슐린 저항성 당뇨병이나 신경학적 변화가 발생한다고 보고되어지고 있다.

b. 결핍 증상/징후: 인슐린 저항 포도당 내성, 신경학적 변화(신경 장애), 혈청지질의 증가

c. 권장량/요구량

① 10~15μg/day를 정맥 내 주입한다.

② 장내 손실이 있으면 20μg/day를 정맥 내 주입한다.

7. 망간

a. 사용/기능

① 산화 방지와 에너지 대사

② 결합 조직을 형성한다.

③ 많은 효소작용에서 용해성 보조인자

④ 피르브산염(pyruvate)으로부터 탄수화물 합성에 영향을 준다.

b. 결핍 증상/징후: 추체외로(extrapyramidal) 증상, 뼈의 이형성, 중추신경 장애, 몸무게 감소, 일시적인 피부염, 간헐적 오심과 구토, 머리색깔의 변화

c. 권장량/요구량: 0.15~0.80mg/day을 정맥 내 주입한다.

8. 셀레늄

a. 사용/기능: 중요한 항산화제 경로인 글루타티온 페르옥시다제(glutathione peroxidase) 효소를 위한 촉매제이다.

b. 결핍 증상/징후: 근육 기능장애(심근변화를 포함), 근육통

c. 권장량/요구량: 100~200μg/day를 정맥 내 주입한다.

9. 몰리브덴

a. 사용/기능: 아황산 산화물과 크산틴 산화물의 보조인자

b. 결핍 증상/징후: 두통, 야맹증, 과민성, 기면, 혼수

c. 권장량/요구량: 150~500μg/day를 정맥 내 주입한다.

J. 비타민

1. **정의**: 비타민은 신체의 정상적인 성장과 유지를 위해 필요한 유기 화합물이지만 소량만을 필요로 한다. 비타민은 체내에서 충분한 양을 합성할 수 없으므로 반드시 음식을 통해 제공되어져야 한다.

2. **특성/요구량**

   a. 특정 효소체계를 조절하는 보조인자로 활동한다.

   b. 비경구 영양을 공급받는 환자들에 대한 정확한 요구량은 알려져 있지 않다.

   c. 권장량은 정상 성인의 요구량으로부터 얻어진 측정치에 기초를 두고, 질병, 영양결핍, 스트레스로 인해 요구량이 증가되어지는 환자를 위해 재조정 되어진다.

   d. 비경구 복합비타민의 조제는 미국 의학협회 식품 영양부(AMA Department of Food and Nutrition)에 의해 수립된 권장량에 기초를 둔다.

3. **분류**

   a. 지용성: 비타민 A, D, E, K

   b. 수용성: 티아민, 리보플라빈, 니아신, 판토텐산, pyridoxine biotin, 폴래신, 비타민 B_{12}, 아스코르브산

4. **상태를 변화시키는 요인**

   a. 영양실조, 특정 질병 상태, 약물치료는 어떤 환자들에게는 비타민 부족을 더 잘 유발시킬 수 있다.

   b. 복합비타민의 지속적인 비경구 주입은 생리학적으로 구강으로 섭취하는 것과 다르다. 장과 간은 구강으로 섭취된 비타민의 저장과 조절에 중요한 역할을 한다.

5. **비타민 A**

   a. 사용/기능

      ① 상피표면의 통합성, 망막 색소합성, 감염에 대한 방어에 필수적이다.

      ② 지용성이고 간에 저장된다.

   b. 결핍 증상/징후: 야맹증, 안구건조증, 점막의 각질화

   c. 권장량/요구량: 매일 3300 IU를 정맥 내 주입한다.

6. **비타민 D**

   a. 사용/기능

      ① 장내 칼슘과 인의 흡수를 증진시킨다.

      ② 뼈로부터 칼슘의 이동을 조절한다.

   b. 결핍 증상/징후: 뼈의 통증, 압통, 근위근의 허약, 골격이형성, 낮은 혈청 칼슘과 인 수치, 알칼리성 인산염의 증가, 저칼슘혈증으로 인한 테타니

   c. 권장량/요구량: 매일 200 IU를 정맥 내 주입한다.

7. **비타민 E**

   a. 사용/기능: 조직에서 산화 방지제로 활동한다.

b. 결핍 증상/징후: 부종, 망상적혈구 과다증, 적혈구 수명 감소, 과다 크레아틴뇨, 골격근 장애, 혈소판 응집 증가

c. 권장량/요구량

① 매일 10 IU를 정맥 내 주입한다.

② 일부는 지방유제에서 얻을 수 있고, 또한 부분적으로는 비타민을 추가함으로써 얻을 수도 있다.

8. 비타민 K

a. 사용/기능: 응고 인자 II, VII, IX, X의 합성을 위해 필요하다.

b. 결핍 증상/징후: 출혈, 프로트롬빈 시간의 지연, 혈뇨

c. 권장량/요구량: 일주일에 1회 2~4mg을 정맥 내 주입한다(항응고 치료를 하지 않을 경우).

9. 티아민(B_1)

a. 사용/기능

① 피루브산염같이 alpha-케토산증의 대사에 필요한 코카르복실라제 복합체의 필수 구성요소이다.

② 에너지 기질로 전적으로 탄수화물에 의존하고 있는 뉴런과 같은 세포들은 티아민을 필요로 한다.

b. 결핍 증상/징후: 각기병, 말초신경 장애, 심부 건 반사의 감소 및 실조, 근육의 압통, 근육쇠약, 피로, 집중력 감소

c. 권장량/요구량: 3mg/day를 정맥 내 주입한다.

10. 리보플라빈(B_2)

a. 사용/기능: 조직의 산화와 호흡과 관련된 플라빈 단백질의 활동보조군 혹은 조효소의 역할을 한다.

b. 결핍 증상/징후: 입술증, 입술염증, 구열, 지루성 피부염, 각막혈관 신생, 시각장애

c. 권장량/요구량: 3.6mg/day를 정맥 내 주입한다.

11. 니아신(Niacin)

a. 사용/기능: 당분해, 지방 합성, 에너지 생산에 필수적인 NAD(nicotinamide adenosine dinucleotide)와 NAD 인산염(NADP)의 구성요소이다.

b. 결핍 증상/징후: 무력증, 펠라그라, 설사, 혀의 균열, 정신이상, 식욕 부진, 구강 염증, 과민성

c. 권장량/요구량: 40mg/day를 정맥 내 주입한다.

12. 판토텐산(Pantothenic acid)

a. 사용/기능: 조효소 A의 한 부분으로써 스테롤(sterol), 지방산, 스테로이드 호르몬의 탄수화물 합성으로 인한 에너지 방출에 관여한다.

b. 결핍 증상/징후: 복부통증과 경련, 두통, 오심/구토, 기면

c. 권장량/요구량: 15mg/day를 정맥 내 주입한다.

13. Pyridoxine(B_6)

a. 사용/기능

① 많은 양의 아미노산 대사 시스템을 위한 보조인자이다.

② 많은 신경전달 물질에 영향을 준다.

③ 헴(heme) 단백질 합성에 필요하다.

b. 결핍 증상/징후: 중추신경장애, 코입술의 지루, 설염, 저색소성 소구성 빈혈

c. 권장량/요구량: 4mg/day를 정맥 내 주입한다.

14. Biotin(B_7)

a. 사용/기능

① 여러 효소의 필수 보조인자이다.

② 지방산의 합성, 탄수화물 대사, 단백질과 핵산의 합성에 직접, 간접적인 영향을 미친다.

b. 결핍 증상/징후: 피부발진, 탈모증, 기면, 우울증, 감각이상, 빈혈증, 식욕감퇴, 오심, 근육통

c. 권장량/요구량

① 60μg/day를 정맥 내 주입한다.

② 결핍시 300μg/day를 정맥 내 주입한다.

15. 엽산(Folacin)

a. 사용/기능: 환원형 엽산(tetrahydrofolate)으로 단탄소단위를 이동시킨다.

b. 결핍 증상/징후: 대적혈구성 빈혈, 설사, 구내염, 설염, 흡수장애

c. 권장량/요구량: 0.4~1.0mg/day를 정맥 내 주입한다.

16. 비타민 B_{12}

a. 사용/기능: 핵산의 형성에 영향을 준다.

b. 결핍 증상/징후: 거대적혈모구빈혈, 설염, 구내염, 변비, 신경장애

c. 권장량/요구량: 5μg/day를 정맥 내 주입한다.

17. 아스코르브산(비타민 C)

a. 사용/기능

① 섬유아세포, 골아세포, 상아질모세포의 성장에 영향을 준다.

② 프롤린과 리신(단백질 분해로 생기는 아미노산)의 "수산화 반응(hydroxylation)" 에 있어서 중요한 역할을 한다.

③ 위장관으로부터 철의 흡수를 강화시키고 구리의 흡수를 억제한다.

④ 환원형 엽산(tetrahydrofolate)으로부터 활동성 화합물의 형성을 돕는다.

b. 결핍 증상/징후: 상처치유 지연, 괴혈병, 출혈성 점상, 치은염

c. 권장량/요구량

① 100mg/day를 정맥 내 주입한다.

② 이화작용으로 인한 스트레스 시 500mg/day를 정맥 내 주입한다.

5 영양상태에 영향을 주는 질병상태

A. 위, 식도질환

1. 식도의 운동 장애와 폐색은 영양소의 섭취를 방해할 수 있다.

2. 위기능 장애: 위의 기능장애는 오심, 구토나 구강으로의 음식섭취 불능, 소장으로 이동불능을 유발할 수 있다.

3. 영양에 영향을 주는 위의 기능장애

a. 물리적 폐색, 당뇨성 위마비, 수술과 관련된 지연된 위배출

b. 급속 위배출(덤핑 증후군)은 위절제나 미주신경 섬유절제술의 결과로 인해 나타낼 수 있다.

c. 소화 궤양 질환

d. 위암

B. 장의 질환

1. 단장 증후군(Short bowel syndrome)

: 실질적으로 어떤 영양소, 전해질, 미네랄, 비타민, 미량원소 등의 결핍이 일어난다.
영양적 변화는 절제된 장의 위치와 길이, 장의 적응 정도, 질환 등에 달려 있다.
단장증후군은 수술 후 세 단계의 과정을 거치며, 영양 보충은 장이 적응을 시작하게 되면서 변해야 한다.

a. 1단계: 과다한 설사에 의한 수분 및 전해질 손실이 생긴다.

b. 2단계: 설사가 진정되고 수분 및 전해질 요구량이 안정화되면서 비록 지방, 칼슘, 마그네슘, 비타민의 흡수 부족이 지속됨에도 불구하고, 남아있는 장이 적응을 하기 시작한다.

c. 3단계: 완전한 적응기(모든 환자가 적응하는 것은 아니다)로, 보통 3~12달 가량 걸리고, 설사가 조절되며, 서서히 음식섭취에 적응하게 된다.

2. 염증성 장 질환

a. 영양소의 섭취와 흡수에 영향을 주는 2가지 염증성 장 상태: 크론씨 병(Crohn' s disease)과 궤양성 대장염(ulcerative colitis)

b. 다양한 요인에 의해 영양불량이 생긴다.

① 질병이 진행됨에 따라 생기는 오심 및 구토로 인해 구강섭취가 감소된다. 구강섭취 시 종종 통증 및 장경련이 증가된다 ; 질환 치료에 사용된 약물의 부작용이 나타난다.

② 급성 설사기 동안 과다한 단백질 손실이 일어난다.

③ 질병이 진행되면서 비타민 및 미네랄의 흡수장애가 거의 항상 동반된다.

c. 심각한 설사는 나트륨, 칼륨, 염화물 및 단백질의 손실과 다양한 정도의 탈수를 가져올 수 있다.

d. 철분 결핍성 빈혈이 일반적으로 나타난다.

3. 췌장염

a. 대부분의 환자에게서 탄수화물 대사부전과 수분 및 전해질 불균형, 저알부민혈증이 나타난다.

b. 흡수장애는 체중 감소, 설사, 지방변증을 일으킨다.

c. 과빌리루빈혈증으로 인한 오심이나 식욕부진과 연관되어 가끔 나타나는 심한 통증은 자발적인 구강섭취를 감소시킨다.

C. 심부전

1. 영양 실조는 심부전 후에 나타날 수도 있고, 먼저 선행하여 나타날 수도 있다.

2. 심부전 환자들은 식욕부진, 식이 제한, 장의 흡수장애, 협심증, 위장관의 저자율운동성(hypomotility), 디지탈리스 중독 등에 의해 종종 음식 섭취가 감소된다.

3. 환자의 기초대사율(basal metabolic rate, BMR)이 증가되어 있다.

4. 심한 울혈성 심부전과 함께 중성 지방의 흡수장애가 나타난다.

5. 이뇨제 사용으로 인해서 나트륨 정체와 칼륨 손실이 생길 수 있다. Methyldopa에 의해 나트륨과 수분이 제한될 수도 있다.

D. 간 및 담낭 질환

1. 간부전

a. 간의 주된 질환은 간염과 간경변이다.

b. 간은 단백질 합성, 지방의 소화와 흡수에 필요한 담즙의 분비, 해독작용, 금식과 영양공급 시기 사이의 영양조절을 책임지는 대사 창고이다.

c. 대사적 변화는 포도당 불내성, 지방대사의 변화, 단백질 불내성, 간세포 파괴로 인한 질소요구도 증가를 포함한다.

d. 오심, 구토, 식욕부진, 우울증, 기면, 무기력, 알콜 섭취로 인해 식이 섭취량이 저하된다.

e. 구토, 설사, 복수, 지방변증으로 인한 손실이 증가된다.

f. 비타민과 무기질의 저장이 감소되고, 글리코겐 합성(glycogenesis), 글리코겐 분해(glycogenolysis), 당 신생(glyconeogenesis)이 감소되고, 단백질 합성이 감소된다.

2. 담낭염

a. 오심, 구토, 통증, 식욕감퇴, 지방 불내성은 섭취량 감소를 가져온다. 구토와 설사로 인한 손실이 증가된다.

b. 열과 수술 후 스트레스로 인해서 칼로리와 단백질에 대한 요구량이 증가된다.

3. 담도 폐색

a. 섭취량 감소는 담도 폐색과 위장관 증상에 따라 달라진다.

b. 지방변증: 담즙산염 감소로 인한 지방 흡수장애; 지방 흡수장애로 인해 지용성 비타민의 흡수장애가 온다.

c. 열, 감염, 수술 후 스트레스로 인해서 칼로리와 단백질 요구량이 증가된다.

E. 신장 질환

1. 급성 신부전

a. 식욕 부진, 오심, 구내염, 건조한 점막, 미각의 변화, 기면, 임박한 혼수 상태에서는 섭취량 감소를 가져 온다.

b. 구토, 설사로 인한 손실이 증가된다; 투석 시 단백질 손실이 발생할 수 있다.

c. 전해질 불균형과 독성 단백질 대사산물의 축적과 함께 심각한 내인성 단백질 분해대사가 일어난다.

d. 손상된 조직의 치유와 감염제거, 혈류역학, 호흡, 대사의 균형을 유지하기 위해 필요한 영양요구가 증가된다.

e. 약물의 칼륨과 나트륨 함유량을 고려한다.

2. 만성 신부전

a. 식욕부진, 오심, 구토, 구내염, 출혈을 동반한 잇몸 궤양, 식도염, 위염, 미각변화로 인해 섭취량 감소가 온다.

b. 구토, 위장관 출혈은 손실을 증가시킨다; 투석 시 단백질의 손실이 일어날 수 있다.

c. 마른 신체조직과 근육의 소모가 수분 정체를 동반한 경우에는 악액질(cachexia)의 상태가 감춰질 수 있다; 손상된 조직의 치유와 감염 제거, 혈류역학, 호흡, 대사의 균형을 유지하기 위해 필요한 영양요구가 증가된다.

F. 당뇨병

1. 현저한 혈장 포도당 수치의 상승은 소변을 통한 칼로리와 전해질, 수분의 손실 및 삼투성 이뇨를 일으키는 당뇨를 발생시킨다; 지속적인 혈당 수치의 상승은 고삼투성 상태와 삼투성 이뇨를 일으킨다.

2. 말초에서의 당 흡수 감소, 내인성 당 생산의 증가, 당 주입으로 인한 당 생산 억제력의 감소, 주입된 당을 산화시키기 위한 능력의 감소가 일어난다.

3. 지방분해 증가, 지방산화의 증가, 글리세롤로 변환이 증가한다.

4. 단백질 파괴 증가, 단백질 합성과 체단백질 분해작용의 감소, 골격근에 의한 BCAA의 흡수 감소, 골격근으로부터 아미노산의 방출이 증가한다.

G. 호흡 질환

1. 급성 호흡 곤란 증후군

a. 저인산혈증으로 인해 산소운반 능력이 감소된다.

b. 기관지 확장제, 아드레날린 작용약물, 항생제, 코르티코 스테로이드 등의 약물작용에 의한 반응

2. 만성 폐색성 폐질환

a. 몸무게의 감소(24~26%)와 영양결핍이 일반적이다.

① 만성 폐색성 폐질환 환자의 몸무게가 이상적인 몸무게의 90% 이하이거나, 평상시 몸무게보다 15% 이상이 감소되었을 때 영양적 위험도가 더 높게 측정되어진다.

b. 영양결핍은 산소 결핍 때 나타나는 호흡활동 증가와 말초기질 대사의 악화로 인한 에너지 소비 증가와 거의 대부분 관련이 있다.

H. 암

1. 암과 함께 발생하는 심각한 영양결핍을 암성 악액질(cancer cachexia)이라 부른다.

2. 암과 함께 심각한 영양결핍이 일반적으로 발생한다. 식욕감퇴가 일반적으로 나타나고 종양, 우울증, 암과 관련된 치료 등으로 인해 영양결핍이 발생할 수 있다.

3. 근육과 단백질 저장 결핍이 일반적이다. 비정상적인 단백질 대사에는 체내 전체 단백질 변환과 합성에서의 비정상적인 증가, 단백질 분해대사의 증가, 간 단백질 합성의 증가가 포함된다.

4. 지질의 비정상 상태에는 혈청 지질 수치의 상승과 현저한 지질 저장의 결핍이 포함된다.

5. 인슐린 저항은 암 환자에게서 일반적으로 발견된다.

I. 선천성 면역 결핍증

1. 영양결핍이 자주 발생한다.

2. 영양 섭취는 여러 가지 원인에 의해 감소될 수 있다. 장 손상으로 인한 영양 흡수장애가 일어날 수 있다.

3. 열을 동반한 만성 감염을 가진 환자는 과잉대사증이나 혹은 또다른 대사 혼란을 경험할 수 있다.

J. 스트레스/외상/화상

1. 스트레스

a. 대사 반응은 신경호르몬의 신호와 증가된 시토키닌 생산의 상호 작용에 의해 이루어진 복합적인 과정으로, 이것은 중환자들에게 심각한 영양적 대사 결핍을 만들어 낸다.

b. 포도당 대사의 변화로는 고혈당증, 인슐린 저항, 안정 시 에너지 소비의 증가가 포함된다.

c. 단백질 요구량이 증가된다.

d. 지방 분해는 패혈증이 있을 때 증가하고 환자는 산화를 위해 지질에 더 의존하게 된다.

2. 외상

a. 외상은 심각한 대사 변화를 가져오는데, 대사 변화는 외상의 초기에 시작되어서 상처의 치유와 회복이 완전해질 때까지 계속된다.

b. 대사과다증으로 인해 질소의 손실이 증가되고 근육의 소비가 일어나며 현저한 단백질 분해작용이 일어난다.

c. 고혈당, 당뇨, 포도당 내성의 장애가 일어난다.

3. 화상

a. 현저한 대사 과다와 질소 손실이 증가한다; 질소 손실은 에너지 소비와 비례한다. 결과적으로 에너지 요구는 상처의 심각성에 따라 결정된다.

b. 위장관은 화상 후 변화된 병태 생리학적 반응의 주된 표적 기관이다. 체표면적의 30% 이상의 화상을 입은 환자들은 대개 상해 직후 장폐색을 경험한다.

K. 섭취 장애

1. 대사와 내분비 장애가 기아의 정도와 관련하여 발생한다.

a. 현저한 근육과 지방의 소비가 소모증(marasmus)과 유사한 전형적인 영양 결핍의 형태로 나타난다.

b. 대체로 정상적인 내장 단백질의 상태를 나타낸다. 비타민의 결핍은 거의 보고되지 않는다.

6 영양 사정

A. 정의

1. 영양 사정은 영양학적으로 건강한 상태를 만들기 위해 필요한 자료를 제공해 주는 신체적, 인체측정학적, 생화학적인 측정을 결합한 시스템의 관찰을 포함한다.

a. 반복된 사정은 영양을 공급하는 동안이나 기아 상태동안 환자의 경과를 관찰하는 모니터 도구로써 사용되어질 수 있다.

B. 과거력

1. 영양 상태에 영향을 미치는 질병이 있는지를 확인한다.

2. 수술 경험

3. 최근 급성 질환

C. 수분 전해질 상태

1. 설사, 구토, 상처 배액, 누관, 농양, 삼출물로 인해서 손실이 증가된다.

D. 활력 증후

E. 약물

1. 만성적인 약물 사용

2. 제산제나 완화제같이 처방전이 필요없는 약물의 사용은 비타민이나 무기질의 고갈을 야기시킬 수 있다.

F. 심리 사회적 사정/사회력

1. 영양 섭취에 영향을 미치는 사회적 요소로는 수입, 교육, 인종적 배경, 종교, 식사중 환경, 식사를 준비하고 만드는 사람 등이 있다.

2. 영양 섭취에 영향을 미치는 심리 사회적, 스트레스와 관련된 요소로는 허약, 기면, 권태감, 우울증, 변화된 신체상, 감소된 성욕 등이 있다.

G. 식이력

1. 과거의 식이 섭취와 식욕

a. 보통 먹는 식사 횟수

b. 먹는 음식의 종류(유형)

c. 이전 24시간 동안 섭취한 음식물을 환자에게 상기시켜서, 24시간 음식 섭취를 기록한다.

2. 최근 식이 양상의 변화

3. 음식 알레르기와 내성

4. 음식 섭취에 영향을 미치는 요인

a. 만성 질환으로 인한 음식 변화(예: 심장 질환 환자에게는 나트륨 제한을, 간이나 신장 질환 환자에게는 단백질과 전해질을 제한한다)

b. 나쁜 치아 상태와 잘 맞지 않는 틀니

c. 씹는 것이나 삼키는 것이 어려움

d. 냄새/미각의 변화

e. 검사, 방사선 촬영, 장 준비 등을 위한 잦은 금식 처방

f. 스스로 먹는 능력이 없음

g. 선호 음식이나 특이 체질

H. 신체 사정

1. 일반적인 신체 검사는 환자의 영양 상태에 대한 여러 가지 지침을 제공한다.

a. 신체의 변화는 영양결핍을 나타낼 수 있다.

b. 영양결핍의 증상은 주로 피부, 머리카락, 눈, 입에서 관찰할 수 있다. 일반적으로 분비선이나 신경계에 미치는 영향은 적다.

2. 일반적인 외모와 상태

a. 키, 나이, 성별과 관련된 정상적인 몸무게

b. 올바른 근육 긴장도와 자세

3. **머리**: 영양 부족과 관련되어 머리카락이 약해지고 숱이 적어지고 얇게 변화된다. 색소 형성에 있어서도 변화가 생기고 쉽게 빠지고 탈모증이 될 수도 있다.

4. 피부

a. 피부의 전반적인 특징을 고려한다. 피부 건조증과 피부가 얇아지는 현상은 비타민 A와 필수 지방산의 결핍과 관련 있다.

b. 모낭 각화증은 비타민 A와 필수 지방산의 결핍과 관련이 있다. 마치 소름이 돋아 있는 것처럼 보인다.

c. 점상 출혈은 비타민 C와 K의 결핍과 관련이 있다. 간질환과 항응고증 시에 발생할 수도 있다.

d. 펠라그라병(pellagrous dermatosis; 햇볕에 노출된 몸 부분에 과색소 침착)은 니아신 결핍과 관련이 있다.

5. **손톱**: 철 결핍 시 얇고 오목한 스푼 모양 손톱의 원인이 된다.

6. **입**

a. 혀의 색깔이 변할수 있다: 마젠타혀(붉은 자주빛 색), 설염(붉은 색)

b. 균열과 더불어 통증과 과민증이 있을 수 있다: 대부분 변화는 비타민 B의 한가지 종류 혹은 그 이상의 결핍과 관련이 있다.

c. 미뢰는 위축될 수 있다: 매끄럽고, 창백해 보일 수 있다.

d. 치아는 불소 과잉과 관련해서 하얗거나 혹은 갈색의 반점으로 얼룩이 생길 수 있다.

e. 작은 구멍이 많고 출혈이 있는 잇몸은 비타민 C 결핍을 나타낸다.

I. 인체 계측

1. **정의**: 인체 계측은 피하 지방과 근육 덩어리(체단백질)의 신체적 측정이다. 근육 덩어리는 신체 단백질 저장의 가장 큰 집결체를 나타낸다.

2. **신뢰도**: 인체 계측은 개개인의 영양적인 증가에 대해 신뢰할 수 없는 지표가 될 수도 있다.

a. 말초 부종은 측정 결과를 과장되게 할 수도 있다.

b. 반복해서 측정하는 것은 자료 수집에 쓰인 기술이 다를 수 있기 때문에 측정 결과가 다양해 질 수 있다.

c. 영양과다의 이로운 점은 주로 세포의 기능에 영향을 끼치는 것이고, 체세포덩어리의 증가를 통해서는 쉽게 감지되어 질 수 없다.

3. **키**: 정확하게 측정해야 한다.

4. **몸무게 평가**

a. 몸무게 감소의 과거력을 평가한다.

① 최근 몸무게와 비교하여 평상시 몸무게를 결정해야 한다.

② 장기간 지속적인 몸무게의 측정은 영양 사정에 있어서 가장 신뢰할 수 있고 임상적으로 타당한 정보를 제공한다.

b. 최근의 몸무게는 이상적인 수치와 비교될 수 있다.

① 이상적인 체중이 몸무게 감소와 영양실조의 결정에 임상적으로 믿을만한 지표가 되지 않을 수도 있다.

c. 만약 평상시 체중을 신뢰할 수 없다면, 현재의 체중이 좀 더 정확한 지표가 될 수 있다.

① 경한 영양실조: 85~95%

② 중증도 영양실조: 75~84%

③ 심각한 영양실조: <75%

d. 체중 변화의 최근 비율을 고려한다.

① 어느 기간동안 10% 이상 감소는 임상적으로 주목할만할 것이다.

5. 크레아티닌 신장계수(Creatinine-height index, CHI)

a. 24시간 소변 검체 수집을 통해 체내 단백질 저장량을 사정하는데 쓰인다.

① 크레아티닌은 크레아틴이 파괴되어 얻어진 것이다.

② 24시간 동안 수집된 소변 내의 크레아티닌 배출 분석은 직접적으로 전신의 크레아티닌 수치를 반영하고 전신의 근육양을 나타낸다.

③ 신체에서 분비되는 크레아티닌 양은 심각한 패혈증이나 외상으로 인해서 골격근이 빠르게 소모되는 경우에는 골격 근육 덩어리에 비례한다.

b. 소변 수집은 작은 실수라도 결과에 큰 영향을 미치기 때문에 임상적으로 신뢰할 수 없다.

c. 신뢰도는 크레아티닌 섭취, 크레아티닌 분비의 다양성, 신장 질환에 의해 영향을 받는다.

J. 임상 실험자료 측정

1. 정기적인 임상 검사는 생화학적 관점에서의 영양 결핍을 발견하는 데 도움을 준다: 여러 가지 검사는 영양 결핍의 특정 측면을 보여 준다.

a. 모든 내장 단백질 측정은 환자의 임상 상태의 배경 안에서 해석되어져야만 한다. 왜냐하면 수분 균형의 변화, 패혈증, 약물, 스트레스성 외상에 의해 영향을 받기 때문이다.

2. 혈청 알부민

a. 내장 단백질을 측정한다; 혈장 삼투압을 유지시키고 운반단백질로써의 기능을 한다.

① 전체 단백질의 50~65%를 나타낸다.

② 단백질 덩어리의 약 40%는 순환한다.

b. 질소 섭취가 부적절할 때 단백질 합성은 감소되고 체내 존재하는 단백질이 신체 기능을 유지하기 위해 소비되기 때문에 영양결핍의 대중적인 지표이다.

c. 비록 알부민 수치가 예후적 혹은 진단적 가치를 가질지 모르나 영양공급의 적절성에 대한 지표로는 부족한 것으로 알려져 있다.

① 낮은 알부민 수치는 영양 결핍보다 간기능 저하로 인해 발생할 수 있다. 왜냐하면 알부민은 간에서 합성되는 단백질이기 때문이다.

② 혈장 수치는 혈관 투과성 증가, 분해대사 증가, 위장관 혹은 화상 상처로부터의 손실 등으로 인한 체액 변화로 인해 감소될 수 있다.

d. 반감기는 18일이다: 그러므로 합성에서의 변화는 천천히 반영되고 영양에서의 급성 변화는 반영되지 않을 것이다.

① 정상 수치: >3.5g/dL

② 경한 고갈: 2.8~3.2g/dL

③ 중증도 고갈: 2.1~2.7g/dL

④ 심각한 고갈: <2.1g/dL

3. 혈청 트렌스페린

a. 내장 단백질을 측정한다: 철 대사에 중요한 역할을 하는 철 운반 단백질이다.

① 직접적으로 분석하여 측정되거나 혹은 전체 철 결합 능력으로부터 측정될 수 있다.

② 직접적으로 측정된 수치는 간접적으로 측정된 수치보다 항상 낮다.

b. 반감기는 8일이다. 그래서 급성 영양적 변화의 더욱 민감한 표지이다.

① 정상(직접측정): ＞200mg/dL

② 경한 고갈: 150~200mg/dL

③ 중등도 고갈: 100~150mg/dL

④ 심한 고갈: ＜100mg/dL

⑤ 주의: 정상수치는 160~356mg/dL로, 평균은 258mg/dL이다; 정상 범위가 넓은 것이 이 검사를 사용하는데 있어서의 단점이다.

c. 완전 비경구 영양 주입에 있어서 트랜스페린과 질소 균형 사이의 상관관계에 관한 다양한 연구가 있다.

4. 프리알부민(Prealbumin)

a. 내장 단백질을 측정한다: 레티놀-결합 단백질의 운반 단백질이다.

b. 반감기는 : 24~48시간이다. 그래서 단백질의 급성변화에 민감하다.

① 단백질 합성의 갑작스런 요구에 극도로 민감하기 때문에 임상적으로 항상 유용하지 않을 수도 있다.

- 정상: 20mg/dL
- 경한 고갈: 10~20mg/dL
- 중등도 고갈: 5~10mg/dL
- 심한 고갈: ＜5mg/dL

5. 레티놀-결합 단백질

a. 혈장에서 레티놀을 운반하는 단백질이다.

b. 반감기는 10~18시간으로 단백질 상태의 급성변화를 반영하며 단백질 합성의 갑작스런 변화에 매우 민감하다.

① 반감기가 짧아서 임상적으로 유용하지 않을 수도 있다.

- 정상: 3~5mEq/dL

K. 면역능력 검사

1. 영양 상태는 신체의 면역반응에 영향을 주는 많은 요인들 중 하나이다.

2. 면역능력은 영양결핍, 스트레스, 질병에 의해 악영향을 받을 수 있다.

3. 면역 검사는 영양결핍 상태를 사정하기 위해 고안되었으며 총 림프구 수나 '무반응 검사' 로 알려진 지연성 피부 과민증에 의해 사정될 수 있다.

a. 총 림프구 수(Total lymphocyte count)

① 감별 적혈구계산(routine blood count with differential)에서 결과가 나온다.

- 총 임파구수: (림프구(%) × 백혈구)/100
- 경한 고갈: 1,200~2,000/mm^3
- 중등도 고갈: 800~1,199/mm^3
- 심한 고갈: ＜800/mm^3

b. 1,200/mm^{3}보다 낮으면 영양결핍의 신호로 여겨진다.

① 많은 다른 비영양요소들이 림프구 수의 감소에 영향을 끼칠 수 있으므로 신중하게 해석해야만 한다.

4. 지연성 피부 과민반응 검사

a. 피부에 주입하여 염증반응을 유도하기 위해서 4개 혹은 그 이상의 일련의 피부 반응 항원 세트를 사용한다.

① 선택된 피부 항원은 일정 지역 내의 건강한 사람들에게 흔하게 노출될 수 있는 것들이고, 재 노출시 면역반응을 기대할 수 있는 것이다.

② 가장 흔하게 사용되는 항원은 정제 단백질 유도체, 칸디다, 볼거리, *Trichophyton*, streptokinase-streptodornase이다.

b. T-림프구가 적절하게 기능하면 48~72시간 이내에 피부반응 검사가 양성으로 나타난다.

① 정상: 5~7개 항원에서 2개에 반응을 보이면 양성이고 1개에 반응 시에는 부분적인 무반응 상태를 가르킨다.

② 면역력 저하상태(Anergy): 반응이 없는 것으로, 어떤 항원에도 적절한 반응을 보이는 것에 실패한 것이고, 이것은 심각한 영양결핍이 있다는 것을 나타낼 수 있다.

c. 영양상태 검사나 치료 요법으로써의 가치는 불분명하다.

① 사용된 항원의 농도의 변화와 반응에 대한 측정과 해석, 잠재적 성장(증가) 효과, 반복된 항원 주입에 의해 영향을 받는다.

② 임상적으로 유용하지 않을 수도 있는데 왜냐하면 영양결핍 외의 다른 요소들 즉 상해, 화상, 출혈, 전신마취 같은 요인들에 의해 영향 받을 수 있기 때문이다.

L. 혈청 포도당

1. **고혈당**: 증상 및 징후로는 소변으로의 당배출, 다뇨, 탈수, 갈증, 피로, 시력장애, 체중 저하가 있다.

2. **저혈당**: 증상 및 징후로는 빈맥, 불안, 떨림, 배고픔, 발한, 털이 서는 증상 등이 있다.

M. 질소 균형

1. 질소의 섭취량과 배설량과의 차이를 말한다.

a. 질소균형의 임상적 측정은 일일 단백질 균형을 결정하게 한다. 이것은 기본적인 영양상태의 사정과 영양적 지지의 과정을 관찰하는 수단으로써 유용하다.

① 동화작용: 양성 질소균형

② 이화작용: 음성 질소균형

2. 측정

a. 질소의 섭취량은 배설된 질소의 양과 비교된다.

① 질소 균형 = 질소 섭취 - (전체 소변 내 질소 + 불감성 수분상실 + 위장관 손실)

b. 소변의 질소 검사는 24시간 소변 수집검사로 얻어진다.

① 단백질 대사로 인한 질소 부산물의 90%가 소변에서 요소 질소로 쉽게 측정된다.

② 다른 질소의 손실은 불감성 수분 상실 5mg/kg, 위장관 손실 12mg/kg로 측정된다.

c. 질소 섭취는 단백질 섭취를 6.25로 나눈 칼로리 수치에 의해 결정된다.

d. 기초 측정이 실행되어져야 한다.

① 예상 일일 영양 요구량이 정해지면 바로 질소균형이 계산되어져야 한다.

② 환자가 계획한 양성 질소균형을 획득하지 못하면 영양소의 양을 늘려야 하고 1~2일 후에 질소 균형을 재검사해야 하는데, 계획한 균형이 얻어질 때까지 반복한다.

③ 그 후 매주 한번씩 질소균형을 측정하고 환자가 질병에 큰 변화를 겪을 때는 언제든지 측정한다.

N. 혈색소/적혈구 용적율

1. 빈혈은 일반적으로 단백질 결핍 시 동반된다.

O. 그 밖의 다른 검사 수치들

1. 혈청 전해질

2. 혈청 비타민

3. 혈청 미량원소들

4. 혈청 간 효소들

5. 응고 검사

6. 혈청 지질

7. 소변 단백질, 포도당, 아세톤 수치들

7 비경구 용액의 구성

A. 탄수화물, 지방, 단백질

1. 이 세 가지 영양소는 비경구 용액에 있어서 필수 영양소이고 단백질 동화작용이나 세포 합성에 필요하다.

B. 단백질 용액

1. 구성: 단백질은 아미노산의 결정체 형태로 된 비경구 영양이다.

2. 농도/칼로리

a. 아미노산은 4kcal/g를 제공하지만 항상 계산된 섭취량에 포함되는 것은 아니다. 모든 아미노산은 내인성 단백질을 생산하기 위해 사용되어야 하고 에너지를 생산하기 위해 산화되어서는 안된다.

b. 완전 비경구 영양에서 적절한 칼로리를 함유한다면 아미노산의 농도를 60g/L 이상으로 조제하기는 어렵다. 완전 비경구 영양이 하루 3L 제공되면 대체적으로 아미노산은 180g/day으로 상한에 도달하게 된다.

3. 조제

a. 단백질 용액은 전해질을 혼합하거나 혼합하지 않고 농도를 3~15%로 할 수 있다. 이 제품들은 여러 제조사에 의해 비슷한 아미노산 혼합제제로 생산된다.

b. Special branched-chain 조제는 간성뇌증을 동반한 간부전 환자나 급성 신부전증 환자처럼 고위험군과 패혈증 환자에게 사용되어지는데 질병 맞춤 조제는 논쟁의 여지가 되어왔다.

C. 탄수화물 용액

1. 많은 탄수화물 원료가 에너지 생산을 위해서 사용될 수 있다. 그러나 극히 소량만이 체내로 흡수된다. 포도당은 비경구 영양에 있어서 가장 일반적으로 사용되고 비용이 적게 들어 가장 대표적인 탄수화물원으로 쓰인다.

2. 포도당

a. 농도

① 혼합되는 물에 따라 농도는 다양하다.

- 통상적으로 5%~70%로 이용가능하다.
- 적응기 이후에 대부분의 환자가 잘 견딜 수 있을 때 고농도와 많은 용량으로 투여될 수 있다.
- 주입 농도가 10% 이상일 경우는 중심 정맥관이 요구된다.

② 개별적인 조제는 환자의 예상 에너지 요구량, 심장, 신장기능 또는 수분 상태에 따라 결정된다.

b. 칼로리

① 3.4kcal/g가 제공된다(탄수화물 용액 하나만으로도 일일 열량 요구가 충족된다).

② 유일한 비단백질 열량원으로 쓰일 수 있고 지질과 함께 다양한 비율로 투여될 수도 있다. 지질과 함께 쓰일 때는 적어도 100~150g의 포도당이 제공되어야 질소 균형에 있어서 최대 효과를 이룰 수 있고, 중추 신경계, 말초신경, 적혈구, 백혈구, 활동성 섬유모세포, 대식세포 등 정상적으로 하나 또는 주 에너지 원료로 포도당이 요구되는 특정세포에 사용된다.

c. 주의점

① 주입속도는 환자의 요구도와 농도에 따른다.

② 포도당을 4~5mg/kg/min 이상 주입할 때 고혈당증으로 진행될 수 있다. 왜냐하면 전형적으로 포도당을 사용하는 조직들이 인슐린 저항적으로 되어 혈류내의 포도당을 제거하지 못하기 때문이다.

③ 과도한 포도당 섭취는 피해야 한다. 왜냐 하면 지방의 합성과 저장을 증가시킬 수 있으며, 또한 간의 기능 부전 및 과도한 이산화탄소를 생성함으로 인한 호흡 부전을 야기시킬 수 있기 때문이다.

④ 췌장은 주입된 포도당을 대사시키기 위해 여분의 인슐린을 분비한다. 고장성 수액이 갑자기 중단되면 신체에 일시적으로 인슐린이 과다하게 되어 신경질이나 식은땀, 쇠약감을 보일 수 있다.

3. 과당: 유럽에서 사용되는 자일리톨과 포도당이 결합된 5~10% 용액으로 미국에서는 일반적이지 않다.

4. 글리세롤

a. 통상적으로 쓰이는 3% 아미노산과 3% 글리세린이 함유된 원료로 말초 비경구 영양과 함께 사용된다.

b. 글리세롤은 정맥내 지방용액과 유사한 단백질 보존효과가 있다.

c. 유일한 에너지원으로써 글리세롤의 사용은 최근의 경향이며 앞으로 더 많은 임상연구가 필요하다.

D. 지질 유탁액

1. 열량원으로 사용되거나 혹은 필수지방산 결핍(EFAD)을 교정하거나 예방하기 위해 쓰인다.

2. 구성

a. 지질은 시판되고 있는 지질 유탁액의 주입을 통해 제공될 수 있다. 지질 유탁액은 대두나 홍화유와 같은 중성 지방산으로 구성되어 수용성 분산을 한다.

① 계란노른자 인지질은 유화제로써 추가된다.

② 글리세롤은 혈장과 함께 등장화를 이루기 위해 추가된다.

b. 지질 유탁액은 필수 지방산, 리놀레산의 풍부한 원료이고 긴연쇄 지방산(long-chain fatty acids)을 함유한다.

① 중연쇄 중성지방(Medium-chain triglyceride)은 임상적으로 장관 영양에 있어서만 사용되고 이것의 정맥내 사용은 연구 중이다.

c. 홍화유 유탁액은 77% 리놀레산과 4% 리놀렌산이 함유되어 있다.

d. 대두유는 49~60% 리놀레산과 6~9% 리놀렌산이 함유되어 있다.

3. 이용가능한 조제

a. 미국에서 일반적으로 네 종류가 판매되고 있는데 세 종류에는 대두유가 사용되고 다른 한 종류에는 홍화유가 쓰인다. 대두유와 홍화유는 필수지방산 결핍(EFADs)을 회복시키고 또한 에너지원으로도 효과적이다.

b. 10~20% 농도로 사용 가능하다.

4. 삼투압

a. 지질액의 삼투압 범위는 280~340mOsm/L인데, 유탁액의 농도에 따라 다를 수 있다. 등장성이기 때문에 중심정맥 뿐 아니라 말초로도 투여될 수 있다.

5. 칼로리 수치

a. 10%: 1.1 calories/mL

b. 20%: 2.0 calories/mL

6. 용량

a. 필수지방산 결핍(EFAD)을 예방하기 위해 리놀레산으로부터 적어도 총 칼로리 중 2~4%의 칼로리가 제공되어야 한다. 10% 지질액 500cc를 주 2회 주입함으로써 적절한 필수 지방산을 제공할 수 있다.

b. 정맥 내 지질의 주입은 면역 반응의 결여와 관련이 있어왔다. 빠른 주입은 망내계(이들은 혈액이나 림프 속에 함유되는 이물(異物), 세균 등을 섭취하고, 또한 항체를 만드는 작용을 한다. 일정한 장기의 결합조직 내에도 이 계에 속하는 세포가 있는데, 그 대부분은 고정성 세포이나 필요에 따라 유주성(遊走性)을 나타내는 것도 있다) 기능저하를 야기할 수 있다. 지방은 보통 열량의 30%나 1g/kg/day으로 제한된다.

① 높은 비율의 지방은 고혈당증, 이산화탄소 정체, 과대사증 환자에게 유용하다.

7. 부작용으로는 아나필락시스, 요통, 흉통, 청색증, 어지러움, 호흡곤란, 체온상승, 두통, 오심, 구토가 있다.

8. 환자 내성 관찰

a. 간기능 검사, 혈액 응고 검사, 그리고 콜레스테롤을 재검토한다.

b. 갑자기 간 효소치가 상승되거나 혈액 질환, 고지혈증 등의 부작용이 나타나는지 잘 관찰한다.

9. 금기증

a. 고중성지방혈증(hypertriglyceridemia)일 때

b. 달걀 노른자의 인지질이 유화제로 사용되었을 경우, 드물게 알레르기 반응을 일으킬 수 있다.

E. 전해질 조제

1. 주입용으로 시판되는 순수 나트륨용액이나 전해질 혼합물이 있다.

2. 복합성분의 전해질 주입액으로는 나트륨, 칼륨, 칼슘, 마그네슘, 염화물 그리고 아세트산염이 있다.

a. 대부분의 아미노산 조제물에 전해질을 더 첨가할 것인지 아닌지를 고려해야 한다.

3. 완전 비경구 영양을 받고 있는 환자에게 있어서 개별 요구도는 매우 다양하다.

a. 산-염기 균형, 신장 및 심장의 기능, 특이 질병에 따른 요구도, 보충을 요하는 비정상적인 손실에 따라 다르게 조제 성분을 선택한다.

b. 1000칼로리 또는 1L에 다음을 기초로 하여 혼합하는 것을 권한다.

① 나트륨: 40~50mEq

② 칼륨: 40mEq

③ 염화물: 40mEq

④ 마그네슘: 8~12mEq

⑤ 칼슘: 2~5mEq

⑥ 인 : 15~25 mmol

4. 아세트산염이나 유산염은 고염소혈산증이거나 과도한 염화물을 투여받은 환자에게 염화나트륨을 대신해서 사용될 수 있다.

a. 아세트산염이나 유산염은 염화물의 정체를 감소시키고 중탄산염 합성의 전구체로 제공될 수 있다.

F. 비타민 조제

1. **일일 정맥주입 비타민 요구량은 미국의학협회(American Medical Association, AMA) 식품영양부에 의해 확립되어 있으며, 각각 10ml 용량으로 몇 개의 시판 조제물로 제공된다.**

2. **비타민 K는 성인 멀티비타민 조성에 포함되어 있지 않으므로 따로 제공해야만 한다. 주 1회 주입해야 하며 비경구 영양액에 5mg을 추가하거나 5mg을 근육 주사한다.**

G. 미량원소

미량원소: 시판되고 있는 미량원소 조제물은 기초요구량에 맞추어 사용 가능하다. 각 용량은 특별히 어떤 것이 결핍되었다거나 손실이 증가되는 것에 맞추어 적용되어야만 한다.

H. 인슐린

1. **속효성 인슐린만이 정맥내 투여로 적절하다; 속효성 인슐린의 첨가는 짧은 반감기 때문에 감량 후에 저혈당증이 야기되지 않는다.**

2. **인슐린은 비경구 영양 투여에 있어서 화학적으로 안전하다고 여겨지고 있으나 수액 용기, 주입세트, 필터로 흡착되어 인슐린이 어느 정도 손실된다고 나타난다.**
   a. 속효성 인슐린을 사용함으로써 50~95% 범위의 인슐린 유효성을 나타내고 있다.
   b. 인슐린이 흡착되어 손실되는 양은 원하는 효과에 도달할 때까지 다음 용액에 혼합되는 용량을 증가시킴으로써 회복될 수 있다.

3. **적응증**
   a. 농축된 포도당 용액을 투여받는 환자에게는 정상 혈당을 유지하고 포도당을 최대한으로 이용하기 위해 인슐린이 요구된다.
   b. 급성 고혈당증은 피하 인슐린 주입이나 정맥내 투여로 조절된다.
   c. 인슐린은 피하주사로 투여되는게 최상이다; 적절한 양의 인슐린이 용액이 제조되는 시기에 영양액에 추가되어질 수도 있다.

I. 헤파린

1. **정맥혈전증을 초래하는 섬유질의 형성 가능성을 감소시키기 위해 때때로 비경구 영양액에 저용량(1,000~3,000U/L) 헤파린을 추가한다.**
   a. 헤파린으로 인한 혈소판 감소증의 발생 가능성이 있다는 것을 염두에 둔다.
   b. 헤파린의 또 다른 약리학적 효과는 지단백지방분해효소 시스템의 활성화를 통해 혈류 내 지방유액의 제거가 증진되는 것이다.

2. **물리적으로 비경구 영양액에 대한 농도는 최대 20,000U/L가 적합하다.**

J. 알부민

1. **알부민은 영양적인 목적으로 사용되지 않는다: 알부민 내 필수 아미노산은 불충분하며 또한 즉각적이거나 효과적으로 사용가능한 단백질로 전환되기에는 반감기가 18일로 너무 길다.**

2. 알부민은 교질 삼투압을 유지하거나 증가시키기 위해 주입된다. 그러므로 부수적으로 주입된 아미노산은 알부민 합성으로 전환되기보다는 더 쉽게 조직단백질 합성에 사용될 수 있다.

3. 물리적으로 적합하다.

K. 히스타민 길항제

1. 사용을 위한 이론적 근거: 히스타민 길항제는 위산분비를 억제하고 스트레스성 궤양에 대한 예방책으로 사용된다.

2. 안정성

a. 시각적 및 화학적으로 안전한지 고려한다.

b. 아미노필린(aminophylline), 철, 항생제 같은 다른 첨가물과 함께 사용하는 것은 부적합할 수 있다.

L. 총영양소 혼합물(Three-in-one, 3 : 1 수액)

1. 정의: 한 용기 안에 아미노산, 포도당, 지질, 전해질 그리고 미량 금속으로 구성된 영양수액이다. 지질은 따로 주입했던 전형적인 방법에 비해 이 영양액은 지질성분이 첨가되어 함께 주입될 수 있다는 것이 특이하다.

2. 주의점

a. 임상적으로 당뇨환자에게 유용하고 포도당으로부터 제공된 칼로리 양이 적으므로 호흡기능이 나빠진 환자에게 유용하다.

b. 영아에게 안전하고 유용하고 비용을 절감할 수 있는 것으로 알려져 있다.

c. 주입세트의 조작이 거의 없어 미생물 오염의 잠재적 위험을 감소시킬 수 있다.

d. 주입이 용이하고 기존의 완전 비경구 영양보다 비용면에서 효율적이다.

e. 말초로 투여 가능하다.

f. Three-in-one 수액은 0.2μm 박테리아 보유 필터로 여과될 수 없기 때문에 해로운 미생물이 성장할 수 있다.

① Three-in-one 수액에서 *Staphylococcus epidermidis, Candida albicans, Escherichia coli*는 살아남을 수 있다.

② 1.2μm 필터는 *Candida*는 제거할 수 있으나 *Staphylococcus*와 *Escherichia coli*는 제거하지 못한다.

g. 여러 가지 아미노산, 지질액, 전해질 및 무기물 첨가제의 안전성은 변하기 쉽기 때문에 조제하는 동안 안전성이 고려되어져야 한다.

① 칼슘-인 침전물이 생길 수 있으며, 또한 많은 화학적 부적합 현상이 일어날 수 있다.

② 침전물은 다양한 원인으로 인해 생길 수 있다(농도, pH, 아미노산 용액의 인 함유; 칼슘과 인 첨가물 ; 혼합처방, 혼합 절차 또는 혼합물).

③ 지질입자가 고루 분포되지 않고 뭉쳐 있는 경우, 그 혼합물은 깨진 것으로 간주된다.

h. 지질 유액으로 인해 침전물이 가려질 수도 있으므로 조제시 주의해야 한다.

M. 비경구 영양의 조제

1. 각 용액내 단백질, 칼로리, 전해질 함량을 명시하기 위해 표준화된 조제공식 처방시트를 사용한다.

2. 말초 비경구 영양

a. 표준 수액의 함유물

① 포도당 100~150g에 아미노산 1~1.5g/kg(최종 농도는 5~10% 포도당과 1.75~3.5% 아미노산)과 함께 10~20% 지질 500cc, 전해질, 미량 원소들 그리고 비타민이 함유되어 있다.

b. 장기주입 시 수액의 삼투압은 900mOsm/L 이하로 제한해야 한다.

① Three-in-one 수액을 사용함으로써 높은 삼투압 용액이 투여될 수 있다는 보고들이 있다.

② 최대 농도 10% 포도당까지만 말초주입을 해야 한다.

3. 완전 비경구 영양

a. 표준 수액내 최종 농도

① 4.25% 아미노산

② 25% 포도당

③ 전해질, 미량원소, 비타민

b. 제공

① 105calory/100mL

② 85 비단백질칼로리

③ 5g 단백질

④ 106:1(비단백질칼로리:질소)

c. 주 2회 10% 지질유액 500cc의 추가는 하루에 평균 157kcal를 제공한다.

4. 3 : 1(three-in-one) 수액

a. 표준 수액의 함유물

① 5% 아미노산

② 17.5% 포도당

③ 10% 지질유액

b. 제공

① 총 130calory/100mL

② 110 비단백질칼로리

③ 5g 단백질

④ 138:1(비단백질칼로리:질소)

5. 비표준(Nonstandard) 수액

a. 다양한 양의 아미노산과 포도당을 함유한다.

b. 환자가 표준 수액의 부담을 견디지 못할 때, 표준 포도당 수액 및 지질 혼합수액이 적절한 양의 칼로리나 단백질을 제공하지 못할 때 쓰인다.

6. 영아나 소아를 위한 조제

a. histidine, tyrosine, cysteine 그리고 taurine과 같은 아미노산은 성인에게는 필수적이지 않지만 소아나 영아에게는 필수적이다.

b. 특수 아미노산 조제는 이런 요구에 맞게 조제할 수 있다.

N. 질병에 따른 특수 조제

1. 신부전

a. 적응증/사용 시 주의사항

① 특수 아미노산을 사용한다.

② 일반적으로 불필수 아미노산은 적절한 단백질 합성과 양성 질소 균형을 이루기 위해 필요하다고 여겨진다.

③ 투석과정 동안 필수 아미노산과 불필수 아미노산이 제거되기 때문에 필수 아미노산과 불필수 아미노산이 함유되어 있는 표준 아미노산 수액이 투석을 하는 환자의 단백질 요구를 맞추기 위해 권장되고 있다.

b. 수액 구성

① 신부전이 있는 환자를 위해 특별 조제된 네 개의 아미노산 상품들이 시중에 나와 있다.

② 이들 모두는 신기능 부전이 있는 환자에게 필수 아미노산으로 여겨지는 histidine 뿐만 아니라 높은 수치의 필수 아미노산을 포함하고 있다.

③ 한 제제는 arginine을 포함하고 있고 다른 제제는 일반 아미노산 수액 보다 낮은 농도의 불필수 아미노산을 함유하고 있다.

2. 간부전

a. 간기능 부전을 가진 환자는 높은 방향족 아미노산 수치와 낮은 BCAA수치로 특정지어지는 비정상적인 혈장 아미노산 계수를 가지고 있는데, 이는 'false neurotransmitter' 의 합성과 뇌병증의 발달에 기여한다는 이론이 있다.

① 간성 뇌병증을 가진 몇몇의 환자는 방향족 아미노산이 거의 없거나 적고, 높은 BCAA를 가진 비경구 영양수액에 반응한다.

② 수액은 혈장 아미노산을 정상화하도록 만들어진다.

③ 이 특수 조제 수액은 표준화된 수액들보다 도움이 된다고 명확하게 증명되어 있지는 않다.

b. 수액 구성

① 고농도의 포도당, 전해질, 비타민 및 미량원소로 구성되어 있으며 BCAA가 상승되어 있고 AAA는 저하되어 있다; 이 수액의 포도당 농도는 보통 20~25%이다.

3. 스트레스

a. 환자는 외상, 패혈증 및 화상으로 인한 대사로 과다 이화 상태가 된다. 특유의 영양요구 및 아미노산 양상은 이러한 질환상태와 관련있다.

① 패혈증을 가진 환자의 혈장 아미노산 형태는 간기능 부전이 있는 환자와 비슷한 양상을 보인다. 높은 수치의 방향족 아미노산과 낮거나 정상 수치의 BCAA를 볼 수 있다.

② BCAA는 외상환자의 근육 내에서 파괴된다고 생각되어져 왔다. 높은 수치의 BCAA를 함량한 수액을 주입하는 것이 이를 보충한다고 여겨진다.

③ BCAAs는 AAAs보다 좀 더 쉽게 대사된다.

b. 수액 구성

① BCAA를 풍부하게 함유한 수액이 개발되어 왔다.

② 가끔 포도당 칼로리 비율이 감소되는데 이는 사용가능한 질소 섭취를 최대한으로 하기 위해 종종 사용되어진다.

③ 지질 유액은 부가적인 칼로리원으로써 추가될 수 있다.

8 비경구 혼합물의 저장과 준비

A. 수액 혼합하기

1. 영양 수액은 약국에서 무균법을 이용하여 laminar flow hood 안에서 혼합되어야 한다.

2. Three-in-one 수액이 분리되지 않기 위해서는 제품의 안정성이 고려되어야 한다.

a. 단백질 혼합물과 지질 유액의 안정성을 증가시키기 위해서 조제물의 pH는 5.7까지 올려야 한다.

b. 보통의 4.25% 아미노산과 25% 포도당 농도는 지질 유액에 적합하다.

c. 첨가된 전해질의 양은 주의 깊게 조절되어야 하는데, 이는 안정성에 중요한 영향을 끼칠 수 있기 때문이다. 과도한 이가 이온 (divalent ion)은 피해야 한다.

① 칼슘(2.3mmol 까지)

② 마그네슘(10mmol 까지)

③ 아연(20mg 까지)

B. 저장

1. 영양 혼합물은 준비 후 즉시 사용하거나 사용할 때까지 4℃에서 냉장 보관해야 한다.

2. 냉장에 적합한 기간은 혼합된 요소들의 안정성에 달려 있다.

3. 수액이 24시간 이상 보관될 때, 수액이 이용 가능한지 확인하기 위해서 품질관리 측정을 시작해야 한다.

4. 지질 유액은 냉장 보관되거나 실온에서 저장한다.

C. 비경구 영양 수액

1. 반드시 걸고 나서 24시간 내에 사용하거나 폐기해야 한다.

9 수액 주입 처방

A. 시작 시 고려사항

1. 카테터 끝의 위치 확인은 완전 비경구 영양을 투여하기 전에 반드시 수행되어야 한다. 말초 비경구 영양을 투여하기 전에도, 반드시 말초혈관 부위를 주의깊게 사정해야 한다.

2. 수액 라벨은 주입 전에 의사의 처방과 비교하여 신중하게 확인되어야 한다.

3. 수액은 사용하기 1시간 전에 냉장고에서 꺼내야 한다.

4. 주입 전에, 수액 용기가 새는지, 갈라진 틈이 있는지, 투명한지 그리고 유효기간 등을 확인한다; three-in-one 수액은 분홍색으로의 변색이 있는지 또는 기름의 분리가 있는지 확인한다.

B. 주입 속도

1. 권장 속도

a. 이전에는 완전 비경구 영양을 투여 시 고혈당을 피하기 위해서 처방된 속도로 점차적으로 증가시켜야 한다고 믿어져 왔다. three-in-one 혼합액을 사용한 연구에서는 처음부터 처방된 속도로 완전 비경구영양을 시작할 수 있다고 나와있다.

b. 첫 24시간 동안 대략 60~80mL/hr의 속도로 주입을 하고, 매 24~48시간마다 20mL/hr를 점진적으로 증가시키는 것이 추천된다.

c. 말초 비경구 영양은 점차 감속할 필요는 없고 처음부터 원하는 속도로 시작할 수 있다.

2. 주입 속도의 정확성과 일관성

a. 완전 비경구 영양은 일정한 속도로 주입되어야 한다.

b. 속도의 변화는 점진적이어야 한다.

c. 전자식 주입 장치로 정확성과 일관성을 유지한다.

C. 중단

1. 환자가 48시간 내에 경구섭취가 완전히 가능할 수 있을 때 시행한다.

2. 잠재적인 합병증을 피하기 위해서 갑자기 완전 비경구 영양을 중단해서는 안된다. 어떤 혼합물들은 더 심하게 합병증을 야기시킬 수 있다.

3. 완전 비경구 영양 주입속도의 감량은 경구나 장관을 통한 열량 섭취의 증가와 함께 시행되어야 한다.

a. 완전 비경구 영양이 감소됨에 따라 수분 섭취는 증가되어져야 한다.

b. 완전 비경구 영양 사용을 중단하기 전에 예정된 영양 요구량의 절반이 달성되어져야만 한다.

4. 속도감량 시 고려사항

a. 중단을 위해 점진적인 감량이 필요한지를 평가하기 위해서 환자의 진단명, 상태, 치료기간을 고려한다.

b. 점진적인 감량(tapering)은 주입속도를 점진적으로 줄이면서 몇 시간에 걸쳐 수행되어야 한다(감량하는 시간에 포도당 섭취를 고려한다).

c. 말초 비경구 영양은 점진적인 감량(tapering)이 필요하지 않다.

D. 주기적 요법

1. 정의

a. 표준 지속주입이 24시간에 걸쳐 주입되는것에 비해 8~16시간 주기로 완전 비경구영양을 주입하는 것을 말한다.

2. 장점

a. 정상적인 일상 활동을 재개함으로써 삶의 질이 향상된다.

b. 낮동안 주입펌프로부터 환자를 자유롭게 함으로써 심리적 안녕을 증진시킨다.

c. 증진된 활동성으로 신체 근육을 유지한다.

d. 생리적인 호르몬 반응이 더 일어나고 식욕을 보다 더 자극한다.

e. 계속적인 완전 비경구 영양에 의해 야기된 간독성을 예방하거나 치료하기 위해 사용된다. 지방간의 회복, 높은 효소 수치, 알부민 수치를 회복시킨다.

f. 지방이 없는 완전 비경구 영양을 주입받는 환자에게서 EFAD를 예방하거나 치료하기 위해 사용된다. 완전 비경구 영양이 주입되지 않는 기간동안 감소된 인슐린 수치는 지방분해를 일으키고 필수 리놀레산(linoleic acid)을 분비한다.

3. 적응증

a. 지속적으로 완전 비경구 영양액을 주입받아왔던 안정상태의 환자와 장기간의 비경구 영양이 필요한 환자

b. 가정에서 완전 비경구 영양을 주입받는 환자

c. 단기간동안 총 주입 용량을 조절할 수 있는 환자

d. 영양적인 요구의 한 부분으로서 완전 비경구 영양이 필요한 환자

e. 간 지방증을 가졌거나 간 지방증을 예방하기 위한 환자

4. 시작/중단 시 고려사항

a. 일단 24시간 지속주입에서 내성이 생기면 주기(cycle) 주입으로 전환할 수 있다. 전환은 주입시간을 점진적으로 감소시켜서 수행해야 하는데, 보통 하루에 1~2시간 정도씩 점차 줄여나간다.

b. 시간당 주입속도는 완전 비경구 영양의 총 필요량을 완전 비경구 영양이 주입되어야 하는 시간으로 나누어서 결정한다 ; 주기적 주입 속도는 보통 200mL/hr가 넘지 않는 속도로 주입한다.

c. 포도당과 수액양을 견디는 능력은 얼마나 빨리 용액이 주입될 수 있는지를 결정한다. 보통 환자들은 2~3L를 주입받으며 이것을 다 주입하기 위해서는 일반적으로 12~16시간이 필요하다. 수액 2L를 주입받는 환자는 8시간 주입을 견딜 수 있다.

d. 포도당 내성이나 불안정한 수액 균형과 같은 합병증이 없는 환자에 대해 12시간 주기 처방이 일반적으로 사용된다 ; 포도당이나 수액조절이 어려울 때, 주입시간은 보다 길어질 수 있다.

e. 완전 비경구 영양은 목표 속도가 상당히 낮지만 않다면 점진적으로 시작될 필요가 있다. 포도당의 갑작스러운 변화와 같은 합병증을 피하기 위해서 유지속도에서 점진적으로 감량(tapering)을 하는 것 뿐만 아니라 유지속도로 단계적으로 증가시키는 기간도 반드시 있어야 한다. 1~2시간의 기간동안 점진적으로 감량(tapering)하는 것과 함께, 다양한 절차가 보고되어져 왔다. 보통 주입을 중단하기 전에 15~30분 지날 때마다 1/2씩 속도를 줄여서 수행한다.

f. 보통 밤에 주입하고 낮 동안 주입을 중단한다. 주입 스케쥴은 환자의 활동 스케쥴에 따라 계획될 수 있다.

5. 금기/고려사항

a. 심혈관계 상태는 주기적 요법 동안 주입된 다량의 수액 양에 적응해야 한다. 패혈증이 있거나 대사적으로 스트레스를 받는 환자의 경우, 완전 비경구 영양과 관련된 간손상을 치료하기 위해 필요한 경우를 제외하고는 주입받을 수 없다.

b. 지속적인 완전 비경구 영양 주입에 비해 주기적인 완전 비경구 영양은 매 24시간마다 두배 이상의 중심 정맥관 조작이 필요하다. 잦은 조작은 감염위험을 증가시킬 수 있다.

6. 관찰

: 주기적 요법을 받는 환자는 완전 비경구 영양 수액 중단 후 반동성 저혈당 발생에 대해서 주의깊은 관찰이 필요하다.

a. 점진적인 감량을 한 후 1시간이 지난 다음 혈당을 측정하고, 환자가 오심, 진전, 발한, 불안 또는 기면을 포함해 저혈당과 관련된 증상이 있으면 언제라도 측정한다.

b. 고혈당은 최고의 주입속도로 주입하는 동안 발생할 수 있고 혈당이 250mg/dL보다 높거나 또는 당뇨가 보임으로써 알 수 있다.

① 감염 과정을 항상 평가한다.

② 만약 고혈당이 지속된다면, 주입시간을 길게 한다.

③ 주입과 관련된 고혈당을 조절하기 위해 저용량의 인슐린이 첨가될 수 있다.

④ 혈당 조절을 위해서 지방에서 얻는 칼로리의 비율을 최대화 시켜야 한다.

c. 고혈당을 조절할 수 없을 때는 지속적인 완전 비경구 영양 주입으로 변화시킬 필요가 있다.

E. 지질

1. 주입 시 고려사항

a. 주입하기 전에 거품이 있는지, 분리되었는지 또는 기름이 보이는지를 관찰한다.

b. 유탁액은 만약 냉장 보관되었다면 실온으로 되도록 꺼내놓아야 한다. 차가운 유탁액의 주입은 통증과 피부 창백을 일으킬 수 있다.

c. 완전 비경구 영양과 연결되어 Y-연결 시스템을 통해 필터 아래쪽의 주사 부위와 가까운 쪽으로 주입되거나 다른 독립된 통로로 주입될 수 있다.

d. 등장성 용액이므로 말초로 주입할 수 있다.

e. 지질은 여과되어서는 안되는데, 이는 필터를 막을 수 있고 유액의 분리를 일으킬 수도 있기 때문이다. Three-in-one 수액은 1.2μm 필터를 통해 주입될 수 있다.

2. 주입 속도

a. 주입 속도와 용량에 대한 제조사의 권고를 따른다.

b. 시험용량은 약물을 전량 주입하기 전에 주도록 되어 있는데 이는 어떤 부작용이 나타날지 알 수 있도록 해준다.

① 성인

- 10% 지방은 처음 15분에서 30분 동안 1ml/min 속도로 주입을 해야 한다.
- 20% 지방은 처음 15분에서 30분 동안 0.5ml/min 속도로 주입을 해야 한다.

• 전형적으로 10% 수액은 4~6시간에 걸쳐 주입하고, 20% 용액은 6시간에서 8시간에 걸쳐 주입한다. Three-in-one 수액의 경우 12~24시간에 걸쳐 천천히 주입하는 것이 더 자주 이용되고 있다.

10 비경구 영양과 약물의 적합성

A. 비경구 영양 수액

: 정맥내 약물투여의 실용적인 대안으로 말초 혈관 접근이 제한된 환자들에게 정맥 확보의 횟수를 줄일 수 있게 해주고, 수분섭취가 제한된 환자들에게 투여될 수액의 양을 줄일 수 있게 해준다.

B. 안정성 고려

1. 비경구 영양 수액은 포도당이나 생리식염수보다 더 큰 완충 능력을 제공한다. 하지만 약물의 물리적 · 화학적 안정성이 주된 문제로 남아있다.

a. 수액의 물리적 안정성은 반드시 고려되어야 하며, 첨가제의 물리 화학적 안정성도 고려되어야만 한다.

b. 화학적 부적합은 약물의 효과를 없앨 수도 있다.

c. 비경구 영양 수액의 복합적인 성질 때문에 제제의 안정성과 적합성을 결정하는 것이 항상 가능하지는 않다.

2. 고려해야 할 변수들

a. 기초 아미노산 수액

b. 첨가제의 농도

c. 수액의 pH, 온도, 저장 기간

d. 지질 함유량

C. 적합한 투약

1. 약물 적합성에 대해 약사와 함께 확인해야 한다.
: 인슐린, 헤파린, cimetidine, ranitidine이 종종 완전 비경구 영양 조제에 추가되기도 한다.

2. 대부분의 약물은 지속적으로 주입하는 용액을 기준으로 해서는 용량이 주어지지 않기 때문에 완전 비경구 영양 수액에 다른 약물의 정기적인 첨가는 권장되지 않는다.

11 혈관 접근

A. 말초 혈관 접근(1장 참조)

1. 말초 정맥은 오직 말초 비경구 영양 주입에 적합하다.

a. 적절한 정맥 선택: 정맥은 고장성 말초 비경구 영양 수액의 적합한 희석을 감안해서 선택되어져야 한다.

2. 장비 선택

a. 될 수 있는 한 작은 규격(gauge)과 짧은 길이의 카테터를 선택해야 한다.

b. 바늘이 안에 있는 카테터(over-the-needle)가 권장된다.

B. 중심 정맥관 접근

1. 완전 비경구 영양 주입 시 중심 정맥관이 필요하다.

2. 삽입 부위로는 쇄골하 정맥, 내경정맥, 외경정맥, 대퇴정맥, 척측 피정맥 또는 요측 피정맥이 사용된다.

3. 카테터 종류 선택 시 주의사항

a. 경피적 중심 정맥관

① 보통 단기간의 완전 비경구 영양 주입 시 이용된다.

② 필요한 만큼의 최소한의 관내강을 가진 중심정맥관을 사용한다.

b. PICCs: 경피적 중심정맥관보다 삽입 부위 합병증의 위험을 최소화한다.

① 단기간이나 장기간 완전 비경구 영양 주입에 적합하다.

② 장기간 사용 시에는 터널형 카테터 삽입이 고려되어야 한다.

c. 터널형 카테터: 보통 장기간의 완전 비경구 영양에 사용된다.

d. 이식 포트(Implanted vascular access port)

① 장기간 완전 비경구 영양 주입에 적합하다.

② 바늘 교환이 자주 필요함을 고려한다.

12 주입 기구

A. 전자식 주입 기구

1. 비경구 영양에 있어서 사용의 이론적 근거: 비경구 영양 수액의 주입속도는 정확하고 일정한 속도로 조절되어야 한다.

2. 펌프: 일정 기간 동안 들어가야 하는 수액양을 주입한다.

a. 수액을 배출하기 위해 압력이 가해진다.

b. 주입 기구의 기술에 대한 발전으로 다양한 주입 프로그램과 자동 주기적 요법이 가능한 펌프가 사용되고 있다.

c. 펌프는 주사걸이대에 달아 사용하거나 이동 가능한 형태가 있다.

B. 주입 세트

1. 세트 교환 빈도

a. 세트의 통합성이 손상되었거나 오염이 의심될 때 즉시 교환해야 한다.

b. 무균술을 이용해 세트를 교환해야 한다.

c. 수액 용기의 교환, 추가 연결 장치의 연결 및 다른 세트의 조작은 세트교환 시 한꺼번에 이루어져야 한다.

① 말초 비경구 영양: 정주간호실무표준(정맥주입 간호사회, 2000)과 기관의 정책과 절차에 따라 교환해야 한다.

② 완전 비경구 영양 : 정주간호실무표준(정맥주입 간호사회, 2000)과 기관의 정책과 절차에 따라 교환해야 한다.

③ Three-in-one 수액 : 주입세트는 24시간마다 교환해야 한다.

④ 지질: 추가로 연속적으로 주입해야 하는 경우가 아니라면 지질 유탁액의 주입세트는 각 단위를 주입한 후에 폐기해야 하고, 지질이 연속적으로 주입될 때는 24시간마다 교환해야 한다.

2. 루어락(Luer-Lok) 장치는 우발적인 분리를 피하기 위해 권장된다.

C. 필터

1. 말초 비경구 영양/완전 비경구 영양 수액 : 비경구 영양 수액은 0.2㎛ 필터를 사용해야 한다.

2. Three-in-one 수액은 1.2㎛ 이상의 필터를 사용해야 한다.

3. 지질은 필터를 사용하지 않는다.

13 합병증

A. 기술

1. 말초 카테터와 관련된 합병증

a. 정맥염/혈전성 정맥염: 고삼투압, 산성 pH, 미립자와 관련이 있다.

① 각 리터당 헤파린 1000단위, hydrocortisone 5mg 또는 중탄산염 1.8mEq의 추가는 정맥염/혈전성 정맥염 발생을 감소시킬 수도 있다.

② 지질 유탁액의 동시 주입은 pH를 완충하고 고장성 포도당을 희석한다.

③ 여과시키는 것은 정맥염을 감소시킬 것이다.

b. 침윤/일혈: 말초 비경구 영양의 수액이 고장성이므로 삽입 부위를 자주 관찰해야 한다.

① 용액의 구성 성분에 따라 심한 조직의 손상이 발생할 수도 있다.

2. 중심 정맥관과 관련된 삽입 합병증(1장 참조)

B. 패혈성 합병증

1. 비경구 영양과 관련된 감염은 카테터나 수액의 미생물 오염과 관련이 있을 수 있다.

2. 비경구 수액과 관련된 합병증

a. 완전 비경구 영양 수액에서는 미생물이 잘 자라지 않는다. 박테리아 생존이 부적합한 이유는 낮은 pH와 고장성 아미노산 및 포도당 수액 때문이다. 또한 세균의 발육을 저지시키는 acetate를 많이 함유하고 있기 때문이다.

① 알부민의 추가는 세균과 곰팡이의 성장을 증가시키는 것을 보여주고 있다.

② 곰팡이, 특히 *candida albicans*는 표준 수액에서 급격히 증식된다.

b. 대부분의 미생물의 성장은 표준 수액보다 Three-in-one 수액에서 주목할 만하게 높게 나타났다.

c. 지질 유탁액이 실온에 있을 경우 곰팡이종, 그람양성균 및 그람 음성균에게 좋은 배지를 제공한다.

d. 염증의 원인을 판단하기 위해 다음 사항을 신중하게 검사해야 한다.

① 수액의 입자나 흐린 정도

② 주입세트

③ 필터

④ 새거나 갈라질 가능성이 있는 연결 부위

e. 주입세트와 수액을 교환하고 주입세트에 남아있는 수액에서 미생물 배양 검사를 한다.

3. 카테터와 관련된 합병증

a. 삽입부위에 있는 피부상주균의 이동은 단기간 경피적으로 삽입된 카테터 감염의 가장 흔한 원인이다. 카테터 허브의 오염은 터널형 카테터의 관내 집락형성의 실제적인 원인이 된다. 때때로 다른 감염원에 의해 혈행성으로 카테터가 감염되기도 한다. 드물게 수액의 오염은 카테터 관련 혈행성 감염을 야기시키기도 한다.

b. 말초 혈관으로부터 얻은 혈액 배양 검사가 적어도 한 개 이상 양성 결과가 나오고, 감염의 임상 증세가 있고, 카테터 외의 다른 혈행감염의 명백한 원인이 없는, 정맥내 카테터를 지닌 환자들에서의 균혈증과 진균혈증은 카테터와 관련된 합병증의 하나이다. 다음 중 한가지 결과가 있어야만 한다; 카테터 분절과 말초혈액을 반정량 혹은 정량 배양했을때 동일한 미생물에 대해 양성 결과가 얻어진다; 중심 정맥관 대 말초혈관을 5:1 비율로 동시에 정량 혈액 배양검사를 한다; 명백히 2시간 이상 차이를 두고 중심정맥관 대 말초혈관 배양검사를 한다.

c. 패혈증은 완전 비경구 영양을 주입받는 환자에게 있어서 가장 흔하고 잠재적으로 심각한 합병증이다. 주로 심각하고 복잡한 내과적/외과적 상태의 환자들에게 완전 비경구 영양이 주입되므로 이러한 환자에게서 카테터 관련 패혈증을 사정하는 것은 어렵다.

d. 평가

① 삽입부위의 염증, 부종 또는 배액의 양상을 살펴본다.

② 임상 검사는 카테터 끝과 말초혈액 배양검사에서 같은 미생물이 얻어짐으로써 확증될 수 있다.

③ 체온을 측정한다.

④ 혈당을 관찰한다; 안정상태의 환자에게서 고혈당이 나타난 것은 일반적으로 패혈증의 발병의 신호이다.

⑤ 다른 감염원인을 찾을 수 없다면 카테터는 제거되어야 한다.

C. 대사성 합병증

1. Refeeding syndrome

a. 대개 초기에는 적극적이고 과도한 영양과다 상태를 보인다.

① 심각하게 영양부족인 환자는 심장의 보유능력이 감소될 수 있다.

② 근본적인 원인은 체내에 저장된 지방이 탄수화물 대사로 이동되는 것이다.

③ 영양공급은 신중히 시작해야 한다; 지나치게 과도한 공급은 최악의 불균형을 초래할 수 있다.

④ 이런 과정은 신체가 전해질과 알부민 균형을 정상으로 회복할 때 되돌아온다.

⑤ 환자는 다음 증상을 경험할 것이다.

- 호흡곤란
- 고탄산혈증
- 빈맥
- 정맥압 상승
- 울혈성 심부전
- 심장 정지

⑥ 주의깊게 수액량과 전해질의 섭취 및 균형을 관찰한다; 탄수화물과 지방 칼로리의 적절한 혼합에 따라 칼로리 섭취량과 칼로리원을 신중하게 조정한다.

2. 전해질 불균형: 칼륨, 인, 마그네슘의 불균형이 가장 흔하다.

a. 단백질 합성 및 동화작용이 활발할 때 혈장 내 칼륨, 인, 마그네슘 이온의 수치는 떨어질 수 있다.

① 전해질의 결핍이나 과다를 감지하기 위해 환자의 전반적인 상태 및 검사결과를 신중하게 관찰한다; 처방의 변경을 통해 불균형을 교정한다.

b. 인: 저인산혈증은 영양 보충의 초기 동안에 가장 흔하게 보인다.

① 완전 비경구 영양이 주입될 때 인산염이 근육으로 재분배되고, 단백질 합성이 시작되며, 인산염은 아데노신 삼인산(adenosine triphosphate)의 성분으로써 세포내 공간으로 들어간다.

c. 칼륨: 완전 비경구 영양이 주입되는 동안 세포내 공간으로 들어간다.

① 칼륨은 많은 대사과정에서 세포와 결합한다. 그리고 혈청칼륨은 적극적인 영양 공급(refeeding) 시 두드러지게 결핍될 수 있다.

② 인슐린 주입은 세포내 칼륨과 인산염의 교환을 증대시킨다.

d. 마그네슘: 완전 비경구 영양이 주입되는 동안 세포내 공간으로 들어간다.

e. 나트륨은 항상성을 유지하기 위해 세포 내에서 세포 밖으로 이동한다.

3. 미량원소의 결핍: 완전 비경구 영양 주입을 받는 환자들은 결핍되기 쉬우므로 미량 원소를 매일 보충해야 한다.

4. 고혈당증/고장성 증후군

a. 유발요인: 가장 흔한 합병증이다.

① 완전 비경구 영양 수액의 높은 포도당 농도로 인해 흔하게 발생하며, 신체가 포도당을 대사할 수 있는 속도를 초과하여 주입할 때 발생된다.

- 인슐린 대사가 정상인 경우는 0.5g/kg/hr으로 포도당을 주입하는 것을 견딜 수 있다.
- 최대 1.2g/kg/hr 정도까지의 주입속도로 합병증 없이 주입될 수 있다.
- 혈당은 150mg/dl 이하로 유지되어야 한다.

② 스케쥴에 밀려서 못 들어간 주입량을 따라잡기 위해 주입속도를 늘려선 안 된다.

③ 포도당 내성을 유발하는 요인

- 당뇨
- 높은 연령
- 췌장염
- 저칼륨혈증
- 저인산혈증
- 티아민 또는 비타민 B 결핍
- 크롬 결핍
- 항생제
- 스테로이드

④ 패혈증, 수술과 같은 스트레스 상황에서 완전 비경구 영양을 주입받는 환자의 약 25%에서 포도당 내성이 감소되거나 고혈당증이 나타난다.

b. 증상/징후

① 고혈당증의 첫 번째 증상으로 대개는 당뇨가 나타난다. 만일 치료되지 못하면 삼투성 이뇨로 발전된다. 심하면 고삼투성 비케토산증/혼수, 죽음에까지 이를 수 있다.

② 당뇨, 건조한 피부, 핍뇨, 혼수, 기면의 증상이나 징후가 있는지 관찰한다.

c. 인슐린을 추가함으로 치료한다. 또한 수액의 주입속도를 감소시키거나, 지방으로 탄수화물 칼로리를 대체함으로써 부작용을 최소화할 수 있다.

5. 저혈당증

a. 유발 요인: 빠르게 주입되던 고장성 포도당 용액이 갑자기 중단되거나 감소되었을 때 발생할 수 있다. 고농도의 포도당 수액을 장기간 투여받다가 중단할 경우 갑자기 일어날 수 있으며, 특히 인슐린을 따로 주입한 경우 발생한다.

① 성인은 드물지만 소아에게는 흔하게 나타난다.

② 기계적인 원인

- 막힌 필터
- 꼬인 튜브
- 추가약물을 피기백으로 주입하는 경우

b. 증상

① 허약

② 떨림

③ 발한

④ 두통

⑤ 오한

⑥ 빠른 맥박

⑦ 의식 저하

c. 예방

① 일정한 속도를 유지한다.

- 스케줄대로 들어가야 하는 용량보다 못 들어간 경우, 그 용량을 따라잡기 위해 속도를 증가해서는 안된다.
- 남은 시간동안 처방된 약을 일정한 속도로 주입하기 위해서는 주입속도를 다시 계산해야 한다. 그러나 원래 속도의 10%를 초과하지 않는 경우에 한해서 재계산한다.

② 치료는 10% 포도당을 주입하는 것과 혈당수치를 자주 측정하는 것을 포함한다.

6. 비타민 결핍증: 비타민은 용액에 매일 추가되어야 한다. 왜냐하면 영양결핍 환자에게서 대부분의 비타민이 결핍되어 있기 때문이다; 지용성 비타민의 투여는 신중하게 조절해야 한다.

7. 고지방단백혈증: 지질의 과잉생산은 고지혈증을 야기시키는데, 이것은 요구에 비해 과도한 탄수화물을 주입하거나 지질 유탁액을 빨리 주입하거나 또는 지방사용이 감소되었을 때 나타난다.

8. 필수지방산 결핍(EFAD: Essential fatty acid deficiency)

a. 증상/징후

① 건조하고 비늘처럼 벗겨지는 피부

② 탈모

③ 상처치유기능 부전

④ 용혈성 빈혈

⑤ 혈소판 감소증

b. 지질 유탁액을 함께 주입함으로써 결핍을 예방하거나 교정할 수 있다.

9. 췌장염: 지질 유탁액은 염증성 장질환을 가지고 있는 환자에게서 췌장염의 증상을 초래한다. 완전 비경구 영양과 관련해서 대개는 고칼슘혈증과 고지질혈증으로 인해서 생긴다.

10. 간기능 부전: 간합병증은 비경구 영양을 하는 환자에게 가장 흔한 대사이상 중 하나이다.

a. 생화학적 및 형태론적 소견은 영양보충의 구성과 기간 및 환자의 나이와도 관련있다.

b. 성인은 보통 비교적 좋은 생화학적 및 형태론적 변화를 보인다. 반면에 영아나 신생아에게는 급격히 악화되어 사망에 이를 수도 있다.

c. 담즙분비 장애와 담낭의 질환은 장기간 동안 완전 비경구 영양 수액을 사용 시 나타날 수 있는 잠재적인 합병증이다.

d. 원인

① 지속적이고 과도한 포도당 주입, EFAD, 과도한 지질 주입, 아미노산 불균형, 품질이 낮은 완전 비경구 영양 상품의 독성효과, 장내 세균의 과성장

- 간손상은 완전 비경구 영양을 투여받은 영아의 1/3에게서 나타나고, 저체중아의 1/2에서 나타난다고 보고되어진다.
- 가장 빠른 비정상 소견은 직접형 빌리루빈(direct bilirubin) 또는 결합 빌리루빈(conjugated bilirubin)의 상승이며, 뒤이어 다른 간효소들이 상승된다.

② 완전 비경구 영양을 공급받는 기간에 비례해 유병률이 증가한다. 장기간에 걸친 완전 비경구 영양 치료는 비가역적인 손상을 초래할 수 있다.

e. 보통 alkaline phosphatase(알칼리성 인산분해효소) 수치가 약간 올라가기도 하는데, 이것은 곧 정상수치로 돌아오고 임상적으로 크게 의미는 없다.

11. 호흡기계 악화

a. 탄수화물 칼로리를 과다하게 제공받은 폐손상을 가진 환자에게 생길 수 있다.

b. 포도당 산화는 지방에 비해 탄수화물을 21% 더 생산한다 ; 일회 호흡량이 감소되고, 이산화탄소 수치 및 호흡횟수가 증가된다.

12. 수액 균형

a. 탈수: 수액요구를 충족시키지 못했을 때의 결과이다.

b. 관찰사항

① 맥박

② 기립성 변화를 포함한 혈압

③ 점막의 상태

④ 피부 긴장도

⑤ 혈중 요소 질소, 크레아티닌, 적혈구 용적율, 알부민과 같은 검사

c. 수분 과다: 부종이 생기거나 숨이 차게 된다. 수액을 더 농축시키거나 투여 주기를 늘인다.

14 환자 관찰

A. 관찰 지표

1. 일일 체중

2. 섭취 및 배설량

3. 활력 징후

4. 임상 검사(매주)

a. 혈색소

b. 백혈구수치

c. 전해질

d. 혈청 포도당

e. 혈중 요소질소

f. 혈청 크레아티닌

g. 다른 검사들도 환자상태에 따라 좀 더 자주 요구되어질 수 있다.

5. 환자의 영양상태와 이상 여부를 관찰하기 위해 주기적으로 검사를 해야 한다.

a. 혈청 알부민

b. 혈청 철

c. 철 결합 능력(transferrin)

d. 혈청 칼슘

e. 마그네슘

f. 인

g. 중성지방(Triglycerides)

h. 콜레스테롤

i. 아미노전이효소(transaminase) 수치, alkaline phosphatase 그리고 빌리루빈은 간의 이상을 발견하는데 중요하기 때문에 일주일에 한 번은 검사해야 한다.

6. 당내성 검사

a. fingerstick 혈당검사를 이용한다.

b. 인슐린을 추가함에 따라 주입속도가 달라질 수 있다.

7. 장의 기능

8. 식욕

9. 심리적 욕구

15 기록

A. 임상 관찰사항

1. 사정

2. 체중변화/부종 유무

3. 관련 검사 결과

B. 개선된 영양상태 관찰사항

1. 상처치유 호전

2. 피부 통합성

3. 체력

C. 정기적인 카테터 관리

D. 수액주입

E. 구강 섭취량 변화

F. 심리적, 정서적 지지 제공

G. 영양 치료에 관한 환자와 가족 교육

H. 퇴원계획

16 가정에서의 비경구 영양

A. 사용근거

정상적인 영양상태를 유지하기 위해 장기적인 혹은 영구적인 정맥 영양공급이 필요한 환자

B. 퇴원계획

1. 환자는 가정 환경세팅에서 기본적인 절차와 프로그램에 기꺼이 참여해야만 한다. 환자와 보호자의 지식 정도에 따라 이러한 과정의 숙련이 용이해진다.

2. 환자와 보호자의 동기 부여

3. 가족과 중요한 사람들의 지지

4. 환자의 신체적 제약: 다음사항을 위해서 적절한 시력과 손재주가 필요하다.

a. 주입 펌프 관리

b. 부가적인 약 추가

c. 주입세트 교환

d. 혈관삽입기구 관리

5. 재정 및 보험 관련 사항이 신중하게 평가되고 이해되어야 한다.

a. 가정 치료의 보험 적용범위는 환자교육 시작 전에 결정되어져야 한다.

b. 보험회사마다 가정 주입 치료에 대한 적용범위가 다양하다.

c. 보험 적용범위는 평가되어져야 하고 재정계획은 필요시 수립되어야 한다.

6. 정맥 확보

a. 경피적으로 삽입된 카테터는 단기간 사용에 적당하다(2~3개월).

b. 터널형 카테터와 이식 포트같은 형태는 장기간 사용 시 필요하다. 이식포트의 바늘교환 빈도에 대해 고려해야 한다.

c. 이런 장치는 안전해야 하며 관절운동에 제한을 주거나 정상적인 활동 및 운동능력을 방해해서는 안 된다.

d. 주입하고 유지하는 과정은 안전하고 편안해야 한다.

e. 감염의 위험을 최소화해야 한다.

7. 적합한 건강관리자와 지지체계에 의한 환자사정 및 의뢰: 가정치료 요구와 모든 환자의 정보에 대해 의사소통한다.

8. 가정 건강 서비스와 가정 정맥주입기관의 서비스를 조정한다.

9. 필요한 공급품과 저장물품의 준비

10. 가정환경의 적정성

C. 정서적 및 심리사회적 논점

1. 환자와 가족에게 완전 비경구 영양이 미치는 영향은 가족 구성원 내에서 환자의 역할과 책임, 가족의 대처기전에 따라 다를 것이다.

2. 완전 비경구 영양액 주입을 위한 주입기구의 부착 및 혈관삽입 기구와 관련된 자아인식 및 신체상의 변화

3. 생활양식의 변화는 카테터 관리, 완전 비경구 영양 주입 및 완전 비경구 영양과 관련된 요구사항, 사회 활동의 변화(대부분의 사회활동은 식사를 중심으로 돌아간다) 그리고 잠재적으로 재정적인 변화를 포함한다.

4. 생활 양식, 재정 문제, 건강과 관련된 고려사항의 변화에 따른 우선순위 및 가치의 재조정

5. 의료장비 및 의료직원에 대한 의존

6. 가정에서 완전 비경구 영양을 주입받는 어린이는 정상적인 성장 발달을 하지 못할 수도 있다.

D. 환자교육

1. 환자교육을 위한 전반적인 교육과정은 각 개인의 요구도에 맞춰 만들어진다.

a. 적절한 치료와 관련된 과정들은 구두화되고 서면화된 교육지침 형태로 제공되어야 한다.

b. 교육과정은 수행절차에 대해 시범을 보이면 환자나 보호자가 그것을 따라 재시범을 보이는 과정을 포함해야 한다.

c. 이해력 및 교육내용에 대한 평가는 문서화되어야 한다.

2. 치료의 정의/치료의 적응증

3. 가정에서의 수액 준비 및 혼합물과 관련된 특정 약물이나 영양 정보

4. 주입절차

a. 수액용기 뚫는 방법

b. 주입 세트/필터 연결

c. 카테터 연결

d. 전자식 주입 기구의 사용방법

5. 카테터 관리

a. 소독교환 과정

b. 카테터로 인한 부작용 관찰

c. 목욕이나 수영하는 동안 카테터 보존 및 관리

d. 카테터의 개방성 유지를 위한 기술: 1회 투여량, 용량, 빈도, 채혈하는 방법, 수액투여 방법

6. 일일 자가 관찰 및 중요한 변화 관찰

a. 만약 체온이 오르거나 오한이나 땀이 나면 의사에게 보고한다.

b. 혈당을 관찰한다: 채혈 빈도는 환자의 안정성에 따라 다르게 한다 ; 혈당이 150mg/dL 미만이 되도록 한다.

c. 몸무게 증가/감소

① 환자는 매일 비슷한 옷을 입고 같은 시간에 측정한다.

② 목표로 하는 몸무게의 증가와 감소는 환자마다 다르고 이는 치료를 위한 이론적 근거에 따른다; 체중 증가 치료는 일주일에 약 0.5~1.0 파운드의 증가를 목표로 한다; 유지치료는 목표로 한 체중을 유지하기 위해 주입된다.

③ 갑작스런 감소와 증가는 수액 불균형을 의미한다.

d. 섭취량과 배설량/소변량의 감소와 과다

① 섭취량과 배설량을 관찰하는 것을 교육한다.

② 이상적으로, 전체 섭취량은 전체 배설량보다 대략 500mL 정도 많아야 한다.

③ 만약 환자가 이틀 연속 소변량이 600mL 이하이거나, 말초부종이 증가했거나 새롭게 발생했다면 의사에게 알려야 한다; 이는 탈수나 수분 정체를 의미하는 것이다.

④ 성인에게서 하루 평균 1700mL 이상 소변이 배출되는 것은 보통 수액이 너무 많이 투여되는 것을 의미한다.

7. 교육 과정에는 의사와 연락이 될 때까지 비상 시(카테터 응고, 카테터 손상, 튜브 안으로 혈액의 역류, 기구의 오작동, 공기 색전증과 같은 물리적 합병증) 어떻게 대처해야 하는지를 포함해야 한다.

8. 물품의 관리 및 저장

a. 수액의 저장, 냉장, 준비

b. 처방 확인

c. 유효기간 확인

d. 수액과 물품의 시각적 점검

e. 주사기, 바이알, 앰플의 사용법

f. 일하는 곳과 물품보관소의 청결 유지

9. 물품 폐기: 천자-방지 용기의 사용과 폐기 과정

E. 수액 주입 요법

1. 지속주입

a. 하루 24시간 동안 정해진 속도의 지속적인 주입은 환자와 보호자가 처한 공간적 제약 때문에 가정 정맥치료에서는 선호되지 않는다.

b. 지속적인 주입은 포도당 부담을 견딜 수 없는 환자나 많은 양의 수액을 견디기 어려운 환자에게 바람직하다.

c. 만약 환자가 이동가능하다면 일상활동이 가능하도록 휴대용 주입 펌프가 고려되어야 한다.

2. 주기주입

a. 가정에서 완전 비경구 영양을 투여받는 대부분의 환자는 일반적으로 저녁이나 밤동안 하는 주기적인 주입을 선호한다.

b. 정상적인 일상생활과 독립적인 생활을 증진시킨다.

3. 보조 주입

a. 장기능이 제한적이거나 구강 섭취가 부적절한 환자에게 적합할 것이다.

b. 어떤 보험회사는 이러한 치료유형에 대해서는 보상하지 않기도 한다.

4. 지질유탁액 공급: 완전 비경구 영양에 직접 추가(three-in-one)하거나 주입세트의 필터 아래에 Y자 연결관을 이용하여 동시에 주입되어질 수 있다.

참고문헌

Andris, D. A. (1998). Total parenteral nutrition in surgical patients. *Med-Surg Nursing, 7*(2), 76–83.

ASPEN Board of Directors and The Clinical Guidelines Task Force. (2002). Guidelines for the use of parenteral and enteral nutrition in adult and pediatric patients. *Journal of Parenteral and Enteral Nutrition, 26*(Suppl.), 1SA–138SA.

Barber, J. R., Miller, S. J., & Sacks, G. S. (2001). Parenteral feeding formulations. In *The science and practice of nutrition support: A case-based core curriculum* (pp. 251–268). Dubuque, IA: Kendall/Hunt.

Berger, M. M., Chiolero, R. L., Rombeau, J. L., & Rolandelli, R. H. (2001). *Clinical nutrition: Parenteral nutrition* (3rd ed.). Philadelphia: W. B. Saunders.

Boosalis, M. G. (2001). Micronutrients. In *The science and practice of nutrition support: A case-based core curriculum* (pp. 85–106). Dubuque, IA: Kendall/Hunt.

Borum, P. R. (2001). Nutrient metabolism. In *The science and practice of nutrition support: A case-based core curriculum* (pp. 17–29). Dubuque, IA: Kendall/Hunt.

Brooks, M. J., & Melnik, G. (1995). The refeeding syndrome: An approach to understanding its complications and preventing its occurrence. *Pharmacotherapy, 15,* 713–726.

Campos, A. C., Paluzzi, M., & Meguid, M. M. (1990). Clinical use of total nutritional admixtures. *Nutrition, 6,* 347–356.

DiMaria-Ghalili, R. A. (2002). Parenteral nutrition in hepatic, biliary, and renal disease. *Journal of Infusion Nursing, 25,* 25–28.

Driscoll, D. F. (1995). Total nutrient admixtures: Theory and practice. *Nutrition in Clinical Practice,* 10, 114–119.

Driscoll, D. F., Newton, D. W., & Bistrian, B. R. (1994). Precipitation of calcium phosphate from parenteral nutrition fluids. *American Journal of Hospital Pharmacy, 51,* 2834–2836.

Evans-Stoner, N. (1997). Nutrition assessment: A practical approach. *Nursing Clinics of North America, 32*(4), 637–650.

Food and Drug Administration. (1994). Safety alert: Hazards of precipitation associated with parenteral nutrition. *American Journal of Hospital Pharmacy, 51,* 1427–1428.

Frakenfield, D. (2001). Energy and macrosubstrate requirements. In *The science and practice of nutrition support: A case-based core curriculum* (pp. 31–52). Dubuque, IA: Kendall/Hunt.

Goff, K. (1997). Metabolic monitoring in nutrition support. *Nursing Clinics of North America, 32*(4), 741–753.

Grant, J. P. (1992). *Handbook of total parenteral nutrition* (2nd ed., p. 174). Philadelphia: WB Saunders.

Intravenous Nurses Society. (2000). Infusion nursing standards of practice. *Journal of Intravenous Nursing, 23*(Suppl. 6), S1–S88.

Matarese, L. E. (2001). Metabolic complications of parenteral nutrition therapy. In *The science and practice of nutrition support: A case-based core curriculum* (pp. 269–286). Dubuque, IA: Kendall/Hunt.

Mattox, T. W. (1997). Parenteral nutrition. In J. T. DiPiro, R. L. Talbert, G. C. Yee, et al. (Eds.), *Pharmacotherapy* (3rd ed., pp. 2735–2758). Stamford, CT: Appleton & Lange.

McGinnis, C. (2002). Parenteral nutrition focus. *Journal of Infusion Nursing, 25,* 54–63.

McMahon, M., & Rizza, R. A. (1996). Nutritional support in hospitalized patients with diabetes mellitus. *Mayo Clinic Proceedings, 71,* 587–594.

Quigley, E. M. M., Marsh, M. N., Shaffer, J. L., & Markin, R. S. (1993). Hepatobiliary complications of total parenteral nutrition. *Gastroenterology, 104,* 286–301.

Sacks, G. S., Walker, J., Dickersons, R. N., et al. (1994). Observations of hypophosphatemia and its management in nutrition support. *Nutrition in Clinical Practice, 9,* 105–108.

Trissel, L. A., Gilbert, D. L., Martinez, J. F., et al. (1999). Compatibility of medications with 3-in-1 parenteral nutrition admixtures. *Journal of Parenteral and Enteral Nutrition, 23,* 67–74.

실행개선

Performance Improvement

1 "질(Quality)" 및 실행개선 프로그램

A. 개요

1. "질"은 최고를 추구하겠다는 약속이다.

a. 독자적인 행동이 아니다.

b. 다양한 행동이나 행위들이 포함된다.

① 연속선상에서 일어난다.

② 과정을 개선함으로써, 결과를 향상시키려고 한다.

③ 확증(assured)될 수 없으나 관리되거나 개선될 수 있다.

2. "질"은 측정되고, 모니터되고, 평가될 수 있는 과정이다.

a. 기대되는 결과에 대한 실제 결과의 비교이다.

b. 안전하게 고성능, 고위험 치료를 제공하려는 도전이다.

① 역량있는 전문기술과 지식 그리고 세분화되고 전념을 다하는 모니터가 요구된다.

② 환자의 긍정적인 결과가 보장된다.

③ 결과적으로 비용 효율적이고, 효과적인 치료이다.

3. "질" 프로그램은 하나의 틀(framework)을 제공한다.

a. 개선영역의 확인

b. 개선 활동에 대한 평가

c. 임상의학자에 의한 책임의 개발

d. 과정 관찰

4. "질" 프로그램은 책임 규명을 통해서, 적시에 적절한 중재를 보장해야만 한다.

a. 책임(Accountability)은 의료인이 지니고 있는 지식, 기술, 판단 그리고 경험에 의해 정의된다.

① 개별적인 자율적 그룹에 대한 연구과제

② 긍정적 결과를 강화하고 확신하기 위한 궁극적 목표

③ 문제해결, 계획 그리고 과정과 결과의 평가

b. 능력은 지식과 기술의 적용을 통한 책임감에 의해서 나타난다.

c. 비판적 사고(critical thinking)가 필수적이다.

d. 적절하고 의도한 결과를 성취하려는 기술적 중재가 요구된다.

5. 전통적인 "질" 프로그램의 구성은 간호과정과 비슷하고 진행적이다.

a. 사정(assessment)

b. 진단(diagnosis)

c. 계획(planning)

d. 수행(implementation)

e. 기대되는 결과의 모니터와 평가

6. "질" 프로그램의 참여는 여러 요소들을 포함한다.

a. 결과를 확인하고, 평가하고 측정하는 요소들의 자각

b. 자료의 복구, 수집 그리고 분석에 대한 검토

c. 요구되는 결과에 중심을 둔 개선 활동의 수행 방법들에 대한 검토

d. 문제 확인과 결함 사유

7. "질" 프로그램과 관련된 용어

a. Quality assurance(QA): 질 보장

① 문제를 발견하고 해결하기 위한 모니터와 평가를 통해 우수성 정도를 결정하는 것이다.

② 확증(assured)될 수 없고 단지 사정되고, 관리되고, 개선될 수 있다.

b. Total quality management(TQM): 전체 질 관리

① 조직에 의해 공유된 전략적 사명

- 고객 만족에 초점을 둔다.
- 건강 관리에만 한정된 것은 아니다.

c. Total quality improvement(TQI): 전체 질 향상

① 과정, 생산, 서비스의 지속적인 향상에 초점을 둔다.

d. Continuous quality improvement(CQI): 지속적 질 향상

① 전통적 QA방법에 기초한 접근이다.

e. Performance improvement(PI): 실행 개선

① 조직(기관) 실행의 구체적 구성 요소에 초점을 둔다.

- 조직의 모든 구역을 다룬다.
- 내부, 외부고객을 모두 인식한다.

② 리더쉽에 의한 조정이다.

③ 질 측정에서부터 조직의 실행요소 측정으로 초점이 이동한다.

④ 실행은, 무엇이 행하여 졌느냐와 얼마나 잘 행하여 졌느냐에 달려 있다.

⑤ 과정은, 실행을 향상시키기 위한 조직의 접근을 포함한다.

- Performance design(실행 설계)
- Performance measurement(실행 측정)

- Performance assessment(실행 사정)
- Performance improvement(실행 개선)

⑥ 접근은 환자들에게 이득을 줄 수 있는 현실적 개선과 의료종사자들의 실제 작업에 기초한다.

B. 실행 개선 프로그램의 기준

1. 주기적이고 변동적이다.

2. 긍정적 결과를 추구하며, 부정적인 결과를 없애는데 초점을 둔다.

3. 설계(design)

a. 환자의 욕구 충족을 위한 새로운 과정을 설계한다.

① 조직의 사명과 목표에 부합하도록 한다.

② 환자들의 욕구와 기대에 일치하도록 한다.

③ 동일 과정으로부터의 사전지식과 그에 상응하는 자료의 지지를 필요로 한다.

④ 예상된 이익을 보조하고 보완하기 위한 절차의 개발에 대한 비용 대 이득을 고려한다.

4. 측정(measurement)

a. 그 과정이 기대 목표에 충족되는지 아닌지를 결정한다.

b. 자료 수집과 분석

c. 개선의 정도를 평가하기 위해서 변화가 이루어진 후에도 자료를 수집한다.

d. 변화 혹은 받아들이기 힘든 실행단계는 개선과정의 필요성을 확인해 줄 것이다.

e. 역할 기술

f. 책임과 역할의 정의

5. 사정(assessment)

a. 개선의 기회가 존재하는지에 대한 판단과 결정을 하기 위해 자료를 이용한다.

b. 개선의 우선 순위를 인지한다.

① 개선이 필요한 곳은 어디인가?

② 조직이 개선활동을 위한 우선순위를 세울 수 있는가?

③ 개선을 어떻게 현실화 할 것인가?

④ 행동의 결과로 인하여 개선이 이루어졌는가?

6. 개선(improvement)

a. 수행단계(action phase): 사정 단계에서 제안된 변화들을 설정하는 단계이다.

b. 결정

① 누가 수행할 것인지...

② 어떻게 수행을 계속할 것인지...

③ 그 행동이 성공적인지를 결정하는 방법

c. 결과는, 개선되어져야 할 과정으로의 실질적인 변화이다.

2 실행 개선 프로그램의 구성요소

A. 전문지식을 갖춘 직원

1. 완전한 프로그램 내에서 필수 구성요소로 고려되어진다.

2. 잘 구조되어 있고 측정 가능한 예비교육 프로그램, 능력여부 확인 그리고 지속적인 교육을 통해 개발된다.

a. 간호사에게 소개되는 조직적이고 분과적인 구조, 정책, 절차에 대한 예비교육

① 간호사로 하여금 구체적 업무, 책임 그리고 기능에 익숙하게 한다.

② 교과서 중심적인 교육과 임상 교육을 포함한다.

③ 범위는 몇 일에서부터 몇 주까지이며 개개인에 따라 달라진다.

b. 조직 및 분과의 정책에 의해 확립된 능력의 확인

① 책임감, 의사소통, 협동, 자율성을 포함한다.

② 고위험, 고성능의 업무를 수행하는 직무와 기능은 다음을 확인하는 것이 가장 필요하다.

- 판단과 실행을 포함한 임상적인 면에서의 능숙함
- 실행을 위한 지침(guideline)
- 지속적인 교육 프로그램과 예비교육의 개발과 계획에 대한 틀의 구성
- 정해진 간격으로, 매년 또는 6개월마다 확인한다(일반적으로 고용기관에 의해 시행된다).

③ 실제로 행해진 임상적 기술들, 판단 그리고 전문적 기술에 대해 능숙한지에 대한 관찰이 포함된다. 직원의 "능력(competency)" 으로 불린다.

④ 국가적 수준의 자격증이나 증명서를 포함한다.

- 전문 의료인을 보호하고 규제하기 위한 방법
- 건강관리 전문가는 면허를 통해 정해진 것보다 더 높고 발달된 수준의 의료 실무를 시행할 수 있음을 보장
- 일반 대중에게 양질의 숙련된 건강관리 수행을 확실히 제공하기 위한 방법

⑤ 면허증 갱신을 위한 기회를 제공한다.

- 기술과 능력을 갱신하고 재평가하기 위한 기록 방법이나 도구
- 연방정부와 주(州)의 법 규정과 간호/실무를 위한 전문간호의 국가적 기준에 부합하는 조직정책과 절차를 지속적으로 고수한다.

⑥ 면허증 갱신을 위한 요구사항

- 지속적인 교육 기록
- 현재 면허가 유효한지에 대한 입증
- 특정 실무분야 내에서 현재 유효한 자격증과 임상 경험의 입증

c. 계속적인 교육과 연구는 전문 분야의 성장을 위해 중요하다.

① 프로그램 내에 적극적으로 참여하고 다른 분야의 의료 전문가들과 정보를 공유한다.

② 간호사는 현재 최신의 전문가적 실행 지식을 가지고 있음을 일반인들에게 확신시킨다.

③ 많은 주에서 재자격화를 위해서 지속적인 교육을 받았음을 입증하기를 요구한다.

④ 기술과 실행 면에서 앞선 새로운 정보를 제공한다.

B. 정책과 절차

1. 특정 조직 내에서 건강관리 제공을 감독한다.

a. 구성원들의 행동이 만족스러운 과정인지 명확히 한다.

b. 매년 재검토한다.

c. 필요 시 수정한다.

d. 기관과 국가의 표준(기준)을 나타낸다.

2. 정책

a. 주(州)법, 연방 정부 규정, 실행 표준 그리고 최신 실무영역에 기초한다.

b. 행동의 절차나 묘사로서 정의한다.

c. 구체적이고 간결하고 임상적으로 확고한 것이어야만 한다.

d. 조직의 자원 안에서 성취될 수 있어야만 한다.

e. 문서화되어야 하고, 수행할 조직에 의해 공식적으로 승인되어져야 한다.

f. 필요에 따라 수정되고 반복되어야만 한다.

g. 매년 검토가 행해지는지에 관련된 문서를 갖추어야 한다.

3. 절차

a. 주 법, 연방정부 규정, 실행표준 그리고 최신 실무영역에 기초한다.

b. 건강관리 제공자들에 의해 수행된 정신운동학적 기술을 포함한다.

c. 현재의 실행 기준을 반영한다.

d. 실무지침들은, 간호과정에 기초하고 더 나아가 간호제공으로 정의한다.

4. 정책 및 절차 설명서

a. 구성원들의 행동이 만족스러운 과정인지 명확히 한다.

① 매년 재검토한다.

② 필요 시 수정한다.

b. 기관의 표준을 대표한다.

c. 국가적 기준을 반영한다.

5. 업무 기술

a. 특정역할 내에서의 책임과 직무를 서술한다.

b. 더 나아가 하나의 역할을 성공적으로 이행하기 위해 필요한 의무와 활동을 정의한다.

c. 임상적으로 확고하고 실행에 기초를 둔다.

d. 개인 목록을 제공한다.

e. 성취 가능한 행동과 태도를 명시한다.

① 측정 가능한 문구를 사용하여 측정 가능한 용어로 서술한다.

② 실행 문제들을 인지하고 해결하는데 보조한다.

f. 매년 재 검토하고, 필요하면 수정한다.

6. 기록

a. 실행 개선과 관련되어 제공된 간호를 기술한다.

① 모델(model)

② 계획, 고안(design)

③ 측정(measurement)

④ 사정(assessment)

⑤ 개선(improvement)

b. 환자의 의료 기록의 일부분으로 기록한다.

① 환자에게 제공한 간호를 정확하고 간결하게 서술한다.

② 기관에서 승인된 약어들을 포함하여 읽기 쉽고 알맞게 서술한다.

③ 초기의, 그리고 지속적인 사정, 감시 그리고 간호중재를 포함한다.

④ 중요한 정보들은 의사 및 환자 간호에 관련된 다른 부서원과 공유한다.

⑤ 혈관 접근 기구

- 카테터나 장비의 종류(브랜드 이름을 포함)
- 위치
- 규격과 길이
- 삽입 날짜
- 삽입 부위 간호는 필요한 중재들과 함께 미리 설정된 간격에 따라 시행한다.

⑥ 주입 처방

- 주입액의 종류와 양
- 첨가제와 양
- 조제된 시간과 날짜
- 속도
- 설정된 간격에 따라 주입되는 양
- 환자의 내성 변수
- 보조주입 기구의 사용(전자식 혹은 기계식 주입장치)

⑦ 환자와 보호자 교육

⑧ 간호사의 서명

c. 건강 관리기관에서 사용하도록 승인된 양식

① 간호계획지

② 업무기록지

③ 감시 도구(monitoring tool)

④ 질 관리 일람표

⑤ 특이사건 보고서

- 위험 관리 도구이다.
- 수기로 작성된 발생 기록지이다.
- 위험(실재적 또는 잠재적 상해)에 노출될 수 있는 사건이나 사고와 관련된 특정 사건을 제공한다.
- 가능한 원인들을 결정(추적)할 수 있도록 즉각적인 조치를 명시한다.

- 그러한 사건이 일어났다는 것을 조직에 보고하는 내부 보고 체제이다.
- 상황을 완전히 조사할 수 있는 기회를 제공한다.
- 객관적이어야 하고 사건의 본질이 보고되어야 하며 사건이나 피해의 결과와 함께 사건이 발생하기 전의 환자 상태의 사정이 포함되어야 한다.
- 환자의 의무기록으로 참조되지는 않는다.
- 간호 행위가 치료의 법적 기준에 적합했는지에 대한 유일한 증거로 고려되어질 수 있다.

⑥ 약물 부작용이나 장비의 오류

- 미국식품 의약국(Food & Drug Administration, FDA)에 알려야 한다.
- 특이한 약의 반응/작용의 관찰이 가능하게 한다.
- 장비 오류와 관련된 이상 주입의 관찰이 가능하게 한다.

3 실행 측정: 표준(Standards)

A. 개요

1. 간호 전달체제에서 사용된 간호행위와 성과를 관찰하기 위한 구조틀(Framework)이다(예: infusion therapy).

a. 가치 창출: 측정 가능하고 달성 가능하다.

b. 개인적, 사회적, 제도적, 전문화된 가치들의 조합이다.

c. 선결적이다.

d. 서면적이다.

e. 권위있는 기관이나 존재에 의해 승인된다.

f. 가장 영향을 받는 사람들에 의해서 수용된다.

2. 소송(litigation)과는 차별적으로 구별될 수 있는 구조틀(Framework)이다.

a. 의료 과실(Malpractice)

b. 제품 오류(Product failure)

c. 불이행(Noncompliance)

d. 그밖의 사건(other occurrence)

3. 환자에 대한 의료진의 의무와 의료기관 고용인으로서의 입장 사이에서의 윤리적 갈등을 해결하기 위한 법이다.

B. 분류

1. 구조적 표준(Structural standards)

a. 조직의 사명, 철학, 목표에 대한 서술이다.

b. 조직의 정책

① 행동을 관리하는 규칙들이다.

② 협상 불가하다.

③ 예: 승인된 정맥 투여 제제목록

2. 과정 표준(Process standards)

a. 시행되어야 할 직무/업무를 기술함으로써 실제 업무를 관리한다.

b. 관찰, 측정 가능하다.

c. 기록을 통해서 평가되어진다.

d. 실행자에 초점을 둔 예시

① 업무 기술(묘사)

② 실행 기준

③ 절차

④ 실행 지침

⑤ 규약, 원칙(Protocols)

3. 결과 표준(Outcome standards)

a. 결과와 원하는 목표의 반영에 중점을 둔다.

b. 가장 빈번하게 과정 표준에 연관되어 있다.

① 과정은 결과에 영향을 미친다.

c. 종종 부정적인 용어로 표현된다.

① 정맥염률(phlebitis rate)

② 투약 과오(medication error)

③ 감염률(infection rate)

d. 환자 간호 목표의 정확한 의사소통을 위해 긍정적인 기준이 선호된다.

① 환자 만족(Patient satisfaction)

② 감염 해결(Resolution of infection)

③ 통증 조절(Control of pain)

C. 형태

1. 간호 표준

a. 간호대상자에 초점을 둔다.

b. 환자의 기대되는 결과와 건강관리 제공자의 기대에 대해 정의한다.

c. 기관(조직)은 개별화를 통해 적응할 것이다.

2. 실행 표준

a. 간호제공자에 초점을 둔다.

b. 건강관리 전문가에 의해서 사용된 구조와 과정이다.

c. 간호전달 체계에서 수용될 수 있는 정도의 실행을 나타낸다.

d. 최신 연구, 국가적 기준(규범), 법적 지침과 일치하고 조정 기관의 기대와 상호보완된다.

e. 전문적인 능력, 간호의 책임과 관련된 기준은 일반적으로 건강관리 기관에 의해 채택된다.

3. 관리 표준

a. 관리 영역을 규정짓는다.

① 리더쉽의 훌륭한 정도를 측정하기 위한 변수를 확립한다.

② 조직의 리더 역할을 강조한다.

- 지지 조항을 위한 자원
- 간호 향상을 위한 자원

b. 건강관리기관의 질이나 실행 프로그램의 구성 요소들을 통합하고 관련시킨다.

4 법적 측면

A. 개요

1. 법적 기준은 실행 개선 프로그램에 없어서는 안될 필수 구성 요소이다.

2. 정맥치료와 관련있는 법 행위에는 형법(Criminal)과 민법(Civil law), 이 두가지 형태가 있다.

a. 형법은 일반 대중에 대한 위법 행위를 포함한다.

①사회 전반적으로 통제되고 금지된 행동에 주된 초점을 둔다.

② 형법의 위반은 정부의 권한에 의해 기소된다.

③ 벌금형이나 구속, 혹은 이 두 가지 모두의 결과를 초래한다.

b. 민법은 개개인 또는 기관의 사적인 법적 권리에 적용된다. 의료 과실 또는 근무 태만이 포함된다.

B. 주의 의무태만(Negligence)

1. 통상의(이성 있는) 사람이 유사한 상황에서 비교적 시행해야 할 행위를 시행하지 않은 것으로 정의한다.

2. 통상의 사람이 유사한 상황에서 행하지 않을 행위를 수행한 것을 주의 의무태만이라 한다.

3. 정확한 근거 하에 확실한 기준이 충족될 때 주의 의무태만이라 명할 수 있다.

a. 개인의 의무/업무 소재가 명확히 확증되어야만 한다.

b. 간호의 표준에 부합되지 않는다.

c. 환자는 그 결과로 상해를 입는다.

d. 직무태만의 증거는 의심할 여지없이 확실해야만 한다.

4. 의료 과실(Malpractice)은 책임있는 전문직 구성원이 주의 의무태만의 행동을 한 것을 의미한다.

a. 유사한 환경에서 유자격 건강관리 제공자가 동일한 업무 실행영역 내에서 따라야 할 전문 실행 기준으로부터 이탈된 행위로 정의한다.

b. 전문가의 주의 의무태만(professional negligence)과 유사어로 고려될 수 있는데, 왜냐하면 전문가에 의해 수행되어져야 한다고 정의된 이성적이고 신중한 업무를 실행하지 못하는 것은 환자에게 해로운 결과를 가져올 수 있기 때문이다.

c. 직권을 넘어선 행위를 의미한다.

① 주 간호사 실행령에서 간호 실무(Nursing practice)의 영역을 정의한다.

② 간호 실무(Nursing Practice)의 범위 밖에서 시술을 행하는 것은 불법으로 규정되고 주 간호사 실행령을 위반하는 것이다.

d. 간호과실의 일반적인 영역

① 약물 주입

② 장비 사용

③ 의사소통의 부족

④ 행위의 실패(예: 비경구 약물과 투여에 대한 판독하기 어려운 처방을 명료화하는데 실패하는 행위)

C. 불법 행위(Tort)

1. 다른 사람이나 재산에 대한 사적인 잘못으로 인해 발생한 민법의 위반이다.

a. 보통 과실의 형태에 중점을 둔다.

① 부적절하게 실행된 시술

② 행해졌어야만 하는 업무와 행해지지 않는 업무

b. 의도적일 수도 있고 주의 의무태만의 결과일 수도 있다.

2. 위반의 형태에 따라 구분될 수 있다.

a. 폭행, 강습(assault)

① 다른 사람이 공격적, 잠재적 손상을 주는 방법으로 접근해올 것 같은 불안을 야기하는 위협이나 강요를 받는 것이다.

② 실제적인 신체적 접촉은 없다: 환자는 정맥천자하는 것을 거절하지만 간호사는 필요한 장비를 모으고 처치를 실행하려는 준비를 하는 것이다.

b. 구타(battery)

① 신체적인 상해를 위협하는 불법행위의 수행

② 허락없는 물리적 접촉이다.

- 환자의 허락없이 간호사가 지혈대를 묶고 삽입을 시행한 경우이다.

c. 강제, 억압(Coercion)

① 특정방법으로 행동하도록 강요하는 것이다.

② 위협과 협박이 포함된다.

- 환자는 정맥천자를 원하지 않는다.
- 간호사는 환자에게 원하지 않은 정맥천자를 수용하도록 강요한다.

d. 불법 감금(False imprisonment)

① 본인의 의지와는 반대로 제한된 구역에 개인을 가두는 행위이다.

② 종종 억제도 포함된다.

- 간호사는 삽입된 정맥천자 부위의 통합성을 유지하기 위한 노력의 일환으로 환자를 억제하게 된다.
- 상지 부목이나 침상 난간도 억제의 형태로 간주될 수 있다.
- 억제행위를 하는 것은 기관의 정책에 상반(위반)될 수도 있다.

e. 중상, 비방, 명예 훼손(Slander)

① 거짓이나 악의 있는 말로 사람의 명예에 손상을 줄 수 있는 의사소통을 말한다.

② 구두 명예 손상

f. 문서에 의한 명예 훼손(Libel)

① 문서, 텔레비전, 라디오 또는 비슷한 매체로 인한 명예훼손이다.

g. 기밀정보의 폭로

① 환자와 환자의 진단 및 간호에 관한 문제들, 그 예후에 대한 기밀정보와 사적인 정보를 관련없는 사람들에게 제공하는 행위이다.

② 환자의 동의없이 폭로하는 행위이다.

D. 동의서

1. 환자로 하여금 곧 시행할 시술을 충분히 이해하도록 충분한 정보를 제공하는 교육과정이다.

a. 시술이 의도하는 결과 또는 기대하는 결과

b. 시술동안 환자의 행동과 협조에 대한 기대

2. 환자는 시술에 자유롭게 자진해서 동의한다.

a. 공인된 서명을 통하거나, 혹은 법적으로 인정되고 승인된 제 3자에 의한 동의서가 인정될 수 있다.

b. 제 3자에 의해 입증된 강제성이 없어야 한다.

c. 구두로 할 수도 있다.

d. 기관의 정책으로 정해져 있다면 서면 동의서가 필요하다.

3. 즉각적인 동의가 필요할 때는 응급동의서를 요구할 수도 있다.

a. 기관의 정책에 따라 전화 혹은 구두 승인(증인이 존재해야 함)은 특별한 변수와 시간적 제약 내에서 유효할 수 있다.

b. 법적인 권한이 있는 사람으로부터 동의를 얻는다.

① 미성년자가 부모가 아닌 다른 누군가에 의해 응급실에 왔을 때: 동의서는 생명을 위협하는 응급상황이 아닌 한 법적 보호자로부터 받는다.

c. 전통적인 가족에 비해 요즘 같은 시대의 혼합 또는 확대가족에서는 이러한 인식의 증가를 필요로 한다; 가족 구성원이 아동의 법적 보호자가 아닐 수도 있다; 독립한 미성년자; 미성년자의 아이

4. 연구적 치료는 주된 연구자에 의해 얻어진 특별한 동의서가 필요하다.

E. 개인적 책임의 원칙

1. 의무를 수행할 법적 책임을 말한다.

2. 각각의 사람들은 그 자신의 행동에 책임이 있다.

a. 간호사는 전문 간호 실행영역 내에서 독립적인 판단과 고유의 행동을 할 수 있는 지식을 갖춘 전문가이다.

b. 의사의 처방에 질문을 하거나 처방을 시행하는 간호사의 역할은 간호의 자율성과 법적 책임을 증가시켜 왔다.

c. 간호사는 환자에게 적용되는 의료처방과 의도하는 간호 계획을 평가할 수 있어야 한다.

d. 간호사는 수행 전에 환자에게 해롭다고 여겨지는 처방에 대해서는 의문을 가져야 한다.

5 조정 기관(Regulating Agencies)

A. 개요

1. 건강관리 실무자(infusion nurse)의 역할에 직접적 또는 간접적으로 영향을 끼치도록 지시한다.

2. 연방정부(Federal), 주(state), 전문 조정기관

B. 미국 식품 의약국(Food and Drug Administration, FDA)

1. 약물, 화장품, 의료장비의 시험, 제조, 라벨링, 분배를 관리한다.

2. 사건의 보고를 위한 형식과 절차는 실행 개선 프로그램의 기본틀 내에 포함되어야만 한다.

3. 사건 보고(Reportable occurrences)는 아래사항을 포함하며 여기에 제한된 것은 아니다.

a. 주입과 관련된 장비의 고장

b. 수혈관련 사망사고

c. 잘못된 표기 또는 포장

d. 약과 관련된 사고

C. 미국 산업 안전 보건청(Occupational Safety and Health Administration, OSHA)

1. 혈행성 병원균의 직업적 노출을 포함하여 안전 절차에 따르는 것을 감독한다.

2. 표준 주의지침(Standard precaution)과 가공안전장치(engineered safety devices)의 사용에 대해서는 OSHA가 책임을 진다.

3. 고용주는 고용인이 이 지시를 지키기 위해 필요한 비용과 그에 대한 책임을 진다.

D. 의료기관 인증위원회(Joint Commission on Accredition of Healthcare Organization, JCAHO)

: 미국의 대표적인 의료기관 신임평가기관

1. 건강관리 기관이 환자 간호와 건강관리 제공에 있어서 질 높은 수준을 제공하는지 확인하기 위해 고안된 진행 프로그램을 가지고 있다.

2. 공인된 의료보험 제공자로서 건강관리 기관을 승인할 수 있다.

E. 규제 위원회(State Regulatory Board)

1. 주(州)정부는 전문 면허, 부서의 공동 정책안, 건강관리기관의 면허에 관한 정책을 수립한다.

2. 주정부 산하 간호국(State Boards of Nursing)은 주 간호사업무법령에 규정된 실무지침에 따르고 이행하고 개발시킬 책임이 있다.

a. 특정 주 내에서 실무/직업 간호의 면허를 받은 전문가의 실행을 정의한다.

b. 전문직으로 간호사가 얼마나 법적으로 참여가 허용되는지에 관한 특별한 규칙을 서술한다.

c. 주 간호사 업무법령은 주마다 다양하다.

① 몇몇 주는 간호기능을 엄밀하게 기술한다.

② 나머지는 광범위한 변수를 가지고 있다.

d. 간호사 면허협회(Nursing Boards of Registration)는 특정 주 안에서 면허 교부를 충족하기 위한 최소한의 자격요건을 확립한다.

① 간호실무를 위한 기초 메커니즘

e. 주정부 산하 간호국은 특정 주에서 직업적인 행동의 특별한 기준을 위반할 시에는 어떤 간호사이든 간에 면허를 정지 또는 취소할 권한을 가지고 있다.

F. 전문기관(Professional Organization)

1. 정맥주사 간호협회(Infusion Nurses Society, INS)

a. 정맥 주사 간호 실무표준(*Infusion Nursing Standards of Practice*)을 발달시켰다(Intravenous Nurses Society, 2000).

① 정기적으로 검토하고 업그레이드한다.

- 최신의 임상 원칙과 실무를 정주 간호에 반영한다.
- 모든 실무 환경에 적용할 수 있다.

b. 정주 간호사 인증기관(Infusion Nurses Certification Corporation, INCC)을 통해 공공의 안전을 위한 자격증명 프로그램을 확립시켰다.

① 증명서는 면허증보다 높은 수준의 전문지식과 기술을 보증한다.

② 정주 전문 간호사(Certification Registered Nurse Infusion, CRNI): 긍정적인 환자 결과와 같은 질(quality)적인 척도이다.

2. 정주 간호의 실무와 관련된 다른 기관들

a. 예: 미국 혈액은행협회(American Association of Blood Bank, AABB), 미국 감염관리역학 전문가 협회(Association for Professional in Infection Control and Epidermiology, APIC), 미국 병원약사회(American Society of Health-System Pharmacists, ASHP)

b. 정주 간호의 실무 강화를 위한 지침의 개발에 서로 협력한다.

6 정주 요법

A. 개요

1. 전문 기술과 지식, 집중적이고 세부적인 관찰을 통해서 안전하게 고난위도 정맥주입 치료를 제공한다.

2. 정맥주입 치료를 받고 있거나 필요로 하는 환자를 위한 간호에 긍정적으로 영향을 주기 위해서 계획된 활동 실행을 위한 전략을 확인한다.

3. 목표 개발

a. 최적의 정맥주입 간호를 가능하게 한다.

① 지역, 주, 국가의 지침을 바탕으로 확립한다.

② 질적 조정을 한다.

③ 정맥주사 간호사에 의해 직접적으로 받아들여진다.

④ 특별한 계획을 조정한다.

⑤ 자료분석과 조사를 통해 조절한다.

b. 실행 계획과 실행 측정을 통해 정맥주입과 관련된 합병증의 발생을 줄인다.

c. 실행 사정과 실행 개선을 통해서 적시에 적절한 중재를 책임진다.

① 입증된 지식, 기술, 판단과 경험을 통한 책임

② 문서화(기록)

B. 정맥주사 간호실무표준(*Infusion Nursing Standards of Practice*: Intravenous Nurses Society, 2000)

1. 정주 간호 실행을 위한 기초

a. 정책과 절차는 "정주 간호 실무 표준" 에 기반을 둔다.

b. 결과는 "정주 간호 실무표준" 에 의해 측정된다.

c. 실무 환경에 상관없이 실무표준은 같다.

2. 예시

a. 카테터의 선택, 삽입부위 준비, 삽입부위 관리

① "표준주의 지침" 의 관찰

② 무균술

③ 무균적으로 일회용 안전장비와 제품을 알맞게 사용한다.

④ 환자교육과 사전동의서를 받는다.

⑤ 환자의 불편감을 최소화한다.

⑥ 시도 횟수를 제한한다.

b. 삽입부위 교체를 포함한 카테터의 제거

c. 주입세트 교환

d. 기록

① 정맥 삽입 장치, 관련된 장비와 실행절차

- 처방된 치료와 중재
- 부적절한 반응과 합병증을 포함하여 관찰된 환자의 내성
- 적절한 간호 사정과 중재

② 카테터 제거

- 영향받은 주변 조직의 상태

- 카테터의 통합성
- 카테터를 제거하는 사람의 이름

③ 관찰된 주입 관련 합병증의 증상과 징후

- 카테터 또는 주입액의 중지
- 의사에게 보고
- 특이 사건 보고서

C. 비경구적 약물과 용액의 안전한 투여

1. 연방정부와 주의 규정에 의해 관리된다.

2. 잘 확립된 구조적인 요소에 따른다.

a. 건강관리기관에서 승인된 약품 리스트

① 약국이나 다른 조직 위원회에 의해 추가 또는 삭제가 인정된다.

② 건강관리기관의 정책을 따른다.

b. 정맥용(push) 약물 리스트

3. 치료적 목적을 위한 투여

a. 승인된 용량 지침을 따른다.

b. 사전동의서를 받는다.

c. 적절한 정맥 접근 기구를 통해 비경구적 약물을 투여한다.

d. 권장 주입 속도와 주입경로를 따른다.

e. 약의 안정성과 부적합한 자료를 확인한다.

f. 부작용, 독성, 특이사건 등을 관찰하고 보고한다.

g. 적시에 간호중재를 시작한다.

h. 표준 주의지침과 무균술을 따른다.

i. 기록

D. 비경구 시험연구 약물의 안전한 투여

1. 특정 지침, 정책, 절차에 의해 결정된다.

2. 특정 기준을 기초로 하여 사용법을 조절한다.

a. 특정 기관의 정책과 절차

b. 의료진의 감독

c. 사전동의서의 확보

d. 조직적인 검토 과정

3. 주된 연구자의 지도 하에 투여한다.

a. 연구자는 의료진이다.

b. 연구자는 동의서 확보에 책임이 있다.

4. 연구 약물에 대해 유용한 정보를 제공한다.

a. 투약 형태

b. 유효 강도

c. 작용

d. 승인된 임상실험 연구에만 사용한다.

e. 부작용

f. 독성 증상

5. 주입 전에 전문간호사를 통해 올바른 절차를 확인한다.

a. 서명된 동의서를 확보하고 보관한다.

b. 정책과 절차를 문서화하여 보관한다.

c. 약은 해당 조직 위원회에 의해 승인된 것이어야 한다.

d. 약은 연구약물 목록으로 승인된 것이어야 한다.

e. 작용, 용량, 부작용, 독성증상 등을 재검토한다.

E. 혈액 성분의 안전한 투여

1. 연방정부와 주의 규정을 기초로 한다: 수혈과 관련된 사망은(미)식품의약국(FDA)에 보고하도록 법으로 규정되어 있다.

2. 기관의 정책과 절차에 의해 결정된다.

a. 급성치료환경에서, 30분 안에 주입을 시작하지 않은 혈액은 반드시 혈액은행으로 돌려보내야 한다.

b. 가정, 장기 요양기관, 그리고 외래치료센터와 같은 또 다른 치료 환경에서 수혈 시에는 그 기관의 정책과 절차를 따른다.

c. 만약 4시간 이상에 걸쳐 수혈 처방이 났을 시에는 양을 분할하여 나누어 수혈한다.

d. 수혈 시작 후 첫 15분 동안은 환자를 집중 관찰하고 그 다음에는 기관의 정책에 따른다.

e. 부작용이 있으면 즉시 중단한다.

① 주입세트와 카테터의 접합부위를 분리한다.

② 새로운 주입세트를 이용하여 0.9% 염화나트륨 주입을 시작한다.

F. 비경구 항암치료의 안전한 투여

1. 기관의 정책과 절차에 의해 결정되고, 지침서나 환자 치료 실행 규정으로 사용된다.

2. 비경구적 투여에 대해 공식 승인된 항암제 리스트를 포함한다.

3. 발생 가능한 합병증을 감소시키기 위해 관련된 적절한 간호중재를 명확히 정의하여 제공한다.

a. 일혈에 따른 규정

① 기관의 정책 또는 제조사의 권장에 따라 영향받은 부위에 '온찜질(heat)' 또는 '냉찜질(ice)' 을 적용한다.

② 제조사의 권장에 따라서, 카테터의 제거는 중화 해독제의 투여 전 또는 후에 한다.

b. 엎지를 시 규정: Mechlorethamine hydrochloride(mustargen)은 같은 양의 sodium thiosulfate와 5% sodium bicarbonate로 중화된다.

c. 다양한 약물 규정 내에서의 발포제의 투여

d. 생물학적으로 위험한 세포독성 폐기물의 조제와 폐기

① 장갑이 모든 약물에 불투과성은 아니지만 의도하지 않은 피부 접촉을 방어하여 보호해준다.

② 파우더가 없는 일회용 외과용 라텍스 장갑은 우발적인 노출에 대한 보호를 위해 선택되는 재질이다.

- 라텍스 알러지가 있는 사람은 비닐 혹은 나이트릴 장갑(nitrile gloves)이나 천으로 된 속장갑(glove liners)을 고려해야 한다.
- 비닐 장갑 착용 시에는 이중으로 착용한다.

③ 위험한 약물과 진료재료는 특별히 고안된 용기에 버린다.

④ 생화학적 유해물질 추적 시스템

7 실행 개선 정주 프로그램

A. 개요

1. 정맥 주사 간호사에 의한 관리는 기관(병원)의 정주 간호 프로그램의 성공에 있어 매우 중요한 사안이다.

2. 환자 보호의 수단으로써 중요하다.

3. 이 과정은 정주 간호와 함께 수행될 때 가장 유용하다.

4. 실행 개선 정주 프로그램의 구성은 다음과 같다.

a. 기준 설계(designing standards)

b. 실행 측정(measuring practice)

c. 결과 사정(assessing outcomes)

d. 과정 개선(improving processes)

5. 위험 관리를 포함한다.

6. 이 모델의 초점은 다음과 같다.

a. 실행 개선

b. 개별적인 수정과 과정의 개선과 관계 있다.

c. 모든 간호제공자는 환자와 시스템의 결과에 책임을 가지고 간호 제공에 참여한다.

7. 실행개선(PI) 모델은 활동 영역이 넓다.

a. 모든 제공자의 적극적인 참여

b. 환자의 인지와 과정에 집중한다.

B. 기전

1. **목표와 그 목표가 의도하는 환자치료의 효과를 확인한다**(예: 정맥염 비율감소, 기록의 향상 또는 카테터와 관련된 장비의 효과적인 사용).

2. **실행 기준과 결과 측정의 재검토**

   a. 기준에 충족되는지 여부를 결정하기 위해 자료를 수집한다.

      ① 과거로 거슬러 올라갈 수도 있고 동시 발생할 수도 있다.

      ② 제어가 가능한 편차(변화)인지 아닌지를 규명한다.

      - 지식의 부족이나 시스템적 결손과 같이 제어가 가능한 편차는 보통 실행개선(PI) 활동에 따르기 쉽다.
      - 예측할 수 없는 사건과 같이 제어가 가능하지 않은 편차는 수정될 가능성이 낮다.

   b. 설립된 기준과 실제 간호를 비교하여 부족한 원인을 규명한다.

   c. 개선을 위한 행동계획을 설계하고 실행한다.

      ① 실행하는 행동에 대해 책임을 지고 있는 개개인으로부터 투입된 정보를 얻는다.

      ② 특정 논쟁에 초점을 둔다. 실제적이고 유연적이다.

      ③ 실행 및 재검토를 위한 목표날짜를 잡는다.

      ④ 수정 행동에 초점을 둔다.

      - 교육: 적절한 실행에 필요한 지식을 직원들에게 제공한다.
      - 직원의 역량과 기술을 개발한다.
      - 예상되는 성과와 그것을 달성할 수 있는 수단에 대해 토론한다.
      - 변화를 위한 전략을 개발한다.

   d. 수정된 행동이 효과적인지, 서비스가 향상되었는지를 다시 재평가한다.

C. 자료의 검색, 수집, 분석

1. **정주 간호의 기록은 자료 검색에 활용된다.**

2. **자료는 인터뷰, 관찰, 시각조사에 의해 수집된다.**

3. **견고한 자료분석은 마찬가지로 견고한 자료 수집에 달려 있다.**

   a. 진행 중인 자료분석을 위해 다양한 도구를 사용한다.

      ① 물고기뼈 도표(fishbone diagram: Ishikawa)

      - 원인과 효과 도표
      - 넓은 카테고리 아래에서 각각의 요소를 그룹화한다.
      - 관리, 직원배치, 재료, 방법을 포함한다.

      ② 브레인스토밍(brainstorming)

      - 짧은 시간 안에 개선에 대한 아이디어의 목록을 개발하는 그룹 과정이다.
      - 문제해결 활동을 위한 시작단계이다.

      ③ 플로 차트(Flow chart)

      - 주어진 시간 내의 사건의 연속을 나타낸다.
      - 과정을 그래프로 나타낸다.

④ 유사관계 도표(Affinity diagram)

- 브레밍스토밍 활동 후에 사용된다.
- 많은 양의 아이디어나 논쟁을 체계화하는데 사용된다.

TIP

"Affinity"에는 "유사"라는 의미가 있다. "친화도법 (Affinity diagram)"이란 다수의 아이디어를 비슷한 것끼리 그룹화하고 문제의 본질을 포착하여 해결하는 것이다. 즉 brainstorming에서 나온 아이디어를 정리하는 기법이다.

1. brainstorming에 의해 나온 아이디어를 포스트잇과 같은 종이에 쓴다.
2. 이렇게 나온 아이디어들을 벽에 붙이거나 책상에 늘여 놓는다.
3. 아이디어들 중 의미나 문맥이 상통하는 것끼리 모은다.
4. 이렇게 그룹화된 아이디어들에 각 상위 타이틀을 붙여 내용을 살펴본다.

⑤ 다수투표(Multivoting)

- 구성요소나 논쟁점을 더 잘 관리하기 위해 아이디어의 목록을 좁히는데 사용된다.

⑥ 파레토 챠팅(Pareto charting)

- 가장 보편적인 결과 또는 원인에서부터 가장 흔하지 않은 결과나 원인으로 차례로 정렬시킨 자료이다.
- 막대그래프가 우선 순위를 정하는 도구로 사용된다.

b. 회계(감사)와 같은 모니터링 도구가 자료 수집에 사용된다.

4. 도구는 예상되는 기대 응답률을 회계감사하고 알리기 위한 결과기준을 세워야만 한다.

a. 자료는 검색될 만한 것이다.

b. 기준은 측정 가능하다.

c. 현재의 지식을 반영한다.

5. 일단 완료되고 분석되면 실행의 측정치를 확인할 수 있다.

a. 기준은 확인된 문제의 가능한 원인들을 평가하기 위해 개발된다.

b. 개별적이고 결합된 요소들로 시험된다.

① 사건의 순서

② 기술

③ 장비

④ 솜씨, 기술

⑤ 환자의 예민한 정도

c. 가능한 결핍을 규명한다.

① 지식의 결핍

- 교육
- 재검토
- 실습
- 피드백

② 실행에서의 부족
- 업무의 방해
- 피드백의 부족
- 지식 부족
- 무관심
- 기술개발 기회의 부족
- 변화에 적응하는 의지 부족

D. 자료 해석(Data Translation)

1. 자료의 사정은 실행에 대한 결론을 도출하기 위해 사용된 정보를 해석하는 것을 의미한다.

2. 보고 경향에 의해 정량화된 지표의 사용이 필요하다.

a. 과정 지표는 성공적으로 실행된 과정의 횟수를 실행된 과정의 전체 횟수로 나눔으로써 정해진다.

b. 결과 지표는 발생한 사건의 횟수를 위험도가 있는 환자의 총수로 나눔으로써 정해진다.

3. 결과는 관찰(감시)이나 비율에 근거를 둔 사건으로 분류된다.

a. 감시 사건(Sentinel occurrences)은 심각하며, 바람직하지 못하고, 예측할 수 없는 결과로써 어떤 사건이 발생할 때마다 기관의 조사가 요구된다(예: 중심 정맥 접근 장치의 파손).

b. 비율에 기반을 둔 사건(Rate-based occurrences)은 어떤 사건의 특정 비율이 간호를 대표하는 사건을 의미한다.

① 만약 얻어진 비율이 미리 조절하거나, 예상한 수준 이상을 초과하는 비율이거나 특정 경향이 규명되었다면 집중적으로 재검토한다.

② 예를 들어 투약 에러, 정맥염 비율이 포함된다.

4. 감시 사건(Sentinel occurrences), 비율에 기반을 둔 사건(Rate-based occurrences)에 대한 역치가 확립되어 있다.

a. 벤치마킹: 기관이 조직 자체의 성과를 평가할 수 있는 기준/자료를 확립할 수 있다.

b. 감시 사건(Sentinel event): 기대하는 순응도 100% ; 불응도 0%

c. 비율에 기반을 둔 사건(Rate-based events); 기대하는 순응도는 100%보다 낮게 정해질 수 있지만 0% 보다는 크다(예: 정맥염 시 쓰이는 역치는 5% 혹은 그보다 작다).

5. 현재의 실행에 기초를 둔 사정에 대한 결론은 아마도 더 철저한 측정과 사정을 필요로 할 수도 있다.

a. 과거의 실행과 비교해서 설명한다.

b. 다른이들의 수행

c. 실무 지침

d. 과학적 문헌

e. 가장 유용한 실무

6. 자료 사정은 다방면으로 해야 한다.

E. 수정 행동

1. 예상된 결과로부터 벗어났을 때 필요하다.

2. 두 가지 중요한 형태가 부족할 시 수정 행동이 요구된다.

a. 지식

b. 실행

3. 수정 행동을 위해 몇 가지 방법이 이용된다.

a. 교육

b. 대화

c. 기준 변경

d. 실행 재검토

e. 변화의 욕구

4. 수정 행동의 예

a. 조작할 수 없는 불투과성의 예리한 용기 수거함
① 환자의 방에 설치한다.
② "어깨 높이" 에 설치한다.
③ 규칙적으로 그리고 필요할 때 비운다.

b. 표준 주의 지침의 이행 부족
① 필요한 장비의 유용성을 결정한다.
② 직원과 함께 조직의 정책과 절차를 재검토한다.

c. 주입세트 확인 시 60%가 적절하게 라벨을 붙이지 않는 것으로 드러났다; 직원에게 라벨 표시 원칙에 대한 재직교육을 한다.

d. 전자식 주입장치를 통한 비발포성 항암제의 지속적인 주입에 관한 정책
① 전자식 주입장치의 유용성을 사정한다.
② 적절하게 장비를 제공하고 조정하기 위해 대안을 개발 및 조사한다.
③ 기관 내에 전자식 주입 장치의 배치를 사정한다.
④ 수정 활동의 결과를 측정한다.

F. 측정(Measurement)

1. 수정 활동의 평가는 원하는 결과가 잘 성취되었는지, 혹은 잘 유지되는지를 확인하는 것이 중요하다.

2. 수정 활동은 문제와 부족한 점을 재평가 함으로써 측정된다.

3. 활동 전·후의 자료를 비교한다.

4. 부족한 것을 확인한다.

5. **예: 정맥염 비율이 "정주간호 실무 표준"([미] 정맥주사 간호사 협회 [INS])에서 설정한 것보다 높다.**
   a. 수정 활동은 실행의 계획, 사정, 모니터링을 통해 얻어진다.
   b. 또 다른 감사에 의해 6개월 후에 실행이 측정된다.

6. **수정활동은 긍정적이거나 부정적일 수 있다.**
   a. 긍정적 효과
      ① 확인(validation)
      ② 신중한 적용(conscientious application)
      ③ 지식의 증가
      ④ 실수의 위험을 줄이고 환자의 안전을 증가시킨다.
      ⑤ 정주요법과 관련된 합병증을 줄인다.
   b. 부정적 효과
      ① 또 다른 계획의 개발
      ② 실행 개선 목표의 재평가 필요

참고문헌

Barton, A. J., Danek, G., Johns, P., & Coons, M. (1998). Improving patient outcomes through CQI: Vascular access planning. *Journal of Nursing Care Quality, 13*(2), 77–85.

Dugger, B. (1997). Intravenous nursing competency: Why is it important? *Journal of Intravenous Nursing, 20,* 287–297.

Intravenous Nurses Society. (2000). Infusion nursing standards of practice. *Journal of Intravenous Nursing, 23*(Suppl. 6), S1–S88.

Itano, J. K., & Taoka, K. N. (Eds.) (1998). *Core curriculum for oncology nursing* (3rd ed.). Philadelphia: W. B. Saunders.

Joint Commission on Accreditation of Healthcare Organizations. (1993). *The measurement mandate.* Oakbrook Terrace, IL: Author.

Joint Commission on Accreditation of Healthcare Organizations. (1998). Improving organization performance. In *1997–1998 Comprehensive accreditation manual for home care* (pp. 267–294). Oakbrook Terrace, IL: Author.

Joint Commission on Accreditation of Healthcare Organizations. (1999). *Using performance measurement to improve outcomes in home care and hospice settings.* Oakbrook Terrace, IL: Author.

Katz, J., & Green, E. (1997). *Managing quality: A guide to system-wide performance management in healthcare* (2nd ed.). St. Louis: Mosby.

Kaufman, R., Thiagarajan, S., & MacGillis, P. (1997). *The guidebook for performance improvement.* San Francisco: Jossey-Bass/Pfeiffer.

Meisenheimer, C. G. (1997). *Improving quality: A guide to effective programs* (2nd ed.). Gaithersburg, MD: Aspen Publications.

Miller, R. D. (1996). *Problems in hospital law* (7th ed.). Gaithersburg, MD: Aspen Publications.

Phillips, L. (2001). *Manual of IV therapeutics* (3rd ed.). Philadelphia: F. A. Davis.

Sierchio, G. M. (2001). Quality management. In J. Hankins, R. A. Lonsway, C. Hedrick, & M. Perdue (Eds.), *Infusion therapy in clinical practice* (2nd ed, pp. 26–49). Philadelphia: W. B. Saunders.